すぐに役立つ

日常皮膚診療における私の工夫

■編集企画／京都大学大学院教授　宮地良樹

全日本病院出版会

Monthly Book Derma.
創刊 10 周年を迎えて

　杏林大学教授の塩原哲夫先生と私の二人が編集主幹をお引き受けしております(株)全日本病院出版会の Monthly Book Derma. 誌がこの度, 創刊 10 周年を迎えることになり, 2006 年 12 月で通巻 121 号を刊行することができました. また同時に, 編集企画を京都大学大学院教授の宮地良樹先生にご担当いただいた本誌創刊 10 周年記念号『すぐに役立つ日常皮膚診療における私の工夫』を世に問うこととなりました. 今までの 10 年間に編集企画をお引き受けいただきました諸先生, またご執筆を賜りました多くの先生方に厚く御礼申し上げますとともに, ご購読いただきました読者の皆さまにも感謝の気持ちを捧げたいと思います.

　本誌の歴史は慶應義塾大学教授の西川武二先生から,「Monthly Book」という, 書籍の形式をとりながらも定期刊行物として毎月 1 つの主題をとりあげ, その特集テーマだけでまとめるという, ユニークな編集方針を特徴とする月刊専門誌を創刊する相談を受けたので是非とも協力願えないか, と要請された時に始まります. 第 1 回編集会議の結果, 毎号の編集企画担当者が, 1 つの主題について様々な方向よりアプローチし, 今日急速に進展している皮膚科学の各分野の最新の知識や技術についてわかりやすく, かつ実地診療に重点を置いて解説することを目標とした新しいスタイルの月刊誌『Monthly Book Derma.』誌の創刊が決定し 1997 年 7 月, 創刊号が誕生いたしました.

　本誌は創刊当初から, 第一線で日常の皮膚科診療に携わっておられる諸先生には座右の書たらんことを, また同時に日皮会認定専門医資格の取得を目指す若き皮膚科研修医には勉学の手引き書とならんことを願って企画しております. 毎号 1 テーマにしぼった総特集形式で構成される月刊誌であり, できる限り診療の現場に役立つ実用書を目指してまいりました. そのためにすべてカラー写真とし, できるだけ図表を多用するなど, 読者が理解しやすく, 日常診療に役立つ誌面構成を心がけてきました. また可能な限り執筆者には助教授, 講師クラスの若手で新進気鋭のエキスパートの先生方をお願いしてきましたが, 一方では病院勤務医や開業のベテランの先生にも執筆をお願いしております.

　西川武二教授と私の二人で編集主幹を務めてまいりましたが, 西川先生は教授職定年ご退職を契機に杏林大学塩原哲夫教授と交代されました. ここに Monthly

Book Derma. 誌の創刊 10 周年を迎えるにあたり，塩原教授と二人して創刊以来の特徴的な編集指針を守りつつ，次の 10 年を目指したいと考えております．今後とも MB Derma. 誌をよろしくとお願い申し上げて 10 周年記念号の巻頭のご挨拶とさせていただきます．

2007 年 1 月

編集主幹　飯島正文
塩原哲夫

すぐに役立つ日常皮膚診療における私の工夫

編集企画にあたって

　EBM全盛時代の皮膚科診療にあっても，スペシャリストの経験は代え難い貴重な情報を与えてくれる．どんなにガイドラインに習熟しても，見たことのない疾患の診断はつけられない．どんなにマニュアル本を読破しても，未体験の外科手技は誰にもできないはずである．専門医を取得しても，どのような環境で修練を積んだかによって自ずと得手不得手の領域はできてしまうものである．たとえば光線皮膚科学の専門家が身近にいれば，光線過敏症の診断や治療には開眼するであろう．しかし指導医が専門でなければどのように光線テストをしたらいいか戸惑うはずである．真菌症も専門家がいればルーチンに行われる検査も，専門家がいなければ検鏡と培養以上は進まないであろう．このように，どのような皮膚科研修をしたかによって，サブスペシャリティーに濃淡差ができるのはやむを得ない．しかし，患者さんにとっては，すべての皮膚科専門医はすべてのジャンルに精通していてほしいと思うはずである．入院患者であれば，まだ文献にあたったり，同僚に尋ねたりして苦手領域をカバーできるが，一人で展開する外来診療には時間的余裕もなく早く決着をつけなければならない．しかも外来患者ほど，common disease が多い．外来においては遺伝子治療やマイクロサージャリーよりも，陥入爪の治療や疥癬虫の検出の方が求められるスキルのこともあるのである．

　本書はそのような情況を想定して，編者である私自身が「そこが知りたい」と思うテーマを厳選し，その領域の専門家に執筆をお願いした．脱稿されたゲラを一読して，執筆者のなみなみならぬ熱意を感じた．どの原稿も，読者の身になって，専門家の極意を伝授しようとする親身の姿勢を感じ取ることができるものばかりである．日常診療に忙殺されて離れてしまった，あるいは忘れかけていたジャンルの新しい知識と技術が，あたかも干魃の慈雨のように脳裏に吸収されていくことであろう．

　本書は MB Derma. 10 周年記念書籍として企画された．いままで，特大号として何冊かの増刊企画に参画してきたが，MB Derma. 10 年の歩みを振り返るとき，その集大成として本書を世に問う感激もまたひとしおである．是非，珠玉の原稿の中に執筆者のひとかたならぬ思い入れを実感していただき，本書を皮膚科診療の座右の書として活用していただければこれにまさる喜びはない．

2007 年新年の晨に
宮地良樹

執筆者一覧 (執筆順)

田中　　勝	東京女子医科大学東医療センター皮膚科，助教授	
木本　雅之	慶應義塾大学皮膚科学教室，助手	
大畑　恵之	稲城市立病院皮膚科，部長	
大西　誉光	帝京大学皮膚科学教室，講師	
渡辺　晋一	帝京大学皮膚科学教室，教授	
中川　浩一	大阪府済生会富田林病院皮膚科，部長	
是枝　　哲	京都大学皮膚科学教室，講師	
加藤　卓朗	済生会川口総合病院皮膚科，部長	
和田　康夫	兵庫県赤穂市民病院皮膚科，部長	
安部　正敏	群馬大学大学院医学系研究科皮膚病態学，講師	
石川　　治	群馬大学大学院医学系研究科皮膚病態学，教授	
堀口　裕治	大阪赤十字病院皮膚科，部長	
本田まりこ	東京慈恵会医科大学附属青戸病院皮膚科，診療部長／教授	
安元慎一郎	久留米大学皮膚科学講座，助教授	
望月　　隆	金沢医科大学環境皮膚科学部門，教授	
占部　和敬	九州大学大学院医学研究院皮膚科学分野，助教授	
江川　清文	熊本大学大学院医学薬学研究部皮膚機能病態学分野，助教授	
日野　治子	関東中央病院皮膚科，部長	
宮崎　孝夫	宮崎クリニック，院長	
中村　元信	群馬大学大学院医学系研究科皮膚病態学，講師	
早川　和人	杏林大学皮膚科学教室，助教授	
安田　　浩	産業医科大学病院形成外科，助教授	
西尾　明子	産業医科大学病院形成外科	
宮崎　文男	宮崎医院，院長	
門野　岳史	東京大学皮膚科学教室，講師	
前川　武雄	東京大学皮膚科学教室，助手	
玉置　邦彦	東京大学皮膚科学教室，教授	
谷岡　未樹	京都大学皮膚科学教室，助手	
立花　隆夫	天理よろづ相談所病院皮膚科，部長	
橋本　　透	山王皮フ科クリニック，院長	
池田　光徳	高知大学皮膚科学講座，助教授	
河合　修三	皮フ科シュウゾー，院長	
仲　　　弥	仲皮フ科クリニック，院長	
江藤　隆史	東京逓信病院皮膚科，部長	
宮地　良樹	京都大学皮膚科学教室，教授	
服部　　瑛	はっとり皮膚科医院，院長	
岡井　和久	ニチバン株式会社メディカル事業部，マネージャー	
渡邊　孝宏	東京大学皮膚科学教室，講師	

黒川　一郎	三重大学大学院医学系研究科生命医科学専攻病態解明講座皮膚医学分野，助教授	
西嶋　攝子	西嶋皮ふ科，院長	
小澤　　明	東海大学専門診療学系皮膚科学，教授	
鈴木　茂彦	京都大学医学研究科形成外科学，教授	
三橋善比古	山形大学皮膚科学分野，助教授	
森田　栄伸	島根大学皮膚科学教室，教授	
妹尾　明美	三豊総合病院皮膚科，医長	
葛西健一郎	葛西形成外科，院長	
加倉井真樹	自治医科大学附属大宮医療センター皮膚科，助手	
出光　俊郎	自治医科大学附属大宮医療センター皮膚科，助教授	
伊崎　誠一	埼玉医科大学総合医療センター，教授	
滝脇　弘嗣	徳島大学大学院ヘルスバイオサイエンス研究部皮膚科学分野，助教授	
嵯峨　賢次	札幌医科大学皮膚科学講座，助教授	
佐藤　牧人	札幌医科大学皮膚科学講座	
山口　裕史	大阪大学皮膚科学講座，助手	
片山　一朗	大阪大学皮膚科学講座，教授	
真家　興隆	鶴岡協立病院皮膚科，科長	
石地　尚興	東京慈恵会医科大学皮膚科学講座，助教授	
夏秋　　優	兵庫医科大学皮膚科学教室，助教授	
足立　厚子	兵庫県立加古川病院皮膚科，部長	
堀川　達弥	神戸大学皮膚科学教室，助教授	
三富　陽子	京都大学医学部附属病院看護部，看護師長／WOCN	
植木　理恵	順天堂東京江東高齢者医療センター皮膚科，助教授	
上田　説子	上田説子クリニック，院長	

すぐに役立つ
日常皮膚診療における私の工夫 ── 目 次

A. 外来診断・治療ツール　私はこう使っている

1. ダーモスコピーを使う……………………………………田中　勝，木本雅之　　1

    ダーモスコピーを日常的に活用するためには，使い慣れた機種を常に使いやすい状態に準備しておくことが最も重要である．

2. エコーを使ってみる…………………………………………………大畑恵之　　6

    エコーは非侵襲的で，装置が小型であり，また画像診断の中で最も解像度が高いため，腫瘍の術前検査のみならず，炎症性疾患の経過観察にも有用である．

3. Wood 灯を活用する……………………………………大西誉光，渡辺晋一　　12

    長波長紫外線照射による蛍光の原理を述べ，蛍光物質を有する個々の疾患の特徴や診断法について概説した．

4. サージトロン…………………………………………………………中川浩一　　17

    皮膚外科領域における，安全性かつ有用性の高い手術器械─サージトロンを，ぜひ日常診療に役立てていただきたい．

5. 炭酸ガスレーザー……………………………………………………是枝　哲　　23

    炭酸ガスレーザーは，その治療適応疾患は広く，だれにでも簡便に使用できることもあり，皮膚科外来診療において，非常に有用な機器である．

B. 外来検査の極意

1. 白癬に見えるが真菌が見つからないとき…………………………加藤卓朗　　29

    臨床的に白癬を疑うときは可能な限り多くの部位を繰り返して検査し，抗真菌薬の治療歴がない場合は，菌を確認しない限り抗真菌薬を使用しない．

2. 疥癬を見つける極意…………………………………………………和田康夫　　35

    疥癬虫を見つける極意は，疥癬トンネルを探すことである．ダーモスコピーを用いると，疥癬トンネルに住む疥癬虫を肉眼で見ることができる．

3. 皮膚描記法は役立つか？……………………………………安部正敏，石川　治　　41

    皮膚描記法は，確定診断に直結する検査法ではないが，正しい手技を習得することで有力な診断の手がかりとなる．患者への侵襲も少なく，日常臨床にぜひ活用したい検査法である．

4. 外来で行うツァンク試験……………………………………………堀口裕治　　48

    陽性というのは容易であるが，見つからない場合に陰性と判断するのが困難なのは真菌の鏡検と同じである．ツァンク細胞を速やかに同定する技術があってこそ陰性と判断しうる．

C. 達人の外来皮膚疾患鑑別法

1. カポジ水痘様発疹症と伝染性膿痂疹の鑑別法……………………本田まりこ　**53**
   一種の細胞診である Tzanck 試験をまめに行うことが大切である．

2. 会陰部の帯状疱疹と単純疱疹の鑑別法………………………………安元慎一郎　**57**
   会陰部のヘルペス性疾患の鑑別に最も簡便かつ有用なのは，現在のところ，蛍光抗体法によるウイルス抗原検出法である．

3. 尋常性毛瘡と白癬菌性毛瘡の鑑別法…………………………………望月　　隆　**61**
   口囲の膿疱をみた場合は真菌検査を行うとともに，顔面や足などの白癬の有無を確認する．

4. 肝斑と遅発性両側性太田母斑様色素斑（ABNOM）の鑑別法…………占部和敬　**66**
   両者の鑑別が難しい症例がある．典型例と鑑別点について概説し，また，欧米での報告が少ない理由に言及した．

5. 足底疣贅と鶏眼の鑑別法…………………………………………………江川清文　**74**
   近年，足底疣贅の臨床病型の多様性が明らかになっている．HPV 感染に関する新しい知見に基づいた，鶏眼と足底疣贅の鑑別診断法について，ダーモスコピー所見なども交えて解説した．

6. 麻疹と風疹……………………………………………………………………日野治子　**80**
   麻疹と風疹の臨床症状および皮膚症状とその組織所見の特徴を自験例を中心に述べる．

D. 外来診断に悩むとき

1. 臭わない腋臭症患者をどう診るか……………………………………宮崎孝夫　**89**
   皮膚科における自己臭妄想(恐怖)患者の診療とは，心療内科的治療を行うことではなく，皮膚科的治療を行いながら患者の腋臭自覚の軽減を行うことである．

2. どこからが男性型脱毛なのか……………………………………………中村元信　**94**
   特に父親や兄弟が男性型脱毛症の場合，臨床的に脱毛症状を認めなくても，脱毛を主訴に受診する神経的脱毛危惧症の患者があり，男性型脱毛症との鑑別が重要である．

3. 爪の扁平苔癬……………………………………………………………早川和人　**99**
   爪の扁平苔癬，特に爪に限局する症例の臨床的特徴，病理学的所見などについて詳述した．また twenty-nail dystrophy，円形脱毛症との関係についても言及した．

E. メスを使わない外来治療法

1. 脂漏性角化症………………………………………安田　浩，西尾明子，宮崎文男　**105**
   脂漏性角化症に対して凍結療法，電気凝固法，炭酸ガスレーザーによる治療法を概説した．炭酸ガスレーザー治療がメスを使わない治療では最もよい治療である．

2. 稗粒腫………………………………………………門野岳史，前川武雄，玉置邦彦　**111**
   稗粒腫に対する外来治療法として，コメド圧子を用いる方法と炭酸ガスレーザーを用いる方法について述べた．

3. アクロコルドンの外科的治療法 ·· 谷岡未樹　**115**

　　アクロコルドンのさまざまな外科的治療法の実際とそのこうについて記載した．

4. 粘液嚢腫，ガングリオン ·· 立花隆夫　**120**

　　外科的切除を選択する前に，非観血的治療として指(趾)粘液嚢腫には凍結療法など，また，ガングリオンに対しては圧搾法などを行ってみる．

5. 汗管腫 ·· 橋本　透　**126**

　　汗管腫に対する種々の治療法の中で，炭酸ガスレーザーは極めて有用な治療法である．

6. 眼瞼黄色腫 ··· 池田光徳　**134**

　　眼瞼黄色腫は，プロブコールの全身投与と液体窒素圧抵療法(凍結療法)や塩素化酢酸を用いた化学的焼灼などのメスを使わない局所療法とを併用して治療する．

7. 陥入爪 ·· 河合修三　**139**

　　従来の保存的治療法にはさまざまなものがあり，それなりの効果を認めるものの，万能とは言えないものであったが，VHO式爪矯正法は優れた保存的治療法である．

F. 外用療法のスキルアップ

1. 足白癬の外用療法 ··· 仲　　弥　**148**

　　日常診療において足白癬患者は多く，皮膚科医たるものはその治療に習熟する必要がある．一筋縄ではいかない足白癬の外用療法につき，詳細に記載した．

2. 薬剤重層が有用なとき ··· 江藤隆史　**156**

　　アトピー性皮膚炎(AD)の搔破局面に対し亜鉛華軟膏などの貼布法を併用する重層療法は極めて有用．2つの外用剤を重層する際，コンプライアンス向上のため混合調整が行われるが，さまざまな問題点がある．

3. いつ塗るどう塗る保湿剤 ·· 宮地良樹　**163**

　　保湿剤は入浴後早めに，適量と感じる量(かろうじて光る程度あるいはティッシュペーパーが付着する程度)よりもやや多めに外用するのが効果的である．

4. どう貼るいつ剥がすスピール膏 ····················· 服部　瑛，岡井和久　**171**

　　スピール膏の具体的な貼り方，剥がし方のこうを記述した．併せてスピール膏についての基礎的話題も提供し，新しいOTC製剤も紹介した．

G. ありふれた皮膚疾患のベスト治療と私の工夫

1. 伝染性軟属腫 ··· 渡邊孝宏　**178**

　　伝染性軟属腫の治療として過去に報告されたものを可能な限り多く取り上げてみた．各治療法の長所と短所を十分に理解したうえで治療法を選択することが肝要である

2. 伝染性膿痂疹 ···黒川一郎，西嶋攝子　**188**

　　伝染性膿痂疹の診断，治療のポイントについて，抗菌剤投与のみに頼らないことを述べた．

3. 帯状疱疹後神経痛……………………………………………小澤　明　*194*

　　帯状疱疹後神経痛の治療に関して，我が国における現状をまとめ，我々が行っているイオントフォレーシス療法，治療の工夫を紹介した．

4. 肥厚性瘢痕，ケロイド………………………………………鈴木茂彦　*202*

　　肥厚性瘢痕は炎症を持続させる原因の除去が先決である．ケロイドはステロイド局注治療を続けるか，放射線治療を併用した手術治療を行い，緩解状態の維持を目指す．

5. 毛孔性苔癬……………………………………………………三橋善比古　*207*

　　汎発型毛孔性苔癬の責任遺伝子が第18染色体短腕に局在する LAMA1 であることが示された．LAMA1 はラミニンを形成するペプチドであるラミニンα1鎖をコードする．

6. コリン性蕁麻疹………………………………………………森田栄伸　*210*

　　抗ヒスタミン薬が無効の場合，抗ヒスタミン薬に加えて抗コリン薬あるいはステロイドの併用や，入浴や運動による減感作が奏効する場合がある．

7. 凍　瘡…………………………………………………………妹尾明美　*215*

　　寒冷曝露により手足の末梢循環が悪くなり生じるため，凍瘡は治療そのものより予防が第一である．保温に努め，外出時には防寒対策を十分にとる．成人の季節外れの凍瘡は膠原病などの疾患に注意する．

8. 肝　斑…………………………………………………………葛西健一郎　*219*

　　肝斑の成因には'こすりすぎ'による慢性バリア破壊が深く関与しているので，対症療法とは別に，顔を'こすらない'生活習慣を身につけさせる患者教育が重要である．

9. 血管拡張性肉芽腫……………………………………加倉井真樹，出光俊郎　*225*

　　血管拡張性肉芽腫の治療法として，ステロイド外用後結紮療法およびオープントリートメントについて詳述した．

10. 口囲炎・口唇炎………………………………………………伊崎誠一　*230*

　　落屑性口唇炎の頻度は高いが，あくまで除外するべき疾患を除外してはじめて到達する診断であることを銘記する．

11. 口囲皮膚炎……………………………………………………滝脇弘嗣　*237*

　　テープストリッピングトルイジンブルー染色法を用いた病変部生毛のフソバクテリア検出方法と，治療のこつを述べた．

12. 掌蹠多汗症……………………………………………嵯峨賢次，佐藤牧人　*243*

　　掌蹠多汗症の診断と治療法における工夫とこつを述べた．掌蹠多汗症患者の苦痛は大きい．患者に最も適した治療法を選択することが大切である．

13. 尋常性白斑……………………………………………山口裕史，片山一朗　*249*

　　尋常性白斑の特徴を述べ，活性型ビタミン D_3・局所免疫抑制薬外用・短波長紫外線ランプ・エキシマーレーザー・吸引水疱蓋表皮移植術を用いた段階的治療について述べた．

14. 慢性痒疹………………………………………………………立花隆夫　*255*

　　患者の同意を得た後に，マクロライド系抗菌薬（ロキシスロマイシンやクラリスロマイシンなど）の内服を試してみるとよい．

15. マダニ刺咬症……………………………………………………真家興隆 **261**

　　マダニ刺咬を見たら，まずは口器を残さずに虫体を除去すること，および特に本邦にあっ
　　てはライム病，野兎病，日本紅斑熱の続発に注意することである．

16. ムカデ咬症………………………………………………………真家興隆 **265**

　　ムカデ咬症を侮ってはいけない．死亡例や失明例も出ているのである．ハチ毒と同様，
　　アナフィラキシーショックを起こす可能性を認識しておくことが大切である．

H. ちょっと手こずる外来治療

1. 液体窒素治療が無効な尋常性疣贅……………………………石地尚興 **268**

　　エビデンスのある治療法は少なく，いろいろな治療を根気よく丁寧に試みるのがよい．

2. 皮膚寄生虫症妄想………………………………………………夏秋　優 **273**

　　皮膚寄生虫症妄想は，「ある種の'虫'が皮膚に寄生している」という訂正不能で誤った
　　確信を持つ状態である．患者の訴えを否定せず，適切な薬物療法を行う必要がある．

3. 汗疱状湿疹患者の金属摂取制限法………………………足立厚子，堀川達弥 **278**

　　患者の手湿疹が汗疱状湿疹であるか否かを見極め，汗疱状湿疹では，食物中や歯科金属
　　に含まれる金属に対する全身型金属アレルギーの関与を疑うことがポイントである．

4. 下痢便が続く肛門周囲のスキンケア…………………………三富陽子 **285**

　　下痢便が続く肛門周囲のスキンケアの基本は，下痢便の接触を防ぐこと，皮膚の浸軟を
　　予防すること，そして洗浄時の機械的刺激(洗いすぎ，こすりすぎ)を避けることである．

5. 女性の壮年性脱毛………………………………………………植木理恵 **290**

　　臨床分類も治療も確立されていない点で手こずるが，原因がさまざまであることを理解
　　していただきたい．

6. 顔面の夏みかん様毛孔開大を気にするとき…………………上田説子 **297**

　　SA-PEG ピーリングで表皮および毛孔内に固着，堆積した角質が剥離除去され，毛孔閉塞
　　はなくなり毛孔開大は目立たなくなるが，既に毛孔開大をきたした組織変化は復元でき
　　ない．

すぐに役立つ日常皮膚診療における私の工夫

A. 外来診断・治療ツール 私はこう使っている

1 ダーモスコピーを使う

Abstract ダーモスコピーを使って日常診療に工夫を凝らすことは，常に新たな発見との遭遇をもたらす．日常的に多くの診療にダーモスコピーを活用することで，患者サイドの満足度を高め，医者・患者関係の改善にも貢献する．ダーモスコピー像を患者に見せながら解説することは，想像以上のインパクトを与える．色素性皮膚疾患の診断には欠かせないダーモスコピーであるが，非色素性皮膚疾患の診断，治療効果判定にも役立つ．液体窒素での治療後の疣贅の治癒判定や初期の伝染性軟属腫の診断に威力を発揮する．さまざまなダーモスコープの特性を活かした使い方をすることで，日常診療のいろいろな場面での活躍が期待される．

Key words ダーモスコープ(dermoscope)，ダーモスコピー(dermoscopy)，超音波ジェル(echo gel)，偏光フィルター(polarizing filter)，伝染性軟属腫(molluscum contagiosum)，モルスクム小体(molluscum body)

1 はじめに

ダーモスコピーは，特に色素性皮膚疾患や血管病変・血腫の鑑別に役立つ．この特集では日常診療における工夫が主題となっているので，ここではさまざまなダーモスコープの，機種ごとの特性を活かした使い方を筆者らの経験に基づいて解説する．

2 ゼリーの有無，偏光・無偏光の違い

ダーモスコピーは，エコージェルまたは偏光フィルターを用いて無反射の状態にすることで光学的に均質な状態を作り，光線の角層での乱反射を減少させて，表皮内の色素分布を観察する方法であるが，ときにはむしろ表面の凹凸を観察することが診断に重要な役割を果たすことがある．例えば足底の色素斑を観察するときに，エクリン腺の表皮内汗管の開口部を探して，皮丘の位置が分かるのであるが，開口部が目立たないこともある．そんなとき，エコージェルなし，あるいは無偏光の写真も併せて記録しておくと，エクリン開口部を見つけやすいことがある．図1は足底の色素細胞母斑のダーモスコピー像であり，慣れていれば皮溝平行パターンの2本点線亜型であると判断され，その2本点線の間に皮溝があるということが理解されるが，このダーモスコピー画像(無反射画像)だけでは皮溝・皮丘の判断がしにくい．判断のポイントとしては，白く点状に見えるのがエクリン腺開口部であり，白く細長い線状に乱反射して見える部分が皮溝であるが，これらの手がかりが少ないと分かりにくい．図2は偏光フィルターなしで撮影されたルーペ像(反射画像)である．こちらの画像のほうが皮溝・皮丘の立体感やエクリン腺開口部の点状の凹みが観察されやすい．2つの画像を比較することで，ダーモスコピー像が皮溝平行パターンであることが容易に理解される．

3 モニタにつないで患者に見せながら解説する

ダーモスコピーを使う理由はさまざまである．'診断精度の向上'は言うまでもなく最も重要なポ

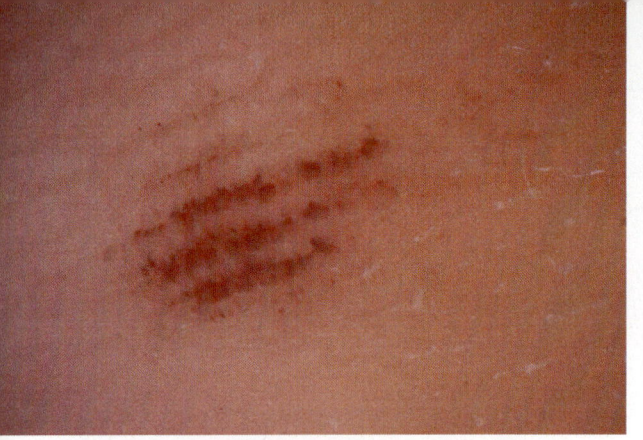

図1 足底色素細胞母斑のダーモスコピー像
皮溝平行パターンの2本点線亜型の典型例である．皮溝と皮丘を判断しにくいが，わずかに観察されるエクリン腺開口部を皮丘と判断し，乱反射による細く白い線条を皮溝と判断する．

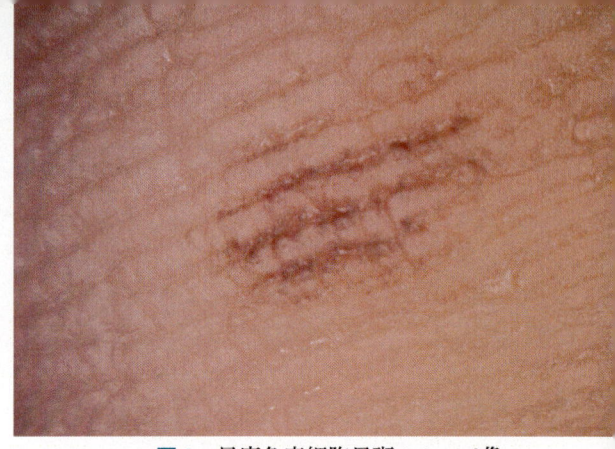

図2 足底色素細胞母斑のルーペ像
色素の分布は分かりにくいが，表面の凹凸は判断しやすい．細長い凹みが皮溝である．皮丘の中央にはエクリン腺開口部の点状陥凹が容易に観察される．

イントであるが，ほかにも，'患者を納得させやすい'，'よく診てもらっているという印象を与える'など，患者サイドの満足度を高めるという重要な理由も考えられる．ダーモスコープを接続したデジカメの液晶モニタを再生ズーム機能により患者に見せてもよいが，やはりリアルタイムで大きな画像を見せるほうが説得力大である．例えば，スカラ社のデルマウォッチャー（DG-2）などのアナログ出力端子とテレビのビデオ入力端子をビデオケーブルで接続すると，リアルタイムの表示が可能となる．患者にモニタを見せ，反射・無反射を切り替えたり，ズーム機能を使ったりしながら，背部の色素細胞母斑や頭部の脂漏性角化症の拡大像，ダーモスコピー像を解説する．尋常性疣贅では治療前，治療中，治癒時の画像を見せながら，残っていることや，治癒したことを伝えると，患者にとっても分かりやすく，納得しやすい．このように日常的に患者に見せながら診療を行うためには，ダーモスコピーを使いやすいセッティングにあらかじめ準備しておくことが必要である．すなわち，ちょっと手を伸ばすだけでダーモスコープを手に取ることができ，すぐに観察して，記録できる態勢にスタンバイしておき，患者から見やすい場所にモニタを配置しておく．こうしておくことで，ニキビの患者をちらっと見るなり，「ニキビですね」と言って処方箋を書き始める前に，10秒使ってダーモスコープを当て，モニタを見せながら，「コメドができていますね」などと説明する効果は絶大であろう（図3）．

4 尋常性疣贅の診断および治療効果判定

ダーモスコピーは足底疣贅の診断に有用である．典型例では，図4左上のルーペ像のような角化性の乳頭腫症を示す丘疹であることが容易に観察され，診断に困ることは少ないが，ダーモスコピーでは，表皮および角質の増殖に相当する，やや黄白色の均一な背景の中に，暗紅色の点状血管や紅色の小湖が観察されるのが特徴である．これらの特徴を把握し，常に疣贅の観察を行っていると，ごく小さな病変や治療の途中で残存病変の有無を判断するときに役立つ．点状血管がなくなれば治癒と判定する．ダーモスコープとモニタのセットをワゴンに乗せておくと，診察机の横から簡単にベッドサイドに運べて便利である．軽量のノートパソコンとスカラ社のUSBマイクロスコープM2は30倍反射・無反射切り替えレンズをセットにしても5万円程度で購入できる．画素数は30万画素と少なめであるが，日常診療には差し支えない．なによりも機動性がよく，エコージェルも不要で，パソコンへの保存も容易である．常にノートパソコンを持ち歩いているような方には特にお勧めしたい．反射（無偏光）・無反射（偏光）を切り替えて撮影することで，ルーペ像と

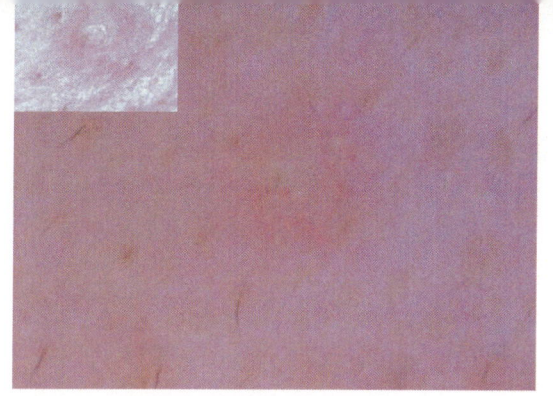

図3 尋常性痤瘡の臨床およびダーモスコピー像
左上挿入図のような淡紅色小丘疹をダーモスコピーで観察すると毛包に一致する，軽度の炎症を伴う白色面皰であることが分かる．皮脂の貯留が黄白色均一の小円形構造物としてみられる．

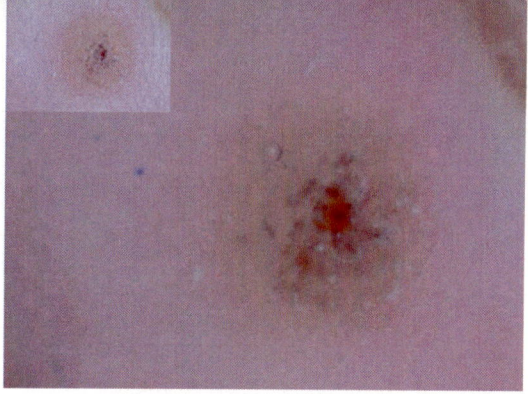

図4 足底疣贅の臨床およびダーモスコピー像
左上のルーペ像でも角化性の乳頭腫症を示す丘疹であることが容易に観察されるが，ダーモスコピーでは，表皮および角質の増殖に相当する，やや黄白色の均一な背景の中に，暗紅色の点状血管や紅色の小湖が観察される．

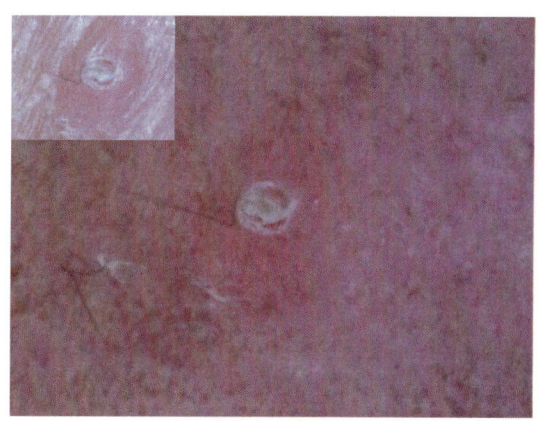

図5 典型的な伝染性軟属腫
周囲に淡紅色の紅暈を認め，中央にはほぼ円形であるが，やや不均一な色合いの黄白色構造物がある．この部分がモルスクム小体に相当する．

図6 初期の伝染性軟属腫
紅暈はみられないが，ダーモスコピーにて白色調の類円形構造物を認め，これが診断の手がかりとなる．

ダーモスコピー像をセットにして保存できる．本稿に用いた画像の大部分はこの USB マイクロスコープで撮影したものである．

5 小さなモルコンを探せ！

ごく小さな初期の伝染性軟属腫（モルコン）は湿疹との鑑別が難しい．完成されたモルコンであれば炎症を伴い半球状に隆起し，中央に角栓様のモルスクム小体が観察され，診断には困らない（図5）．しかし，湿疹を持つ子供に次々と生じてくるモルコンには悩まされる．初期には炎症のない特徴に乏しい小さな丘疹で始まる．これをダーモスコピーで観察すると，モルスクム小体に相当する類円形で白色の構造物が見えてくる（図6）．これが手がかりとなって，診断はつくが，果たしてこのように小さなものを取りまくって，子供を大泣きさせるのはいかがなものだろうか？　初めのうちは単に異物鑷子でつまみ取っていた．しかし，あまりに泣くので，そのうちペンレスを貼って，3時間ぐらいたったころに取るようにした．確かにあまり泣かなくなったが，貼り方がずれたりすると痛いこともあるようだ．また，使いすぎるとリドカインに感作されてしまうのではないか，と心配するようになった．そこで，最近では専らサリチル酸絆創膏（スピール膏）を使っている．ほぼモルコンと同じ大きさに切って，皮疹の真上に貼り，その上からマイクロポア・サージカルテープ

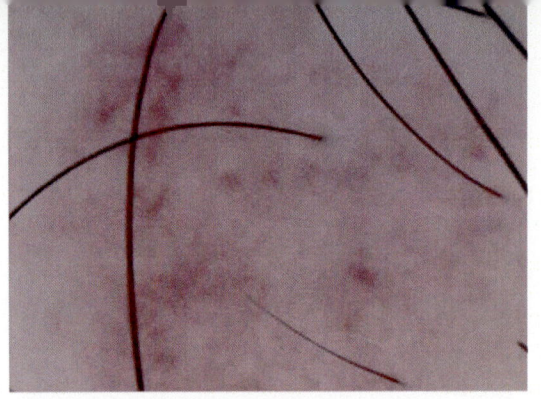

図7　アナフィラクトイド紫斑のダーモスコピー像
臨床的に暗紅色点状の紫斑が，ダーモスコピーでは顆粒状の点状出血として観察され，単なる血管拡張像とは異なることが分かる．

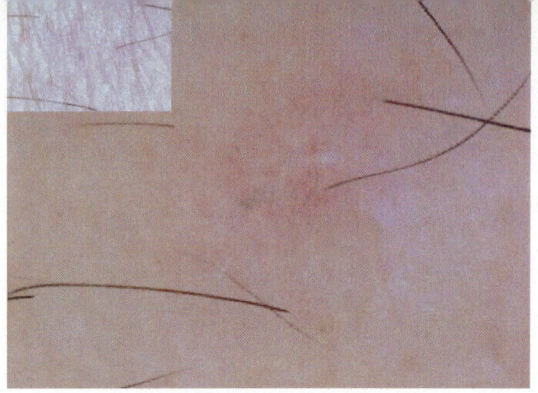

図8　瘢痕のダーモスコピー像
軽度の瘢痕は肉眼的には目立たないが，ダーモスコピーでは線維化に相当する不整形の白色領域とその周囲に淡紅色の血管拡張がみられる．

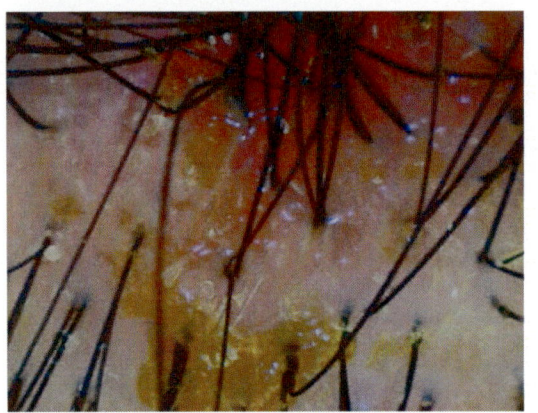

図9　膿痂疹のダーモスコピー像
紅色のびらん面に接して，特徴的な黄色の痂皮がみられる．

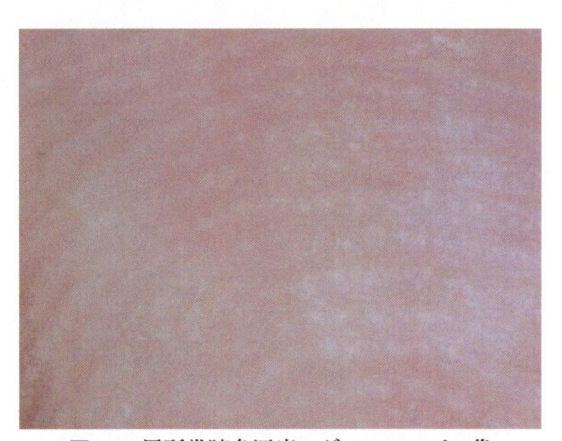

図10　局所掌蹠多汗症のダーモスコピー像
白色の浸軟がエクリン腺開口部に一致して強くみられる．

で丁寧に固定する．これで3日間貼りっぱなしにしてもらうと，剝がすときにはモルコンも一緒に取れてくる．やり方を指導すれば家庭でも可能な治療方法である．1回で取れない場合は繰り返すだけでよい．

6　そのほかの活用方法

　ダーモスコピーは硝子圧診の代わりに用いることもでき，さらに拡大して観察するという点で優れている．この場合，エコージェルは使っても使わなくてもよい．ダーモスコープのグラスプレートで圧迫しながら観察すると血管拡張は容易に消退することが分かる．偏光フィルタータイプのダーモスコープでは圧迫できない場合もあるが，偏光ありで観察すると出血の場合にはやや顆粒状

の暗紅色点状に観察される(図7)．
　軽度の瘢痕は肉眼的には目立たないが，ダーモスコピーでは不整形の白色領域とその周囲に淡紅色の血管拡張がみられる(図8)．周囲の健常部に比べて白色に見えるのは線維化に相当する．これらの所見を理解しておくと，術後の経過観察において，再発と瘢痕を区別するのに有用であると考えられる．経過観察中に，これらの所見に混じって，異なる構造物が観察された場合には，再発の可能性を疑って，より注意深い経過観察を行い，必要に応じて生検を考慮することになる．
　頭皮の皮疹は視診しづらいが，老眼になるとなおさらである．そんなとき，ポケットに携帯型のダーモスコープ，ダームライトDL-100が入っていると，気軽になんでも観察できるので便利である．エコージェルなしでスイッチを入れるだけで

ダーモスコピー像の観察ができる．5万円で購入でき，100gと軽いため，白衣のポケットにいつも入れておきたい1台である．頭皮の膿痂疹をダーモスコープで観察すると図9のように，紅色のびらんと黄色の痂皮がみられる．

局所掌蹠多汗症では，多汗のためエクリン腺開口部が浸軟して白く目立ち，ひどいところでは周囲の角層全体が白色調となる(図10)．エクリン腺開口部に一致して強い浸軟があることから，この白色変化の原因が汗であることが容易に推察される．

7 おわりに

ダーモスコピーで見てもなにも分からない，という先生がいる．また，肉眼で分かるのにダーモスコピーはいらない，という先生もいる．共通点はダーモスコピーを使わないという点である．使ってみなければ，ダーモスコピーの魅力は理解できないであろう．まずは使ってみることである．どのような場面を想定するか，どのような使い方をするかは人それぞれである．とにかく，肉眼でわかるものでも積極的にダーモスコピーを活用していただきたいと思う．なにも分からなくても，少なくとも患者は，よく診てもらったという感触をもつはずである．誌面の都合でごく一部しか紹介できないが，まだまだたくさんの有用な場面がある．肉眼では見にくい所見が見えてくるダーモスコピーの魅力に，多くの先生方が少しでも触れていただければ幸いである．

(田中　勝，木本雅之)

すぐに役立つ日常皮膚診療における私の工夫

A. 外来診断・治療ツール　私はこう使っている

2 エコーを使ってみる

Abstract

超音波診断装置(エコー)は主に腹部や心臓に欠かせないものとなっており，皮膚科においては，特に欧米で黒色腫の術前の進達度の評価に用いられている．本邦においては，装置の普及が進んでいない背景もあって，比較的高周波(15～30 MHz)を発する，表在エコーを用いた皮膚腫瘍の術前診断や，炎症性疾患や変性疾患の経時的変化の観察は，一部の限られた施設でのみ行われているのが現状である．しかしながら，腫瘍の性状(嚢腫性か充実性)の確認や局在部位の特定は，甲状腺や乳腺の検査に用いている程度の周波数(7.5～13 MHz 程度)でも十分に観察が可能であり，特に皮下腫瘤に関しては，可能な限り術前に検査を行うべきと考える．また，エコーは他の画像診断と比較して，①非侵襲的，②装置が小型，③解像度が最も高い，④画像がリアルタイムに得られる，などの利点もある．代表的な腫瘍性疾患について，そのエコー像と臨床的活用法につき，簡単にまとめた．

Key words

超音波検査(ultrasound sonography)，エコー(echogram)，皮膚腫瘍(skin tumors)，皮下腫瘍(subcutaneous tumors)

1 はじめに

本年の健康保険制度の改正に伴い，ダーモスコープは急速に普及し，皮膚科医の中では'市民権'を得つつある．自分の目を'第一の眼'，光学顕微鏡を'第二の眼'とすると，ダーモスコープは'第三の眼'と言えるであろう．本稿のテーマであるエコー(超音波検査)は，筆者は'第四の眼'として考えている．

エコーは，2～30 MHz 程度の，高周波で非常に波長の短い音(超音波)を生体内に発し，その跳ね返ってきた波をとらえて，内部の状態を調べる検査で，腹部や心臓をはじめとして，広く全身臓器の診断に用いられている．検査法の種類には，B-mode(断層法)，M-mode，ドップラー法があり，それぞれ，形態の評価，組織の動きの評価，血流の評価に有用で，皮膚科では主に，B-mode，ドップラー法を用いる．

欧米では，特に悪性黒色腫の術前診断に広く活用されているエコーであるが[1)～3)]，本邦においては残念ながら普及していないのが実状である．

その理由として，甲状腺や乳線などの表在臓器では，基本的なスキャンの手順や代表的な疾患についてのエコー所見について，臨床家および検査担当者(放射線科医師や検査技師)のなかで確立されたものがあるが，皮膚科疾患においては統一したものがないことや，採算性の点から超音波機器メーカーが皮膚科医に向けて積極的にアピールを行わなかったことなどが挙げられる．

本稿では臨床現場においてのエコーの活用法について簡単にまとめる．

2 どのような場合にエコーを使用するか

詳細な問診と理学的所見にてほとんど診断のつくことが多い皮膚疾患においても，昨今の医療状勢を考えると，筆者は客観的な診断の根拠としての画像診断の必要性はあると考えている(表1)．皮膚の腫瘤性病変をみた場合，①どの部位に，②どのような病変(嚢腫性，充実性など)があるか，③それが皮膚科的に治療可能かどうか，④どのよ

うな治療法があるか，⑤どのような治療経過をたどるか，ということをあらかじめ予測する必要がある．特に皮下の病変においては，かなり特徴的な所見がない限り，臨床所見のみでは診断は難しく，かつ，病変の性状や局在部位などがはっきりしない段階での，生検を含めた侵襲的な検査および治療は禁忌の場合すらありうる．図1に皮下病変，特に腫瘍性病変をみた場合の診断の流れを示す．図に示すように，エコーは単純X線と並んで，皮下腫瘍の検査のfirst lineであり，その簡便性，非侵襲性，real timeでの画像の描出性，および検査費用の点から非常に優れた画像診断法と言えるが，施術者により得られる画像が異なるなどの短所もある．

表1 画像診断を行うとき

①診断がついている場合
　－治療法の選択
　　　・腫瘍そのものの情報………進達度，局在部位
　　　・腫瘍周囲の情報の収集……癒着や血管・神経の有無
　－経過観察

②おおよそ診断がついている場合
　－①と同じ＋鑑別診断

③まったく検討がつかない場合
　－腫瘍の有無・性状
　－周辺組織との関連
　－ほかの画像診断の必要性の判断

④始めからなにもないと考えている場合
　－「なにかできものがある」と訴えているが，実際にはなにもないということは少なくない
　－生理学的な正常変化……後頭結節など

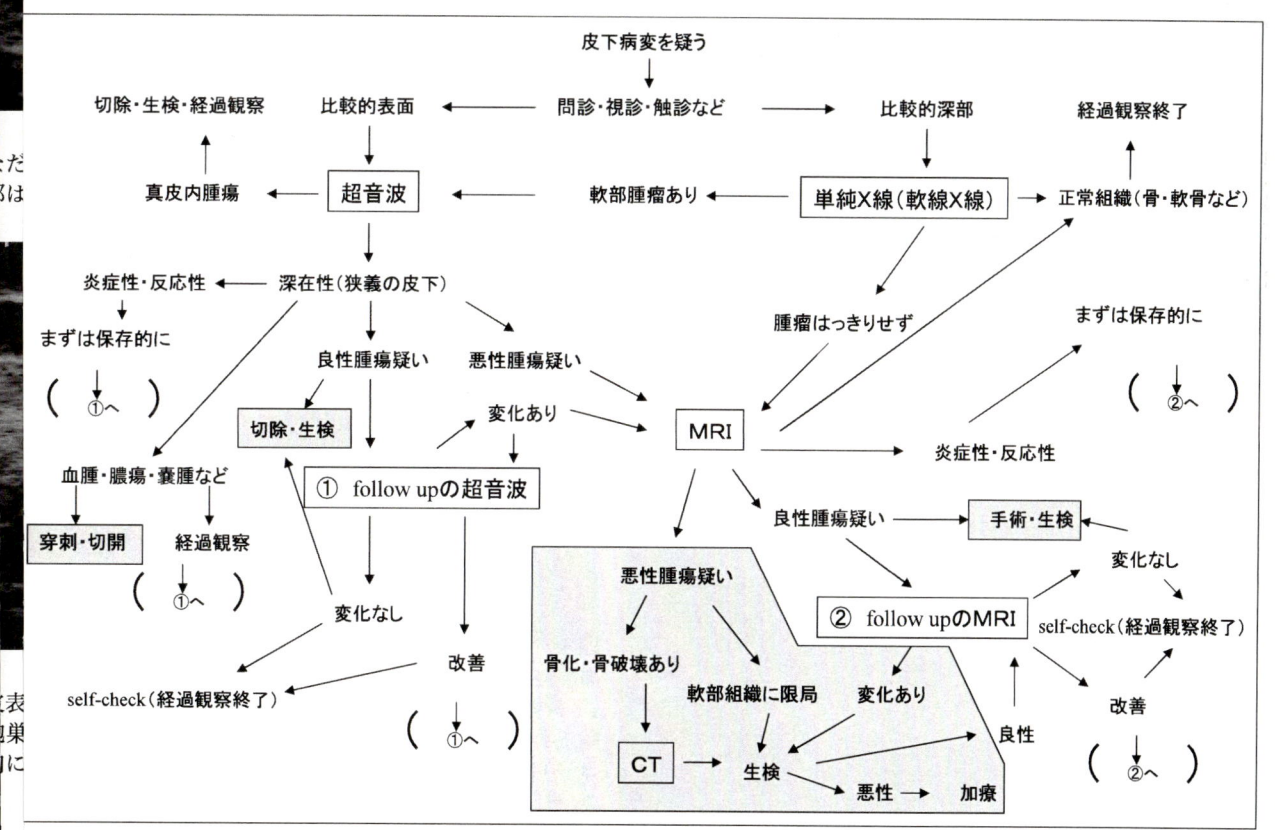

図1 皮下病変の診断の流れ
　□は場合によって，整形外科・外科などに依頼を行うほうがよい．

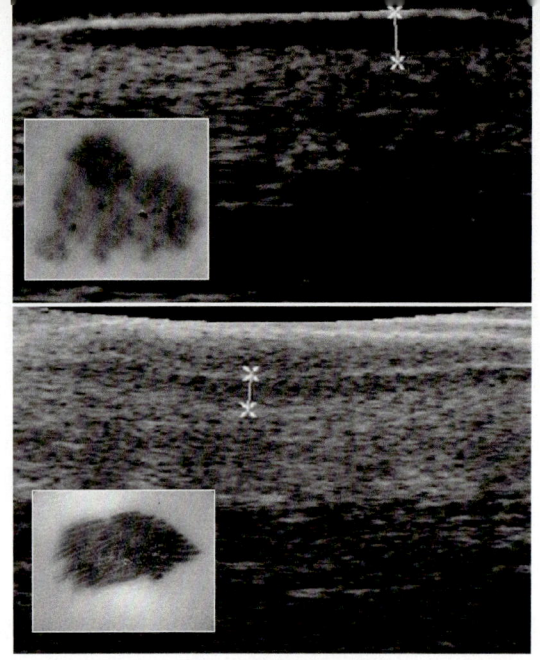

図10 悪性黒色腫
a：背部（30 MHz），b：足底（15 MHz） $\frac{a}{b}$

悪性黒色腫は全体として，低エコーを示す．特徴的なエコー所見はないが，術前に腫瘍厚を測定でき，それぞれ，0.75 mm，1.11 mmであった．炎症性細胞浸潤が加わるとoverestimateするので注意が必要である．

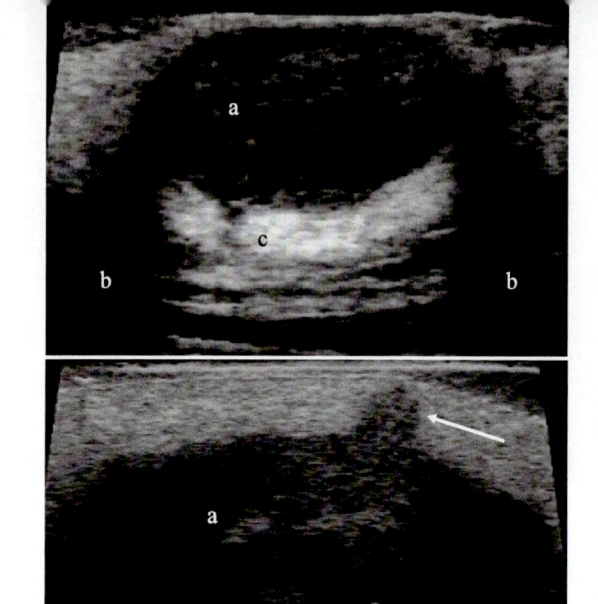

図11 粉瘤

低エコーを示す囊腫内に'さざなみ状'と表現される，等エコーの内容物(a)を認める．炎症を伴わず，囊腫壁が明らかな例ではエコーの散乱に伴う側方エコー(b)の出現や，後方エコーの増強(c)を認める．ほとんどの症例で丹念に観察をすると，表皮への開口部（矢印）を認めるため，この部分を含めて切除をすることが，「へそ抜き法」においては重要である．

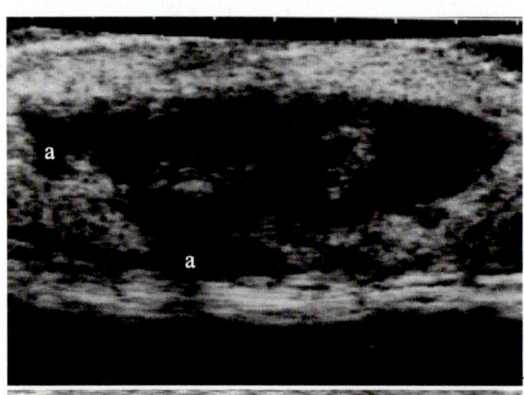

図12
炎症性粉瘤
診察時に炎症症状がなく，患者が「化膿を起こしたことがない」と言っても，炎症歴のある粉瘤は，①囊腫壁の不明瞭化（側方エコーの消失），②後方エコーの増強を認めない，③囊腫周囲の肉芽腫性変化に伴う低エコー域の出現(a)などの所見を示し，手術に際し，きれいに'へそを抜く'ことができない．このような症例の中で，炎症がゆっくりと進むと，囊腫および内容物が肉芽組織に置き換わって，腫瘍の消失をきたすことがあることは興味深い（下）．

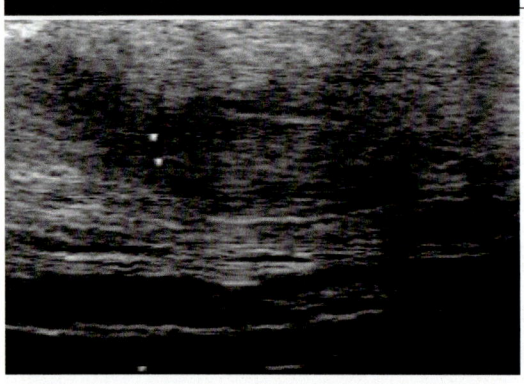

も有用で，筆者は反応性疾患である足底腱膜炎や結節性筋膜炎などに用いている（図15）．

　一般的な腹部エコー（5〜7.5 MHz）や甲状腺・乳腺用エコー（10〜13 MHz）でも，囊腫性病変の鑑別や脂肪腫の局在部位は十分に確認できるし，また，2 cm以上の深さのものでは比較的低周波のもののほうが観察しやすいという利点もあるので，特に皮下腫瘍では積極的に活用していくことを勧めたい[4]．

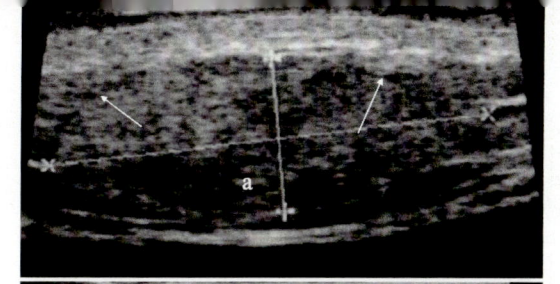

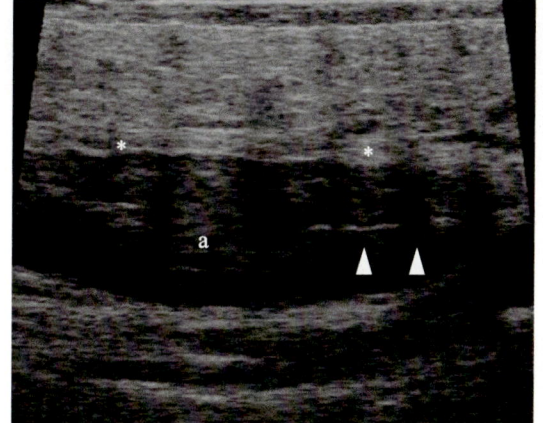

図13 脂肪腫

脂肪腫は真皮よりやや低いエコーとして認めることが多い(a). 被膜を伴う症例では腫瘍の周囲にごく薄い低エコーとして認める(矢印). 上のような典型的な症例では, 腫瘍径の1/3以下の小切開創からのsqueezeが可能である. しかしながら, 下の症例のように筋膜(＊)の下に存在し, しかも筋膜と癒着した症例, または腫瘍内に線維化(△)を認める症例では容易に絞り出せない可能性がある.

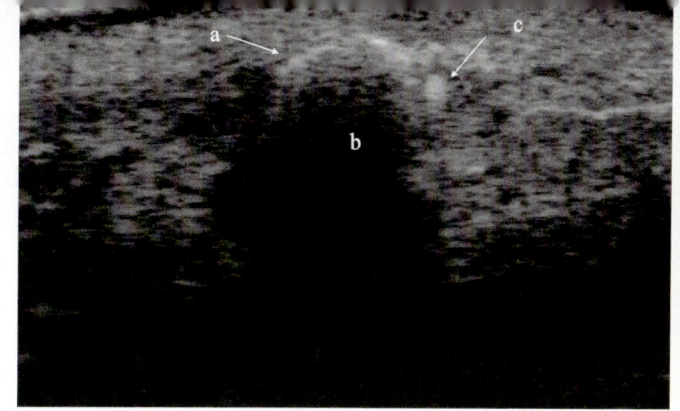

図14 異物

ウニのとげを刺してから1か月あまり疼痛が続いていた症例. 著明な高エコー(a)と後方エコーの消失(b), および周囲に石灰化による高エコー(c)を認める. 大きさはエコー上1×2mmと極めて小さかったが, 術中に確認し得た.

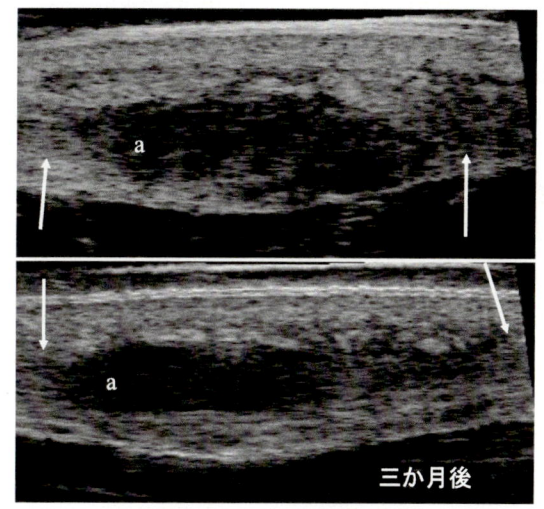

図15 足底腱膜炎

等エコーの足底腱膜(矢印)と連続して, 紡錘状の低エコーを認める(a). 局所の安静と抗炎症剤, 血流改善剤の外用で, 下のように三か月後には肥厚は改善している.

4 おわりに

冒頭で述べなかったが, 本邦皮膚科において, エコーが普及しない一つの要因として, 健康保険適応が基本的に'皮下腫瘍'に限られていることが挙げられる. 現在は350点が認められているが, 点数は低くなってもよいので, 適応範囲が拡大され, さらに広く使用されることで, 患者がよりよい医療を受けられるようになることを望んでやまない.

（大畑恵之）

文　献

1) Lassau N et al：Value of high-frequency US for preoperative assessment of skin tumors. *Radiographics*, **17**：1559-1565, 1997.
2) Krahn G et al：Dermatoscopy and high frequency sonography：two useful non-invasive methods to increase preoperative diagnostic accuracy in pigmented skin lesions. *Pigment Cell Res*, **11**：151-154, 1998.
3) Schmid-wendtner MH, Burgdorf W：Ultrasound scanning in dermatology. *Arch Dermatol*, **141**：217-214, 2005.
4) 大畑恵之：皮膚エコー. *Visual Dermatology*, **3**：904-912, 2004.

すぐに役立つ日常皮膚診療における私の工夫
A. 外来診断・治療ツール　私はこう使っている

3 Wood灯を活用する

Abstract　Wood灯検査とは長波長紫外線を被検対象に照射し，そこから発する蛍光を暗室で観察する方法である．光を吸収することにより励起状態となり，基底状態へ戻るときに蛍光を発する分子に *Microsporum* 属が産生する pteridine，*Malassezia furfur* の indole 誘導体，*Pseudomonas aeruginosa* の fluorescein，*Corynebacterium minutissimum* の coproporphyrin，*Propionibacterium acnes* の porphyrin などがある．ポルフィリン症では種々の酵素活性の低下により蓄積する各種の porphyrin 体が同様に蛍光物質である．これらは物質によって蛍光の波長が異なり，診断の役に立つ．

Key words　Wood灯(Wood's light)，*Microsporum canis*，紅色陰癬(erythrasma)，ポルフィリン症(porphyria)

1 総論

1. 検査機器

　Wood灯とは初期には水銀ランプを酸化ニッケルフィルターを通すことにより，長波長紫外線を照射する検査機器で，1903年にアメリカの物理学者 Robert W Wood により開発されたものである．現在では光源が改良され，蛍光管を用い波長 365 nm をピークとする長波長紫外線を発光することができる．近年まで本邦ではクリニスコープ®という専用機器が販売されていたが現在は製造中止で入手困難である．ハンディソール®(図1)もしくはそのほかの治療用の紫外線照射装置でも代用が可能であるが，検査灯より照射エネルギーが強いため，長時間の観察には注意を要すると考えられる．また蛍光管(FL4BLB など)と蛍光灯内蔵の携帯用照明器具を組み合わせて自作することも可能である．ちなみに蛍光管の末尾の記号BLB は black light blue の略で光の性質を表す．BLB は BL(black light)と同じ波長を発光するが，BLB ランプで用いられている濃青色の特殊フィ

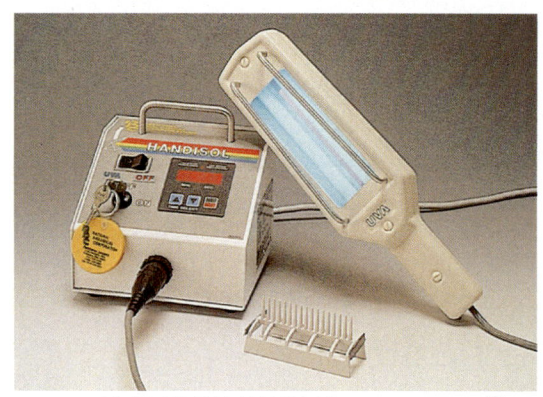

図1　治療用紫外線照射装置(ハンディソール®)

ルターのガラス管は可視光線を吸収し，近紫外線を透過し，300〜420 nm の紫外線を放射する[1]．

2. 原理

　ある特定の物質は光を吸収する性質があり，光によりエネルギーが与えられると，この物質の分子はエネルギーの低い状態(基底状態)から高いエネルギーを持つ状態へ励起される．励起状態の分子は不安定であり，発光することによりエネルギーを放出して基底状態に戻る．この場合，通常，放出されるエネルギーは吸収したものより少

表1 蛍光性物質と産生病原体または疾患

蛍光性物質	蛍　光	病原体または疾患
pteridine	青緑色	*Microsporum* 属真菌
indole 誘導体[3)4)]	灰黄色	*Malassezia furfur*
fluorescein	黄緑色	*Pseudomonas aeruginosa*
porphyrin	赤サンゴ色	*Corynebacterium minutissimum*
coproporphyrin	橙赤色	*Propionibacterium acnes*
uroporphyrin	桃橙色	晩発性皮膚 porphyrin 症
表皮・真皮の蛋白	青白色	正常

（文献2より引用，改変）

なく，発光される光の波長も励起波長よりも長くなることが多い．従って，長波長紫外線で励起された分子は長波長紫外線よりも長い波長の光線を放出し，我々は可視光線として観察できる．このような分子には pteridine，porphyrin，uroporphyrin，fluorescein など多数の物質があり，表皮や真皮の蛋白質も紫外線照射により蛍光を発する（表1[2)]）．また物質により発する蛍光の波長は決まっている．

3. 検査法

検査灯により長波長紫外線を被検対象に照射し，そこから発する蛍光を肉眼で観察する．弱い蛍光を観察するので暗室で検査を行う．特に検査機器の光量が弱い場合には完全な暗室が必要となる．暗室が用意できない場合は覆いなどで観察部位を暗くする必要がある．また糸屑などのゴミや石けんの残渣も蛍光を発することがあり観察の邪魔になるので，あらかじめ取り除いておくとよい．また，患者の眼を紫外線から保護する．特に治療用の照射灯で代用する場合には留意しなければならない．

2 各　論

1. 皮膚真菌症

Indole 誘導体[3)4)]を産生する *Malassezia furfur* や pteridine[5)]を産生する *Microsporum* 属の一部の真菌で蛍光がみられる．

1) 癜　風：癜風は，ヒトの皮膚，特に脂漏部位の，常在真菌叢に属する *Malassezia* 属真菌による皮膚感染症である．比較的若年に多くみられ，脂漏部位である胸部や背部に初夏にかけて好発し，粃糠様鱗屑を伴う淡褐色斑または脱色素斑が多発散在する．直接鏡検により本症の診断は容易であるが，Wood 灯の照射により灰黄色から黄緑白色の蛍光を発し，病変の広がりを判定するには有用である．しかし古い病変では蛍光がみられないことも多い．新たに分子生物学的に細分類された *Malassezia furfur* では蛍光物質である indole 誘導体が産生されることが解明されているが，*Malassezia pachydermatis* を除いたほかの *Malassezia* 属真菌は実験的には蛍光物質を産生しないことが確かめられている．癜風における各菌種の頻度や蛍光の有無については今後の検討課題と考えられる．

また同じ起炎菌を持つマラセチア毛包炎では毛孔一致性の紅色丘疹や膿疱が散在性に胸背部にみられ，その臨床像は尋常性痤瘡や細菌性毛包炎に似る．膿疱内容の直接鏡検で胞子がみられることで鑑別されるが，慣れないと難しい場合も多い．このため Wood 灯検査はほかの紛らわしい毛包炎との鑑別に有用であり，この場合，毛孔一致性に青白色の蛍光が観察される[6)]．

2) *Microsporum canis*：*M. canis* を代表とする *Microsporum* 属の一部の真菌は pteridine を産生し蛍光がみられる．*M. canis* は当初輸入ペットを通じて本邦へ渡来したが，現在では在来のイヌやネコにも蔓延している．このように *M. canis* は動物好性菌であるので，イヌやネコに接触した者に本菌の感染が多くみられる．*M. canis* による皮膚真

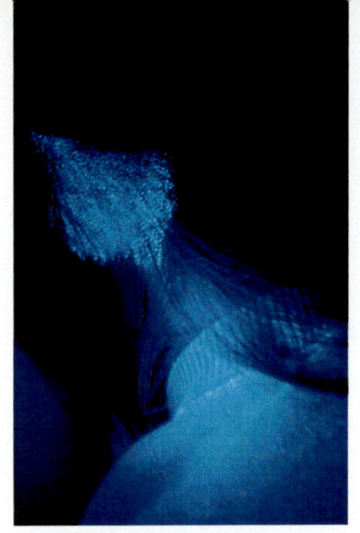

図2 *Microsporum canis* による
頭部浅在性白癬
Wood灯下で青緑色の蛍光を発する．

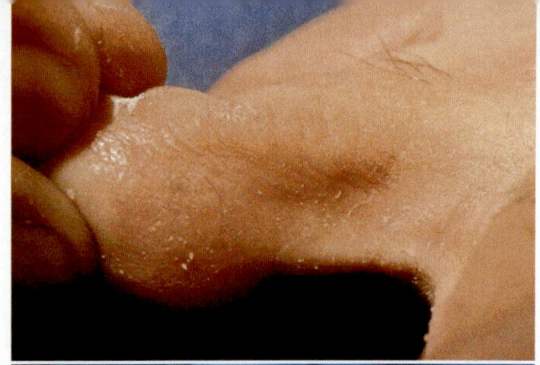

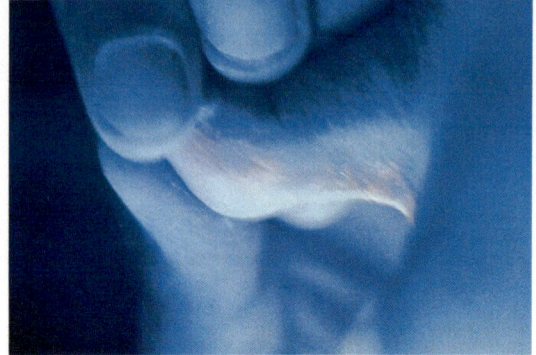

図3 趾間の紅色陰癬
赤サンゴ色の蛍光を発する．

菌症は頭部や体部に発生し，特に小児の頭部浅在性白癬では主たる原因菌である．頭部浅在性白癬では著しい粃糠様落屑を伴い，病変部では毛髪は途中で断裂したり抜け落ちたりしている．この病毛は産生されたpteridineによりWood灯下で青緑色の蛍光を発するので(図2)，直接鏡検や培養検査のための病毛を捜すのにも役に立つ．近年，格闘技競技者の間で *Trichophyton tonsurans* による頭部および体部白癬が蔓延し，頭部白癬全体に占める割合が増加中であるが，これらは蛍光を発しない．

そのほかに *M. audouinii*，*M. ferrugineum*，稀に *Trichophyton schoenleinii*（黄癬）は pteridine を産生し緑色蛍光を発する．

2. 細菌感染症

紅色陰癬の原因である *Corynebacterium minutissimum* は porphyrin，*Pseudomonas aeruginosa* は fluorescein を産生し，Wood灯検査で蛍光を発する．

1)紅色陰癬：紅色陰癬は股部などの間擦部位や趾間に好発する細菌感染症で，軽度の鱗屑を伴った紅褐色の紅斑局面で，股部では股部白癬と紛らわしく，趾間では趾間型白癬と合併している場合も少なくない[7]．診断の確定は *Corynebacterium minutissimum* を培養やグラム染色を用いた鏡検により検出することであるが，特定の培地や手技と時間を要し，日常診療向きではない．そこで皮疹をWood灯下で観察すると *Corynebacterium minutissimum* が産生する porphyrin が赤サンゴ色の蛍光を発し(図3)，股部白癬と容易に鑑別でき，趾間型白癬との合併例でも診断できる．

2)緑膿菌(*Pseudomonas aeruginosa*)感染：熱傷や褥創などの創部には *Pseudomonas aeruginosa* のコロニゼーション(定着)，または感染が発生しやすい．コロニゼーションであっても創の上皮化を遅延させたり，院内感染の防止の観点からも早期の発見と対処が肝要である．特徴的な膿の色彩および監視培養などにより菌の存在を検出できるが，Wood灯下で観察すると，*Pseudomonas aeruginosa* が産生する fluorescein が黄緑色の蛍光を発する[8]．さらに菌数がある一定以上にならないと蛍光は検出されず，蛍光を有する場合に病原性ありと判定される[9]が，菌数が多くてもコロニゼーションの場合もあり，感染症であるかの最終判断は臨床症状からなされる．

3)そのほか：*Propionibacterium acnes* は coproporphyrin を産生し，橙赤色の蛍光が毛包内にみ

表2 ポルフィリン症の過剰ポルフィリンと蓄積部位

	蓄積する物質	赤血球	尿	糞便
PCT	uroporphyrin hepta-carboxylic porphyrin ほか	−	＋	＋
EPP	protoporphyrin	＋	−	＋
AIP	porphobilinogen ほか	−	＋	−

PCT：晩発性皮膚ポルフィリン症，EPP：骨髄性プロトポルフィリン症
AIP：急性間欠性ポルフィリン症

られる．δ-aminolevulinic acid の外用や内服による痤瘡の光線力学療法では外から投与されたδ-aminolevulinic acid が代謝され，最終的に光感受性物質 protoporphyrin IX として毛嚢内に蓄積するので，本療法は *Propionibacterium acnes* 以外にも有効である．ただし治療に使われる光線は深達度の関係から長波長紫外線はあまり用いられていない．

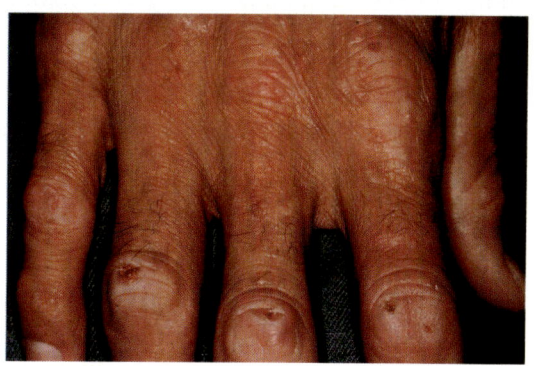

図4 晩発性皮膚ポルフィリン症
指背の色素沈着，潰瘍，痂皮，小瘢痕

3. 代謝性疾患

δ-aminolevulinic acid から始まり protoporphyrin が鉄に結合しヘムが合成されるまでの経路の代謝異常症がポルフィリン症である．各所の酵素活性の低下により中間代謝産物である各種のporphyrin 体が蓄積し，各臓器で障害をきたす．皮膚ではこの porphyrin 体が光毒性物質として働き光線過敏性の障害を起こす．また porphyrin 体が尿，糞便，血液に沈着し，Wood 灯検査により鮮紅色の蛍光を発する（表2）．尿検体の場合には，尿2 ml に対して氷酢酸を4～5滴加え，さらにアミルアルコール0.5 ml を追加し，遠心後に暗所で Wood 灯で観察する．また先天性骨髄性ポルフィリン症の歯牙は褐色調で，Wood 灯下には赤色の蛍光を発し，本症に特徴的である．

ポルフィリン症の中では晩発性皮膚ポルフィリン症，急性間欠性ポルフィリン症が多いが，急性間欠性ポルフィリン症では光線過敏を示さないので，皮膚科領域では晩発性皮膚ポルフィリン症や骨髄性プロトポルフィリン症に遭遇する機会が多い．

1）晩発性皮膚ポルフィリン症：ポルフィリン症のなかで最多の病型で，晩発性に発症し，大量飲酒による肝障害の例が多い．Uroporphyrinogen decarboxylase の活性低下が原因で，尿中 uroporphyrin, hepta-carboxylic porphyrin が過剰に排泄される．これらの porphyrin 体は尿に排泄され，尿のWood 灯検査で赤色の蛍光を発する．皮膚に蓄積された porphyrin 体は 400 nm 付近の波長により励起される光毒性物質として光線過敏性障害を引き起こす．皮膚症状は露光部に紅斑や小水疱が出現し，さらにびらん，痂皮，瘢痕，色素沈着が混在し，汚い印象を与える局面を呈する（図4）．

2）骨髄性プロトポルフィリン症：ferrochelatase の活性低下により protoporphyrin IX が蓄積することによって発症する．赤血球中に porphyrin 体が増加するので Wood 灯検査で赤色の蛍光を発するが，尿には排泄されないので尿は蛍光を発しない．皮膚症状は，小児期より露光部に紅斑，水疱が出現を繰り返し，小瘢痕を形成する．

3）急性間欠性ポルフィリン症：晩発性皮膚ポルフィリン症に次いで多い病型で，porphobilinogen deaminase の活性低下により porphobilinogen やδ-aminolevulinic acid などが蓄積する．尿中に排泄された porphobilinogen やδ-aminolevulinic acid は時間がたつと酸化されてポートワイン色の coproporphyrin 尿となり，Wood 灯検査で赤色の蛍光を発する．蓄積する porphobilinogen やδ-aminolevulinic acid に光増感作用はないので皮

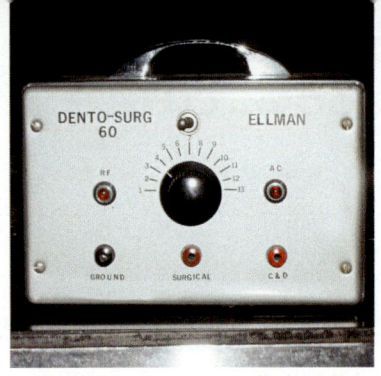

図1 初代のサージトロン Dento-Surg 60（3.8 MHz, 60 W, 1965）

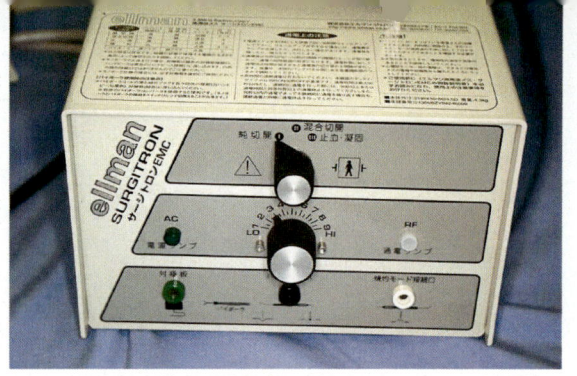

図2 現在, 最も汎用されているサージトロン EMC（3.8 MHz, 90 W, 2003）

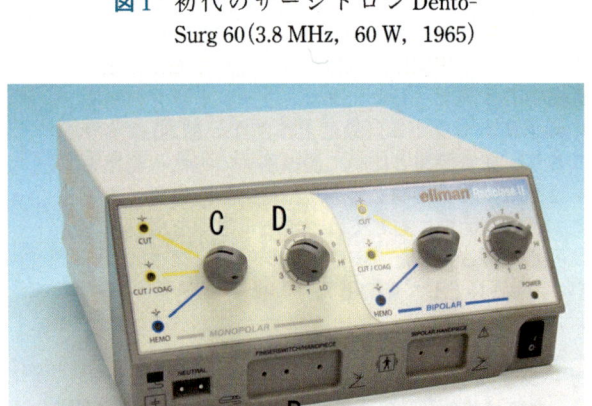

図3 2007年上梓予定サージトロン RL50（4.0 MHz, 55 W）

3 サージトロンの器械特性と組織障害性

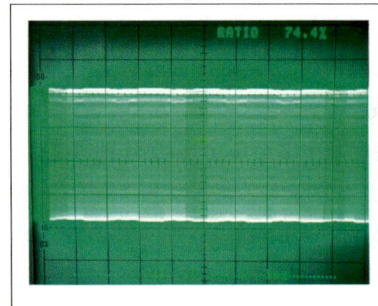

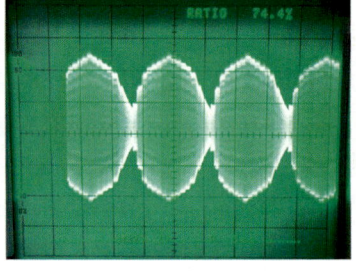

サージトロンでは, 純切開モード（cut）, 混合切開モード（cut/coag）, 止血・凝固モード（hemo）の3種類のモードで手術操作が行える. 図4に示すように, 純切開モードでは電流は正弦波として流れ, 電流は細胞中の水分子を加熱して一気に気化させ（水蒸気爆発）, これにより組織が切開される. 一方, 止血・凝固モードでは, 電流は正弦波半波整流波として流れ, 断続的な電流は細胞中の水分子の温度上昇スピードを抑え（蒸発）, 組織の細胞が収縮・凝固して止血される. 混合切開モードはこの中間にあたり, 血管を止血しながら, 組織を切開することになる. 従って, 組織へのダメージという点からは, 純切開モード→混合切開モード→止血・凝固モードの順に大きくなる. 図5に皮膚組織を3つのモードで切開した組織を提示する. 組織は熱変性を起こすと, ヘマトキシリンにびまん性に染色され, 微細構築を失うことになる. 図から明らかなように, 純切開モードでは, ほとんど組織損傷がみられないが, 止血・凝固モードでは, 切開面に沿って, 100〜200 μmの幅の変性層が観察される. さらに, 電気メスを用いた場合の切開創の組織写真も示したがサージトロンよりも広い幅で熱変性が観察された.

正弦波	正弦波全波整流波	正弦波半波整流波
純切開モード（cut）	混合切開モード（cut/coag）	止血・凝固モード（hemo）

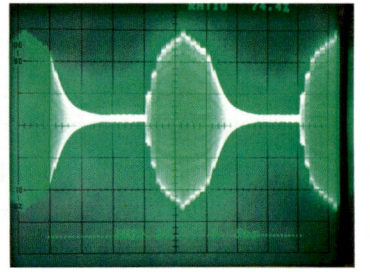

図4 サージトロンのモード別電流のオシログラフィ

A. 外来診断・治療ツール　私はこう使っている

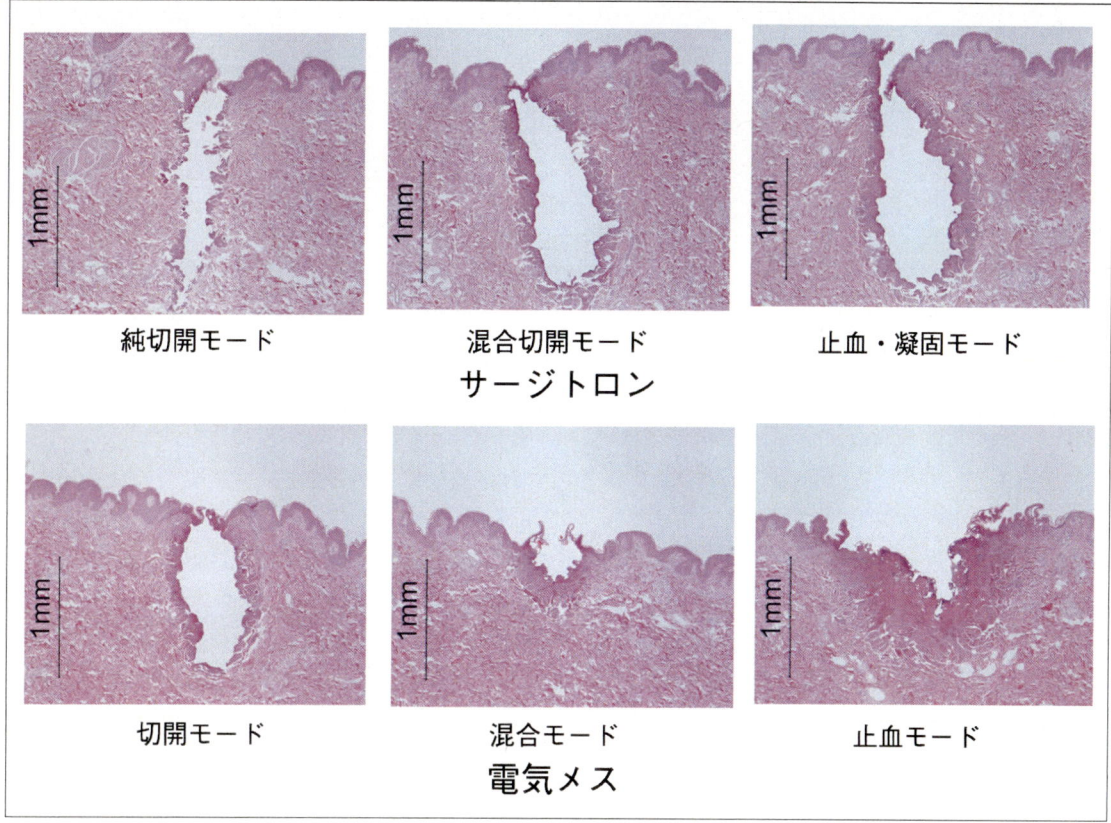

図5 サージトロンと電気メスによる，各種モードでの皮膚切開創の病理組織像

（サージトロン：純切開モード／混合切開モード／止血・凝固モード）
（電気メス：切開モード／混合モード／止血モード）

　さて，以上のように，組織損傷はモードの違いによっても生じるが，出力の大小，電極と組織との接触面積，ハンドピースの操作スピードによっても規定される．もちろん，出力が大きいほど（出力調整つまみの数値が大きいほど），組織損傷が大きいが，電極と組織との接触面積が大きいことも組織損傷を大きくする．例えば，エンパイアニードルのような，非常に鋭利な先端を持つ電極（図6）を使えば，通常の金属メスと同様の切開効果を得られるが，通常のループ型電極だとある程度の組織損傷は認められる．さらに，操作速度も組織損傷に影響を及ぼすので，サージトロンを使った手術操作に習熟すればするほど，組織損傷を小さくすることが可能である．

4 実際の器械操作

　RL50を例にとって説明する（図3）．
（1）本体に付属するコードをコンセントに差し込む．
（2）フットスイッチのコードを本体裏側のプラグに差し込む．
（3）対極板を患者の手術操作部位に近い所で，体の下に敷き，コードをA（図3参照）のプラグに挿入する．なお，対極板は患者の皮膚面に密着させたり，絆創膏で固定する必要は全くなく，着衣の上から敷くのみでよい．この点も，電気メスと大きく異なり，対極板はリユーザブルとして，特に断線などがない限り，ほぼ半永久的に使用可能である．逆に電気メスの対極板は使い捨てであるため，ランニングコストが生じることになる．

図6　エンパイアニードル　先端部が極めて鋭利に作られており，皮膚との接触面積が非常に小さい．

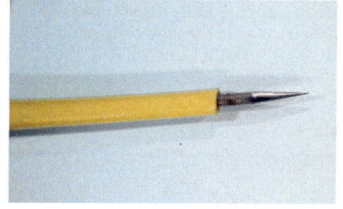

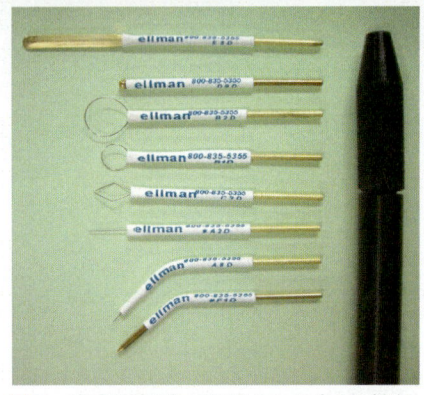

図7 皮膚科領域で汎用される各種電極とハンドピース

(4) ハンドピースの先端に滅菌済みの電極をセットし，コードをBのプラグに挿入する．電極は，先に述べたように多種多様であり，行う手術操作に合わせたり，術者の好みで選択するのがよい．図7に筆者が多用している電極を示す．

(5) モードスイッチCはモードの切り替え用で，手術操作に合わせて選択する．純切開モードでは，最もシャープに切開できるが，多少の出血はみられる．筆者は混合切開モードで，スキンタッグの切除を行うことが多く，それでも，oozingがみられたときには，電極をボール電極に付け替えて，止血・凝固モードで止血するようにしている．ボール電極は組織にわずかに接触させて通電することで，より高い止血効果が得られる．

(6) つまみDは出力調整ダイヤルで，通常は3～5のレベルでよい．

(7) 以上の準備が整った時点で，麻酔にかかる．外来での小手術では局所麻酔で十分である．

(8) フットスイッチを踏むと通電するので，利き足で軽く押し，通電させた状態から電極を皮膚面に接触させると組織は自然に切開されていく．通常の金属メスのように力を加える必要はまったくない．

5 臨床例

1) **顔のホクロ**：51歳の女性で，右の鼻翼部にある色の白くなった母斑細胞性母斑を主訴に来院した（図8-a）．局所麻酔下にサージトロンのループ電極を用いて，360°周りから少しずつ切開していく（図8-b,c）．中央部は，皮膚面から少しへこませた感じで切除した（深さ1～2 mm）．コツは，一方向からだけでなく，周りから少しずつ切開していくことで，仕上がりを左右対称にすることである．切除後，多少の出血がみられたが，ボール電極を使って止血した（止血・凝固モード）（図8-d）．術後は，ゲンタマイシン含有軟膏を用いての外用処置を行った．2週間ほどで大部分が上皮化した（図8-e）．その後は遮光してもらい，5か月後の来院時には，瘢痕なしに治癒していた（図8-f）．

2) **スキンタッグ**：スキンタッグの処置を希望して来院される患者は多い．いくつかの方法があるが，最も簡単な処置法はハサミで切る方法である．しかし，刃が鋭利でないと，挟まったりして患者にかなりの疼痛を与えることがあり，だらだらと出血したりすることもある．また，液体窒素で凍らせる方法もあるが，脱落後に炎症後の色素沈着を残すことがある．炭酸ガスレーザーも有用だが，やや高価な手術器械と考える．筆者は，局所麻酔下にサージトロンで切除するようにしている．確かに麻酔の煩雑さ，疼痛もあるが，処置時に患者が動くこともなく，術者もストレスなく施術できる．電極は丸いループを用い，ピンセットでスキンタッグの頭部を軽く引っ張り上げ，混合切開モードで電極を軽く頸部に当てるだけで，極めて簡単に切離できる．67歳の男性例を図9に示す．

3) **老人性疣贅**：老人性疣贅の極めて簡単な処理法を示す．厚さ1～2 mm程度の老人性疣贅に対しては，ボール電極を用いることで焼灼可能である．モードを止血・凝固モードにして，出力を3～4に設定する．フットスイッチを押しながらボール電極を軽く近づけると，パシッという音がして，疣贅の色がやや薄くなる．これを疣贅の表面全体に繰り返す．最後に，酒精綿などで軽くこすると，疣贅は表皮真皮境界部で簡単に剥がれ

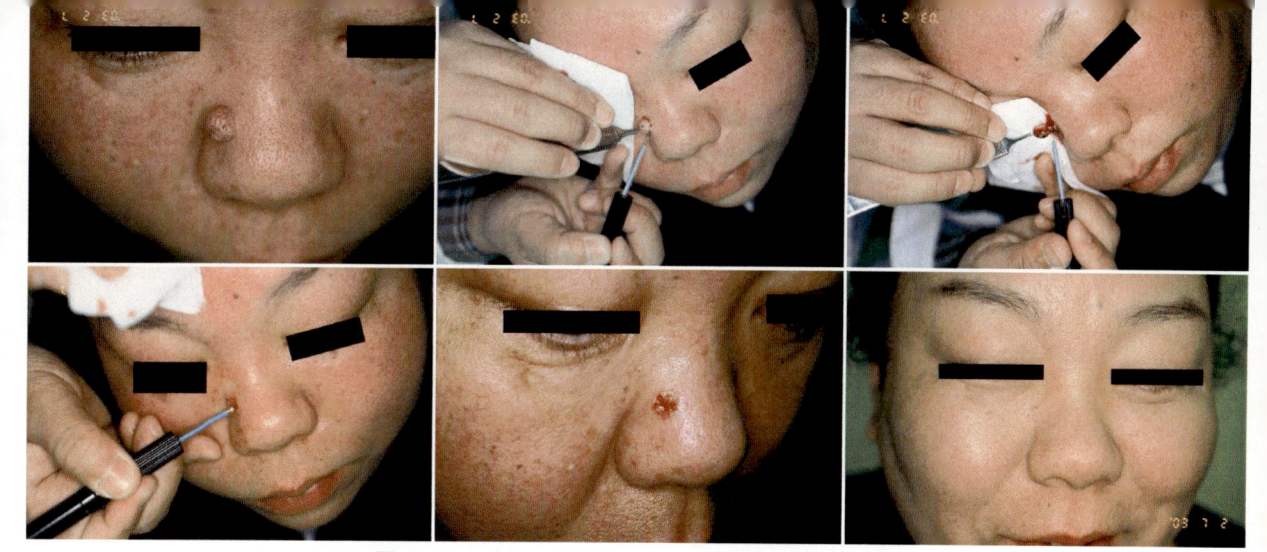

a	b	c
d	e	f

図8 サージトロンを用いた母斑細胞性母斑の手術例
a：術前，b,c：術中ループ電極で周りから切開している，d：oozing部をボール電極で止血している，e：術後2週間．ほぼ上皮化している，f：術後5か月．ほとんど瘢痕がみられない．

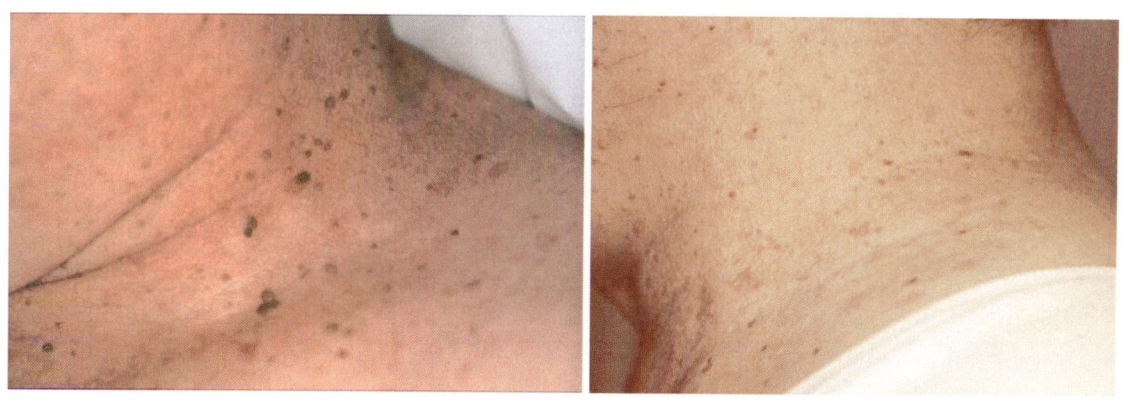

a．術前　　　　　　　　　　　　　　b．術後
図9　サージトロンで治療したスキンタッグ(67歳，男性)

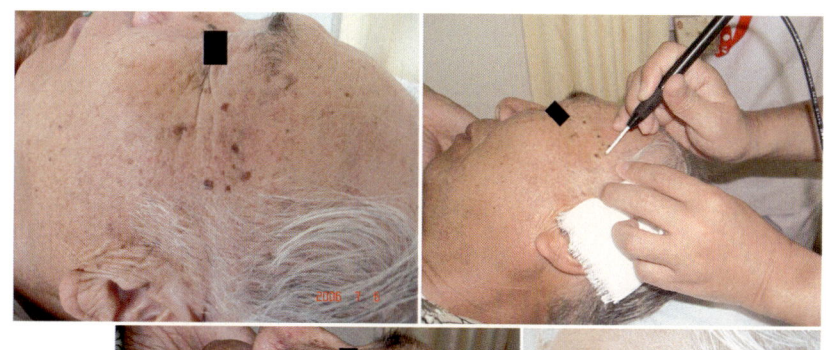

a	b
c	d

図10
サージトロンを用いた，老人性疣贅の除去(68歳，男性)
　a：術前．左のこめかみに茶褐色の老人性疣贅が集簇している．
　b：ボール電極(止血モード)で焼灼している．
　c：術直後．炎症がみられる．
　d：術後2週間．瘢痕もなく治癒している．

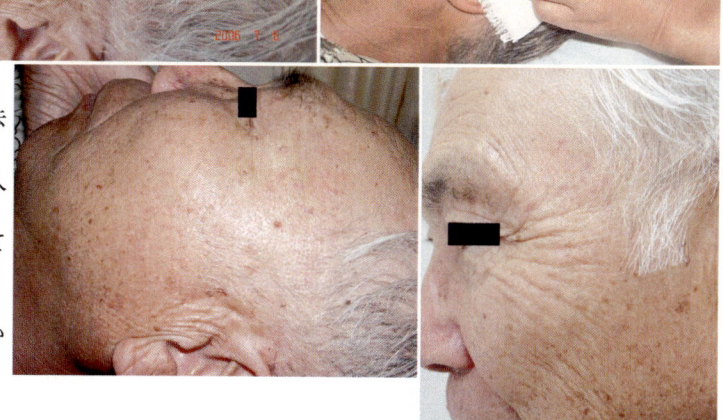

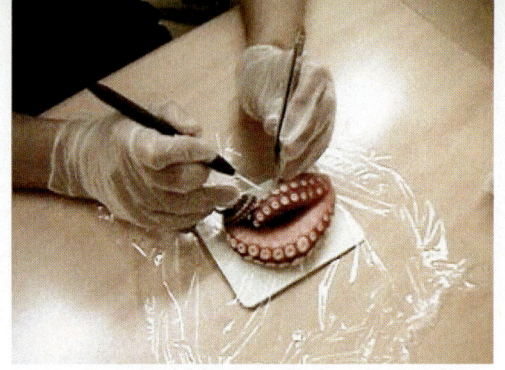

図11 ゆでだこの足を用いた，スキンタッグ切除の練習風景

る．術後は1週間ほど，自宅で軟膏処置をするように説明し，可能なら上皮化後は遮光してもらう．図10に68歳の男性の顔面の老人性疣贅の例を示す．

6 応用とトレーニング

前項で，簡単な臨床応用例をいくつか示したが，習熟すれば，皮膚腫瘍の切除時などに，金属メスと同等に使用してもなんら問題はないと考えているので，実際の手術に使っている．ただ，電極の操作速度が速すぎると止血コントロールが不十分となり，遅すぎると蓄熱することもあり，術後瘢痕の可能性も生じてくる．従って，操作スピードの点などで注意が必要であり，初心者が突然，金属メスのように使うのは危険である．皮膚切開の練習用にはブタの皮膚を用いるのがよいが，スキンタッグの切除の練習には，ゆでだこの足を推薦している(図11)．たくさんの疣があって，しかも安価である．まずこういうものでトレーニングを積んで，しかるのち，人のスキンタッグの処置を行っていただきたい．また，高周波ラジオ波メスを用いた手術，機器の機能・性能を研究する日本臨床ラジオ波手術研究会が主催するセミナーに参加していただくのもよい(http://www.radiosurgery-net.org/)．

7 まとめ

サージトロンはラジオ波と呼ばれる，極めて高い周波数の電流を応用した手術器械である．母斑細胞性母斑，スキンタッグなどの隆起性病変，老人性疣贅のような皮膚の加齢変化に用いて，良好な結果が期待される．しかも，レーザー装置よりも安価で，多種の診療科で使用可能な応用性を併せ持つ．読者の先生方も，ぜひ，先述のセミナーなどに参加して，サージトロンを日常診療に役立てていただきたい．

(中川浩一)

すぐに役立つ日常皮膚診療における私の工夫

A. 外来診断・治療ツール　私はこう使っている

5 炭酸ガスレーザー

Abstract　炭酸ガスレーザーは，照射された組織中の水分にレーザー光が吸収され，照射された部位に著明な熱効果を生じ，組織を蒸散させる．その治療適応疾患は広く，脂漏性角化症，老人性色素斑，稗粒腫，血管拡張性肉芽腫，色素性母斑，尋常性疣贅，汗管腫，酒皶などの良性疾患のほかに，日光角化症のような前癌状態の治療にも使用可能である．また，吸引水疱表皮移植術における移植床の作成にも利用できる．誰にでも簡便に使用できることもあり，皮膚科外来診療において，非常に有用な機器である．

Key words　炭酸ガスレーザー(carbon dioxide laser)，蒸散(vaporization)，脂漏性角化症(seborrheic keratosis)，老人性色素斑(senile lentigo)，日光角化症(actinic keratosis)

1 はじめに

皮膚科外来診療においては，治療のために用意したい医療機器として，比較的安価で，使用対象疾患が広く，使いやすい機器が望ましい．例えば電気焼灼器，高周波メスなどとともに，炭酸ガスレーザーが挙げられる．

外来診療において，小手術が施行できるなら，診療の幅は格段に広がり，対象疾患が多くなりバラエティに富んだ皮膚科診療が行える．ただし，手術用具をそろえることや清潔操作を行うための煩雑さなどの要素が，それを困難にしている．前述の医療機器が外来にあれば，メスや鋏を必要としなくても小手術に準じた処置を，簡単に短時間に施行できる．

炭酸ガスレーザーは多くの皮膚腫瘍が対象疾患となり，さらには表皮内癌も対象となる．そのうえ使い慣れれば手術の経験の少ない皮膚科医でも安全に使用することができる．そのような意味で外来診療の幅を広げるには非常に有用な機器である．そのうえ，価格もQ-スイッチルビーレーザーやNd:YAGレーザーに比べ，はるかに安価である．

写真の機器は，当病院の皮膚科外来で使用しているLasersat CO_2(レザック社)であるが，軽量小型で場所をとらず，手術場などへの移動にも便利である(図1)．また耳鼻科用の先端プローブを取り替えることにより，鼻腔粘膜焼灼などの耳鼻科領域の診療にも使用できるため，総合病院においては他科外来との兼用で使用することもできる．

2 炭酸ガスレーザーについて

皮膚科で用いられるレーザーにはQ-スイッチ

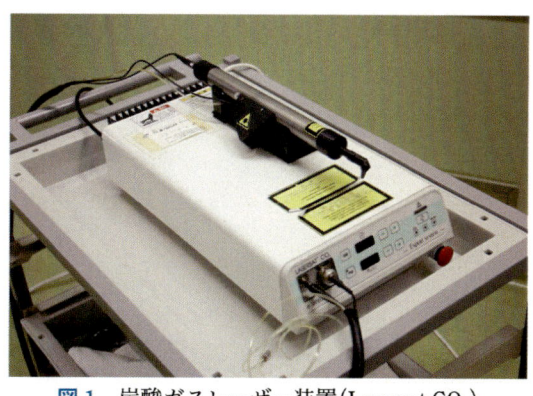

図1　炭酸ガスレーザー装置(Lasersat CO_2)

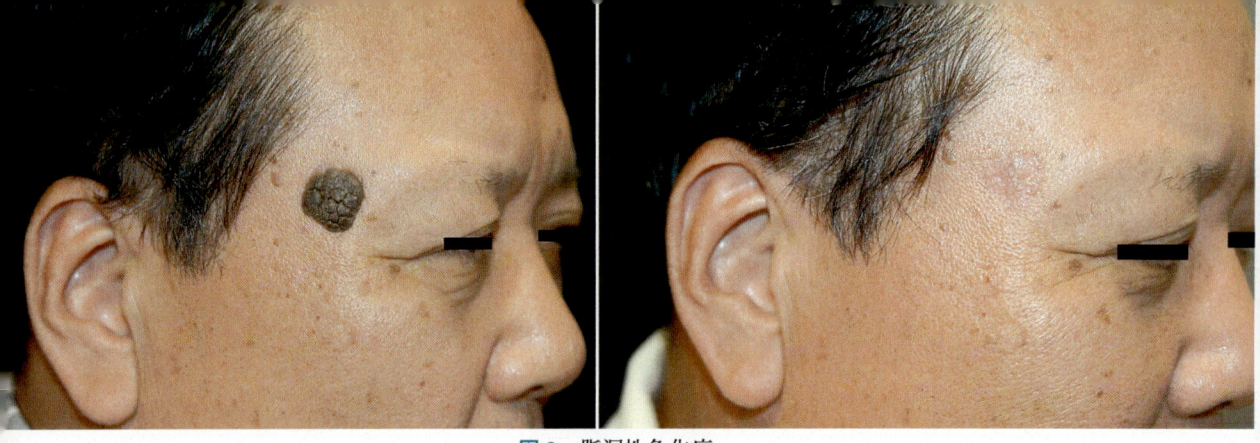

図2　脂漏性角化症
a：術前，b：術後9日後．照射部は上皮化し，この患者の場合はほとんど色素沈着が認められなかった．

ルビーレーザー，アレキサンドライトレーザー，Nd：YAGレーザーや色素レーザーなどがあるが，それらにはある程度，色素選択性があり，太田母斑をはじめとする真皮メラノーシスや血管腫の治療に用いられ，炭酸ガスレーザーの対象外疾患である．炭酸ガスレーザーにはそのような選択性はなく，レーザー光の大部分が組織中の水分に吸収され，照射された部位に著明な熱効果を生じ，組織を蒸散させる．多くの場合は defocused beam（レーザーの先端をやや離して使う）で使用されるが，その場合照射した組織表面から一定の深さで吸収され，当院のレーザーでは 25 W の出力で使用した場合，皮表から約 0.25 mm の深さで一様に蒸散させ，組織は炭化する．これはほぼ表皮層の厚さであり，ちょうど表面から一様な深さで ablation するように使用できる．Focused beam（レーザーの先端を近づけて使う）で使用した場合は切開モードとなる．

3　各対象疾患の治療法

1．脂漏性角化症　　　（図2）

脂漏性角化症は最も一般的な皮膚良性腫瘍の一つである．上方に腫瘍が突出しているため，腫瘍を上から削るように蒸散させる．炭化した組織は生理食塩水もしくはヒビテン消毒液で湿らせたガーゼでぬぐい取り，どのレベルまで ablation できているか確認する．真皮まで蒸散させる必要はなく，びらんの状態で終了する．浅いⅡ度熱傷と同じように7〜10日くらいで上皮化し，色素沈着は2〜6か月で徐々に消退していく，色素沈着の消退していく期間は個人差が大きい．

脂漏性角化症に対しては手術療法も治療の一つであるが，顔面などでは縫縮により目，鼻，口などの変形をきたす場合もある．しかし，炭酸ガスレーザーを用いた治療では，そのようなリスクはなく，手術療法に比べて利点は大きい．

2．老人性色素斑　　　（図3）

老人性色素斑の場合は軽く一度照射するだけでびらんとなる．炭化した組織をぬぐい取り，赤いびらんになっているのを確認し終了する．褐色の色素が認められる部分が残っていたら，その部位のみ追加照射する．

術直後はしばらくの間，炎症後色素沈着が術前よりかえって目立つような症例もあるので，前述の通り色素沈着の消退していく期間に個人差があることは十分に説明する必要がある．

3．稗粒腫　　　（図4）

稗粒腫は帽針頭大から粟粒大のやや白い小丘疹で，眼瞼部，頰，陰茎，陰嚢，陰唇に多発する．注射針で小さく切開し内容物を圧出するのが一般

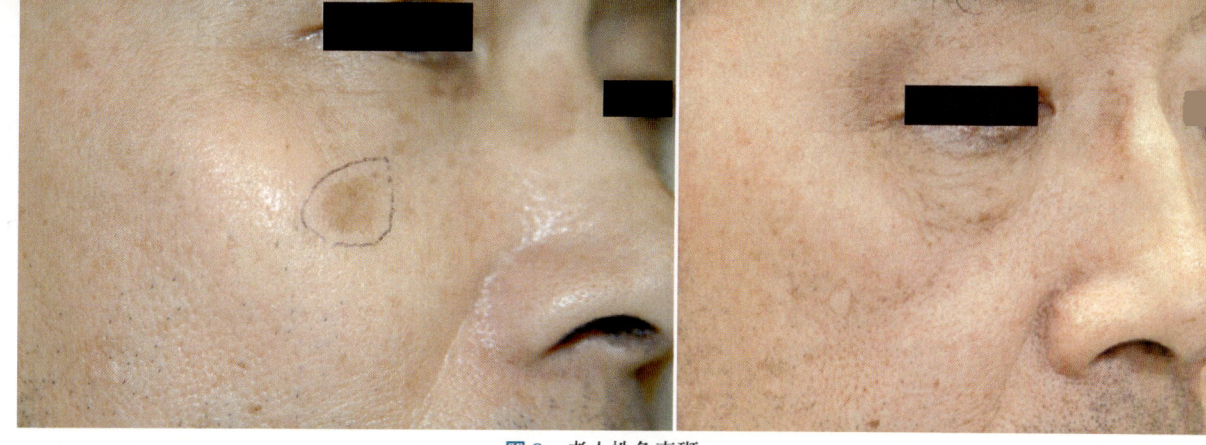

a|b　　　　　　　　　図3　老人性色素斑
a：術前，b：術後2か月半後，わずかに色素沈着を残すのみである．

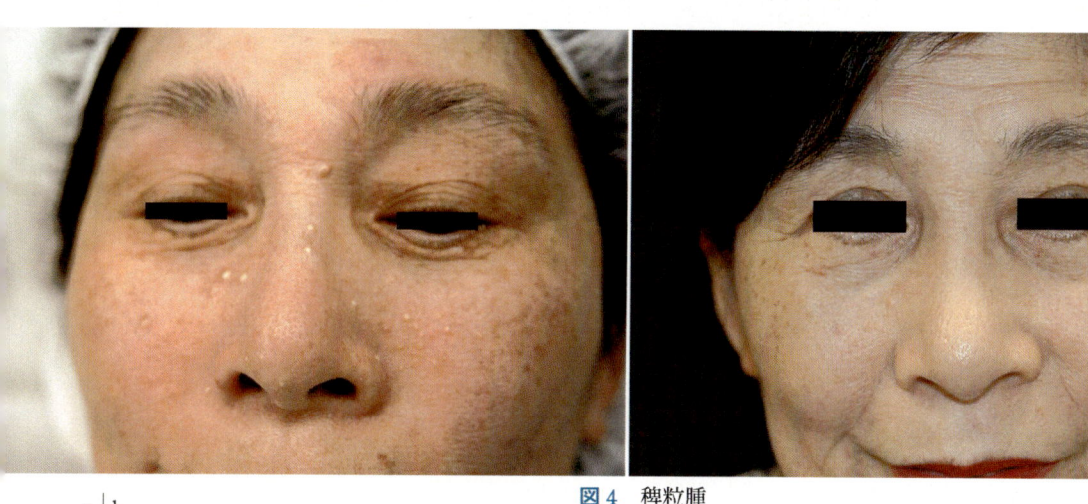

a|b　　　　　　　　　図4　稗粒腫
a：術前，b：術後50日後，ほとんど形跡は分からない．（文献5より引用）

的な治療法である．しかし，炭酸ガスレーザーで小孔を開け，その囊腫壁も蒸散する方法で整容的によい結果が得られた．囊腫は真皮上層にあるので，そのレベルまで蒸散させる．あまり深くまで蒸散させると瘢痕を生じる可能性もあるが，図4のようにほとんど瘢痕なしに治癒する．

4．血管拡張性肉芽腫

　局所麻酔はエピネフリン添加のものを使用するほうがよい．ときにamelanotic melanomaとの鑑別が難しい場合もある．そのようなときは腫瘍すべてを蒸散させる方法は好ましくない．そのために茎部で焼灼し，病理検体として提出するか，メスか剪刀にてshave biopsyした後に下床を蒸散させるなど，病理検査を行うべきである．

5．色素性母斑

　真皮の母斑細胞の存在するレベルまで蒸散してしまえば，最も侵襲を少なくして整容的に優れた結果を期待できる．しかし，筆者自身はintradermal nevusと自信を持って診断できた数例にしか，炭酸ガスレーザーを用いた色素性母斑の治療は行っていない．そのような治療をするには診断が正しいことが前提で，この方法では病理検査による悪性腫瘍の否定を省略したことになる．ごく稀であるが，臨床像は良性と思われるが実際に病理検査すると悪性黒色腫や基底細胞癌であったという経験もある．

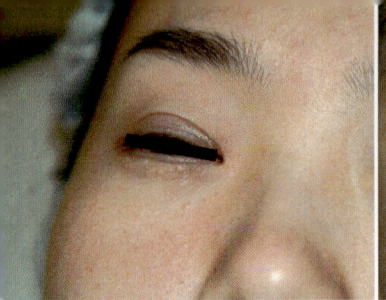

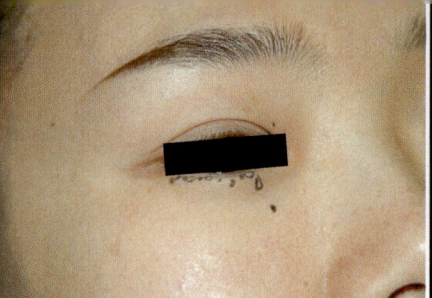

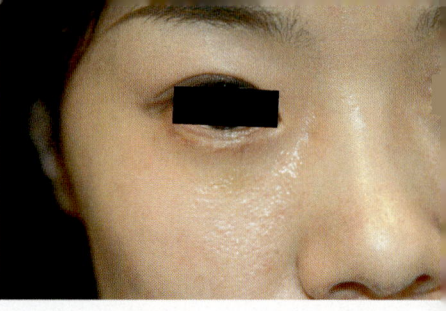

図5 汗管腫　　　　　　　　　　　　　　　　　　　　　　　　　a|b|c
a：術前，b：局麻にて浮腫状になると隆起が分からなくなるのでマーキングする．
c：術後2週間後（文献5より引用）

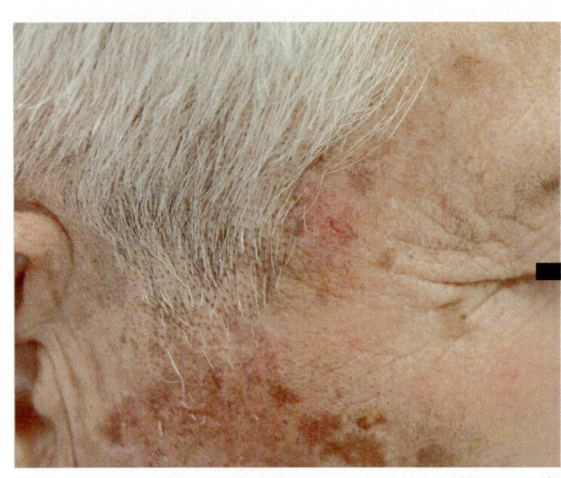

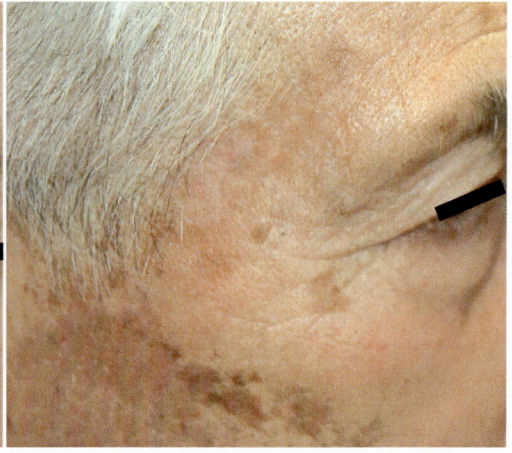

図6 日光角化症　　　　　　　　　　　　　　　　　　　　　　　　a|b
a：術前，b：術後3か月後，ほとんど色素沈着を残すことなく治癒している．

そのため，色素性母斑の中央を punch biopsy し，その辺縁および底部を炭酸ガスレーザーで照射することも推奨されている[3)4)]．臨床経験の少ない医師が，病理学検査を怠り安易に治療することは慎むべきである[6)]．

6. 尋常性疣贅

非常に難治性の疣贅が対象となる．足底疣贅は非常に分厚いので shaving してから下床を蒸散させるほうが効率がよい．治療するレベルは真皮層まで充分蒸散させるくらい深めがよい．

ただし，蒸散させた蒸気の中にヒト乳頭腫ウイルスの DNA が検出されたとの報告[7)]もあるので，マスクなどを使用したほうがよく，また後述の煙吸引器の使用が望ましい．

7. 汗管腫　　　　　　　　　　（図5）

筆者は以前には鑷子にてつまみ上げ，形成用剪刀もしくは眼科用剪刀にて剝ぐように切除していた．同一患者に剪刀で剝ぐ方法と炭酸ガスレーザーで蒸散させる方法を試したところ同等の成績であったので，以後はレーザーを用いて治療している．また，だれでも手軽に施行でき，だれがやっても同等の治療成績が期待できるとなると炭酸ガスレーザーという選択となる．

汗管腫は真皮上層に位置するのでその深さまで蒸散させるように照射する．局所麻酔により，周囲組織が浮腫状になり腫瘍の隆起がはっきり分からなくなることもあるので，局麻前にマジックでマーキングしておけば照射する部位が分かりやすい．

8. 酒皶

毛細血管拡張の部位に照射する．ただし局所麻酔をすると浮腫状になり，毛細血管拡張がはっきり分からなくなるので，麻酔前にマジックなどで毛細血管に沿ってマーキングをしておいたほうが施行しやすい．

9. 日光角化症　　　　　　　　　　（図6）

日光角化症は表皮内癌であるため，表皮層を確実に取り除く方法であれば十分な治療となり得る．そのため炭酸ガスレーザーの対象疾患となる．表皮層を蒸散させ，びらんにした後にもう少し照射して，確実に悪性の組織を取り除くようにする．

1回の照射でほぼ治癒するが，治療後数か月してから，やや赤みを帯びた角化疹が再発することもあり，術後も数か月ごとのフォローが必要である．

10. 吸引水疱表皮移植術

尋常性白斑に対する有効な治療法として，吸引水疱表皮移植術[8]があるが，作成した表皮水疱を，白斑の部位に移植する方法である．そのとき白斑部をびらん化させることが必要である．この白斑部位にびらんを作成するには，同じく吸引水疱を作成したり，ドライアイス圧抵したりするなどの方法がある．炭酸ガスレーザーは白斑部に照射し，びらんを作成することにも利用できる．筆者の印象では移植床の作成には，この炭酸ガスレーザーを用いた方法のほうが簡便で確実である．

4 麻酔について

炭酸ガスレーザーでの治療中には，非常に高温度となるため麻酔が必要である．組織が熱変性するため，出血は非常に少ないので通常はエピネフ

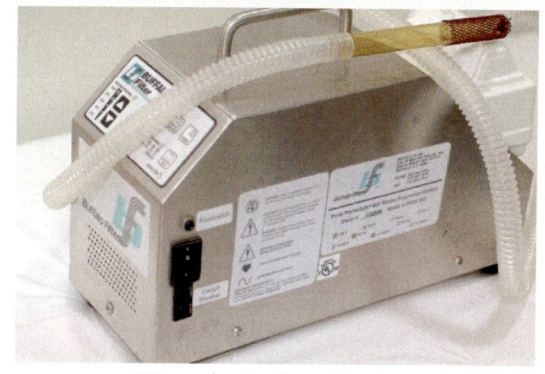

図7　ポータブルの煙吸引器

リンなしの局麻剤で十分である．しかし，前述した通り血管拡張性肉芽腫など血管が豊富な疾患には，エピネフリン添加局麻剤を使用している．

老人性色素斑のような平坦な病変にはリドカインテープ（ペンレス®）を貼布するだけでも十分な麻酔ができる場合もある．

5 眼球の保護について

稗粒腫や汗管腫は顔面が好発部位であり，特に眼周囲に多発することが多い．これらの疾患をはじめとして，顔面の病変を治療する場合には，レーザー光から眼球を保護する必要がある．そのために点眼麻酔後にコンタクトシェル（レーザー用アイ・プロテクター）を装着するか，もしくは湿らせたガーゼにて保護する．

6 排煙について

治療時には煙が発生し，かなりその臭いが診療室に充満する．そのため，治療時に換気をよくして扇風機を回すなどの工夫が望ましい．

もしくは煙吸引器（図7）を使用するのが簡便でよく，前述の感染の問題からもこの装置の使用が望ましい．

7 おわりに

炭酸ガスレーザーの最も有用となる特徴は照射部位を一定の深さで蒸散させて削り取れることである．その特徴を最大限に活かせるのが脂漏性角

化症や老人性色素斑に対する治療であるが，それ以外にも多数の疾患に対して適応がある．さらには日光角化症のような表皮内癌にも適応があり，皮膚科外来診療には非常に有益な機器と言える．

(是枝　哲)

● ● ● **文　献** ● ● ●

1) Ashinoff R：Introduction to Lasers. *Semin Dermatol*, **13**：48-59, 1994.
2) 手塚　正：炭酸ガスレーザー治療について．*MB Derma*, **35**：73-79, 2000.
3) 橋本　透：皮膚疾患への炭酸ガスレーザーの応用．*MB Derma*, **3**：43-50, 1997.
4) 橋本　透：良性皮膚小腫瘍(脂漏性角化症，汗管腫など)の美容皮膚科的治療—炭酸ガスレーザー蒸散法．*MB Derma*, **67**：116-125, 2002.
5) 松村由美：脂漏性角化症，スキンタッグ，軟性線維腫，稗粒腫，老人性脂腺増殖症の治療．いますぐできる皮膚小手術・基本手技のテクニック，中山書店，2004.
6) 竹之内辰也：小さいホクロの治療方法について．*MB Derma*, **81**：94-97, 2003.
7) Kashima HK et al：Polymerase chain reaction identification of human papillomavirus DNA in CO_2 laser plume from recurrent respiratory papillomatosis. *Otolaryngol Head Neck Surg*, **104**：191-195, 1991.
8) 堀川達弥：白斑の外科的治療の有効性について．*MB Derma*, **81**：170-174, 2003.
9) 是枝　哲：炭酸ガスレーザーによる良性皮膚腫瘍外来．*MB Derma*, **101**：96-100, 2005.

すぐに役立つ日常皮膚診療における私の工夫

B. 外来検査の極意

1 白癬に見えるが真菌が見つからないとき

Abstract 白癬の確定診断は直接鏡検で行われ，皮膚科では基本的な検査法である．皮膚科医は臨床所見から菌が陽性か陰性か予想している．本稿では白癬に見えるが真菌が見つからないときの工夫として，白癬を疑うべき臨床所見，直接鏡検とそのポイント，培養検査の工夫，治療方針に分けてまとめた．臨床的に白癬を疑うときは，可能な限り多くの部位を繰り返して検査することが重要で，それでも陰性のときの治療方針は抗真菌薬による治療歴の有無で異なる．抗真菌薬による治療歴がない場合は再検査を含めて菌を確認しない限り，抗真菌薬は使用しない．治療歴がある場合は中止してから再検査を行うことを患者に説明するが，同意を得られない場合は個々の患者ごとに判断する．また白癬疹の可能性もある．

Key words 直接鏡検(直接検査)(direct examination)，培養検査(mycological culture)，白癬菌(dermatophyte)，モザイク菌(mosaic fungus)，白癬疹(dermatophytid)

1 はじめに

白癬の確定診断で行われる直接鏡検は皮膚科医にとっては基本的な方法で，日常診療においても頻回に行われる．皮膚科医は臨床所見から菌が陽性か陰性か予想している．本稿のテーマは「白癬に見えるが真菌が見つからないとき」であるが，これに関する筆者の工夫として，白癬を疑うべき臨床所見，直接鏡検とそのポイント，培養検査の工夫，治療方針に分けてまとめたい．

2 白癬を疑うべき臨床所見

白癬の誤診を避けるために最も重要なことは白癬を疑うことである．そのためには白癬の臨床所見を理解する必要がある．白癬は病型と原因菌種により，それぞれ特徴的な臨床所見を呈する．日本の原因菌種としてほとんどを占める *Trichophyton rubrum* と *Trichophyton mentagrophytes* による白癬に共通した特徴は中心治癒傾向のある境界鮮明な環状ないし連圏状の紅斑を呈することである．

病型別に見ると，足白癬は趾間型，小水疱型，角質増殖型に分類されるが，複数の病型を呈することも多い．趾間型は趾間に浸軟した，あるいは乾いた鱗屑を付着する紅斑性局面を呈し，びらんや亀裂を伴うこともある．小水疱型は土踏まずを中心に，足底から足側縁にかけて，集簇，癒合傾向のある水疱，膿疱を伴う紅斑性局面を呈する．ともに春から夏にかけて発症・悪化しやすく，瘙痒を伴うことが多い．角質増殖型は踵を中心に，足底全体の皮膚の肥厚，角化，皮溝に一致した落屑を特徴とする．瘙痒は少なく，冬も軽快しない．手白癬は片手のみに生じることが多く，鱗屑を伴う角化傾向のある紅斑を呈する．爪白癬は足に多く，先端部の爪甲下角質増殖と白濁，脆弱化などを呈する．生毛部白癬は白癬の特徴を示しやすい病型で，体部白癬は大きい紅斑を呈する頑癬型と小さい紅斑が多発する斑状小水疱型があり，股部白癬は頑癬型が多い[1〜4]．

問題となるのはステロイド剤などを誤用されて非典型的な臨床所見を呈する例である．中心治癒傾向の少ない，炎症の強い二重，三重の紅斑，毛

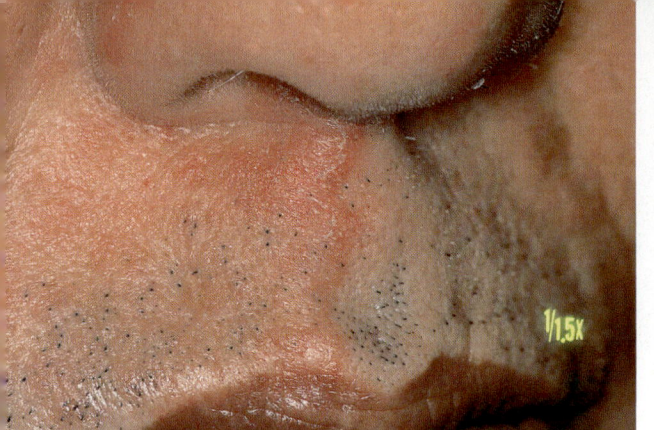

図1　67歳，男性．ステロイド薬を外用していた顔面の体部白癬

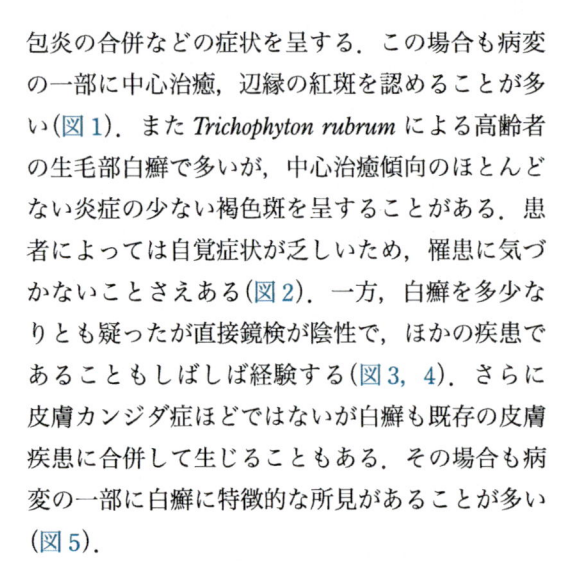

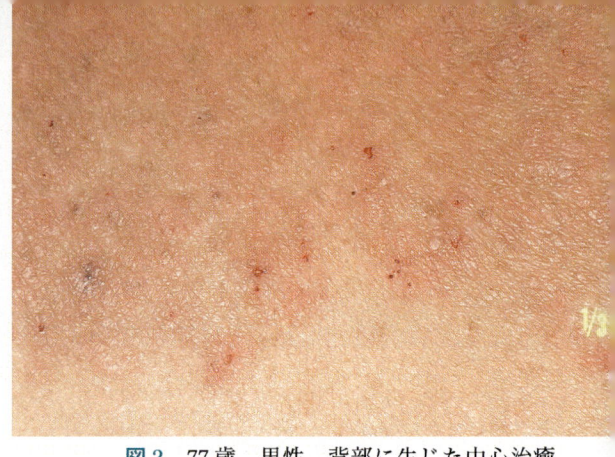

図2　77歳，男性．背部に生じた中心治癒傾向の少ない体部白癬

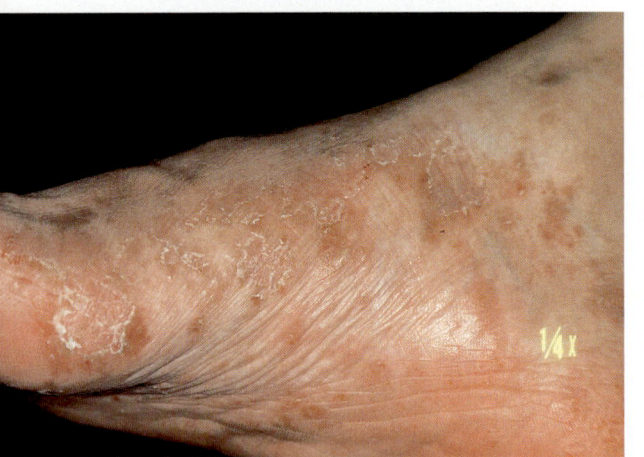

図3　22歳，女性．アトピー性皮膚炎患者の足の病変，直接鏡検陰性

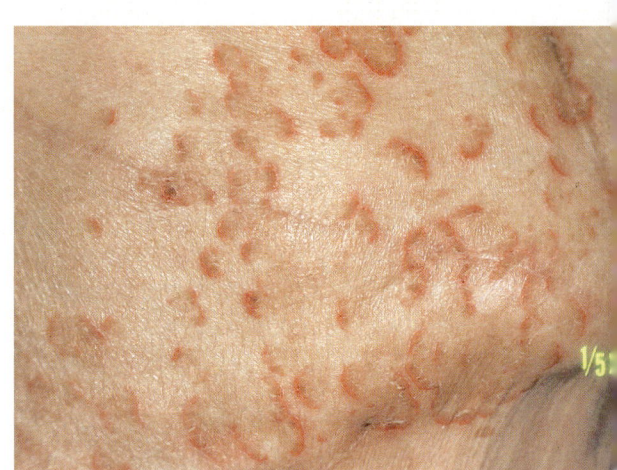

図4　17歳，男性．背部の湿疹，直接鏡検陰性

包炎の合併などの症状を呈する．この場合も病変の一部に中心治癒，辺縁の紅斑を認めることが多い(図1)．また Trichophyton rubrum による高齢者の生毛部白癬で多いが，中心治癒傾向のほとんどない炎症の少ない褐色斑を呈することがある．患者によっては自覚症状が乏しいため，罹患に気づかないことさえある(図2)．一方，白癬を多少なりとも疑ったが直接鏡検が陰性で，ほかの疾患であることもしばしば経験する(図3, 4)．さらに皮膚カンジダ症ほどではないが白癬も既存の皮膚疾患に合併して生じることもある．その場合も病変の一部に白癬に特徴的な所見があることが多い(図5)．

3 直接鏡検とそのポイント

1. 直接鏡検の方法と所見

　白癬を少しでも疑ったら，確定診断のために直接鏡検を行う．この検査を面倒がらず，積極的に行うことが必要である．直接鏡検の方法であるが，病変部から鱗屑，水疱蓋，丘疹の角質部分，爪，頭髪を採取し，スライドグラスの上に置く．これにKOH溶液を滴下し，カバーグラスで覆い，顕微鏡で観察する．特徴的な菌要素を認めれば陽性である．菌要素は無染色では少し褐色調で，パーカーインクやズームブルーを加えると青色に染色される．慣れると白癬菌は無染色のほうが観

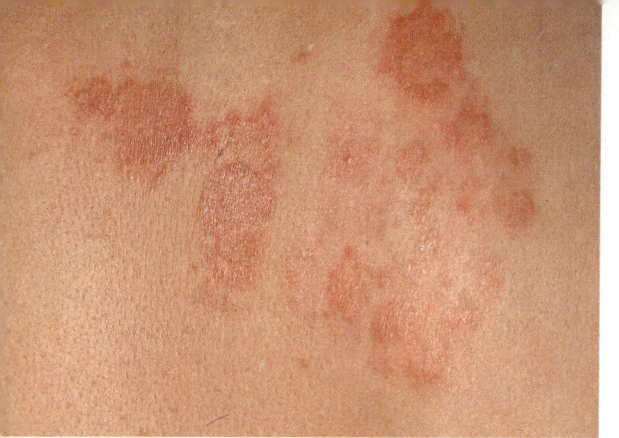

図5　66歳，男性．尋常性乾癬に合併した体部白癬

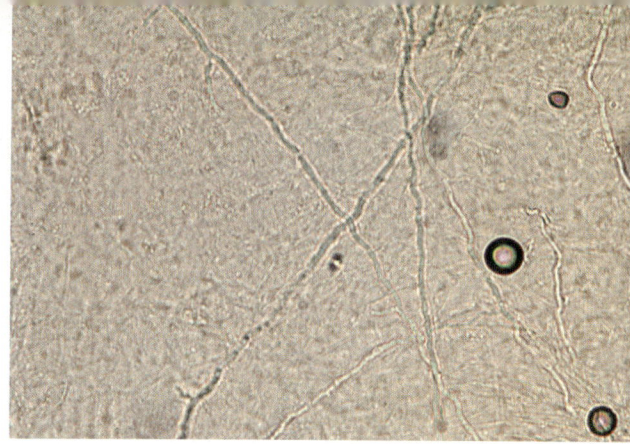

図6　白癬菌

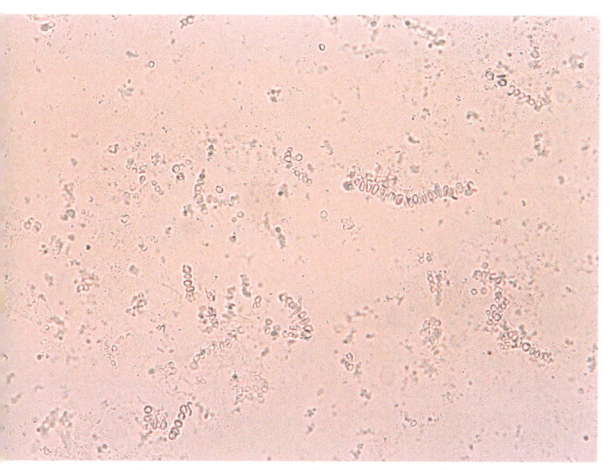

図7　円形の胞子の集団(文献6より引用)

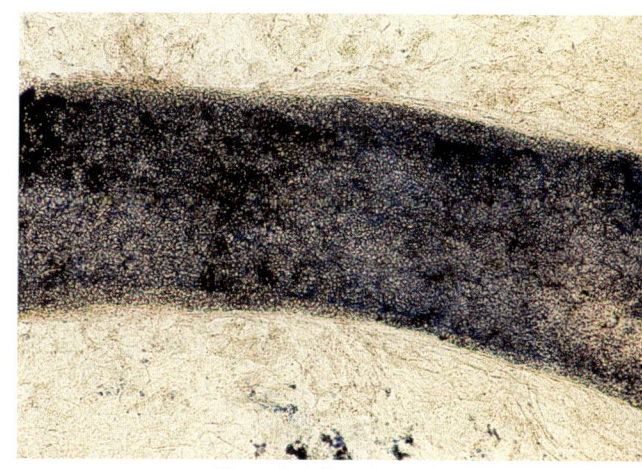

図8　白癬菌の毛への寄生

察しやすい．ただしケルスス禿瘡，白癬性毛瘡などを疑い，毛への寄生形態を観察したい場合はパーカーインクやズームブルーを加えるほうがよい．観察に時間がかかってもよい場合は KOH の濃度を5％ぐらいに低くしたほうが毛の変形が遅れるので見やすい．

　白癬菌は分岐傾向のある中隔を持つ菌糸(図6)，菌糸に隔壁ができ細かく分断された分節胞子，およびそれが連なった胞子連鎖としてみられる．爪の菌所見は不整形となり胞子連鎖などを認めることがある(図7)．毛に寄生したときは胞子形が多くみられ，その所見で毛内性，毛外性，小胞子菌寄生に分類される(図8)．ほかの真菌との鑑別も重要である．カンジダは白癬菌より細く，先端や連結部がとがっている(仮性)菌糸と胞子集団で，癜風菌は太く短い，くの字形の菌糸と分芽傾向が強い円形の胞子である[1〜5]．

　また白癬を疑い直接鏡検を行ったときに，いわゆるモザイク菌を認めることはたびたびある．白癬菌の菌糸と異なり，幅が太い所と狭い所がある，環状で閉鎖状である，不均一に分断される，分岐が多い，細胞壁が薄いなどの特徴がある(図9)．抗真菌薬の治療中の病変部で認めることも多い．モザイク菌は人工産物と考えられ，少なくとも生きた菌ではないので，これのみのときはあくまでも陰性と判定する[6]．

2. 検体採取のポイント

　検体採取のポイントとして共通して言えること

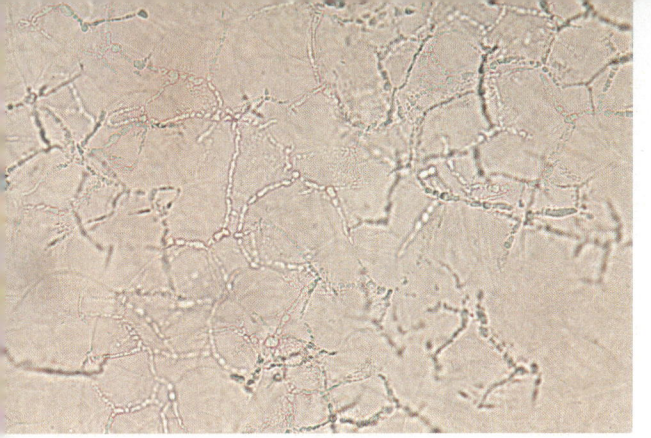

図9　モザイク菌

は，白癬の臨床的な特徴は中心治癒傾向のある境界鮮明な紅斑であり，菌要素も辺縁部のほうが豊富に存在することである．従って，辺縁の紅斑上にある鱗屑，水疱蓋，丘疹の角質部分を採取するのを基本とする．

　足白癬の採取ポイントは病型により異なる．趾間型は辺縁の鱗屑が最も見つけやすい．ただし浸軟が高度の場合は見つけにくいことが多い．また乾燥した紅斑の場合はメスで擦過して鱗屑を採取するとよい．小水疱型は小水疱の疱膜や鱗屑，角質増殖型は鱗屑が適する．爪白癬で最も多い爪甲下角質増殖型では表面にある硬い爪甲部分には菌はほとんど見られず，その下の脆弱化した角質増殖部分に豊富にいる．従ってこの部分を削り取るのがよい．先端部の爪甲部分を切除して脆弱部分を露出すると削りやすい．角質増殖が高度であると採取は容易であるが，軽度あるいは楔状に白濁している場合は削りにくい．筆者は当院のフットケアワーカーが使用する爪切り（ニッパー）とゾンデを用いている．比較的安全に採取できる．表層型ではメスで白濁部分を削って検体とする．手白癬は鱗屑を採取すれば足白癬と比較して菌は見つけやすい．生毛部白癬は菌を見つけやすいことが多い．病変の辺縁の紅斑上にある鱗屑，水疱蓋，丘疹の角質部分を採取する．ケルスス禿瘡や白癬性毛瘡では病変の抜毛しやすい毛を採取する．

4 培養方法の工夫

　皮膚や粘膜の常在菌であるカンジダや癜風菌は培養で菌が分離されても診断的価値は少ないが，白癬菌が分離されれば診断に役立つ．直接鏡検陰性でも白癬を疑うときは培養検査を行うのも，診断までに時間がかかるが，一つの方法と言える．しかし手間隙や直接鏡検陰性では保険では認められない可能性などの問題点があり，筆者はルーチンには行っていない．

　白癬菌の培養は試験管斜面培地を用いて行うのが一般的であるが，筆者や共同研究者はより簡単，短時間に行うことができ，さらに集落数を計測可能な培養法を工夫してきた．それを紹介したい．ヘアーブラシ法はヒトの頭髪部や動物をプラスチック製ヘアーブラシでブラッシング後，直径90 mm の円形シャーレ培地に圧抵する．毛を抜く必要がなく，小児にも問題なく行うことができる．フットプレス法は直接足を圧抵する方法である．患者や被験者の足底を243 × 243 mm の正方形シャーレ培地に圧抵する．土踏まず，趾間を除く足底の培養を一度で行うことができる[7]．趾間は炎症症状が乏しく，通常の試験管培養では検体採取が難しいことがある．Finger-sampling 法は術者の指で，患者の趾間を擦過後，直径90 mm の円形シャーレ培地に圧抵する方法である．すべての趾間ごとの検索ができる[8]．スタンプ法は直径65 mm の円形シャーレ培地を被験部に数回圧抵した後で培養する．病変部のみならず，履いていた靴や靴下，環境にも応用可能である[9]．

5 治療方針

　臨床的に白癬を疑い，直接鏡検を行ったところ陰性であることは多い．可能な限り多くの部位を繰り返して検査することが重要である．それでも陰性な場合の治療方針は抗真菌薬による治療の既往の有無で異なる．

1．抗真菌薬による治療歴なし

　検査前に抗真菌薬による治療歴がない場合は直

接鏡検で菌を確認しない限り，抗真菌薬を使用しないことを方針にしている．ステロイド薬，尿素軟膏，亜鉛華軟膏，白色ワセリンなどを塗布するか，あるいは患者の了解が得られるなら，まったく治療を行わず，1～2週間後に必ず来院してもらい，再度直接鏡検を行う．特にステロイド薬を使用する場合は再検査の必要性について十分な説明が必要である．ほかの皮膚科に転院され，そこで行った直接鏡検が陽性なため，当科では誤診したと判断されてしまうこともある．逆にそれまでに使用していたステロイド薬を中止する場合は，症状が悪化する可能性について説明する．再検査で菌要素を認めたら，白癬と診断して通常の治療を行う．再検査も陰性の場合は白癬ではないと判断する（もちろん完全には否定できない）．

病型ごとの工夫として，足白癬の趾間型で浸軟，湿潤している部位は菌が見つかりにくいので，亜鉛華軟膏で乾かすようにする．角質増殖型では角質増殖が高度で菌が見つからないこともある．尿素軟膏を外用して角質増殖を軽減させる．爪白癬は無治療で経過を見て，再検査することの同意を得やすい．特に抗真菌薬の内服治療は菌が確認されない限り絶対に行わない．生毛部白癬では急に悪化することもあり，再検査をほかの病型より早く行うようにしている．白癬性毛瘡やケルスス禿瘡を疑い，菌が陰性な場合は，真菌培養を行ったうえで抗生剤を処方することが多い．抗生剤の有効性も診断の助けになる．

2. 抗真菌薬による治療歴あり

問題になるのは患者が抗真菌薬（ほかの医療機関で処方された薬や市販薬など）を使用後に来院し，直接鏡検が陰性のときである．足白癬では皮膚の症状が消失しても爪に菌が残っていることがあるので，爪を重点的に検査するようにしている．すべての部位で陰性の場合，もともと白癬ではなかった可能性と，白癬であったが抗真菌薬により菌が陰性化した可能性がある．診断を確実にするために，しばらく治療を中止し，後日再検査する方針を患者に説明する．再検査して陰性であれば，白癬でないと判断する．

しかし複数の問題点がある．患者の同意が得られればよいが，最悪化する可能性もあり同意してくれないことも多い．またどのくらい治療を中断すれば菌が再び陽性化するのかも不明である．患者の同意が得られない場合は，病型ごとに病歴，臨床所見から考えている．もっともこの場合も直接鏡検で菌を確認しない限り，抗真菌薬を使用しないことを方針とすべきである．筆者も足白癬以外の病型では基本的には守っている．しかし患者に説明しても理解が得られず，その後通院されないこともある．

足白癬では（信用できる）医療機関で直接鏡検を受け治療を行っている場合は，病歴や臨床所見が矛盾しなければ抗真菌薬の治療を続けることが多い．直接鏡検を受けずに，あるいは自己判断で治療をしている場合は個々の患者で判断するとしか言えない．基本方針を完全には貫けないのが実状である．

3. 白癬疹

直接鏡検陰性だが，ほかの部位に炎症が強い白癬病巣を認めるときは白癬疹の可能性がある．白癬疹には複数の病型があり，白癬病巣とは異なる部位に生じることが多いが，1つの病変中にも混在することがあるのではないかと考えている．同じ病変中でも直接鏡検で菌を認める所と，認めない所が共存していることが多いからである．白癬疹では白癬病巣に対して通常の治療を行い，原発巣が改善すると白癬疹も自然に消退することが多い．またステロイド剤外用も有効である．

（加藤卓朗）

●　●　●　文　献　●　●　●

1) 占部治邦，松本忠彦，本房昭三：医真菌学．金

原出版, 東京, 1993.
2) 福代良一：カラー図説白癬. 金原出版, 1999.
3) 望月　隆：浅在性白癬(玉置邦彦ほか編). 最新皮膚科学大系第14巻　細菌・真菌性疾患, 中山書店, 東京, pp204-223, 2003.
4) 加藤卓朗：白癬(泉　孝英編). ガイドライン外来診療, 日経メディカル開発, 東京, pp267-271, 2005.
5) 楠　俊雄, 比留間政太郎, 石崎　宏：日本医真菌学会標準化委員会報告(1992～1994年)皮膚糸状菌の検査法. 真菌誌, **26**：61-86, 1995.
6) 加藤卓朗：すぐに役立つ外来皮膚病診療のコツ―直接鏡検所見が予想と異なるときの対処法(真菌症). *MB Derma*, **101**：151-156, 2005.
7) 加藤卓朗：菌類実験技術講座　菌類の採集・検出と分離：皮膚糸状菌の分離・培養法. 日本菌学会会報, **38**：115-120, 1997.
8) Sano T, Katoh T, Nishioka K：Culturing dermatophytes rapidly from each toe web by fingertrip. *JD*, **32**：102-107, 2005.
9) Tanaka K, Katoh T, Irimajiri J et al：Preventive effects of various types of footwear and cleaning methods on dermatophyte adhesion. *JD*, **33**：528-536, 2006.

すぐに役立つ日常皮膚診療における私の工夫

B. 外来検査の極意

2 疥癬を見つける極意

Abstract 疥癬の診断は，まず疥癬を疑うこと，そして疑ったら疥癬虫を探し出すこと，この2つのプロセスからなる．しかし，痒みのある患者全員に絶えず疥癬を疑って診療をしているわけではない．問診や視診を進めているうちに，なんとなくこの患者は疥癬かもしれないという疑念が頭をよぎることがある．前半は，疥癬を疑う動機について述べる．後半は，疥癬を疑ったときにどのように疥癬虫を探すかについて述べる．疥癬虫を見つける極意を一つだけ挙げるなら，それは疥癬トンネルを見つけることである．ダーモスコピーは，疥癬トンネルの中に住む疥癬虫を肉眼で見ることができる便利なツールである．

Key words 疥癬(scabies)，疥癬虫(*Sarcoptes scabiei*)，疥癬トンネル(burrow)，診断(diagnosis)，ダーモスコピー(dermoscopy)

1 はじめに

医学部の学生のとき，皮膚科の講義があった．そのときに，ある疾患を診断するには，まずその疾患を疑うことであると習った．疑って検査をすれば，診断は容易であると教えられた．では，どのような皮疹症状があるときに，疥癬を疑うのか．本稿の前半は，疥癬を疑う動機について述べる．

疥癬は，疑いを持てば診断が容易なのであろうか．実際は，疥癬は疑ってもなかなか診断がつかない．ステロイド外用剤が効かない，家族内に同様の症状があるなど，状況証拠は疥癬を示唆しているものの，いくら調べても疥癬虫が見つからないことがある．そのようなとき，皮膚科医でありながら湿疹と疥癬の区別もつかない自分自身に苛立ちやもどかしさを感じることがあった．疥癬の診断が難しいのは，ひとえに疥癬虫が小さいためである．もし，疥癬虫がマダニのように大きければ，診断はだれの目にも容易であろう．疥癬虫を見つけるには，探し方のコツがある．本稿の後半は，疥癬を疑ったときの疥癬虫の探し方について述べる．

2 疥癬を疑う4つの動機

1. 皮疹の分布

疥癬を疑う一番の動機は，皮疹の分布である．体幹，上肢，下肢に広範囲にまんべんなく丘疹が分布する．腋窩，胸部，腹部，大腿内側などに皮疹が多く，皮疹の密度に多少の濃淡がみられる(図1)．アトピー性皮膚炎や貨幣状湿疹などの湿疹病変では，1か所に固まって丘疹が集簇することがある．しかし疥癬の場合，皮疹はばらまいたように分布し，しかも個々の皮疹は独立して生じ，融合傾向はない(図2)．

皮疹のない部位にも留意する．疥癬では，顔面に皮疹を生じることは稀である．顔面にも，連続して同様の皮疹がみられたら，アトピー性皮膚炎や慢性湿疹など疥癬以外の皮膚疾患を疑う．

男性の場合，陰茎部，陰嚢部の皮膚結節は，疥癬に特徴的であり，診断的価値も高い(図3)．後述するダーモスコピーを用いると，陰部の皮膚結節表面に，疥癬トンネルや疥癬虫が見つかることもある(図4)．

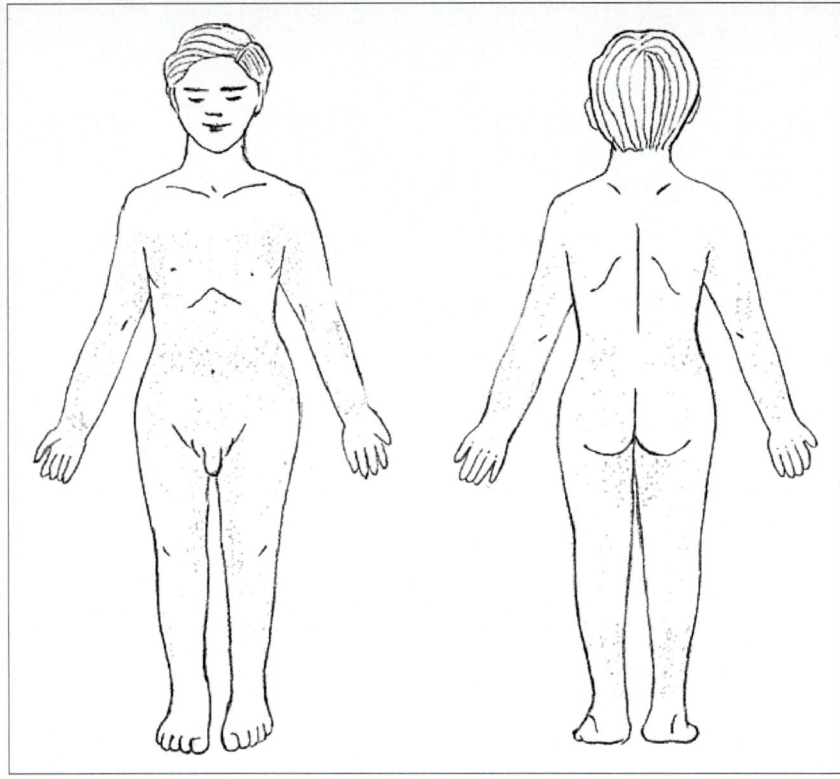

図1
疥癬の皮疹の分布
顔面には皮疹がなく，背部も皮疹が少ない．注意すべきは，皮疹部位と疥癬虫生息部位は異なることである．

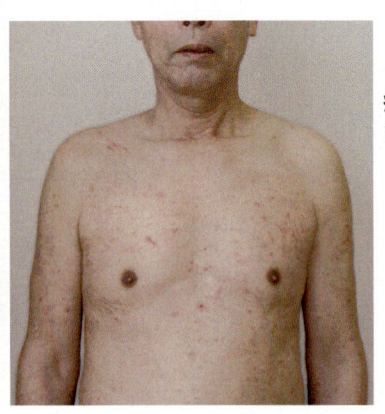

◀**図2**
疥癬の皮疹の分布
びまん性に孤立性丘疹，掻破痕を認める．

図3▶
陰茎，陰嚢部の皮膚結節
疥癬に特徴的で，これがあれば疥癬を疑う．ダーモスコピーを用いると，結節表面に疥癬トンネルが見つかることがある(図4参照)．

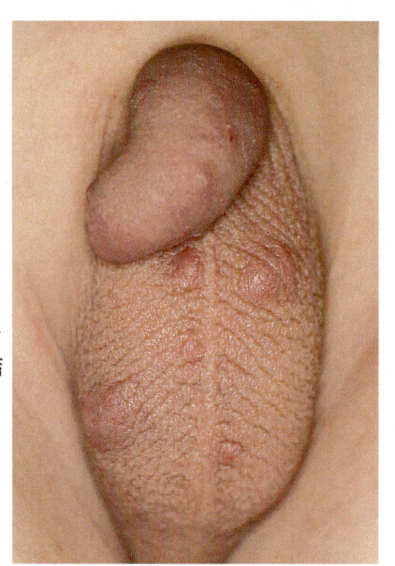

　手足に皮疹がないかどうか，注意を払う．指間や手首に皮疹が出ていないかどうか詳細に観察する．特に，疥癬トンネルと呼ばれる線状皮疹の有無を探索する(図5)．疥癬トンネルは，疥癬虫の住み家であり，診断的価値は極めて高い．
　まとめると，体幹・四肢に広く分布する孤立性丘疹を見たとき疥癬を疑い，顔面に皮疹がなければ疥癬の疑いは強くなり，男性陰部の皮膚結節や手の線状皮疹があれば，疥癬の疑いは極めて濃厚になる．

2. 痒み

　疥癬に罹患すると，激しい痒みが生じる．特に夜間にかけて痒みが強くなる．夜寝ようとして布団に入るころより痒みが激しくなるため，患者は寝つきが悪くなったり，安眠を妨げられる．一般に，痒みを生じる皮膚疾患，例えば蕁麻疹やアトピー性皮膚炎などでも，痒みは夜間に増悪するこ

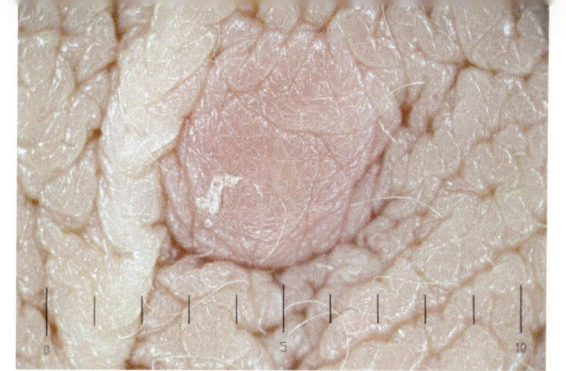

図4　ダーモスコピー所見（陰嚢の皮膚結節）
陰嚢の皮膚結節表面に疥癬トンネルを認める（図3と同一症例）．

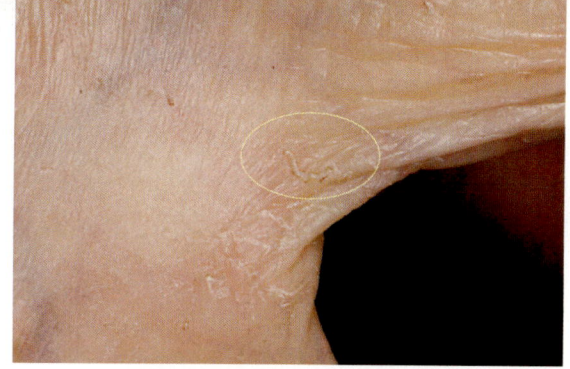

図5　疥癬トンネル（手の指間）
指間に蛇行した線状皮疹を認める．疥癬トンネル左端の黒点が疥癬虫である．

とが多い．そのため，夜間の瘙痒だけでは疥癬と診断する理由にはならないが，痒みが激しい場合には，疥癬も念頭に置く．

激しい痒みは，疥癬に特徴的な症状であるが，痒みがない場合もある．ノルウェー疥癬（角化型疥癬）のときには，痒みを訴えないこともある．

3．家族内発症

家族内発症がある場合にも疥癬を疑う．家族内に痒みを伴う皮疹が生じるケースとしては，同時期に受傷した虫刺症あるいは伝染性皮膚疾患が考えられる．虫刺症としては，毛虫皮膚炎やノミ刺症などがあるが，外出の既往や皮疹の分布より鑑別できよう．伝染性皮膚疾患で痒みが強いものに，シラミ症，疥癬がある．シラミは虫卵や虫体を見つけることで診断可能である．

4．ステロイド外用剤が効かないこと

既にステロイド外用剤による治療歴があれば，その治療効果も参考になる．通常の湿疹病変であれば，ステロイド外用剤が奏効する．外用剤が効かない湿疹病変に遭遇したときは，①治療が弱い，②外用剤にかぶれている，③診断に誤りがある，のいずれかを考える．ステロイド外用剤にかぶれることは稀であるため，very strong クラスのステロイド外用剤にても湿疹が難治である場合，診断を再考し，疥癬を一度疑う必要がある．

3　疥癬虫の探し方

前項で述べた疥癬に疑いを抱く動機については，あくまで状況証拠にすぎない．疥癬とはっきり診断するには，疥癬虫を検出する必要がある．疥癬虫を見つける極意として，古い文献であるが，1805年 Adams の論文を紹介する．その後で，現代の視点から，疥癬虫の見つけ方につき述べたい．

1．マデイラ諸島の疥癬虫掘り名人[1]

イギリス人医師 Joseph Adams（1756-1818）は，1796年より大西洋上のマデイラ諸島に渡り，種痘などの診療活動を行っていた．当時マデイラ諸島は疥癬が流行しており，Adams は疥癬虫を掘り出す名人と出会うこととなる．1801年，Adams の所に一人の老婦人が，ぶつぶつのある姪を連れてやって来た．老婦人は，裁縫のときに眼鏡をかけるのを常としていたが，眼鏡をかけることなしに，針先で造作もなく2匹の疥癬虫を姪から掘り出した．老婦人は，疥癬虫を Adams の左手指に乗せた．Adams は，その疥癬虫をじっと見ていたが，動かなかった．しかし，2時間後に見たときには疥癬虫はいなくなっていた．そのかわり手の皮膚には小さい鱗屑が残されていた．しばらくの間，自覚症状はなかった．しかし，3週間以上たってから頻回の痒みが生じるようになり，さらに2週間たたないうちに腕や腹部に発疹が多

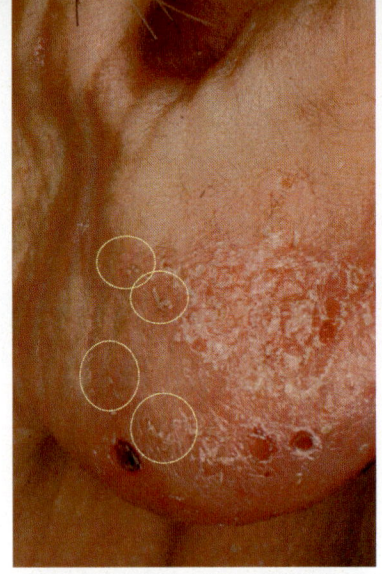

図6 疥癬トンネル(左耳介)
顔面部は，通常は疥癬トンネルは認めないが，耳には疥癬虫が寄生することがある．耳垂部に，数本の線状皮疹を認める．

2. 体幹部の丘疹の意義

疥癬虫の検出時に紛らわしいのが体幹部の丘疹である．疥癬患者を見たとき，まず目をひくのが体幹部にあるおびただしい数の丘疹であろう(図2)．しかし，体幹の丘疹からの疥癬虫検出率は低い．Heilesen は，疥癬患者の体幹部の丘疹・水疱性丘疹より皮膚生検を行い，疥癬虫の有無を検討した．6症例のうち，疥癬虫が見つかったのは1例だけであった[2]．体幹部の丘疹より軒並み検体を採取し調べても，疥癬虫は見つからず徒労に終わることが多い．Adams の報告にあるように，体幹の水疱や丘疹からは，疥癬虫が見つかりにくい．

体幹部の丘疹は，疥癬の幼虫や若虫が一時的に角層内に潜り込んだ跡と考えられている．虫体は体幹部の丘疹から既に出た後のため，調べても虫体は見つかりにくい．

体幹部の丘疹は，始めに疥癬を疑うきっかけにはなっても，疥癬虫の検出時には有用性は乏しいことが多い．探すべきは，住み家である疥癬トンネルである．

3. 疥癬虫の住み家　疥癬トンネル
(図5, 6)

疥癬の診断に，一番役立つのが疥癬トンネルである．疥癬トンネルが便利な理由は2つある．1つ目は，疥癬トンネルは肉眼で見えることである．体長 0.4 mm の疥癬虫が皮内に潜り込むと，それを肉眼で見いだすのはほとんど不可能に近い．しかし，疥癬トンネルは，長さが数 mm あり，肉眼でも容易に見つけることができる．2つ目は，疥癬トンネルの中に疥癬虫がいることである．疥癬トンネルは，疥癬雌成虫が掘り進み産卵する場所である．そのため，疥癬トンネルを見つけると，その中に疥癬雌成虫が見つかる可能性が高い．疥癬の診断は，疥癬トンネルを見つける作業とも言えよう．

さて，疥癬トンネルを見つけるには，どこ

数生じた．Adams は，老婦人の所を訪れた．老婦人は，Adams の腕から2匹の疥癬虫をたやすく掘り出した．老婦人は水疱からではなく，いつも水疱以外の部位から疥癬虫を掘り出した．そのときの様子を，Adams はこう書き記している．「(疥癬虫を掘り出すとき)老婦人が，何を目印にしているのか私にはわからなかった．ただ，老婦人は水疱部にはいつも目もくれず，水疱は虫の住み家とは考えていないようであった」．Adams の目には，老婦人が何を手がかりにして疥癬虫を掘り出しているのか見当がつかなかったのである．

Adams は，その後，疥癬虫掘り上手な老婦人から，疥癬虫の取り方の極意を伝授された．その極意とはこうである．「水疱部は，いつも無視すること．少し節目のある長さ1/4インチくらいの線状皮疹が見つかったら，そのはじっこに乾いた盛り上がりがある．この盛り上がったところの下をルーペで見ると，ときどき疥癬虫を見つけることができる．しかし疥癬虫がいてもいなくても，線状皮疹の端だけが疥癬虫を期待できる唯一の場所である．もし，この場所に虫が見つからなければ，探すのはあきらめること」．

を探せばよいのか．探すべきポイントがある．Mellanbyによると，疥癬虫の63％は手・手首にみられ，次いで11％が肘，9％が足・足首，8％が陰茎・陰嚢部の順と報告している[3]．疥癬を疑ったときには，まず手，指間，手首を重点的に疥癬トンネルを探すことを心がけるとよいと考える．

探すべき疥癬トンネルとは，線状皮疹である．幅は1mm弱，長さは5mmくらいである．疥癬トンネルの長さは，トンネルを掘り始めてからの日数により異なる．日数がたてばたつほど，疥癬トンネルは長く伸びていく．掘り始めであれば長さは2mmに満たないし，時間のたった古い疥癬トンネルであれば長さ1cmを超えることもある．疥癬トンネルの幅も，日数により異なる．疥癬トンネルの外壁は，表皮角質層よりなる．そのため，疥癬トンネルを形成し始めてから時日が経過するにつれ角質層は剥がれ落ち，疥癬トンネルの幅は徐々に広がり不明瞭になる．疥癬トンネルの形状も変化に富む．おおむね直線状のことが多いが，不規則に蛇行していたり，弧を描いたり，らせん状になっていたりすることもある．疥癬トンネルは修飾を受けやすい．疥癬トンネルの途中で炎症が起きていたり，掻破によりトンネルが断裂していたりする．疥癬のとき必ずしもきれいな疥癬トンネルが見つかるわけではないが，疥癬を疑ったら線状皮疹を見つけるよう心がける．

4. 疥癬トンネル内での疥癬雌成虫の所在　　　　　　　　　　（図7）

疥癬トンネルが見つかったら，その中に住んでいる疥癬雌成虫の位置を確認する[4)5]．1つの疥癬トンネルに住んでいる疥癬雌成虫は，通常1匹だけである．疥癬トンネルには，幼虫が数匹いることがあるが，産卵する雌はトンネル内に1匹だけである．そのため疥癬トンネルから検体を漠然と不用意に採取すると，疥癬雌成虫を取り逃す恐れがある．疥癬トンネル内の疥癬雌成虫の位置を同定することが肝要である．

疥癬雌成虫は，疥癬トンネルの盲端に住む．疥

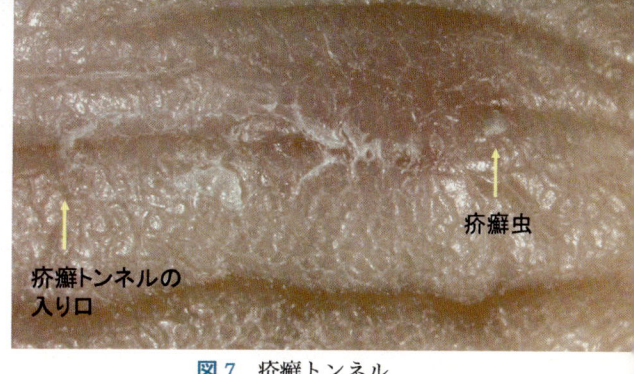

図7　疥癬トンネル
疥癬トンネルの右端に，疥癬虫を認める．

癬雌成虫は，表皮内に潜り込んだ後，産卵しながら疥癬トンネルを掘り進む．そのため疥癬トンネルの先端部を探すと疥癬雌成虫が見つかる．疥癬トンネルは，分岐しない線状皮疹である．その一端が入口側であり，反対側が疥癬雌成虫のいる盲端である．入口側は，疥癬トンネルを掘り始めて数日は経過しているため，ささくれだっている．そのため，ささくれて目立つ側は疥癬トンネルの入口側で疥癬雌成虫はいない．反対側の健常皮膚に見える側に，疥癬雌成虫が潜んでいる可能性が高い．疥癬トンネルの途中に，炎症による紅斑や水疱がみられることがある．疥癬雌成虫は，これら紅斑や水疱部を避けるように前方に移動していることがある．皮疹周囲，数mmは，疥癬雌成虫の有無につき注意を払う必要がある．

疥癬虫は，微細な黒点として見える．疥癬虫の口器・前脚部位は褐色であるため，表皮内に寄生したときに，それが微細な黒点として認められる．目の良い人であれば，肉眼でも見えるが，ルーペを用いたほうが見つけやすい．ダーモスコピーであれば，直視下に疥癬虫を捕らえることができる．

5. ダーモスコピー所見　　（図4, 8, 9）

ダーモスコピーは，皮膚腫瘍の鑑別のみならず，疥癬の診断にも威力を発揮する．ダーモスコピーを用いると，0.1mmくらいの大きさは見分けられる．疥癬虫は，大きさ約0.4mmなので，ダーモスコピーで容易に識別できる．乳白色の円形の体，褐色の口器，条件がよければ，前脚，後脚を

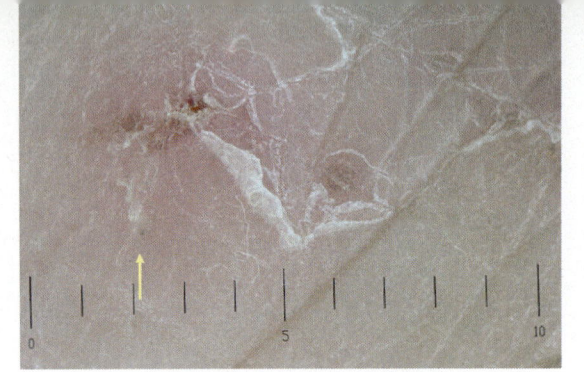

図 8 ダーモスコピー所見
蛇行した疥癬トンネルの端に，疥癬虫を認める．
虫体後方の炎症部位には，疥癬虫はいない．

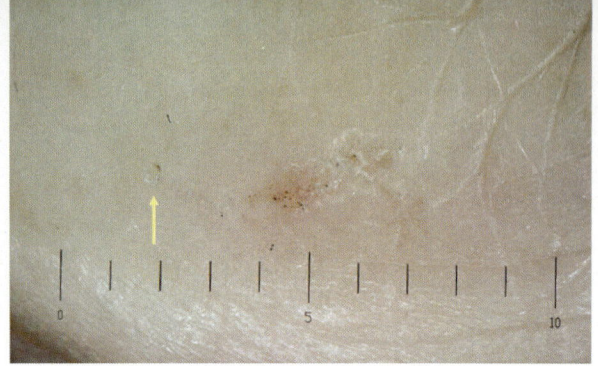

図 9 ダーモスコピー所見
疥癬トンネルの左端に，疥癬虫を認める．口器・
前脚部が黒点として見える．

も見ることができる．診断を確実にするには，虫体と思われる部位より標本を採取し，顕微鏡検査にて疥癬虫体と確認すればよい．

　ダーモスコピーの利点は，疥癬虫を直接肉眼で観察できること，および，易携帯性にある．従来，疥癬の診断には，患者の皮疹部位より標本を採取し，顕微鏡検査にて虫体の確認をする必要があった．そのため入院患者や医療従事者を多数診察しようとすると手間暇がかかった．寝たきり患者の診察となるとなおさらである．患者の所まで往診に行き，暗い部屋の中で疥癬とおぼしき皮疹から標本を採取し，それを外来検査室に持ち帰り顕微鏡検査をするのは多大な労力を要した．ダーモスコピーは，これらの労力から解放してくれる．ダーモスコピーは小型で白衣のポケットに入るため，往診時の携帯も容易である．ライトが付いているため，暗い病室の中でも使用できる．デジタルカメラを装着すると，虫体を写真として記録することも可能である．ダーモスコピーは，多数の患者をスクリーニング検査するのに適していると考える．

（和田康夫）

文　献

1) Adams J：Obsevations on morbid poisons. chronic and acute 2nd ed, Callow, London, 1807.
2) Heilesen B：Studies of Acarus scabiei and scabies. *Acta Derm Venereol*（*Stockh*），**26** Suppl 14：1-370, 1946.
3) Alexander JO'D：Scabies, Arthropods and Human Skin, Springer-Verlag, 1984.
4) 和田康夫：疥癬虫の生態から学ぶ検出法．*MB Derma*, **101**：51-56, 2005.
5) 和田康夫：疥癬虫の生態に基づく疥癬検出法．臨皮，**59**：66-70, 2005.

すぐに役立つ日常皮膚診療における私の工夫

B. 外来検査の極意

3 皮膚描記法は役立つか？

Abstract 皮膚描記法の理論，手技の詳細とその解釈について述べた．本法は確定診断に直結する検査ではないが，皮膚アレルギー性疾患において，診断の手がかりが得られるのみならず患者自身も変化を観察できるため，疾患理解の一助となる．皮膚描記法には紅色皮膚描記症，白色皮膚描記症，隆起性皮膚描記症，Darier徴候などがあるが，刺激の加え方によっては，triple responseによる紅色皮膚描記症が健常人にも高率にみられるため，正しい手技を修得する必要がある．正しく行うと白色皮膚描記症はアトピー性皮膚炎に，隆起性皮膚描記症は物理性蕁麻疹に，Darier徴候は肥満細胞症に陽性となるが，いずれも特異的なものではない．しかし，白色皮膚描記症と隆起性皮膚描記症は疾患活動性を反映するとの報告もある．患者への侵襲も少なく，ぜひ正しい手技を修得し，日常臨床に活用したい検査法である．

Key words 紅色皮膚描記症（red dermographism），triple response，白色皮膚描記症（white dermographism），隆起性皮膚描記症（dermographism），Darier徴候（Darier's sign）

1 はじめに

今回，筆者に与えられたテーマである「皮膚描記法は役立つか？」という問いに対して，その答えを過去の記載に求めると，例えば白色皮膚描記症について「診断的価値が高い」と記載される教科書がある一方[1]，「診断上重要でない」とする論文もあり[2]，意見が分かれるところであろう．しかしながら，本検査法は診療現場のみならず，ボールペンが1本あればどこでも手軽に試みることができる検査法であり，特に機械性蕁麻疹の診断においては不可欠な検査である．また肥満細胞症において，Darier徴候はほかの色素沈着症との鑑別に必須であることから，筆者は好んでこの検査を行っている．ところが，意外にも本検査は，忙しい日常臨床現場において積極的には行われていないようである．筆者が複数の病院において，蕁麻疹およびアトピー性皮膚炎患者に皮膚描記法を行った際，これまで他院において同様の検査を受けたことがあるかを患者に問うたところ，ほかの皮膚科に通院歴があった37人中5人（13.5％）が「経験あり」と答えた．さらに小児科通院歴があった12人では，「経験あり」は皆無であった．確かに蕁麻疹やアトピー性皮膚炎においては皮膚描記法を行わなくても診断をつけるのは困難でない．しかし，特に小児の場合に皮膚描記法を行った後，後述する本法の意義を両親に説明すると，疾患に対する理解と納得を得られやすい．ときには，患児が本法を覚えてしまい，自ら診察時に皮膚描記法を行ってみせてくれることで，診療が非常にスムーズに進行することも経験する．よって，筆者は特に診断目的というだけではなく，皮膚科診療全般において'皮膚描記法は役立つ'との立場をとる．

本稿ではまず，正しい皮膚描記法のやり方を述べ，その意義と解釈，筆者の工夫の順に述べる．

2 皮膚描記法とは？

皮膚描記法は皮膚生理機能検査に位置づけられる．皮膚表記症，皮膚描画症，皮膚紋画法などの

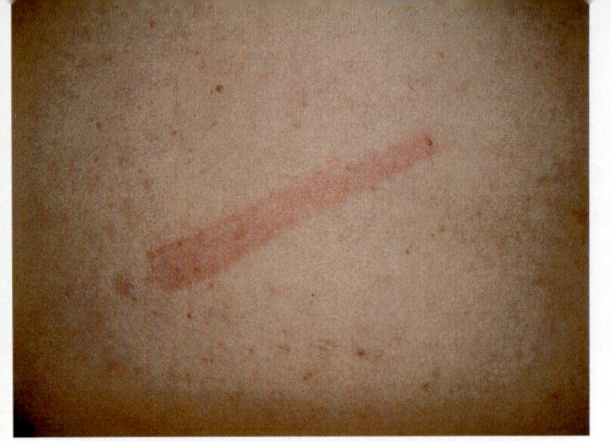

図1 triple response の実際
健常人の背部に生じた充血性線条．本例ではペン先で1往復擦過刺激を加えるだけでは陰性であったが，4往復加えると陽性となった．

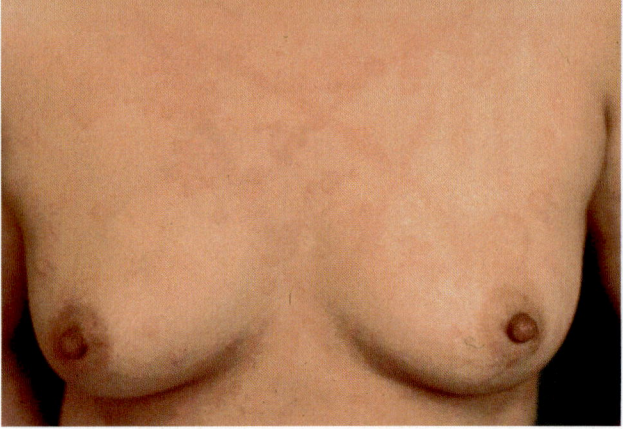

図2 紅色皮膚描記症
蕁麻疹患者．膨疹出現時でも，刺激の程度により紅色皮膚描記症が陽性となる．

同義語がある[3]が，最近ではほぼ皮膚描記法に統一されている．

皮膚生理機能検査としての皮膚描記法は，主に①紅色皮膚描記症，②白色皮膚描記症，③隆起性皮膚描記症に分類される．③に関連した特殊なものとして肥満細胞症（色素性蕁麻疹）における④Darier 徴候があるが，これは皮疹部で隆起性皮膚描記症がみられる現象ととらえることができる．おおむね①，②は真皮の血管径の変化を，③，④は血管周囲の浮腫を反映する検査であり，皮膚描記法とは「機械的刺激を皮膚に加え，患者の皮膚血管運動系の状態を把握する目的で行われる検査法」と定義できる．後述するように，皮膚描記法は加える刺激の程度によって健常人にも陽性となることから，病的意義を持たせるためには，正しい手法を習得する必要がある．

しかし，本邦において普及している教科書には，皮膚描記法は当然記載されているものの，方法の詳細を記してあるものは少ない．教科書の記載を見る限りは，極めて容易な検査法と誤解されがちである．以下，それぞれについて方法と解釈を述べる．

1. 紅色皮膚描記症（red dermographism）

皮膚に一定の擦過刺激を加えた場合，その部位に一致して紅斑を生じる現象である．皮膚を先端の鈍なもので線を描くように擦った場合，擦過刺激の程度によっては健常人にも色調の変化がみられる．皮膚表面にある程度の強さの擦過刺激が加わると，真皮に存在する肥満細胞から遊離したヒスタミンにより毛細血管が拡張し，刺激後15秒以内に充血性線条と呼ばれる紅斑を生ずる（図1：紅色線条 red line とも呼ばれる）．充血性線条は，ときに1時間程度持続することもある．その後，ヒスタミンやサブスタンスPを介する軸索反射による小動脈拡張により，充血性線条の周囲に充血性紅暈（潮紅；red flare とも呼ばれる）が出現する．ときに，潮紅周囲は蒼白になる場合がある．その後（おおむね3分以内）にヒスタミンによる血管透過性亢進により充血性線条は鮮やかで比較的大型の膨疹となる．この反応は通常10分程度で消失する．この充血性線条→充血性紅暈→膨疹に至る変化を triple response と呼ぶ[4]．この triple response は理論上物理性蕁麻疹の弱い表現形と理解できるが，健常者においても5％程度にみられる[5]．さらに本法は，反復刺激や，より強い刺激を加えた場合に陽性率はさらに上昇する（図1）．

このように紅色皮膚描記症は，個体差もあるうえ，潜伏時間，強さ，程度，持続時間はまちまちであり，正常と異常との間にクリアカットに境界線を引くことが困難であることから，病的意義は低い．しかし，triple response が著明に観察される場合には蕁麻疹を疑うほか（図2），甲状腺機能低下もしくは亢進症，自律神経系の不安定状態，ペニシリンなどの薬剤の影響，フェニールケトン

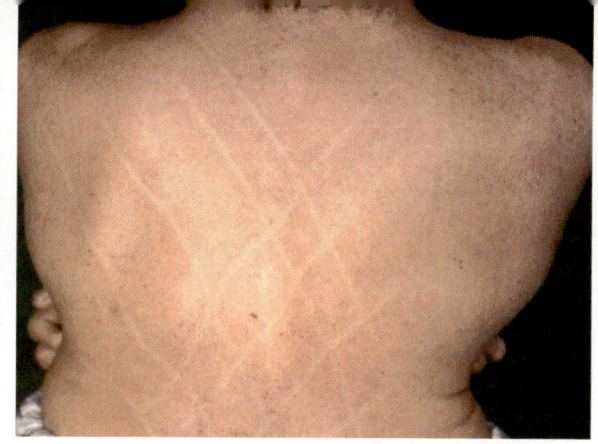

図3 白色皮膚描記症
アトピー性皮膚炎患者の背部の紅斑上に陽性になった例．背部は陽性率が高い．

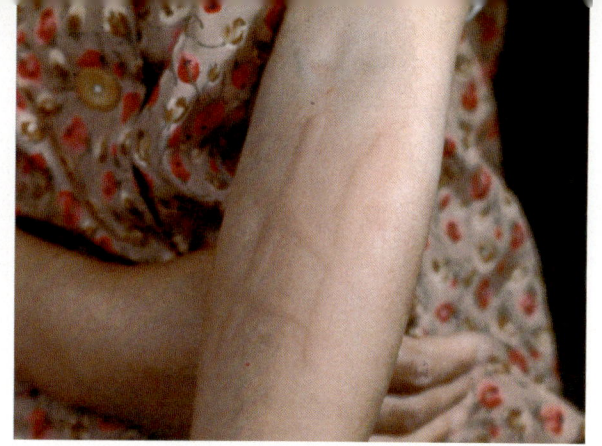

図4 隆起性皮膚描記症
物理性蕁麻疹患者に陽性になった例．受診時膨疹はなかったが，擦過刺激2分後陽性となった．

尿症などの存在を示唆することがある．

2. 白色皮膚描記症（white dermographism）

一般に擦過刺激が弱いと，同部に流れている血液が周囲へと圧排され，表面皮膚色は白くなる（圧迫性白線）．しかし，この反応は数秒間で元に戻る生理的な現象であり，これを白色皮膚描記症ととらえてはならない．

白色皮膚描記症とは，前述した triple response を惹起する程度の擦過刺激により充血性線条が生じた直後に，それが貧血性白線と呼ばれる白色線条に変化する現象である．貧血性白線は圧迫性白線と異なり刺激部を越えて拡大し，通常数分間続く．ただし，アトピー性皮膚炎患者などにおいては，皮膚は既に紅斑や潮紅が存在しており，紅色線条が明らかにならない場合も多く，注意が必要である．

白色皮膚描記症はアトピー性皮膚炎の診断において重要であるとされるが，特異的なものではなく，接触皮膚炎，紅皮症，GVHD，皮膚筋炎などでも出現する．特にアトピー性皮膚炎では，紅斑部や毛孔性角化がみられる部位に陽性となりやすい（図3）．

本症の機序として，前述の通り貧血性白線と称される血管収縮による機序が考えられている[6)7)]が，一方で真皮の急激な浮腫により血管拡張が逆に目立たなくなるためであるとの報告もある[8)9)]．

Hornstein ら[10)]は画像解析装置を使った検討から，本症の機序を局所の血管収縮に加え，真皮におけるシャント血管の関与を示唆しており興味深い．高坂[11)]はアトピー性皮膚炎患者における皮膚血管運動状態を cooling rewarming test により解析している．この検討では，対象となったアトピー性皮膚炎患者全例で白色皮膚描記症陽性であったものの，そのなかには血管が拡張した群や不変であった群も多数存在し，白色皮膚描記症が血管収縮傾向を表すものではないとしている．現在までのところ白色皮膚描記症の機序の細詳は不明であると言わざるをえない．

3. 隆起性皮膚描記症（欧米では単に dermographism と表記）

前述した triple response においても最終的には膨疹が生ずるが，隆起性皮膚描記症は舌圧子や硝子棒など比較的幅広い先端を有する器物で皮膚に擦過刺激を加えた場合，顕著に膨疹を生ずる現象である（図4）．ときにこの現象自体が検査名ではなく，人工蕁麻疹もしくは物理性蕁麻疹を称することもあり注意を要する．日常生活においても擦過刺激はさまざまな場面で加わる．実際，物理性蕁麻疹患者は，「引っ掻くとミミズ腫れができて痒い」とか「下着の線が擦れると赤く盛り上がってきて，痒い」などと，この現象を自ら経験し，主訴として受診する場合も多い．また，擦過刺激を加えた部位が全体として膨疹とならず，小さな紅

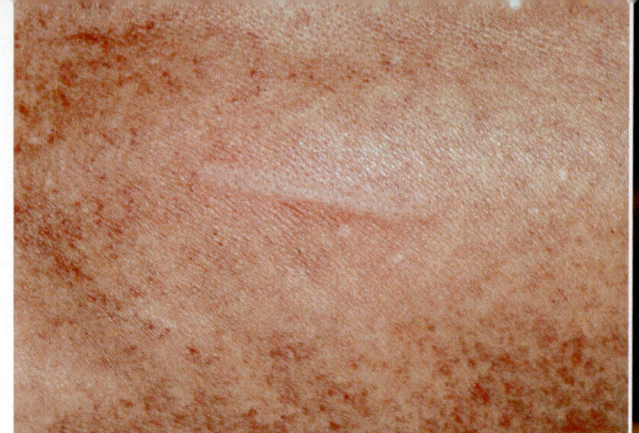

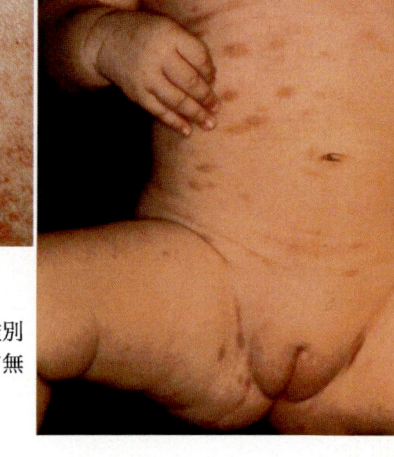

図5 Darier 徴候
a：成人型肥満細胞症に陽性になった例
b：小児型肥満細胞症の臨床像．Darier 徴候は他疾患との鑑別に有用であるが，まず両親にこれまでの蕁麻疹発作の有無を確認してから施行すべきである．
（これら2点の写真は当科の天野博雄先生の御厚志による）

斑を伴う膨疹が生じ，次第に融合し瘙痒を生ずる場合，コリン作動性蕁麻疹である場合がある[5]．診断的価値は高いものの，その頻度は高くない．

隆起性皮膚描記症は慢性蕁麻疹，特に物理性蕁麻疹で陽性になるが，寒冷蕁麻疹や急性蕁麻疹でもみられることがある．本症の機序の詳細は不明であるが，本態は真皮の浮腫である．山口[5]の病理組織学的検討によれば，隆起性皮膚描記症がみられた皮疹部での病理組織学的所見は，真皮乳頭層の軽度の浮腫と脈管の拡張，および血管周囲のわずかなリンパ球浸潤であるとしている．

4．Darier 徴候（Darier's sign）

肥満細胞症患者の皮疹部に擦過刺激を加えると，その部位に一致して膨疹が出現する（図5-a）．これを特に Darier 徴候と呼ぶ[12]．皮疹部に存在する肥満細胞が物理的刺激により脱顆粒を起こし，ヒスタミンやヘパリンなどのケミカルメディエーターを放出することで，血管透過性が亢進し浮腫をきたすことによる．本検査は肥満細胞症の診断には極めて有用な検査であるが，疥癬患者にみられる色素斑や皮膚白血病の皮疹部でもみられることがあり特異的ではない[13]．しかしながら，肥満細胞症患者の約9割にみられることから，本症の診断には欠かせないものであると言える．注

意すべき点として，極めて疾患活動性の高い患者に対して本法を施行すると，全身性の蕁麻疹発作が出現することがあり，病歴を確認してから行うべきである（図5-b）．また，一部の肥満細胞症患者においては健常部にも隆起性皮膚描記症がみられることがある．一般に肥満細胞症において，Darier 徴候は小児型に比較し，成人型では陽性率は低い．しかしながら成人型のほうが予後不良であるため，成人型肥満細胞症を疑った場合は Darier 徴候陰性であっても，皮疹部の病理組織学的な診断が必要である．

5．遅延型隆起性皮膚描記症（delayed dermographism）

Triple response による膨疹が消失した後，同じ部位に再度膨疹が出現し，そのまま2日間程度持続する現象である．物理性蕁麻疹患者にみられることがあるが，極めて稀である[14]．

3 皮膚描記法の実際

以上述べたように，皮膚描記法の手技は意外に難しいものである．しかし皮膚描記法は，日常臨床現場において慢性蕁麻疹，アトピー性皮膚炎や肥満細胞症の診断に重要であるほか，triple response の出現様式により前述した基礎疾患を推

定することが可能である．皮膚科診療上必須の検査ではないが，患者への侵襲が極めて少ない検査法であるので，正しいやり方を修得し，ぜひ上手に利用したい．

皮膚描記法のうち，隆起性皮膚描記症とDarier徴候は行ううえで比較的困難な点はないと思われる．具体的には，比較的幅の広い棒の先端を用いて，やや皮膚が陥凹する程度の力を保ちながら線状に皮膚を擦ればよい．隆起性皮膚描記症に関しては，陽性所見がみられない場合，同一部位を何度か擦ると陽性となりやすい．膨疹を引き起こす反応は大多数が数分以内にみられることが多く，外来診療時間内に充分実行可能である．しかし，ときには20分近くを要する例もある[5]ことから，陰性の場合でも可能であれば一定時間観察するのが望ましい．

紅色皮膚描記症と白色皮膚描記症は先端がややとがった棒を用いて，わずかに皮膚が陥凹する程度を保ちながら線状に皮膚を擦る．前述した通り検査に当たっては，力加減がなにより難しいが，慣れないうちは場所を変え，さまざまな程度の刺激を加えることで，どれくらいの擦過刺激により本法が陽性になるかを習得すればよいだろう．

皮膚描記症の陽性率は部位により異なる．一般に背部が最も短時間で皮膚変化が生じ，持続時間も長い．次いで胸部，上腕，腹部，前腕，下肢の順である．日常診療においては前腕が実行しやすい部位であるが，可能であれば背部で行うようにするほうがよい．また，性差では男性に比べ女性のほうが，年齢では高齢者よりも若年者のほうが，それぞれ陽性率は高い．

4 皮膚描記法を標準化できるか？

皮膚描記法は検査の際の力加減が重要であることは既に述べたが，標準化する方法はないのだろうか．過去本邦においては，眼圧計を改良した荒川式万能皮膚硬度計が開発された[15]．この装置は皮膚接触面に滑車がついており，皮膚表面に一定の強さで機械的擦過刺激が加わるように工夫されている．仮に検査の際の移動速度を一定に規定した場合には，加圧を測定できることから，他覚的な指標とすることができる．しかし，現在皮膚科臨床現場に普及はしていない．

皮膚表面を陰圧で吸引し，皮膚の進展度を測定するキュトメーターは，荒川式万能皮膚硬度計に比較すると普及しているが，本法はあくまで陰圧をかけるものであり，移動もできないので皮膚描記症には応用できない．

一方，海外においては'Dermographometer'と呼ばれる皮膚擦過刺激装置が開発されている．Hornsteinら[16]が用いた方法は，3つの異なる錘を一体化させたものであり，それぞれの錘の先端はペン先のようにとがっており，皮膚表面に沿って滑らせることで，同時に3つの異なる加圧が可能となる装置である．さらに最近では，この装置で皮膚に擦過刺激を加えた後，レーザードップラーやサーモグラフィーを用いて皮膚描記法を定量的に評価する試みがなされている[10]．また，'Dermographometer'についても，ばねを使った改良型も登場している[17]．これらは皮膚描記法に関する研究目的で使用する場合に大変有用であると考えられるが，日常診療への応用は難しく，やはり正しい手技を修得したうえで，ペン先一つで行うことこそ皮膚描記法の極意であろう．

5 臨床的有用性

隆起性皮膚描記症は，物理性蕁麻疹をはじめとする蕁麻疹を再現できることから診断に有用である．蕁麻疹は受診時に膨疹が消失している場合も多く，そのような場合にはぜひ試みるべきである．また，隆起性皮膚描記症がみられる蕁麻疹患者は難治であるとの報告[5]もあり，その場合には比較的長期に充分な治療を行うことが望ましい．

Darier徴候は，肥満細胞症に特異的ではないものの診断価値は大きい．

白色皮膚描記症はアトピー性皮膚炎に特異的で

はなく，日本皮膚科学会による「アトピー性皮膚炎の定義・診断基準」にも入れられていない[18]．しかし，Wongら[17]はアトピー性皮膚炎患者において，白色皮膚描記症が陽性であった患者が，副腎皮質ステロイド外用薬で軽快した後には白色皮膚描記症はみられず，紅色皮膚描記症に変化したと報告し，白色皮膚描記症がアトピー性皮膚炎における疾患活動性の指標になる可能性を示唆している．さらにアトピー性皮膚炎患者にみられる紅色皮膚描記症は，健常人や尋常性乾癬患者にみられる紅色皮膚描記症とは持続時間が明らかに異なると報告し，副腎皮質ステロイド外用薬治療後でみられる紅色皮膚描記症はあくまで健常人や尋常性乾癬患者のそれとは異なるものであるとしている．

紅色皮膚描記症の病的意義は少ない．

6 おわりに

筆者は皮膚描記法を，皮膚アレルギー性疾患患者において可能な限り実施するように心がけているが，これは診断に有用であるばかりでなく，患者に対して疾患を説明するうえで有用であるからである．

例えば隆起性皮膚描記症は診察室で膨疹を再現することにより，日ごろ自ら経験しているはずの機械的刺激が症状を悪化させるという事実を再認識してもらうことができる．慢性蕁麻疹では抗アレルギー薬・抗ヒスタミン薬の長期内服を強いられる場合がある．比較的症状が落ち着いている場合でも，隆起性皮膚描記症を患者とともに確認することによって，まだ完全に蕁麻疹が落ち着いていないという事実を理解してもらい，服薬の重要性を再認識してもらえる．また，アトピー性皮膚炎患者においては，軽微な刺激により瘙痒が惹起される事実を説明する際，白色皮膚描記症を患者とともに確認することにより，患者自らが皮膚の変化をとらえることができる．ある患児は自らこの検査法が気に入ってしまい，学校で友人にやってみせたところ，同様に白色皮膚描記症が陽性となった数人が，これを契機に受診するというエピソードも生まれた．

患者とのコミュニケーションも良好にする本検査法は非常に手軽である反面，意外にも奥深い手技であり，皮膚科医としてはぜひマスターしたい外来診療のコツである．

（安部正敏，石川　治）

文献

1) 上野賢一：皮膚の診断学．皮膚科学，金芳堂，東京，pp96，2002．
2) 横関博雄：成人型ADに必要な検査．*MB Derma*, **31**：23-27, 2000.
3) 宇尾野公義：自律神経機能検査法．神経学，南江堂，東京，pp328，1975.
4) Greaves MW, Sabroe RA：Histamine：the quintessential mediator. *J Dermatol*, **23**：735-740, 1996.
5) 山口令子：Dermographism（隆起性皮膚描記症）の臨床的研究．東女医大誌，**59**：382-389, 1989.
6) Lobitz WC, Campbell CF：Physiologic studies in atopic dermatitis. *Arch Dermatol*, **67**：575-589, 1953.
7) Champion RH：Abnormal vascular reactions in atopic eczema. *Br J Dermatol*, **75**：12-15, 1963.
8) Bystryn JC, Freedman RI, Hyman C：Clearance of iodoantipyrene from methacholine blanched skin in atopics. *Arch Dermatol*, **110**：165-168, 1969.
9) Klemp P, Staberg B：Cutaneous blood flow during white dermographism in patients with atopic dermatitis. *J Invest Dermatol*, **79**：243-245, 1982.
10) Hornstein OP, Boissevain F, Wittmann H：Cutaneous blood flow during white dermographism in patients with atopic dermatitis Non-invasive measurement of the vascular dynamics of dermographism-comparative study in atopic and non-atopic subjects. *J Dermatol*, **18**：79-85, 1991.
11) 高坂和子：アトピー性皮膚炎における皮膚血管運動状態— Cooling rewarming testによる解析．慈恵医大誌，**98**：956-966, 1983.
12) Pretic S, Milavec D, Wittmann H：Clinical varieties of mastocytoses. *Acta Med Croatica*, **55**：61-66, 2001.
13) 只木行啓：皮疹部に一致して隆起性皮膚描記症

がみられた leukemia cutis の 1 例．日皮会誌，**95**：526, 1985.
14) Baughmann RD, Jillson OF：Seven specific types of urticaria：with special reference to delayed persistent dermographism. *Ann Allergy*, **21**：248-255, 1963.
15) 荒川忠良，森川俊宏，宮本睦夫ほか：皮膚描画症の検索―特に万能皮膚硬度計（荒川）の応用．皮紀要，**55**：488-493, 1960.
16) Hornstein OP, Heyer G, Langenstein B：Studies on dermographometry in atopic eczema. *Acta Derm Venereol Suppl*(*Stockh*), **144**：146-148, 1989.
17) Wong SS, Edwards C, Marks R：A study of white dermographism in atopic dermatitis. *J Dermatol Sci*, **11**：148-153, 1996.
18) 川島　眞，瀧川雅浩，中川秀己ほか：日本皮膚科学会編「アトピー性皮膚炎治療ガイドライン」．日皮会誌，**110**：1099-1104, 2000.

すぐに役立つ日常皮膚診療における私の工夫

B. 外来検査の極意

4 外来で行うツァンク試験

Abstract ツァンク試験を行うには，新鮮な水疱を鑷子で破り，スライドガラスを水疱底に圧抵して細胞を採取する．次いでむしり取った水疱蓋をスライドガラスに圧抵して水疱蓋からも細胞を採取する．簡易ライターでスライドガラス底面を熱して乾かし，すぐに0.2％メチレンブルー溶液を滴下して数秒間染色する．流水で余分な染色液を洗い流し，水分が残っている状態でカバーガラスを載せる．検鏡時には通常の組織標本を観察するときと同じくコンデンサー絞りを開く．好中球の核を目安に大型の細胞を探し出し，棘融解細胞を見つけだす．40倍の対物レンズで観察し，張原線維の走行や核の状態を観察して診断する．帯状疱疹と単純疱疹の鑑別はつかない．保存するには流水でカバーガラスを外し，乾燥する．

Key words ツァンク試験(Tzanck test)，メチレンブルー(methylene blue)，棘融解細胞(acantholytic cell)，バルーニング細胞(ballooning cell)，ツァンク細胞(Tzanck cell)

1 Arnault Tzanck

ツァンク試験は20世紀中期にパリで活躍したロシア生まれの皮膚科医Arnault Tzanck(1886-1954)(図1)が1930年ごろより始めたものである．彼は第一次世界大戦中にフランスの軍医として勤務し，そのとき輸血に伴う弊害について興味を抱いたという[1]．後に緊急輸血センターを設立して引き続きそこで臨床医学に携わるとともに，血液学の基礎的な研究を行った．塗抹標本作成の手技はその間に身に付けたものであろう．今ではツァンク試験は水疱性疾患(特にウイルス性の水疱)に対する塗抹標本顕微鏡検査として広く知られているが，彼自身は水疱性疾患ばかりでなく，リンパ腫やほかの悪性腫瘍についても塗抹標本を作って研究している．

2 ツァンク試験とは

ツァンク試験は水疱を破って水疱内の細胞をスライドガラスに塗抹し，染色して顕微鏡で観察するものである．麻酔の必要もなく，固定や包埋の必要もない．それほどの手技の習熟を必要としない簡便な検査である．本来は血液塗抹標本に準じてギムザ染色やライト染色を行い，標本を乾燥後，油浸レンズで観察するものであるが，ウイルス性の巨細胞を同定すればよい場合には，核のみを染色して40倍の対物レンズで観察しても十分に診断に供する．

このようにツァンク試験は簡便な検査であるが，手技に慣れ，意味を理解していないと行っても得るものは少ない．水疱中の線維や炎症細胞，あるいは染色液中のゴミなどの夾雑物が多く，目指すツァンク細胞を速やかに同定することができないからである．明らかな巨細胞がみられた場合に陽性というのは容易であるが，見つからない場合に陰性と正しく判断するのが困難なのは，真菌の直接鏡検と同じことである．ツァンク細胞を速やかに，また確実に同定する技術があってこそ，自信を持って陰性と判断できる．

ここではツァンク試験の意味と簡便な手技，またツァンク標本中にみられるさまざまな細胞の同定の仕方について述べる(なお，現行の保険診療

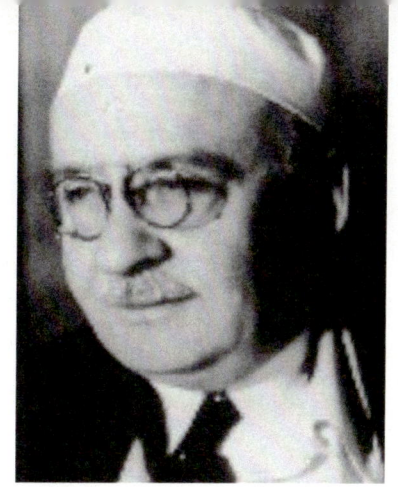

図1 Arnault Tzanck（1886-1954）
（http://www.bium.univ-paris5.fr/sfhd/biographies/tzanck.htm より転載）

図2
a：帯状疱疹の病理組織像（HE 染色）．表皮内水疱と棘融解細胞がみられる．
b：四角部の拡大像．多核の有棘細胞は棘融解を示すが，なお水疱底に接合している（矢印）．

においては細胞塗抹顕微鏡検査として，真菌直接鏡検と同じ点数を請求できる）．

3 ツァンク細胞

単純疱疹や帯状疱疹において，ウイルスにおかされた有棘細胞は DNA 合成を行うものの正常の細胞分裂には至らない．そのために巨大な核や集合した複数の核を持ち，正常よりはかなり大型の有棘細胞の姿を示す．また，こうした細胞では張原線維が核との関係を絶ち，また周囲の有棘細胞との間のデスモソームを介する接着を解消するために棘融解細胞となる．同時に張原線維は細胞膜の内側に張り付き，輪のように凝集するため，胞体はすりガラス様に一様に見える．このような細胞はバルーニング細胞，あるいはツァンク細胞と呼ばれ，診断的価値が高い．また，尋常性天疱瘡，落葉状天疱瘡，あるいは Hailey-Hailey 病や伝染性膿痂疹においても水疱中に棘融解細胞が現れる．このようにウイルス性水疱症や天疱瘡の水疱を湿疹・皮膚炎群の水疱（たとえば虫さされ）から迅速に鑑別したい場合には，ツァンク試験が有用である．

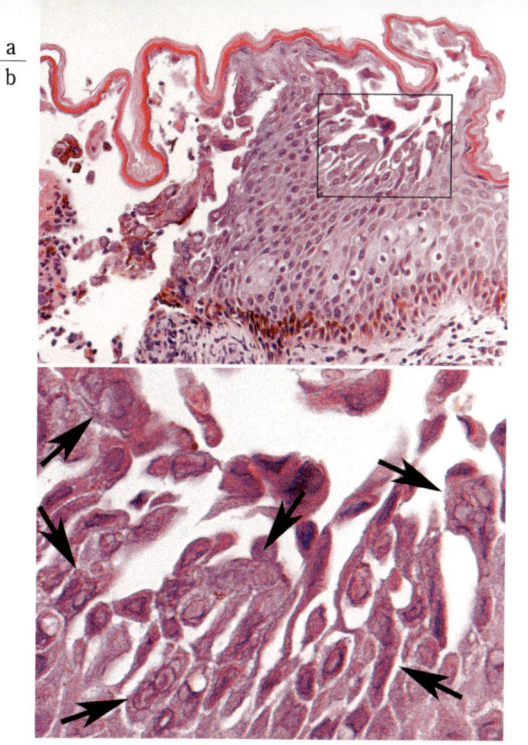

4 ツァンク試験の手技

1. 新鮮な水疱から採取する

ウイルス性の水疱でも自己免疫性の水疱でも，生じてしばらくすると好中球が浸潤するため，できるだけ新鮮な水疱を選んで採取する．既に膿疱となった水疱しかない場合には，好中球が大多数を占めるので，そのつもりで観察しなければならない．

2. 細胞の採取は水疱蓋と水疱底から

図2は帯状疱疹の水疱の通常の組織像である．矢印に示すように多核の有棘細胞は棘融解を示すが，それでも部分的には基底層側の細胞，あるいは水疱蓋との接合を保っていることが分かる．すなわちツァンク細胞は水疱中というより，水疱底

4．外来で行うツァンク試験　49

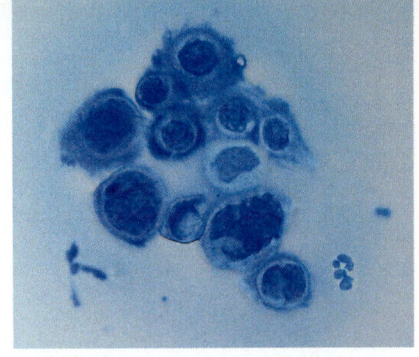

図3　メチレンブルー染色
右下の好中球と比較すると棘融解細胞の大きさが分かる．胞体には外周に張原線維が取り囲むように観察される．

あるいは水疱蓋下面に多く存在する．水疱の中には炎症細胞が多くみられるために，水疱内容液をスライドガラスに塗抹してもリンパ球や好中球などの炎症細胞が多くみられるだけで，肝心な有棘細胞は簡単には見つからない．ツァンク標本を上手に作るコツは，水疱蓋を切り取って，（水疱液が多い場合には）水疱液を濾紙で軽く吸い取り，まずスライドガラスを水疱底に圧抵して水疱底の棘融解細胞を採取する．さらに切除した水疱蓋をスライドガラスにこすりつけて水疱蓋下面の棘融解細胞を絞り出すように採取することである．この操作によって細胞に変形や変性は生じない．

3. 簡易ライターで乾燥させる

塗抹標本は乾燥させた後にアルコールやアセトンで化学固定するべきであるが，永久標本を作って後々までの検討に供するものではない場合には，これらの固定は特に必要ない．採取した水疱内容の細胞は簡易ライターで下面をあぶって乾燥させるだけで十分に観察に耐えられる標本となる．スライドグラス下面にすすが付いたらティッシュペーパーでふき取る．

4. 手近にある染色液で染色する

病理検査室に提出して固定後にHE染色やギムザ染色をしてもらえばそれに越したことはないが，時間もかかるし，そこまで手間をかける必要はない．迅速で，しかもきれいに染めるにはヘマカラー・キット（メルク社）やディフ・クイック（ハーレコ社）などの迅速血液染色用キットを用いるとよいが，これらも一般的ではない．これらの染色キットを用いなくとも，外来診察室に日常用意した核染色のための染色液のみを用いるだけで十分に判定することが可能である．

最も一般的なのは0.2％メチレンブルー（methylthionine chloride）を用いた染色である．ライターで乾燥したばかりの，まだ熱を持ったスライドガラスにメチレンブルー溶液を滴下し，スポイトの先で塗抹部に広げる．そのまま数秒置いた後，流れる水道水にさらして余分な染色液を洗い流す．まだ水分が残ったスライドガラスにカバーガラスをかぶせて，周りの余分な水分を濾紙で吸い取り，直ちに顕微鏡で観察する（図3）．

5. 水で封入する

もともとTzanckが行った標本作成は，血液塗抹標本と同じく，染色後に標本を乾燥して永久標本として保存されたであろう．しかし皮膚科外来で広く使用されている真菌検査用の顕微鏡にはカバーガラスなしの標本に対する対物レンズや油浸レンズを装着していないから，水で封入してカバーガラスをかけたほうが観察しやすいことは言うまでもない．通常のレンズでカバーガラスがない標本を観察すると，対物レンズの表面と標本との間の光学的距離が変わるために像がぼやけるが，水で封入してカバーガラスをかけるとそれが防げるためである．

保存したい場合には流水でカバーガラスを取り除き，乾燥して保存する．再度観察する場合にはあらためて水を滴下し，カバーガラスをかける．数度の観察には耐える．

6. ピオクタニンでも染色はできる

皮膚科外来には以前からピオクタニン（methyl-

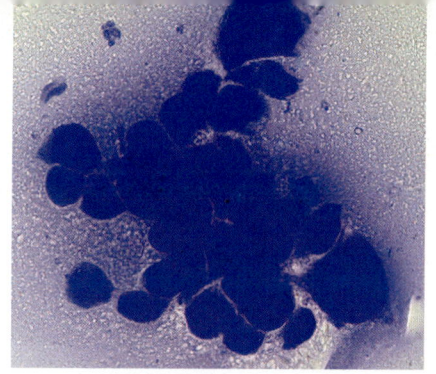

図4　ピオクタニン染色
巨大な多核有棘細胞であることはかろうじて分かるが，核の微細構造までは観察できない．

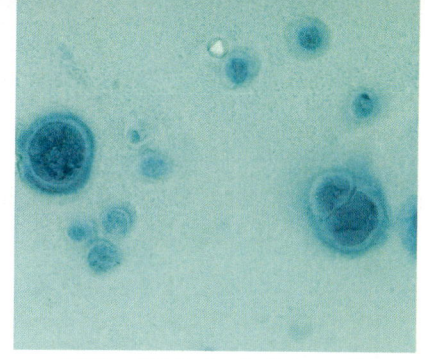

図5　ブリリアントグリーン染色
全体に緑色が強いが，核の様子は観察できる．

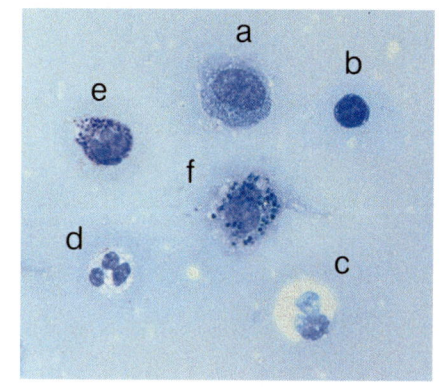

図6　同定しうるそのほかの細胞
a：マクロファージあるいは単球，b：リンパ球，c：好酸球，d：好中球，e：肥満細胞あるいは好塩基球，f：メラニンを貪食したマクロファージ

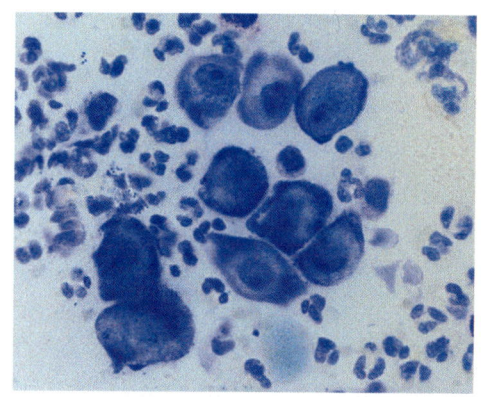

図7　Hailey-Hailey病
好中球の2.5倍ほどの大きさの棘融解細胞がみられるが多核の細胞はなく，大きさも揃っている．

rosaniline chlorideの商品名．一般名はクリスタル・ビオレット）を常備していることが多い．言うまでもなく，びらん面の処置や鵞口瘡の処置に用いたものである．最近はこういった創部の処置にピオクタニンを用いることも少なくなったが，ピオクタニンを用いても核を染色することが可能である．しかし，ピオクタニンを用いると，上記の方法ではどうしても染色が強くなり，多核の巨細胞であることは判明するものの，核の微細な構造を判断するのがやや困難である（図4）．ブリリアントグリーンを用いることもできるがこの場合も核の微細構造を確認するのは難しい（図5）．ヨード液でも細胞を染めることは可能であるが，普通のイソジン液では薄すぎて染色できない．

7．コンデンサー絞りを開く

このように得られた標本は尿沈渣標本や真菌の苛性カリ標本と異なり，染色した標本であるから，通常の組織標本と同じく顕微鏡のコンデンサー絞りは開いて観察する．40倍の対物レンズで観察すれば多核巨細胞化した有棘細胞が容易に観察できる．

5　ツァンク試験の判定

水疱中の蛋白がスライドガラスに固着し，それが染色されて全体に淡いバックグラウンドを作る．また，皮表の油分が夾雑物になって残る．染色液のごみもみられる．こういった夾雑物はライ

ターであぶったときの条件によって見え方はさまざまであり，これらの中から細胞成分を見いだすにはいくぶんかの慣れが必要である．

水疱中にみられる細胞の種類には限りがあるので，視野にある細胞がなんの細胞かを同定しながら観察することは慣れれば比較的容易である．同定不能な細胞がたくさんみられることはいうまでもないが，水疱内には有棘細胞，リンパ球，マクロファージ（単球と区別がつかない），好中球，好酸球，肥満細胞（好塩基球とは区別がつかない）しか存在しないので，たとえ同定不能でもこれらのいずれかである(図6)．また，採取するときに角質細胞が混入する．有棘細胞は多核になっているものもあれば単核のものもある．

好中球や好酸球はメチレンブルーでは顆粒が染色されないので互いに区別はつきにくいが，核の形からそのいずれであるかは容易に判断できる．これらの顆粒球がおおよその大きさの基準になるのでそれと比較し，バルーニング細胞を見いだすとよい．大型の細胞には単球やマクロファージもあるが，これらは胞体内に張原線維を欠くので，張原線維の有無を目安に有棘細胞を同定する．

ウイルス性の水疱ではほとんどの場合に多核のバルーニング細胞がみられるのでこれがみられたら単純疱疹か帯状疱疹と診断できる．帯状疱疹と単純疱疹の鑑別はできない．

有棘細胞はみられるがバルーニング細胞でない場合には天疱瘡あるいはHailey-Hailey病(図7)か伝染性膿痂疹であるが，実際には落葉状天疱瘡と伝染性膿痂疹においては明瞭な棘融解細胞を見いだすのは困難である．

（堀口裕治）

● ● ● 文　献 ● ● ●

1) Cordero AA：Arnault Tzanck：his work and times. *Am J Dermatopathol*, **7**：121-123, 1985.

すぐに役立つ日常皮膚診療における私の工夫

C. 達人の外来皮膚疾患鑑別法

1 カポジ水痘様発疹症と伝染性膿痂疹の鑑別法

Abstract カポジ水痘様発疹症はアトピー性皮膚炎などの皮膚疾患上に単純ヘルペスウイルス（herpes simplex virus；HSV）が経皮感染して生じる疾患で，皮膚の広範囲に HSV 感染病巣がみられる．皮膚のバリア機能の低下がみられ，Th2 細胞優位であるアトピー性皮膚炎患者に多い．特に重症のアトピー性皮膚炎患者に多く，治療経過中しばしば遭遇する疾患であり，何回も本症を繰り返す患者もいる．再発の度に軽症となるが，ときに伝染性膿痂疹様になり，日常診療上，伝染性膿痂疹との鑑別が重要である．また，カポジ水痘様発疹症の細菌二次感染により両者の鑑別は一層困難なことが多い．両者を迅速に診断する必要があるが，その方法として主に臨床像や Tzanck 試験がある．従って，その要点を述べた．

Key words 単純ヘルペスウイルス（herpes simplex virus），カポジ水痘様発疹症（Kaposi varicelliform eruption），伝染性膿痂疹（impetigo contagiosa），Tzanck 試験（Tzanck test）

1 はじめに

カポジ水痘様発疹症は疱疹性湿疹，種痘性湿疹を総括する臨床病名であるが，専ら HSV 感染による疱疹性湿疹を指している．皮膚の基礎疾患上に HSV が経皮感染する疾患で，皮膚の広範囲に HSV 感染病巣がみられ，皮膚のバリア機能の低下がみられ，免疫学的に Th2 細胞優位であるアトピー性皮膚炎患者に多い．そのほかに熱傷，紅皮症，ダリエー病，天疱瘡などの皮膚疾患に合併する．特に IgE 値が高値の重症アトピー性皮膚炎患者に多い．アトピー性皮膚炎患者に多い理由として，近年，Wollenberg ら[1]は，皮膚の樹状細胞の仲間である plasmacytoid dendritic cells（CD1a$^+$, HLA-DR$^+$, CD123$^-$, CD11b$^-$）が尋常性乾癬や接触皮膚炎などの炎症病巣と比較して減少または消失していることを指摘している．この細胞はウイルス感染時に出現する細胞で，インターフェロン α および β の産生を誘導することが明らかになっている．また，殺菌ペプチドの cathelicidin 不足も指摘されている[2]．アトピー性皮膚炎と同様に，バリア機能が低下している乾癬は，Th1 細胞が優位であり，表皮内にインターフェロン γ が多く，進入してきた HSV の増殖を抑制できるわけである．また，細菌の増殖をも抑制でき，アトピー性皮膚炎と異なり湿潤病巣は形成しないことが特徴である．アトピー性皮膚炎は，湿疹性病変を形成しやすく，また，病変部位にブドウ球菌が多いことが明らかになっている．従って，アトピー性皮膚炎患者を経過観察しているとカポジ水痘様発疹症なのかアトピー性皮膚炎の悪化なのか，または伝染性膿痂疹なのか迷う場面に遭遇することが多い．これらの鑑別方法は臨床像，Tzanck 試験などによるが，その要点を述べる．

2 臨床像

カポジ水痘様発疹症は HSV の初感染のことが多いが，再発型の口唇ヘルペスなどから自家接種で拡大することもある．アトピー性皮膚炎患者を診るに当たって，最も感度が良い HSV-IgG 抗体（酵素免疫法；EIA 法）を測定し，HSV の感染の有無を調べておくとよい．抗 HSV 抗体が陰性の場合，初感染でカポジ水痘様発疹症に移行することがあり，一方，抗体が陽性の場合，再発型の単

ンで固定し，ギムザ染色を施行する．水疱内容液または水疱底部の細胞は鈍なメスで採取する．
1) カポジ水痘様発疹症：ウイルス性巨細胞やリンパ球がみられる(図7)．カポジ水痘様発疹症のなりはじめでは単核球のみでウイルス性巨細胞がみられないことが多い．
2) 伝染性膿痂疹：好中球主体であり，球菌が認められる．好中球が細菌を貪食している像がみられる(図8)．
3) アトピー性皮膚炎の水疱：リンパ球が主体で，好中球，好酸球がみられ，わずかに球菌を検出する．

5 迅速診断で分からない場合

　細菌培養および単純ヘルペスウイルス抗原，抗体価(HSV-IgG)を調べておく．水疱性膿痂疹の場合，MRSAによる膿痂疹が増加しており，薬剤感受性検査も行う．溶連菌感染を疑う場合，血液検査では，ASO(抗ストレプトリシンO抗体；溶連菌の菌体外毒素に対する抗体)やASK(anti-streptokinase；溶連菌A, C群が産生する蛋白質に対する抗体)があり，感染の1週間後から増加し，約3週でピークになる．抗ヒアルロニダーゼ，抗デオキシリボヌクレアーゼB抗体の測定が補助診断になる．

　治療としてステロイド外用と抗菌薬内服で，1, 2日様子をみるとよい．2日後必ず再診し，皮疹の状態の観察とTzanck試験を再度行い，確認する．カポジ水痘様発疹症ならば典型的な発疹になり，ウイルス巨細胞もみられるようになる．この方法は，患者に十分に話し，理解してもらうことが必要で，説明が不十分であると悪化した場合に，他病院に転医することが多いので注意する．

　そのほかHSVの検査法として，①病巣からのウイルス分離同定，②ウイルス抗原の検出，③ウイルス核酸の検出，④組織学的に核内封入体の証明，⑤電顕的にウイルス粒子の証明，などから行われている．しかし，現行の保険制度では検査法としてウイルス抗原の検出と血清抗体価測定法しか承認されていない．

(本田まりこ)

● ● ● **文　献** ● ● ●

1) Wollenberg A, Wagner M, Gunther S et al：Plasma cytoid dendritic cells：a new cutaneous dendritic cell subset with distinct role in inflammatory skin diseases. *J Invest Dermatol*, **119**：1096-1102, 2002.
2) Howell MD, Wollenberg A, Gallo RL et al：Cathelicidin deficiency predisposes to eczema herpeticum, *J A llergy Clin Immunol*, **117**：836-841, 2006.

すぐに役立つ日常皮膚診療における私の工夫
C. 達人の外来皮膚疾患鑑別法

2 会陰部の帯状疱疹と単純疱疹の鑑別法

Abstract 会陰部に発症した帯状疱疹と単純疱疹では，解剖学的に神経支配が比較的狭い範囲に限定されていることなどから，臨床像からの区別が難しい場合がある．また，びらんや潰瘍のみの臨床症状を示す場合には，しばしば同様の症状をきたしうるいくつかの疾患との鑑別に悩む場合もある．それらの鑑別については現在のところ，蛍光抗体法によるウイルス抗原検出法を積極的に利用することが最も簡便かつ信頼できる方法であるが，その感度などに問題が残っている．

Key words 会陰部(genital area)，性器ヘルペス(genital herpes simplex)，臀部ヘルペス(herpes simplex of buttock)，帯状疱疹(herpes zoster)，ウイルス抗原検出法(virus antigen detection)

1 はじめに

単純疱疹と帯状疱疹はともに小水疱が集簇する臨床像が特徴的な皮膚のウイルス感染症である[1]．単純疱疹が比較的限局した狭い範囲の病変であるのに対し，帯状疱疹は神経支配領域に一致する範囲に病変が広く分布することが，一般に最も重要な両者の鑑別点となる．しかしながら，会陰部に生じたものでは，解剖学的に神経支配が比較的狭い範囲に限定されていることなどから，臨床像からの単純疱疹と帯状疱疹の区別が難しい場合がある．また，明らかな小水疱がみられず，びらんや潰瘍のみを会陰部に生じることもあり，しばしばそのほかの疾患との鑑別に悩む場合もある．ここでは，そのような症例に遭遇した場合における診断の進め方について筆者が気をつけていることを紹介する．

2 会陰部ヘルペス性疾患の類似性

会陰部のヘルペス性疾患としては，帯状疱疹，陰部(性器)ヘルペス，臀部ヘルペスなどが挙げられる．帯状疱疹の好発部位としては胸椎領域および三叉神経第1枝領域などであることは臨床統計の結果からも知られているが，陰部にも発症することがあり，同部位の神経支配自体が比較的狭い範囲に限局されていることから，臨床像からの単純疱疹との区別が難しい場合がある(図1)．

一方，性器ヘルペスの初感染時や再発を繰り返す症例(図2)では，発症時の全身および局所の状態によって，通常より広範囲に小水疱が分布することがある[2]．また，加齢などとともに臀部に再発性の病変を形成するようになることがあり，臀部ヘルペスと呼ばれる(図3, 4)．この場合の特徴として疼痛が強いことが挙げられ，また，病変の広がり方によっては帯状の配列で水疱がみられるので，帯状疱疹との鑑別が必要となる．

3 会陰部にびらん，潰瘍を示す疾患群との鑑別

ヘルペス性疾患では発症からやや長時間が経過している場合などには，ヘルペス特有の小水疱がみられないことがある．会陰部にびらん，潰瘍を形成し，単純疱疹および帯状疱疹との鑑別を要するいくつかの疾患があり，そのなかには性感染症(STD)として伝搬するものも含まれる．単純疱疹か帯状疱疹かで悩む前に以下に挙げるような疾患

2. 会陰部の帯状疱疹と単純疱疹の鑑別法　57

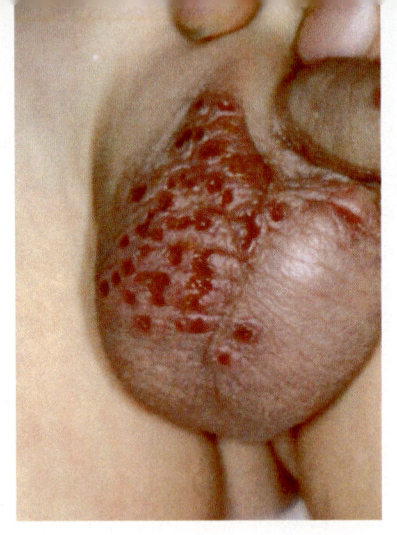

◀図1
陰部の単純疱疹
陰囊片側に小水疱が集簇し，帯状疱疹との鑑別が必要

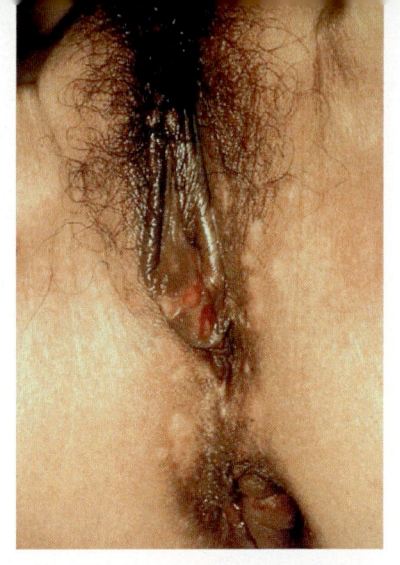

図2▶
繰り返し再発する性器ヘルペス
片側にびらんがみられるが，周りに以前の病変瘢痕がある．

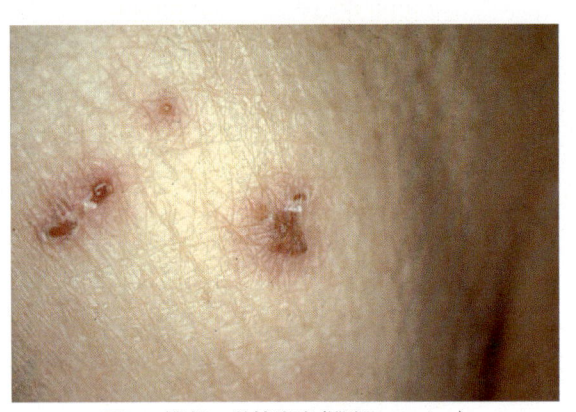

図3　臀部の単純疱疹(臀部ヘルペス)

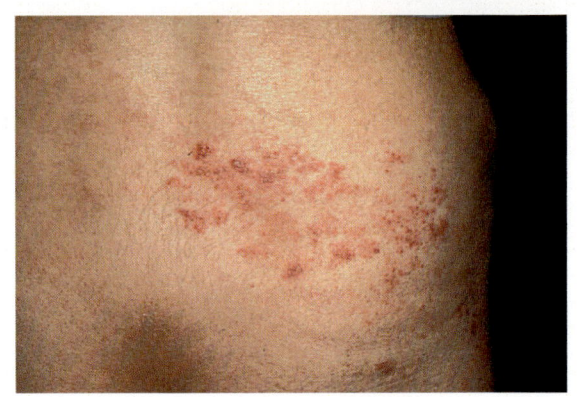

図4　臀部の帯状疱疹

をまず除外するべきであるが，鑑別が難しい場合には生検による組織学的診断などが必要となることも少なくない．

1. 梅 毒

梅毒トレポネーマの感染によって発症するSTDであり，感染後2～3週間後に硬い丘疹あるいは潰瘍を形成する(硬性下疳)．通常外陰部の単発性病変であることが多いが，多発することもある．病変部から擦過した浸出液を染色してトレポネーマを検出するか，血清反応により診断する．

2. 外陰部カンジダ症

カンジダの感染により，外陰部の皮膚および粘膜に発赤，紅色丘疹，小水疱，膿疱，びらんを形成する．疼痛は通常ないかあっても軽度で，罹患部表皮の浸軟傾向が強いのが特徴である．直接鏡検で菌糸あるいは胞子を検出することで診断できる．

3. ベーチェット病

ベーチェット病は男性では陰囊，女性では大陰唇などに辺縁が鋭い潰瘍を形成する．ヘルペス性疾患に比べ大きく，深い病変を示しやすい．

4. 固定薬疹

外陰部にも薬剤に反応して固定薬疹が生じることがある．類円形の，辺縁に赤みが強い紅斑が出現し，水疱からびらんや潰瘍へと進展することがあり，ヘルペス性疾患との鑑別が必要な場合がある．

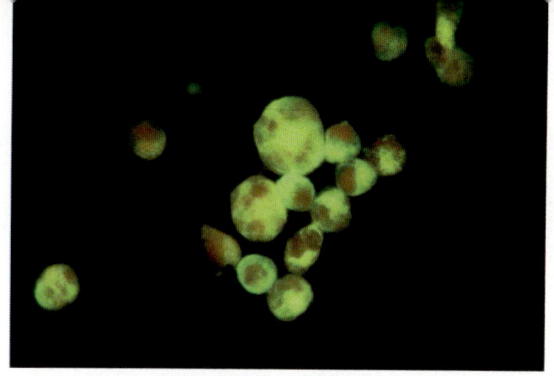

図6 蛍光抗体法による単純ヘルペスウイルス抗原の検出

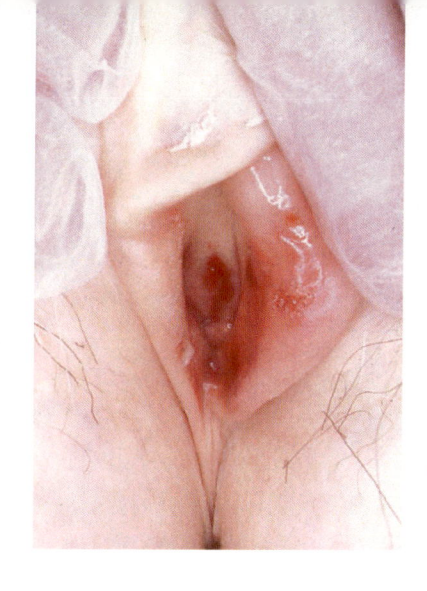

◀図5 陰部に紅斑とびらんを呈した紅色肥厚症

5. 開口部プラズマ細胞症

陰茎，亀頭，大陰唇などに慢性に経過する境界明瞭な紅斑またはびらんとしてみられる．中年期以降の成人に多い．診断には組織学的検討を要することが多い．

6. 悪性腫瘍，そのほか

外陰部のボーエン病（紅色肥厚症）（図5），乳房外パジェットなども初期には比較的狭い範囲の紅斑あるいはびらんを形成することがあり，また，二次的な感染などから疼痛を伴うこともあって，ときにヘルペス性疾患と鑑別を要する．

4 会陰部の帯状疱疹と単純疱疹の鑑別と治療

会陰部に典型的なヘルペス性の小水疱や多発性の比較的小さなびらんが存在するものの帯状疱疹と単純疱疹のどちらかの鑑別が難しい場合には以下のような手順で診断および治療を行うとよいと考えられる．

1. 入念な問診と臨床像の観察

単純疱疹（陰部ヘルペス）の場合はさまざまな頻度で既に再発を起こしている場合が多いので，以前に似たような経験があったかどうかを問診する．また，初感染であれば感染機会が約2週間前などになかったかどうかを確認する．

帯状疱疹が考えられる場合には水痘の既往の有無とその時期，基礎疾患の有無，水痘ワクチンの接種歴，乳幼児ならば母親の妊娠中などの水痘罹患についても詳細に聞いておくことが重要である．

臨床像では帯状疱疹の疼痛のほうが著しいことが多く，皮膚病変も血管障害が出やすいので，血疱になりやすく，潰瘍も深い傾向を示すなどの相違があるが，決定的なものではない．単純疱疹では主な皮膚病変からやや離れた所に接種性の病変がみられることがあり，これを観察できれば鑑別の一助となる．

2. 蛍光抗体による抗原検出法の実施

蛍光抗体による抗原検出法は保険適応があり，現在のところ最も簡便で，最速の検査法であり[3]，モノクローナル抗体を用いた検査であることから病因ウイルスが特定できる利点もあるので，両者の鑑別に迷う場合には迷わず施行すべきである（図6）．一般に水疱底の細胞を，びらんであれば辺縁付近をスワブなどで擦過し，スライドグラスに塗布した後，アセトン固定してからキットの試薬で染色し，蛍光顕微鏡で観察するが，スライドを外注機関に提出することもできる．試験検体の採取時期および採取法によって，偽陰性あ

るいは偽陽性の結果が得られやすいので若干の熟練が必要である．また，粘膜病変からのウイルス抗原検出率は皮膚病変からのそれより低い傾向があるとされており，膣部などの病変では注意が必要である．

治療を急性期に開始するためには，少なくとも2，3日のうちに病原体の判定が行える検査が必須であり，PCR法やLAMP法などのウイルスDNAを検出する方法や単純ヘルペスウイルス(HSV)の分離培養も比較的迅速に結果が得られる点では臨床的価値が高いが，保険適応の点で問題が残る．

抗体価測定では，単純疱疹初感染の場合あるいは帯状疱疹で初診時の抗水痘帯状疱疹ウイルス(VZV)抗体価が陰性または低値の場合にはペア血清による抗体価上昇，あるいはIgM抗体の検出が診断確定への手助けになる場合があるが，結果を得るまでに時間がかかり治療開始時には間に合わないため抗ウイルス薬の用量決定の根拠とすることは不可能である．陰部(性器)ヘルペスの場合には保険適応はないものの，HSV-2型特異抗体の有無を検査すると今後の再発頻度の予測をある程度行うことができる．

3．帯状疱疹に対する用量での抗ウイルス薬による治療

臨床的に鑑別が難しい症例で，直ちに信頼できる検査結果が得られないときなどには，帯状疱疹の用量で抗ウイルス薬の内服を開始するのが妥当であると考えられる．一般に抗ウイルス薬として頻用されるアシクロビル製剤では，HSVに対するID50値はVZVに対するID50値より低値である．このことから，例えばバラシクロビルのHSVに対する用量用法が1日500 mg，分2であるのに対し，VZVには1日1,500 mg，分3と大きく違う要因になっている．もちろん，腎機能障害の有無やそのほかの基礎疾患の状態に注意し，慎重な説明が必要であるが，アシクロビル製剤は比較的安全な薬剤であり，重篤な副作用が生じることは非常に稀である．また，皮膚のヘルペスウイルス感染症は急性の経過をとる感染症であり，帯状疱疹の疼痛対策には病初期からの十分量の抗ウイルス薬投与が治療の基礎となるとされていることがその根拠となりうる．さらに，性器ヘルペスの再発頻度を減少させるには，皮膚で増殖しているHSVを十分量の抗ウイルス薬で抑制し，再び神経節へ逆流していくウイルス量を減らすことが重要とされているので，合目的的な治療であると考えられる．

5　おわりに

会陰部はその神経支配の状態などから，体幹などの帯状疱疹と比べて特徴的な皮疹の分布をよりどころにした単純疱疹との鑑別が困難である場合が多い．蛍光抗体によるウイルス抗原検出法はその感度に若干の問題があるものの，本検査法を活用するのが現時点における正確な診断への早道であると思われる．

(安元慎一郎)

文献

1) 安元慎一郎：ウイルス感染に伴う皮膚症状．内科医のための皮膚病変のみかた(堀嘉昭編)．文光堂，東京，pp111-116，1999．
2) 安元慎一郎：性器ヘルペス．最新皮膚科学大系15巻，ウイルス性疾患，性感染症(玉置邦彦ほか編)．中山書店，pp261，2003．
3) 安元慎一郎：上皮細胞中水痘ウイルス抗原．小児内科，37：603-604，2005．

すぐに役立つ日常皮膚診療における私の工夫
C. 達人の外来皮膚疾患鑑別法

3 尋常性毛瘡と白癬菌性毛瘡の鑑別法

Abstract

尋常性毛瘡は日常の診療でしばしばみられる疾患であるが，慢性浸潤型の白癬菌性毛瘡はこれに酷似した臨床像を示す．よく知られている鑑別点である「病毛が容易に抜去できるか」，そして「trichophytin 反応が陽性か」も，慢性浸潤型の白癬菌性毛瘡では病毛が容易に抜去できるとは限らず，また trichophytin 反応も不定である．白癬菌性毛瘡を疑うべき所見として顔面や足などの白癬の存在に注目したい．特に，受診時に鬚毛部に抗生剤やステロイド剤が使用され，皮疹が改善していない例では入念に真菌検査を行う．

一方，白癬菌性毛瘡のうち急性型は毛包中心性に急性化膿性の炎症が生じ，疼痛，発赤，腫脹が認められるものであるが，臨床的にはカンジダ性毛瘡と鑑別すべきである．前者の治療は内服抗真菌剤が使用されるが，カンジダ性毛瘡は外用抗真菌剤によく反応する．

Key words 尋常性毛瘡(sycosis vulgaris)，白癬菌性毛瘡(tinea barbae, sycosis trichophytia)，カンジダ性毛瘡(candidial sycosis)

1 はじめに

尋常性毛瘡，白癬菌性毛瘡はともに，一般には「ひげ剃りまけ」として認識され，成人男性のひげの生える部分に多発性に膿疱を生じる．尋常性毛瘡は日常の診療でしばしばみられる疾患で，抗生物質の内服，外用に反応するが，改善，増悪を繰り返す．一方，白癬菌性毛瘡では，なんらかの先行病変に対して，ステロイド薬を含む外用剤が使用されていた例が多い．「ひげ剃りまけ」に市販のステロイド薬が誤用され，発症に至ることがある．本稿では両疾患に加えてカンジダ性毛瘡について解説する．

2 尋常性毛瘡(図1)

1. 症状

成人男性の上口唇，下顎のひげの生える部分に，多発性に細菌性毛包炎，毛包周囲炎が生じた

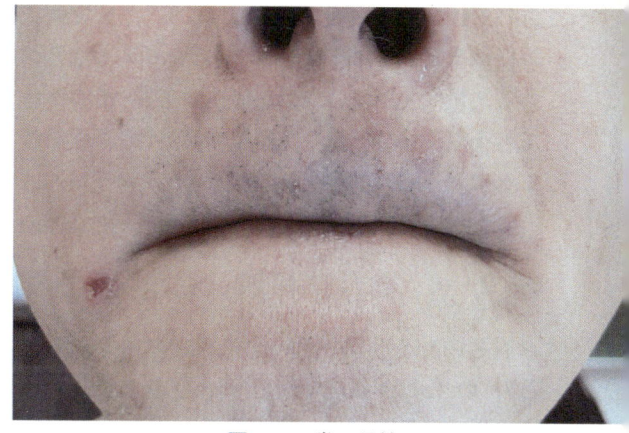

図1 44歳，男性
アトピー性皮膚炎で体幹，四肢に皮疹があり，ステロイド剤と抗アレルギー剤で治療中であった．最近口囲に痒みを伴う丘疹，膿疱が生じた．ロキシスロマイシン(RXM)を7日間内服したところ口囲の膿疱は消失した．培養で RXM 感受性の *Staphylococcus aureus* が分離された．電気ひげ剃りを使用していた．尋常性毛瘡と診断

ものである．毛包一致性の赤色丘疹が両側性に，散在性に生じ，これがやがて膿疱となる．これに浅い点状の潰瘍を伴うことがある．初期には膿疱

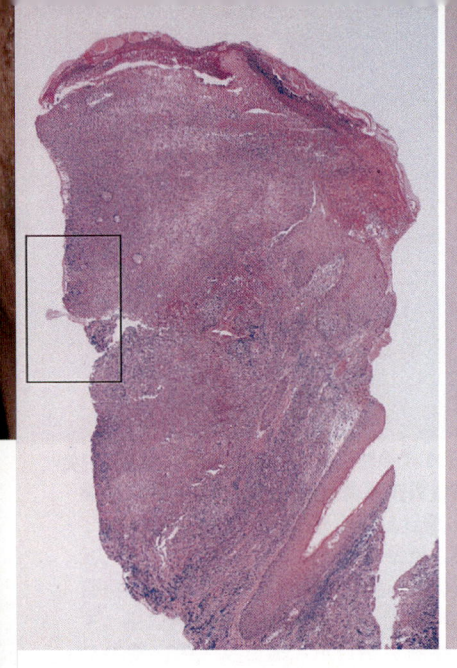

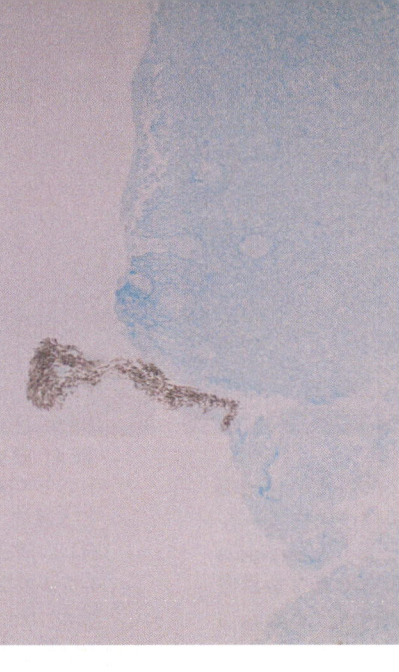

図5
図3の組織学的所見
真皮の中下層に好中球の集積した膿瘍が形成されている(a)．グロコット染色で黒染される真菌要素は毛包内容の遺残物に認められるが，真皮内での増殖は認められない(b)．

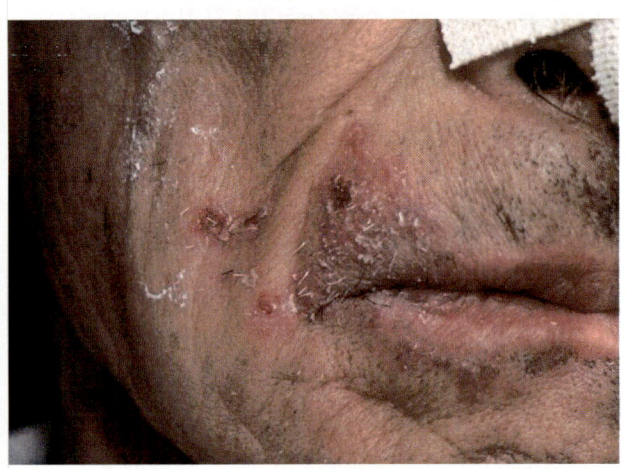

図6　76歳，男性[10]
機械性イレウスのため入院中，抗生物質の点滴を受けていた．イレウス管の擦れる部分に発赤が生じたため，抗生物質含有ステロイド剤を6日間外用した．紅斑内の髭毛は容易に抜去できない．鱗屑のKOH直接鏡検法で仮性菌糸，胞子様菌要素を認め，培養でCandida albicansが分離．カンジダ性毛瘡と診断．ケトコナゾール外用2週間で治癒した．

3. 治療

使用していたステロイド剤などを中止し，カンジダに効果のあるアゾール系，モルフォリン系の抗真菌剤の外用を行う．

5 相互の鑑別法

尋常性毛瘡と慢性浸潤型の白癬菌性毛瘡はともに抜毛は容易でなく，鑑別は慎重に行いたい．抗生剤が無効の口囲の毛包炎を診た場合は白癬菌性毛瘡を疑う[11]．その際は病巣に連続する顔面の白癬病巣の有無，足白癬(特に治療されていない)の有無を診察する．特に顔面の白癬病巣は境界が不明瞭なので，体全体を見渡して初めて診断に至ることが稀でない[12]．白癬菌性毛瘡が疑われる際は患部のひげの真菌培養と同時にセロファン粘着テープ法[12]などによる真菌培養を行っておく．このセロファン粘着テープ法は鱗屑の少ない病巣からも非侵襲的に十分量の検体を採取できる[11)13)]ので，特に顔面の白癬の診断に有用である．病巣に数回圧抵したテープの粘着面を直接マイコセル平板培地上に付けるように置いておくと，2週間後には培養の判定が可能である．ほかにはherpetic folliculitis[14]，好酸球性膿疱性毛包炎が鑑別疾患として挙げられる．これらの鑑別には膿疱内容のTzanck試験が極めて有用で，virus性巨細胞の有無，好酸球の有無，球菌の有無(400倍でも少量の水分で浸した状態でカバーガラスをかけ，コンデンサーを開くと観察可能)を検討する．

(望月　隆)

文 献

1) 荒田次郎：毛包炎．最新皮膚科学大系14巻，中山書店，東京，pp66-71, 2004.
2) 檜垣修一，西嶋攝子：尋常性毛瘡．最新皮膚科学大系14巻，中山書店，東京，pp76-77, 2004.
3) 田中壯一：白癬菌性毛瘡．新皮膚科学大系14巻，中山書店，東京，pp227-228, 2004.
4) 高橋吉定，高橋伸也：白癬性毛瘡．日本皮膚科全書10巻，金原出版，東京，pp161-167, 1968.
5) 松原瑞枝ほか：白癬菌性毛瘡の1例．日皮会誌，**115**：1058, 2005.
6) 西本勝太郎：白癬性毛瘡．皮膚病診療，**17**：669-672, 1995.
7) 西本勝太郎：白癬性毛瘡．皮膚病診療，**18**：143-144, 1996.
8) 笠井達也，三浦幹枝：カンジダ性毛瘡．臨皮，**31**：281-286, 1977.
9) 奥山洋子，滝内石夫：カンジダ性毛瘡．皮膚病診療，**25**：983-986, 2003.
10) 渡邊晴二ほか：カンジダ性毛瘡の1例．西日皮膚，**65**：262-265, 2003.
11) 藤広満智子：口唇の真菌症．*MB Derma*, **108**：55-60, 2005.
12) 望月　隆：白癬．皮膚臨床，**47**：1545-1549, 2005.
13) 藤広満智子：セロファン粘着テープを用いた生毛部白癬診断法．皮膚臨床，**38**：893-895, 1996.
14) Lohrer R, Robbin A：Folliculitis barbae in herpes simplex infection. *Hautarzt*, **55**：74-76, 2004.

すぐに役立つ日常皮膚診療における私の工夫
C. 達人の外来皮膚疾患鑑別法

4 肝斑と遅発性両側性太田母斑様色素斑（ABNOM）の鑑別法

Abstract 肝斑と遅発性両側性太田母斑様色素斑（ABNOM）との鑑別が難しいのは，一つには肝斑が元来，顔面の色素増強を示す疾患の総称で，臨床的に明らかに ABNOM を鑑別できるようなきちんとした定義がされていないことによる．そのため典型例については鑑別がやさしいが，下眼瞼を避けるように弧状に広がる色素斑が，均一な色素斑でなく，小斑が多発しているような場合には，鑑別が難しい．さらには欧米では，ある時期から肝斑の分類として dermal type（真皮型）という，基底層にメラニンの増生がなく，真皮にメラノファージがみられる型を誤って設定し，肝斑の疾患概念を広げてしまっている．このため，欧米では ABNOM の症例がこの dermal type の肝斑のなかに紛れ込んでしまっている可能性が高い．両者は20～40歳の女性に発症が多いこと，日光が増悪因子であることなど類似点が多い．臨床的に典型例では，肝斑では左右対称性に両下眼瞼を避けるように弧状に均一な濃褐色～淡褐色斑が広がるが，ABNOM では対称性に両頬に褐色，青褐色の斑点が多発する．鑑別点としては，①眼瞼に色素斑があれば ABNOM，②前額の正中部に色素が広がれば肝斑，③前額部で被髪部まで色素斑が広がっていれば ABNOM，④両鼻翼の色素斑が目立てば ABNOM，⑤青色，紫色調を帯びていれば ABNOM，以上がある程度有用であろう．

Key words 肝斑（chloasma, melasma），遅発性両側性太田母斑様色素斑（acquired bilateral nevus of Ota-like macule；ABNOM），真皮メラノサイト（dermal melanocyte），しみ（pigment spot），メラニン（melanin）

1 はじめに

以前は女性の顔面の色素斑についてあまり厳密に診断がつけられてなかったような気がする．約15年前よりレーザー治療が始まり，レーザーにより効果がある色素斑と効果がないものがあり，肝斑がレーザー治療ではきれいにならないことが分かってきた．それではレーザー治療が効果的なのはどの色素斑かということが注目されるとともに，それは老人性色素斑だけではなく遅発性両側性太田母斑様色素斑（acquired bilateral nevus of Ota-like macule；ABNOM）が占める頻度が高いことが分かってきた．その結果，治療の適応を考えるとき，ABNOM と肝斑とを鑑別することが必要となってきた（表1）．両者のなかには鑑別に苦慮するものがある．この総説で読者の混乱が少しでも解ければ幸いである．

2 概念

肝斑について森岡らは現代皮膚科学大系で，「肝斑とは，局所的な原因がなく顔面に発生する後天的斑状色素増強に対する総称で，病理学的には表皮性のメラニンの増加を示す」としている[1]．この概念では多くの疾患を含む可能性があるが，読者のほとんどが妊娠などで生じる典型的な臨床像（図1）を概念として頭に思い浮かべることができるし，また，病理組織学的に表皮においてメラニンの増生があると記載されているため，典型例については日本では特に ABNOM との鑑別において問題を生じない．

ところが，欧米の本を読むと，突然 dermal type という表皮のメラニン増生はなく，真皮に

表1　肝斑とABNOMの対比

	肝斑	ABNOM
発　症	多くは30〜40歳発症	10〜30代の発症
性　別	女性に多い	女性に多い
部　位	対称性に下眼瞼を避けるように弧状に均一に広がるのが典型的	対称性に両頬に斑点が多発するのが典型的
色　調	淡〜濃褐色	褐色，青褐色
病　理	表皮基底層のメラニン増生	真皮メラノサイト散在
病　因	妊娠，紫外線，薬剤など	日光
経　過	閉経期に減弱	徐々に増悪
治　療	ハイドロキノン外用剤 ビタミンA酸外用剤 ピーリング トランサミン内服	Qスイッチレーザー

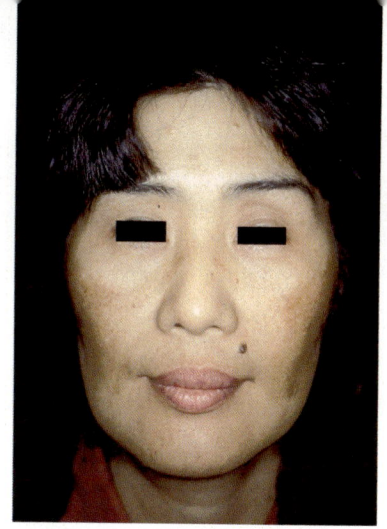

図1　肝斑の臨床像
左右対称性に頬骨部から口角にかけて，また前額，鼻唇溝部に褐色斑がびまん性に広がる．

メラノファージが存在するタイプが分類として記載されており，肝斑の概念があやふやになっている．なんとかdermal typeの症例を典型的な臨床像と病理像が記載されているものを探そうと文献を孫引きしてもそのような文献は見つからない．そこでdermal typeの記載がなされている初期の文献をひもといていくとFitzpatrickも共著者になっている有名なSanchezらの文献[2]にぶつかる．76名の肝斑のプエルトリコ女性の臨床型，病理像などを記載したよく引用される論文である．しかし，この文献では病理的にdermal typeという分類がepidermal typeに対してなされているが，その意味はepidermal typeほど表皮のメラニン増生は強くなく，真皮にメラノファージが目立つタイプとされている．ここからが紛らわしくなるのであるが，また別に肝斑の症例をウッド灯（ウッド灯では真皮の色素は色が減弱して見えるのに対し，表皮の色素は増強して見える）で検討し，4つに分類し，そのうちの3つを同じような語彙，すなわちepidermal type, dermal type, mixed typeとしてしまったのである．ここではウッド灯で増強があるものをepidermal type，増強のないものをdermal type，一個人で増強する斑と増強しない斑とを持つ例をmixed typeとしており，同じような語彙を2つの異なる分類に用いた点は問題であるがそれぞれの定義に問題はなかった．ところが，この文献を引用しているFitzpatrickの教科書[3]ではこれらを混同し，病理の分類をepidermal type, dermal type, mixed typeと3つに分け，mixed typeをepidermal type（表皮のメラニン増生が強いもの）とdermal typeの両者を持つものとしてしまった．その結果，必然的にdermal typeが表皮のメラニン増生がなく，真皮にメラノファージが存在するものとなってしまったのである．さらにdermal melasmaは外用治療に反応しないと記載してしまったことより，外用治療に反応しないものは肝斑のdermal typeに分類されるようになっているようだ．そのため，ABNOMが治療に反応しないdermal typeの肝斑として認識されている可能性が強い．これに対してKangら[4]56名の肝斑患者の生検結果より，いわゆるdermal typeの肝斑はないことを示唆している．最新版のFitzpatrickの教科書では病理の3つの分類の定義の記載がなくなり，全体的に婉曲に書かれている．以上のようないきさつがあり，外国の文献を読む場合には注意が必要であり，誤解を招かないようにdermal typeという語彙は用いないほうがよい．あくまでも表皮のメラニンの増生のあるものを肝斑とすべきである．

遅発性両側性太田母斑様色素斑（acquired bilateral nevus of Ota-like macule；ABNOM）は，主として中高年女性の顔面の前額側部から前頭部，側頭窩，上下眼瞼，頬骨部，鼻翼部に両側性に，ならびに鼻根部のすべて，あるいはその一部に紫褐

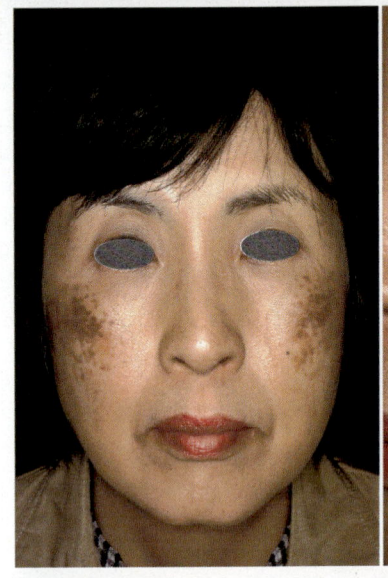

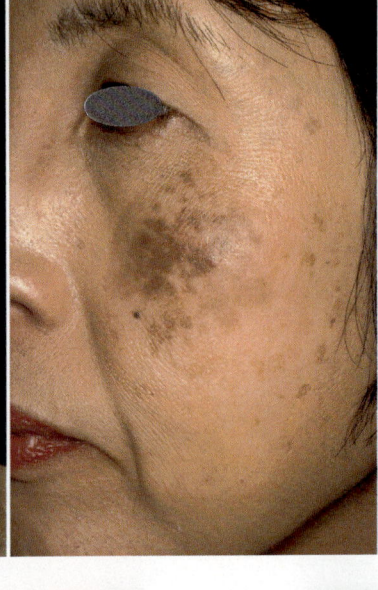

図2 ABNOMの臨床像
左右対称性に頬部に濃淡のある小褐色斑が多発，癒合する．

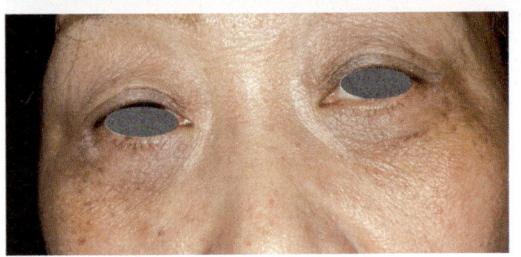

図3 ABNOMの臨床像
両側性に下眼瞼を中心に眼囲に青色斑と点状の褐色斑が広がる．

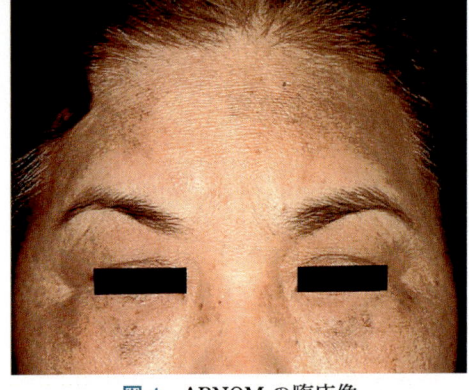

図4 ABNOMの臨床像
前額側部では斑状に色素斑が広がる．正中部は色素斑が生じにくい．

色ないし灰紫褐色の色素斑である．元来，太田母斑両側型の亜型として報告されていたものを堀らが[5]，太田母斑より発症時期が遅いこと，左右対称性がはっきりしていること，色素斑が点状の紫褐色斑が集簇，あるいは融合し網目状，斑状と呈すること，加齢とともに色調が濃くなることより，太田母斑とは異なる独立疾患として上記病名を提唱した．病名については溝口らが後天性真皮メラノーシスまたは後天性両側性真皮メラノサイトーシス[6]という病名を用いていたが，小児発症例もあることより，最近では対称性真皮メラノーシスという病名を用いている．疾患の独立性に関して渡辺はあくまでも本症は太田母斑の一型であり，両者を区別する必要はないと主張している[7]．

3 臨床像

肝斑では前額，頬骨部，頬部，口囲に比較的境界鮮明，均一な淡〜濃褐色斑が左右対称性にみられる．眼囲には生じない．そのため，頬骨部では境界明瞭な色素斑が弧状に広がるのが特徴である（図1, 8）．日本ではこの頬骨部と鼻根部に生じる型（malar pattern）が多いようであるが，Sanchezら[2]の報告では鼻などの正中部を中心としたcentrofacial patternが63％で最も多く，次がmalar pattern（21％），その次がmandibular pattern（16％）となっており，国，人種，または時代によりその臨床型は異なるようである．また，典型的なmalar patternの場合には診断が容易であるが，色素

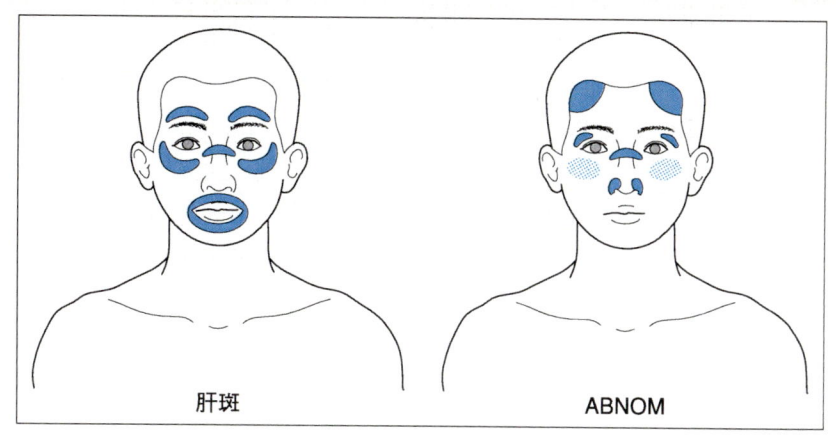

図5
色素斑の分布の模式図
(文献6を一部改変)

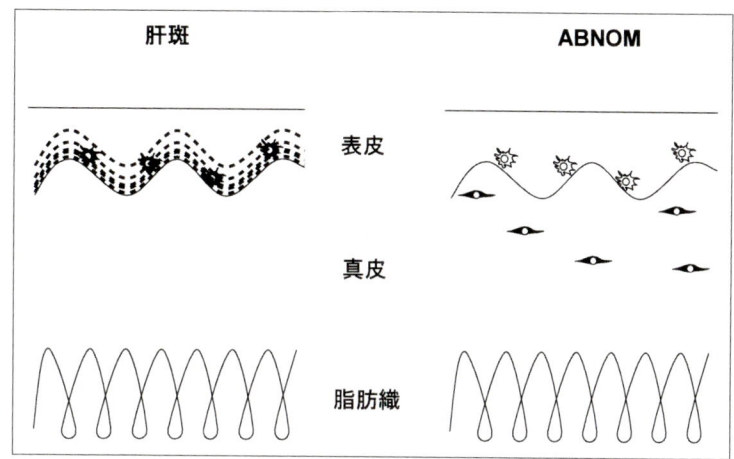

図6
病理組織像の模式図

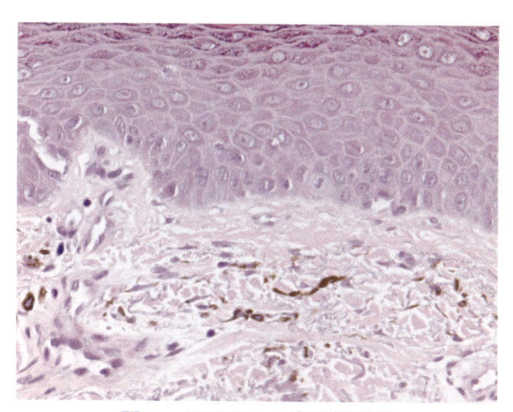

図7 ABNOMの病理組織像
真皮上層にメラニン色素を持つ真皮メラノサイトが散在している。表皮基底層のメラニン沈着はみられない。

斑が均一でなく斑点状の場合もあり,診断に苦慮することも多い.実際にKangらは[4]韓国において肝斑と臨床診断された65名の患者の生検を行ったところ9名においては真皮にメラノサイトが証明され,ABNOMであったと報告している.

ABNOMでは頬部,眼瞼では斑点状で,前額側部,鼻根部,鼻翼部では比較的均一な褐色〜灰褐色斑が左右対称性にみられる.両頬部に斑点状に色素斑が広がるのが典型的である(図2).村上らは[6]この色素斑が100名の患者のうち81名にみられたとしている.色調は青色,紫色を帯びることもある(図3).前額部では比較的均一な褐色斑を呈するが(図4),正中部に色素斑が生じることは稀である.このことについて溝口は,まだら症で,前額正中部が白斑になるのと同じように,正中部まで幼弱メラノサイトが到達しにくいのではないかと推測している(学会発表).

鑑別点としては,①眼瞼に色素斑があればABNOM,②前額の正中部に色素が広がれば肝斑,③前額部で被髪部まで色素斑が広がっていればABNOM,④両鼻翼の色素斑が目立てばABNOM,⑤青色,紫色調を帯びていればABNOM,以上がある程度有用であろう(図5).

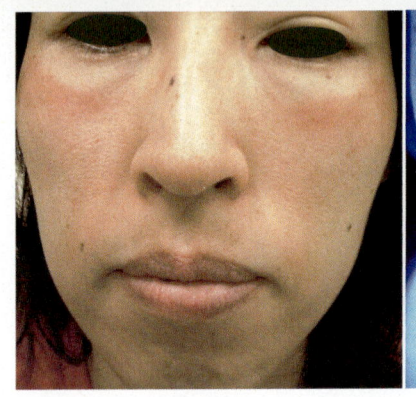

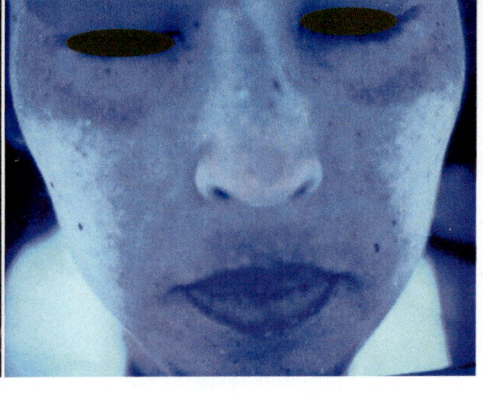

図 8
UVカメラによる肝斑の像

4 疫学，原因

　肝斑では表皮のメラニン増生，ABNOMでは真皮のメラノサイトが色素沈着の原因であるが，どちらも若い成人〜中年女性に発症することが多く，また妊娠中に増悪がみられることより女性ホルモンの影響がある点，紫外線により増悪する点など類似点が多い．以前はABNOMは中年以降に多いとされていたが，平均発症年齢は20代後半とされる[6]．ただし，肝斑は年齢とともに軽快傾向にあるが，ABNOMは増悪する．両者の病態生理，ABNOMの真皮メラノサイトの由来など明らかでないことが多い．

5 病理組織

　肝斑では表皮基底層のメラニン色素の増生がみられる（図6）．場合によっては色素の増生は基底層だけではなく，表皮全層にみられる．基底層の空胞変性がみられることもある．真皮では血管周囲を中心に，顆粒のはっきりした大きいメラニン顆粒を有するメラノファージが真皮浅層，深層にみられる．真皮のメラノファージが目立ち，基底層のメラニン色素の増生があまりみられない場合もある．DOPA染色を行うと表皮基底層のメラノサイトにてメラニン生成が亢進しているのが分かる．メラノサイトの数は増加していないとする報告と増加しているとする報告がある[2)4)]．

　一方，ABNOMでは表皮には変化は認められないとされる（図7）．ただし，基底層の色素沈着があるとの報告もある[6]．真皮上層，中層に真皮メラノサイトが散在している．形態は線維芽細胞様で，メラノファージと異なり，メラニンの顆粒が細かく細粒状のメラニン色素を有する．DOPA染色では真皮メラノサイトは弱陽性である．免疫組織学的検討ではc-kit陽性で色素を持たない幼若なメラノサイトが真皮に存在するのが証明されている[6]．

6 診　断

　確診は病理組織像によるので臨床的に鑑別が困難な場合には生検が必要である．補助的手段としてはウッド灯，UVカメラが有用なこともある．これらでは表皮の色素沈着は増強されるが真皮の色素沈着は減弱される．図8のように肝斑では色素斑が明らかに増強されて正常部との対比が明らかになっている．ただし，肝斑でも色素減弱される症例もあるとされ[2]，またABNOMでも表皮の色素増生のあるものもあり[6]，厳密には鑑別は難しい．

7 治　療[8]

　遮光を心がけることは両者に共通することであるが，治療は両者ではまったく異なる．肝斑では美白をもたらす外用剤，トラネキサム酸（トランサミン）が，ABNOMでは真皮メラノサイトを破壊できるレーザーが用いられる．

　肝斑ではトラネキサム酸（トランサミン）の内服

図9 トランサミン(tranexamic acid)による肝斑の治療
　a：治療前
　b：3か月治療後

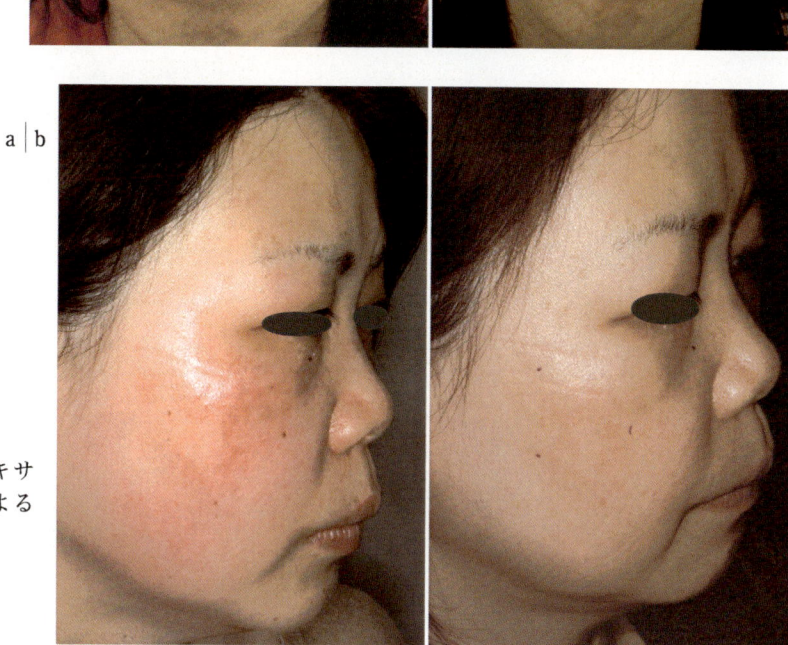

図10 ABNOMのQスイッチアレキサンドライトレーザー照射による治療
　a：照射前
　b：照射3か月後

が有効であることが多い(図9)．ビタミンCの併用もよく行われる．また，ハイドロキノン，トレチノイン(レチノイン酸)，そのほかの表皮のメラニンを減少させる美白剤の単独，あるいは併用も有効である．ケミカルピーリング，ビタミンCなどのイオントフォレーシスも用いられる．

ABNOMでは真皮のメラノサイトを破壊できるQスイッチルビーレーザー，Qスイッチアレキサンドライトレーザー(図10)が有効である．レーザーによる炎症後色素沈着を減らすために上記のような美白剤の外用の併用もよく行われる．

8　そのほかの鑑別疾患

渡辺らが顔面の色素性病変を主訴として来院した患者の統計を取ったところ[7]，その皮膚病変は圧倒的に老人性色素斑が多かった(図11)．老人性色素斑は，脂漏性角化症を合併することが多く，やや隆起した局面を作ることが多い(図12)．臨床的に多くは肝斑，ABNOMとの鑑別は容易である．病理組織学的には表皮基底層のメラノサイトが増生し，つぼみ状にnestを形成する．治療は脂漏性角化症と同じく，凍結療法である程度うまく色素が軽減することもあるが，レーザー治療のほうが確実である．

太田母斑は片側性のことがほとんどであるが，稀に両側性のことがあり(図13)，ABNOMとの鑑別を要することがある．生下時もしくは生後まもなく，あるいは思春期にみられること，眼球結膜，口腔粘膜などの粘膜病変がみられることが多いことなどから鑑別は可能であると考える．ただし，粘膜病変の有無に関しても両者にかなりのオーバーラップがあり，病理所見，レーザーの治療効果についても区別ができないため，ABNOM

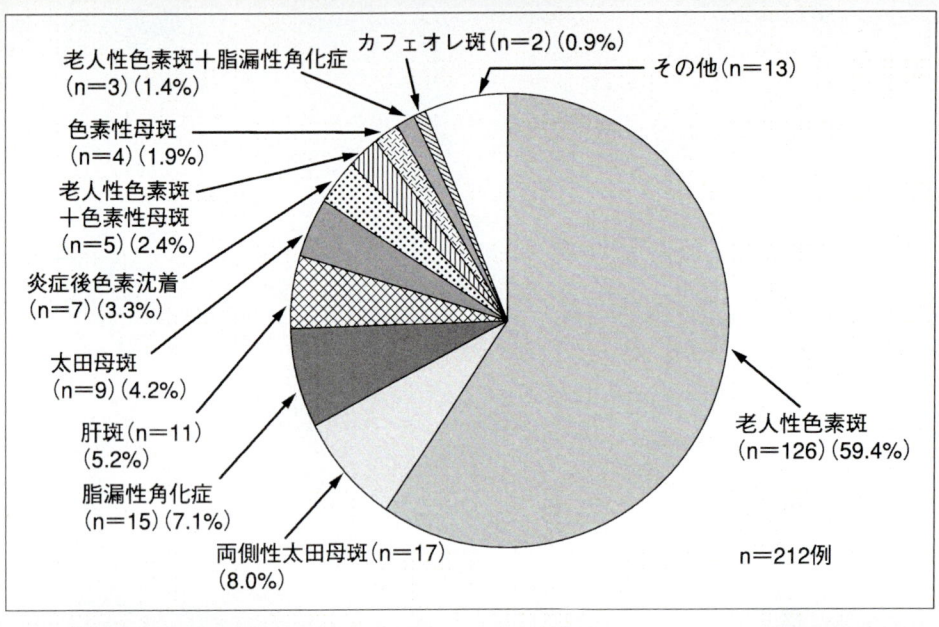

図11 しみを主訴とした患者の臨床診断（文献7より引用）

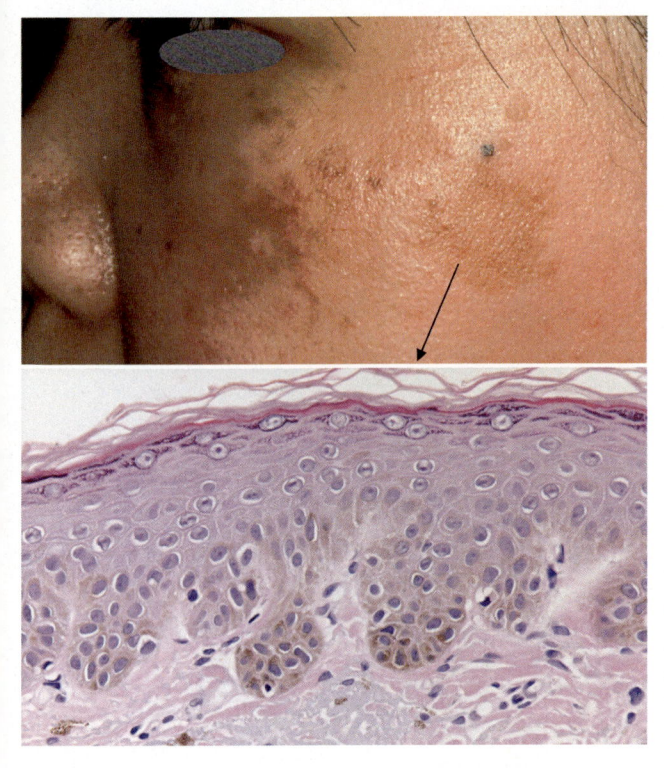

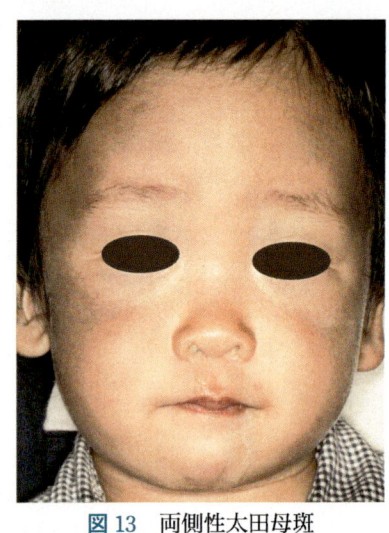

- 老人性色素斑（n=126）（59.4%）
- 両側性太田母斑（n=17）（8.0%）
- 脂漏性角化症（n=15）（7.1%）
- 肝斑（n=11）（5.2%）
- 太田母斑（n=9）（4.2%）
- 炎症後色素沈着（n=7）（3.3%）
- 老人性色素斑＋色素性母斑（n=5）（2.4%）
- 色素性母斑（n=4）（1.9%）
- 老人性色素斑＋脂漏性角化症（n=3）（1.4%）
- カフェオレ斑（n=2）（0.9%）
- その他（n=13）

n=212例

図13 両側性太田母斑

◀図12
ABNOMと老人性色素斑の合併例
右側の老人性色素斑は表面粗造で一様な褐色斑で，小褐色斑の多発するABNOMと異なる．

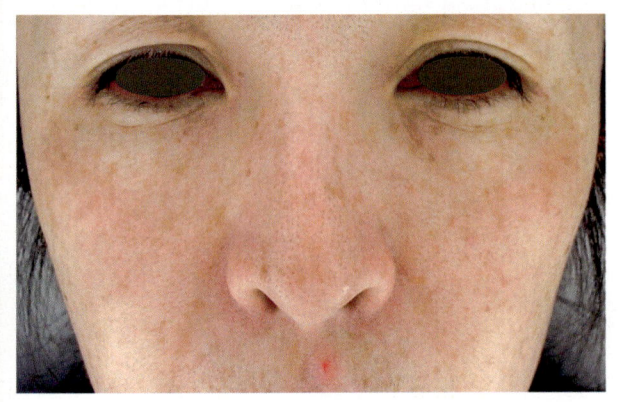

図14 雀卵斑

は単に太田母斑の一型とみなすほうがよいとする考え方もある．

雀卵斑は白人に多く，日本人では少ない．顔面，特に両頬から鼻背にかけて5mm大まで淡褐色斑が，散在，多発する(図14)．3歳ごろより出現し，思春期に顕著となる．常染色体優性遺伝と考えられており，MSHのレセプターであるMC1R(melanocortin-1 receptor)の遺伝子の遺伝子多型が発症に関連していると報告されている．

9 おわりに

肝斑では表皮のメラニン増生，ABNOMでは真皮のメラノサイトが色素沈着の原因であるため両者の治療法が異なる．臨床症状の鑑別のほか有効な鑑別法の開発が待たれる．

（占部和敬）

●　●　●　**文　献**　●　●　●

1) 森岡貞雄ほか：肝斑．現代皮膚科学大系15，東京，中山書店，pp104-107，1983．
2) Sanchez NP et al：Melasma：a clinical, light microscopic, ultrastructural, and immunofluorescence study. *J Am Acad Dermatol*, **6**：698-710, 1981.
3) Mosher DB et al：Melasma, Disorder of melanocytes. Dermatology in general medicine 4th ed. McGraw-Hill, pp969-971, 1993.
4) Kang WH, Melasma：histopathological characteristics in 56 Korean patients. *Br J Dermatol*, **146**：228-237, 2002.
5) 堀　嘉昭：遅発性両側性太田母斑様色素斑．現代皮膚科学大系　年刊版'88-B，東京，中山書店，pp109-104，1988．
6) 村上富美子ほか：肝斑と誤診する後天性両側性真皮メラノサイトーシス．*MB Derma*, **101**：190-194, 2005.
7) 渡辺晋一：肝斑と後天性両側性太田母斑様色素斑との臨床的鑑別．臨皮，**59**：23-27, 2005.
8) 松永佳世子：肝斑．最新皮膚科学大系8，東京，中山書店，pp71-77，2003．

すぐに役立つ日常皮膚診療における私の工夫
C. 達人の外来皮膚疾患鑑別法

5 足底疣贅と鶏眼の鑑別法

Abstract 鶏眼は後天性限局性角化症の1型で，足底疣贅はヒトパピローマウイルス(human papillomavirus；HPV)感染により生じるウイルス性疣贅の1型である．ともにありふれた足底部の皮膚疾患であり診断と鑑別診断は比較的容易と思われるが，近年足底疣贅に臨床病型の多様性が明らかになっており，それらの認識のうえに立った診療の必要性が出てきている．
　本稿では，従来行われる「表面の角質を剪徐して古い点状出血の有無により両者を鑑別する方法」の実際，その限界と理由および筆者の行う鶏眼と足底部 HPV 感染症の診断および鑑別診断手順につき解説する．また，鶏眼と足底疣贅のダーマスコピー所見についても説明した．

Key words 鶏眼(俗称ウオノメ)(clavus)，足底疣贅(plantar wart)，疣贅(俗称イボ)(wart)，ヒトパピローマウイルス(human papillomavirus)，足底表皮様嚢腫(plantar epidermoid cyst)，ダーマスコピー(dermoscopy)

1 はじめに

　鶏眼は後天性限局性角化症の1型，足底疣贅はヒトパピローマウイルス(human papillomavirus；HPV)感染により生じるウイルス性疣贅の1型である．ともにありふれた足底部に発症する皮膚疾患であり，病変表層の角質を剪徐したときの古い点状出血の有無をもって両者を鑑別する方法もよく知られている．通常両者の診断と鑑別診断は容易と思われるが，近年，足底疣贅に臨床病型の多様性が明らかになっており，それらの認識のうえに立った診療の必要性が出てきている．
　本稿では，筆者の行う鶏眼と足底部 HPV 感染症の診断および鑑別診断手順につき解説する．

2 鶏眼について

1. 臨床症状

　鶏眼は，主に成人の足底，足底外周部や趾背・腹や趾間に生じる直径5〜7 mm ほどの限局性角化病変で，硬くふれ，歩行や圧迫により激痛を伴うことが多い(図1)．角化性病変の中心に角質の芯が形成されるのが最も大きな臨床的特徴であるが，これが'魚の目'のようにみえたのであろう，俗に'ウオノメ'と呼ばれる．疼痛のために歩行困難に陥ることや，異常歩行の影響で筋肉痛や腰痛症をきたし，著しく QOL の侵されている患者も多い．また，不適切な治療や細菌性二次感染などにより，特に糖尿病患者などで，潰瘍や肉芽形成を伴うことがあり，蜂窩織炎など重篤な細菌感染症を併発することもある[1)2)]．

2. 発症機序

　皮膚の一定部位に繰り返し異常な圧迫刺激が加わり，その部分の角質が肥厚するとともに中心の一部が特に厚く芯のようになり，真皮に向かって楔状に食い込んだような形状を呈するに至ったものである．このような発症機序が，浅いところに骨や関節のある足底や趾間部など荷重や機械的刺激を受けやすい部位に，特にクッションの役割を果たす脂肪組織の減少した高齢者や糖尿病患者に

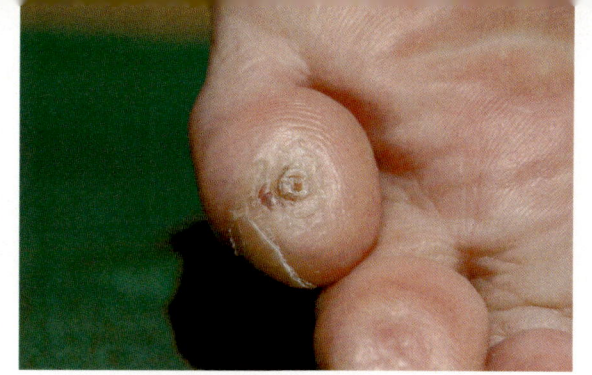

図1 高齢者糖尿病患者の趾側縁に生じた鶏眼
角化性病変の中心に角質の芯を認める.

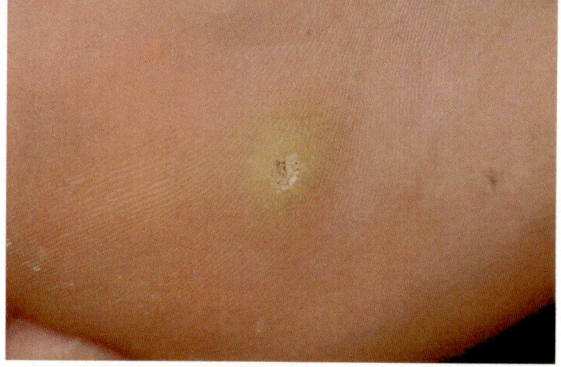

図2 足底疣贅

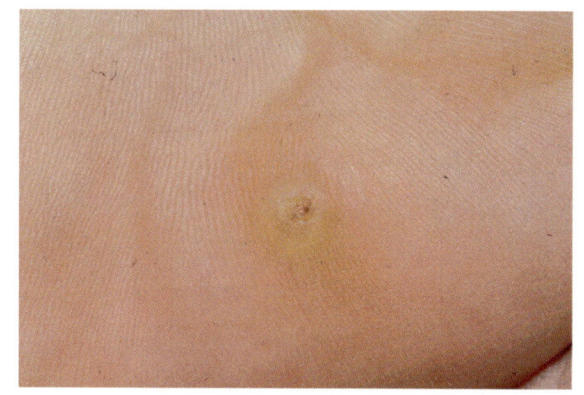

図3 ミルメシア

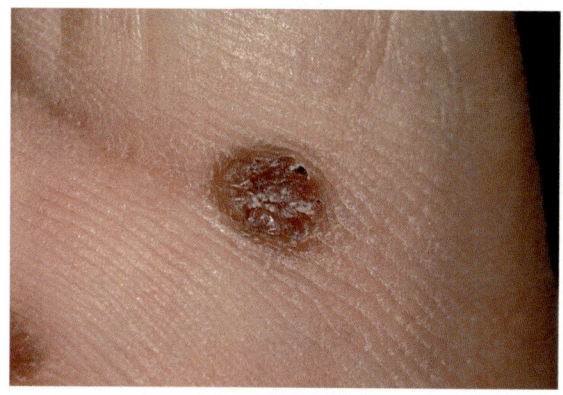

図4 色素性疣贅

おいて，好発する理由となっている[1)2)]．点状の角質芯の形成機序の詳細についての知見は十分でないが，筆者はエクリン汗管上皮細胞の異常角化を考えている．歩行時痛などの激烈な触・圧痛は，楔状に食い込んだ角質の芯が神経を圧迫して生じるものと思われる．

3 足底疣贅について

1. 臨床症状

疣贅は全身皮膚に生じうるが，約半数は足底に生じ足底疣贅と呼ばれる．全年齢層にわたり発症するが，学童期に最も多い．従来知られた表面粗糙で隆起傾向に乏しい常色の角化性丘疹である足底疣贅のプロトタイプ（図2）以外にも，中心陥凹性ドーム状丘疹であるミルメシア（図3），灰色から黒色調を帯びる色素性疣贅（図4），白色の点状角化性病変である点状疣贅（図5）や扁平丘疹のridged wartなど原因HPV型を異にする複数の臨

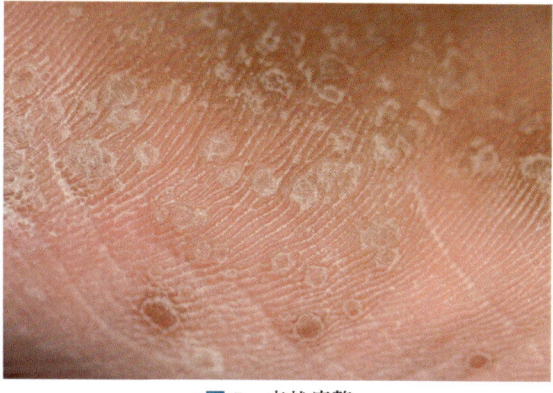

図5 点状疣贅

床病型がある[3)]．これらは，ridged wartを除き，加重により皮膚の中にめり込むような形状となることが多く，ときに鶏眼と鑑別を要する．特に子どもの足底に生じるミルメシアは疼痛を伴うことが多く，形状のみからはときに鑑別困難なことがある．

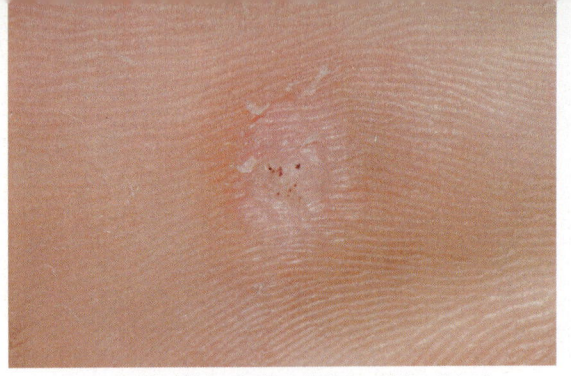

図6 病変表層の角質を剪除して認められる古い点状出血

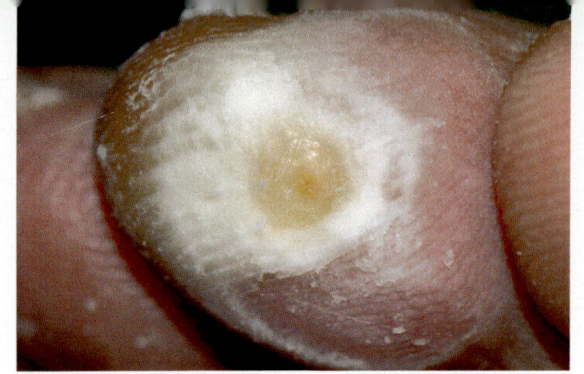

図7 病変表層の角質を剪除して認められる淡黄色の角質芯

2. 発症メカニズム

皮膚の微小外傷から侵入したHPVが，分裂能を有する基底細胞(幹細胞)に感染して腫瘍性増殖を引き起こした結果生じた良性腫瘍が疣贅の本態であり，微小外傷を受けやすい足底の，特に荷重部に発症しやすい理由と考えられる．感染経路としては，ヒトからヒトへの直接的接触感染，プールや器具などを介した間接的接触感染や自家接種などが考えられている[4]．

4 鶏眼と足底疣贅の鑑別診断

従来，簡単な鑑別診断法として，表面の肥厚した角質を剪除して古い点状出血を得れば疣贅，得なければ鶏眼，著明な触・圧痛は鶏眼の特長であるなどが挙げられている[1)2)]．しかしながら，足底疣贅のなかには角質剪除で点状出血を得ない病型があり，ミルメシアでは疼痛を伴うことがむしろ特徴的である．一方，鶏眼も疼痛を伴わない場合や中心部に出血を伴うことも多く，これらの鑑別法が絶対的ではないことも知っておく必要がある．

1. 臨床的鑑別診断

病変部皮膚表面に，あるいは肥厚した角質を眼科用剪刀などで剪除して，集簇する古い点状出血を認めれば，ほぼ足底疣贅と診断してよい(図6)．鶏眼では，通常病変中心部に角質性の芯を認める(図1)．表面からの確認が困難な場合でも，角質剪除により中心部のみに限局した類円形で淡黄色の角質芯が現れる(図7)．鶏眼においても出血が認められる場合があるが(図1)，角質芯周囲に限局している点が疣贅との鑑別点になる．

しかしながら，本鑑別法には限界があり，点状出血を得ないことが必ずしも疣贅を否定するわけではない．以下，点状出血を認める疣贅と認めない疣贅とに分けて解説する．

A. 点状出血を認める足底疣贅

1) 尋常性疣贅(いわゆる足底疣贅)[3)]：主としてHPV-2/27/57の感染による尋常性疣贅(common wart)は，手足を主とする四肢に単発あるいは多発する数mm～1cmくらいまでの表面乳嘴状の角化性丘疹であるが，足底では隆起しない表面粗糙な角化性病変となることが多く，特に足底疣贅(plantar wart)と呼ばれる．しばしば，特に内方性増殖傾向が顕著な場合に，鶏眼と鑑別を要することがある(図2)．複数の個疹が癒合して敷石状を呈したものがモザイク疣贅(mosaic wart)である．

病理組織学的には，角質肥厚，乳頭腫症や表皮突起の中心収束性延長を伴う著明な表皮肥厚，顆粒層を中心とした空胞細胞の出現やケラトヒアリン顆粒の粗大化などが特徴的である．真皮乳頭層の血管拡張を伴う著明な乳頭腫症(図8)が，後述する，ダーマスコピーで認められる上方に延長して乱立する毛細血管所見に対応している．

2) ミルメシア(myrmecia)[3)]：蟻塚疣贅やdeep palmoplantar wartsとも呼ばれ，HPV-1感染疣贅

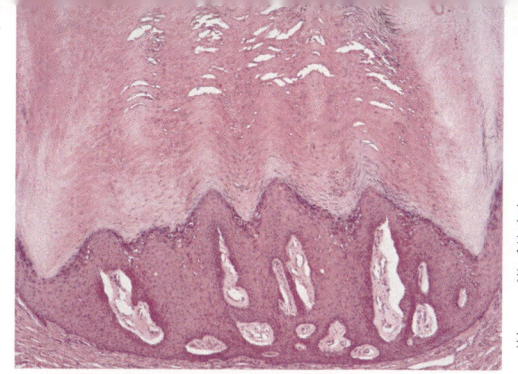

図8 HPV2感染足底疣贅の病理組織像
乳頭腫症を伴う表皮肥厚と真皮毛細血管の拡張が著明

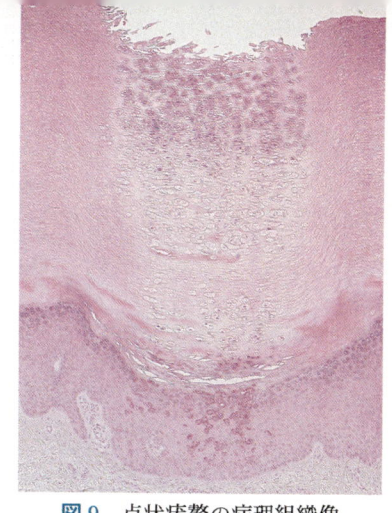

図9 点状疣贅の病理組織像

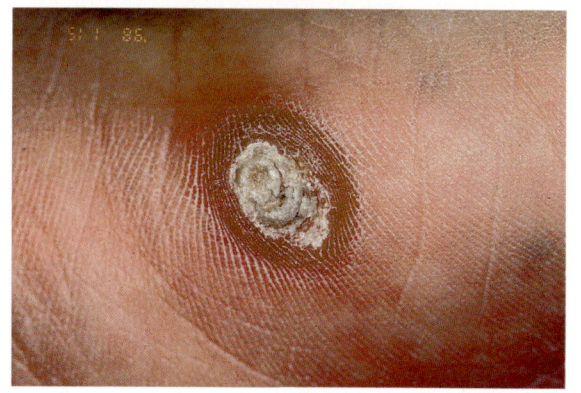

図10 角質増生と内方性増殖の顕著な足底疣贅

である．小児の足底や手掌に生じることの多い，中心が噴火口状に陥凹するドーム状丘疹で，炎症や疼痛を伴うことが多い（図3）．鶏眼と最も鑑別を要する疾患で，小児の手掌足底に'鶏眼'様皮疹を認めた場合，ミルメシアと考えてほぼ間違いない．

病理組織学的には，通常，角質肥厚，乳頭腫症や表皮突起の中心収束性延長を伴う表皮肥厚はHPV-2 / 27 / 57 感染疣贅より顕著であり，最も特徴的には顆粒状（granular type；Gr型）の細胞質内封入体を認める．

3）色素性疣贅（pigmented wart）[3]：尋常性疣贅様であるが，灰色から黒色調の色素沈着を伴うもの（図4）を言う．遺伝子的に近縁のHPV型であるHPV-4 か HPV-65，稀に HPV-60 の感染により生じる．俗に，'クロイボ'とも呼ばれる．HPV-4 か HPV-65 が原因の場合，色素沈着以外は尋常性疣贅様であるため，尋常性疣贅と同様の理由で鶏眼と鑑別を要することがある．病理組織学的には，1細胞に1個出現する好酸性均質無構造（homogeneous type；Hg型）の細胞質内封入体の出現が特徴的である．

HPV-60 感染疣贅は皮膚紋理を残した扁平丘疹性皮疹が特徴で，鶏眼との鑑別に窮することは少ないと思われるが，その存在を知っておかないと診断は難しい．色素沈着を伴わない場合があり，ridged wart と呼ばれる[3]．病理組織学的に，表皮肥厚や表皮突起の延長に乏しいことが臨床所見に対応している．

4）そのほかの足底疣贅：このほか，HPV-88 やHPV-95 の検出される小型の尋常性疣贅様があるが，それぞれ紐状あるいは毛糸玉状（fibrillar type：Fb型）と Hg 型様の細胞質内封入体の出現が特徴的である[3]．

B. 点状出血を認めない（認めがたい）足底疣贅

1）点状疣贅（punctate wart）[3]：白色調を呈する直径1～2 mm の点状角化性病変で（図5），HPV-63 感染疣贅．病理組織学的には表皮中～上層に認められる filamentous type（Fl型）と呼ばれる好酸性～好塩基性の細線維状構造を有する細胞質内封入体の出現が特徴的である．角層内に著明な角質増殖塊を形成し，疣贅組織の表皮マルピギー層以下を下方に圧排する．このような組織構築が足底疣贅に特徴的とされる肉眼的点状出血所見の出現を妨げている（図9）．

2）角質増生および内方性増殖の顕著な疣贅：足底疣贅中，角質増生および内方性増殖の顕著なものでは（図10），表層の角質を剪除しても，点

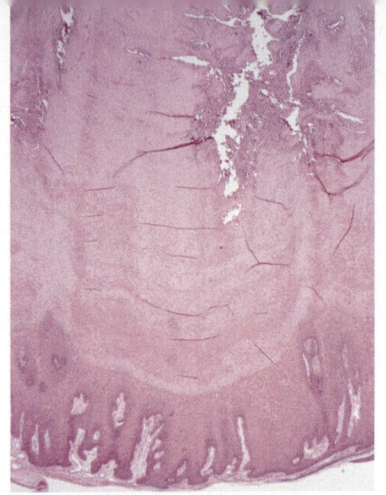

図11 角質増生と内方性増殖の顕著な足底疣贅の病理組織像

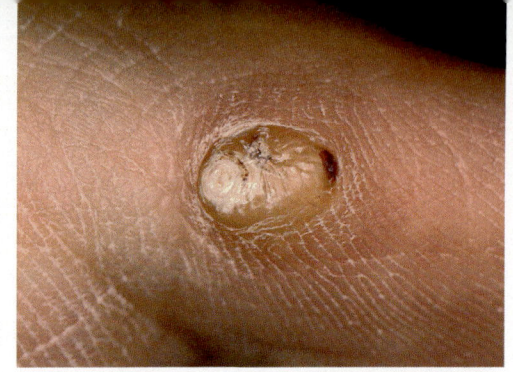

図12 囊腫壁の一部が露出した足底表皮様囊腫

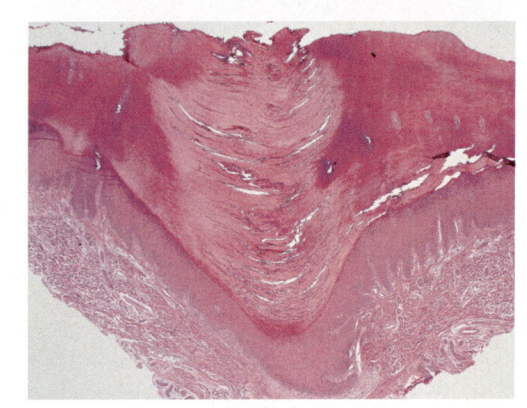

図13 鶏眼の病理組織像

状出血所見を得がたい場合も多い．病理組織学的には，点状疣贅の場合と同様，角質層の肥厚が顕著で，疣贅組織の表皮マルピギー層以下を下方に圧排している(図11)．特定HPV型との相関に関する検討は十分ではないが，自験例ではHPV-27型が多く検出されている．いずれにせよ，このような臨床型の存在を知っておき，点状出血所見が疣贅と鶏眼を鑑別する絶対的な方法ではないことを認識しておくことが大切である．同様病変の多発や，足底他部や手指背などに通常臨床像の疣贅を認めれば，鶏眼との鑑別診断を助ける．

3) HPV関連表皮様囊腫：表皮様囊腫の足底発症例については，長く外傷による表皮の真皮内迷入説などで説明されてきたが，近年HPV-57やHPV-60が特異的かつ高頻度に検出され，HPV関連疾患と考えられるようになった．発症病理にエクリン汗管の関与も指摘されている．胼胝腫と鑑別を要することが多いが，囊腫壁が皮表に露出することがあり(図12)，鶏眼と鑑別を要することもある．病理組織学的には，表皮様構造の壁を有する真性囊腫で，内腔に角質が充満する．HPV-57感染囊腫では，囊腫壁の空胞細胞の出現と角質内の錯角化が，HPV-60感染囊腫では，囊腫壁のHg型細胞質内封入体と角質内の空胞様構造の出現が特徴である[3]．

2. 病理組織学的鑑別診断

確定的な鑑別診断は病理組織検査による[3)5)6]．鶏眼では，楔状を呈する限局性の著明な角質肥厚が特徴的である(図13)[1)2]．足底疣贅臨床各型の病理組織所見については先述した．

3. HPV検出による鑑別診断

足底疣贅では，病理組織標本を用いて免疫組織学的にウイルス抗原が，*in situ* hybridization法を用いてHPVDNAが検出される．切除標本から抽出したDNAを用いて，PCR法などによるHPVDNAの検出を行うこともある．しかしながら，いずれの検査法においても検出感度などの問題があり，陰性がHPV感染を全否定するわけではない．

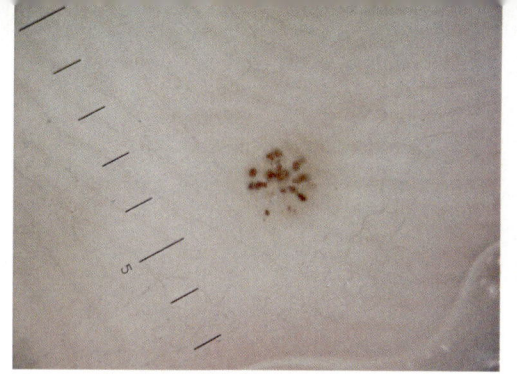

図14　足底疣贅のダーマスコピー所見
　　　（無処置）

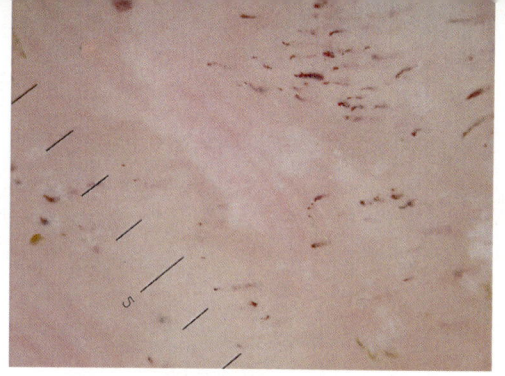

図15　足底疣贅のダーマスコピー所見
　　　（表層の角質剪除後）

■ 4．ダーマスコピーによる鑑別

　鑑別にダーマスコピー的検査を要することは少ないと思われるが，鶏眼と足底疣贅それぞれの臨床所見，角質剪除所見や病理組織所見に対応するダーマスコピー所見を対比しておく．無処理では，疣贅では集簇する点状出血が特徴的である（図14）．角質剪除後の所見としては，疣贅において上方に延長して乱立する毛細血管所見を認めるのに対し（図15），鶏眼では均質無構造の角質を認めるのみである．

（江川清文）

●　●　●　文　献　●　●　●

1) 井上邦雄：鶏眼，胼胝．皮膚科診療プラクティス4 Day Surgeryの実際（大原國章ほか編），文光堂，東京，pp214-217，1998．
2) 江川清文：胼胝・鶏眼をみたら．皮膚科診療プラクティス13 発疹から病気がみえる（小野友道ほか編），文光堂，東京，pp94-96，2002．
3) 江川清文：いぼの基本病型（典型像）と非典型像および臨床鑑別診断．疣贅治療考－いぼ・コンジローマ・みずいぼ－（江川清文編著），医歯薬出版，東京，pp12-30，2005．
4) 江川清文：病因と病態．疣贅治療考－いぼ・コンジローマ・みずいぼ－（江川清文編著），医歯薬出版，東京，pp6-11，2005．
5) 本田由美，江川清文：いぼの病理診断学．いぼ診療 up date. *MB Derma*, **97**：9-16, 2005．

すぐに役立つ日常皮膚診療における私の工夫
C. 達人の外来皮膚疾患鑑別法

6 麻疹と風疹

Abstract 麻疹と風疹はしばしば対にして論議されるが，麻疹は39〜40℃の2峰性の高熱，口腔内にKoplik斑，皮膚症状としては浮腫性紅斑，呼吸器・消化器など全身症状も高度で，重症感が甚だしい．一方，風疹は微熱か38℃前後の発熱，リンパ節腫脹，皮疹は粟粒大紅色小丘疹，口腔内にはForschheimer's spotsがみられる．皮膚病変の組織所見では，麻疹は表皮に海綿状態，巨細胞の出現，真皮に血管周囲の細胞浸潤，風疹は，表皮はほとんど変化なく，真皮の細胞浸潤も軽微である．病原ウイルスが異なるゆえ，その病態が異なるのは当然であるが，2疾患とも学校保健では2種に分類されている．2006年4月からMRワクチンとして2度の定期予防接種が行われるようになった．欧米なみに麻疹と先天性風疹症候群の撲滅に一歩踏み出したのかもしれない．

Key words 麻疹(measles)，風疹(rubella)

1 はじめに

小児期に好発するウイルス感染症のなかで麻疹と風疹は，しばしば「麻疹と風疹」と対で取り扱われるが，実際は病原ウイルスは当然のこと，その病態も全く異なっている．対とするなら，小児期にきちんと予防接種をすべき点であろうか．

麻疹と風疹について，当科における経験を基に，各々の臨床症状と病理病態について述べてみたい．

また，2006年4月に予防接種法の一部改正があり，これらの疾患に対する予防策も一歩欧米に近づこうとしている．この点についても触れておきたい．

2 麻疹(measles)

1. 原因ウイルス

Paramyxoviridae科morbillivirus属の一本鎖RNAウイルスで，直径100〜250 nm，二重膜のエンベロープを持つ．麻疹ウイルスのレセプターはCD46とされていたが，これは，感染して病原性を発揮する野性株のレセプターではなく，実験室継代株やワクチン株のレセプターである．最近病原性を発する野生株を含め，すべての麻疹ウイルスのレセプターとしてSLAM(signaling lymphocyte activation molecule)が証明された．SLAMは樹状細胞，未熟胸腺細胞，B,T細胞，単核球などにも発現される[1)2)]．麻疹ウイルスのゲノムRNAは，N(nucleoprotein)蛋白，P(phosphoprotein)蛋白，C蛋白，V蛋白，M(matrix or membrane)蛋白，F(fusion)蛋白，H(hemagglutinin)蛋白，L(large)蛋白を持っている．このうちH蛋白とF蛋白が感染に関与する．H蛋白は宿主細胞のレセプターにウイルスが接着するのに関与し，F蛋白がウイルスと全身のリンパ節系統組織の細胞との膜融合を起こすことによってウイルスが宿主細胞へ侵入する．麻疹ウイルスの感染経路であるヒト上気道の細胞，神経系で増殖はするが，SLAMは発現せず，さらに別のレセプターの存在も言われている[3)]．患者の鼻汁，咽頭ぬぐい液，血漿などからRT-PCR法でウイルスゲノムを検出可能である．

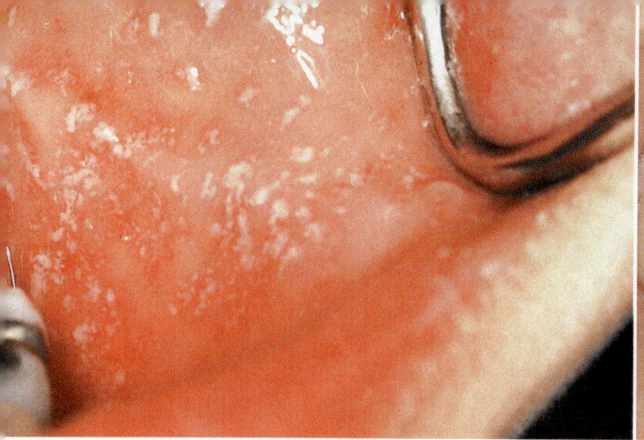

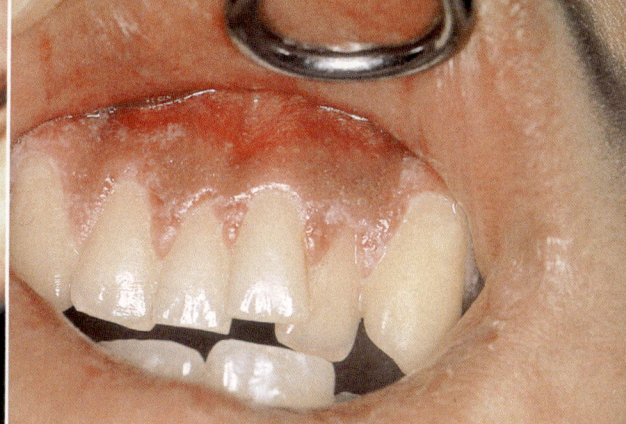

図1　麻疹のKoplik斑
a：20歳，女性．口腔粘膜の白色点状ないしレース模様状の病変
b：18歳，男性．歯肉の白色点状病変

N蛋白の塩基配列を決定することからウイルスの遺伝子型を決定する．日本では今までD5が主流であったが，中国や韓国など外国で流行していたH1株が見つかっている[3]．

一般的には小児期に好発するが，空気感染・飛沫感染で伝染し，感染力が強く，抗体のない小児が曝露されると，感染率は90％以上と言われている．

2. 臨床症状

1）典型的麻疹

a）臨床症状と経過

いわゆる典型的麻疹[4)5)]の経過は，感染すると，約10〜14日の潜伏期の後，前駆期（カタル期）に入る．39〜40℃の発熱，全身倦怠感が3〜4日続く．その後いったん少々下熱し，再度発熱し，発疹期になる．この時期に，口内にKoplik斑がみられる．Koplik斑は口腔内粘膜・歯肉の白色点状丘疹で，麻疹に特異的である（図1）．前駆期の終わりから発疹期にかけ，3〜4日出現する．ほぼ同時に発疹が出現する．皮疹は，まず顔面から始まり，急激に体幹，四肢へ増数，拡大していく．個疹は爪甲大までの浮腫性紅斑であり，融合傾向が強く，最終的には全身に及ぶが，所々に健常皮膚が残存する（図2）．咽頭痛，咳などの上気道症状，下痢，嘔気，嘔吐などの消化器症状などいずれの粘膜症状も強い．全身のリンパ節は腫張する．この発疹期は5〜6日続いた後，下熱し，回復期に入る．発疹は色素沈着を残して消退し，全身症状も急激に軽減していく．皮疹の跡に落屑を伴うこともある．

b）臨床検査

初期には白血球数，血小板数はともに減少することが多い．白血球の分画では，異型リンパ球の出現がみられる．回復期には，ほぼ正常に復する．肝機能は，急性期に悪化することが多い．特に成人麻疹例では顕著で，回復までにかなりの日数を要する例がある[6]．

c）診　断

診断は，臨床症状と経過から，難しくはないが，前駆期から発疹期の始めにかけての咽頭ぬぐい液や血液からウイルスを分離することや，Koplik斑，または鼻粘膜から蛍光抗体法でウイルスの存在を見いだせば確実である．実際的には，抗体の上昇をペア血清で測定する．

麻疹ウイルスの血液・気道分泌物中排泄は皮疹出現後2日目，すなわち血中抗体出現と同時に消失すると言われてきた．第6日まで証明でき，解熱後少なくとも1日は隔離すべきとの報告があり，現在の学校伝染病としての対応では，登校は解熱後3日を経て許可するとしていることは妥当とされる[14]．

実際的には，抗体の上昇をペア血清で測定する．かつて自験例で，麻疹のウイルス抗体の上昇はHI，CF，EIAで比較してみた．いずれも麻疹

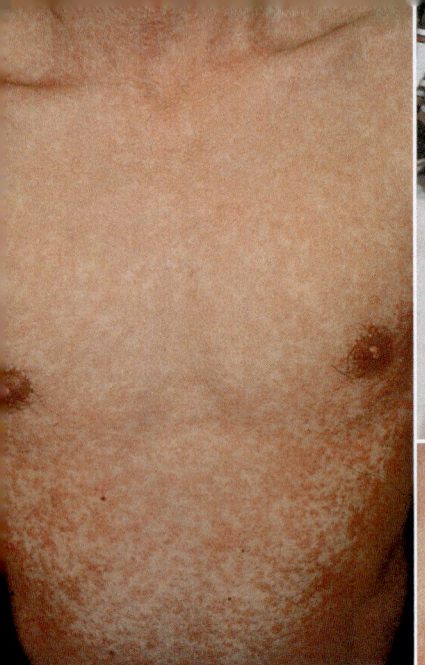

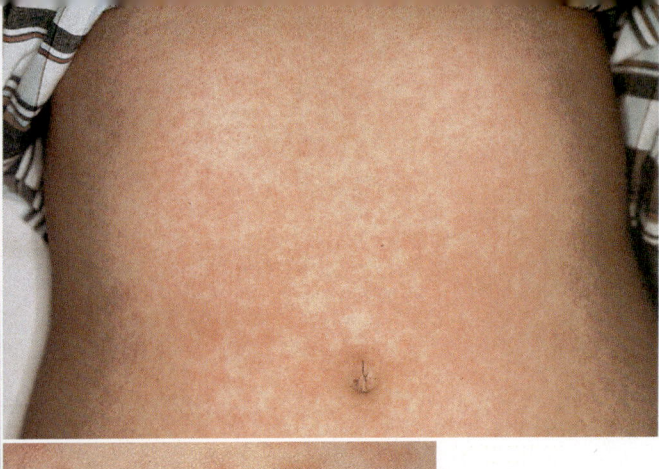

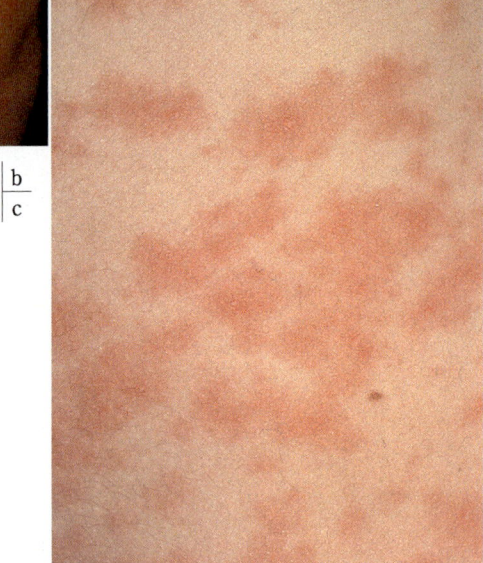

図2
麻疹の皮膚病変
　a：17歳，男性．体幹の浮腫性紅斑
　b：17歳，女性．腹部の紅斑
　c：3歳，女児．体幹の浮腫性紅斑．拡大像

であれば有意に上昇するが，HIに比べ，CFは陽性になるまで日数がかかり，値も低く，その判定に注意を要する．EIA法では，麻疹特異IgM，IgGは急速に上昇する．IgMは発症後約2週間後がピークで，IgGは皮疹発現後3～4日から上昇，長く存在した[6]．

d）病理組織所見

(1) 皮膚・粘膜

Koplik斑は，上皮のparakeratosis，spongiosis，真皮血管周囲の炎症性細胞浸潤のほかに，上皮内には，核内および細胞質内に封入体を持つ巨細胞が出現する（図3）．

皮疹部も，parakeratosis，spongiosis，真皮上層の血管周囲の炎症性細胞浸潤はKoplik斑と同様であり，表皮内に，核内封入体や細胞内封入体を持つ巨細胞の出現や，電顕的にウイルス粒子を見いだしたとの報告，また真皮血管壁にウイルス抗原を検出したとの報告もある[8]～[12]．

自験例では5日目の表皮内にspongiosis，巨細胞の出現，免疫組織化学法間接法で表皮内汗管部位に一致してウイルスの存在を見いだした（図4）[19]．

(2) そのほかの臓器

過去の報告・文献では，肺では，肺胞上皮に，核内および細胞内封入体を持つ巨細胞が出現する巨細胞性肺炎がみられることがある[13]．他臓器では，消化管，腎，肝などにもみられたとの報告がある[12]．亜急性硬化性全脳炎（subacute sclerosing

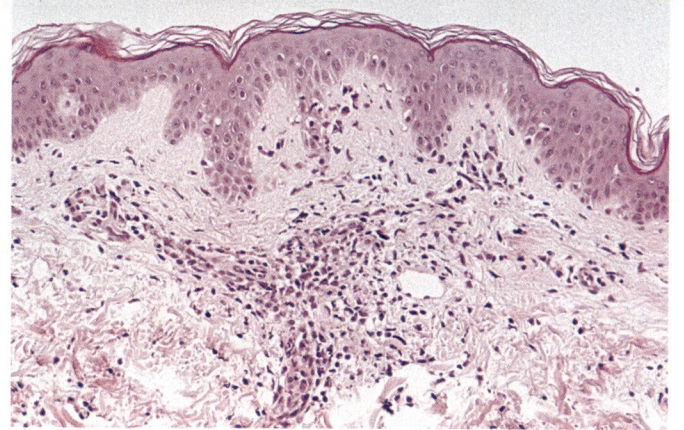

図3 麻疹の皮膚病変の組織所見
20歳，女性例の皮膚病変5日目の病理所見．表皮にspongiosis，巨細胞の出現，真皮血管周囲に炎症性細胞浸潤

図4
図3と同一例
免疫組織化学間接法によるウイルスの証明．表皮内汗管を中心に存在を見いだした．

panencephalitis；SSPE) の大脳内の oligodendrocytes や神経細胞内に麻疹ウイルス抗体が証明されるという[8)12)]．

2）非典型的麻疹

麻疹の臨床症状には，通常の定型的な経過をたどる麻疹と，以下のような非典型的な臨床症状を呈する麻疹の病態がある[3)～5)]．

a）異型麻疹

本邦では，1966年から麻疹予防に不活化ワクチンと弱毒生ワクチンが用いられてきた．

この不活化ワクチンを接種された者が，後に麻疹に感染すると，通常の麻疹と異なる症状を呈する．カタル症状は軽度で，Koplik斑もみられない．頭痛，関節痛，39～40℃の高熱，四肢末梢から始まり体幹へと拡大する皮疹，さらに大葉性肺炎などの肺の病変が顕著である．

皮疹は，丘疹，紅斑，紫斑，小水疱などが混在する（図5）．消退した後に色素沈着は残さない．麻疹のウイルス抗体価は，始めから著しい高値を示す．

異型麻疹の発生が問題となり，1971年からは高度弱毒生ワクチン単独使用となっているため，現在，異型麻疹は1971年以前にワクチン接種を受けた年代，すなわち主に成人に発症することが多い．

b）修飾麻疹

麻疹の生ワクチンを接種しても十分な免疫が得

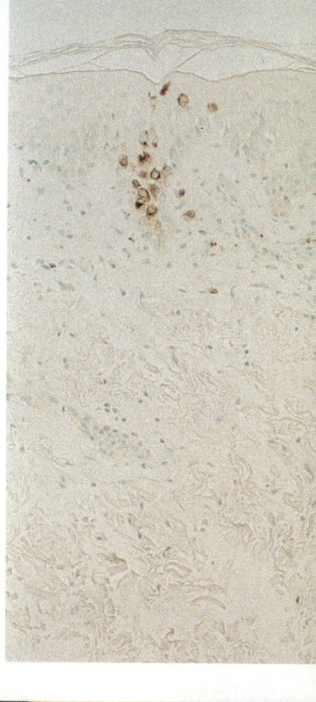

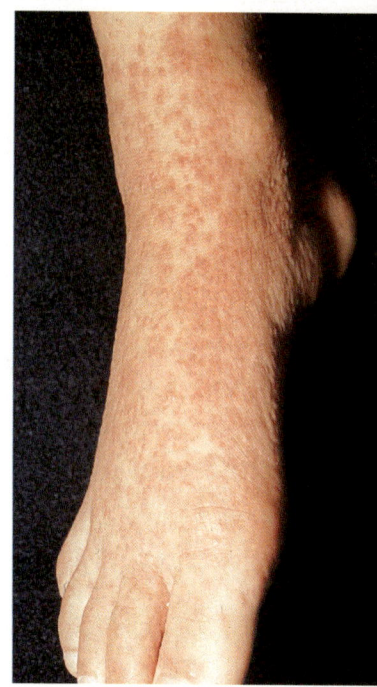

図5
異型麻疹
4歳，男児．四肢末梢から中心性に増加，拡大する紅斑，小丘疹，漿液性丘疹，点状紫斑

られない場合を primary vaccine failure と言い，接種後いったん抗体獲得は成立したが，その後抗体が消失した場合を secondary vaccine failure と言う．また，受働免疫が残存する乳児期や，潜伏期になんらかの理由でγ-globulinを受けた場合など，このような条件下で，麻疹に曝露し，罹患してしまう場合がある．そのような場合は，潜伏期が延長したり，発症しても軽く経過する．これを

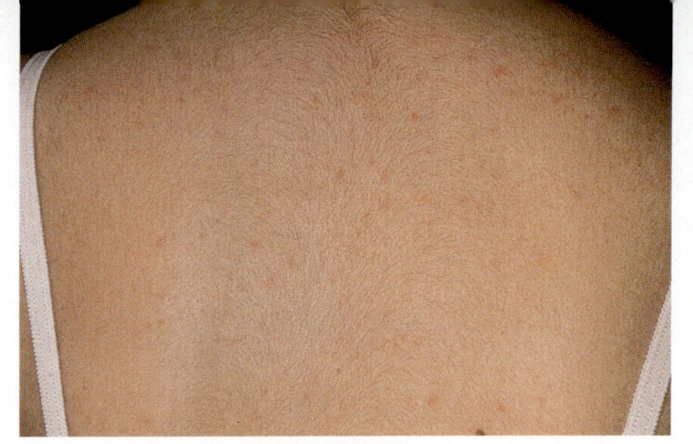

図6 修飾麻疹
19歳，女性．体幹の淡い小丘疹

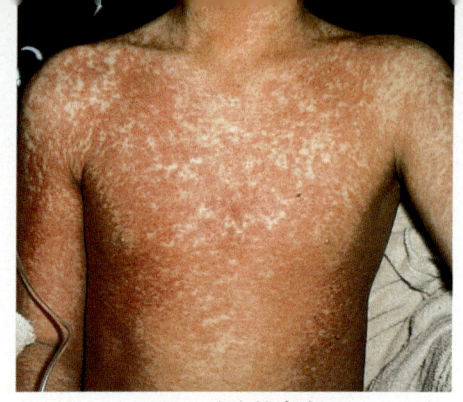

図7 出血性麻疹
11歳，男児．紫斑を混じた紅斑が全身にみられる．DIC合併し，重篤であった．

修飾麻疹という（図6）．最近修飾麻疹例が増加している．

c）出血性麻疹

重症麻疹の一型で，高熱をはじめ多様な全身症状を呈し，皮疹部および粘膜に出血斑を混じる（図7）．DICを合併することもあり，予後不良である．

d）そのほかの病態

麻疹の内攻は発疹の消退と同時期に，呼吸困難，チアノーゼを起こし，麻疹肺炎に循環器系障害を合併した症状を呈するものである．このほかに問題とされる病態として麻疹脳炎，SSPEなどが挙げられる．

3）成人の麻疹について

小児の麻疹と比較して，成人麻疹は重症化すると言われている．実際，当科でかつて経験した成人麻疹に関して，その症状についてまとめてみた[6]．

麻疹は二峰性の熱型を示すが，高熱は，平均的には皮疹出現前の3.08日から始まり，出現後は4.16日，結局高熱期間は平均6.32日続いた．Koplik斑は平均3.52日，最長6日間みられた．皮疹は3〜10日で消退したが，上咽喉頭炎症状が強く，咽頭痛，咳が激しい．成人麻疹の病態は小児の麻疹と比較して重篤な例が多い．

4）治療と予後

麻疹の治療は，対症療法であり，高熱に対しては解熱剤，全身的には補液などである．

十分な補液が必要である．咳・鼻汁・咽頭痛などの呼吸器症状，下痢・嘔吐といった消化器症状などが高度の場合があり，各々の対処をする．予後は，合併症さえなければ，8〜10日で回復する．ごく稀ながら生じるSSPEの予後は不良である．

二次感染予防の抗生物質の投与は感染徴候がなければ必要はない．

3 風疹（rubella）

1．原因ウイルス

風疹ウイルスは，togaviridae科rubivirus属の一本鎖RNAウイルスで，直径は60〜70 nmである．飛沫で，経上気道的に感染する．

1964〜1965年に沖縄で，局地的な大流行があった．その後7〜8年ごとに流行があったが，1999年以降の定点報告は極端に減少した[14]〜[16]．最近再び成人の風疹感染例が散発している．

2．臨床症状

a）臨床症状と経過[14]〜[18]

潜伏期は2〜3週間で，前駆症状はほとんどみられない．成人では，軽度の全身倦怠感，頭痛などを伴うこともある．軽度の発熱とともに皮疹が

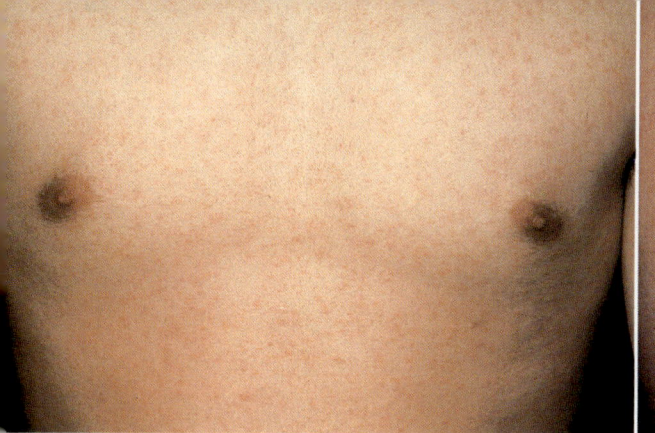

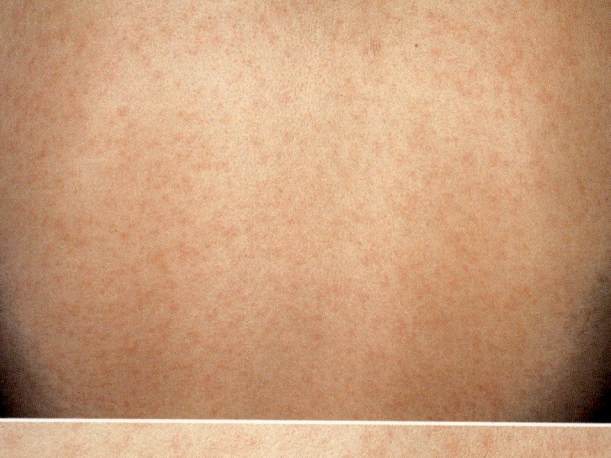

a	b
	c

図8 風疹の皮膚病変
    a：19歳，男性．体幹の粟粒大小丘疹
    b：同，背部
    c：b拡大

出現し，急激に全身に拡大する．
　皮疹は，粟粒大までの紅色小丘で，融合傾向はない（図8）．皮疹は3～4日で，色素沈着を残さず消失する．皮疹の出現と同時に，口内には，軟口蓋に点状の丘疹，出血斑がみられることがある（図9）．Forschheimer's spots と言い，風疹のみならずほかのウイルス感染症においてもみられるが，風疹の際に最も出現率が高い．リンパ節の腫脹は高率にみられるが，特に耳後が腫大し，疼痛を訴えることもある．麻疹に比べ，全身症状も軽く，全経過4～5日で軽快する．

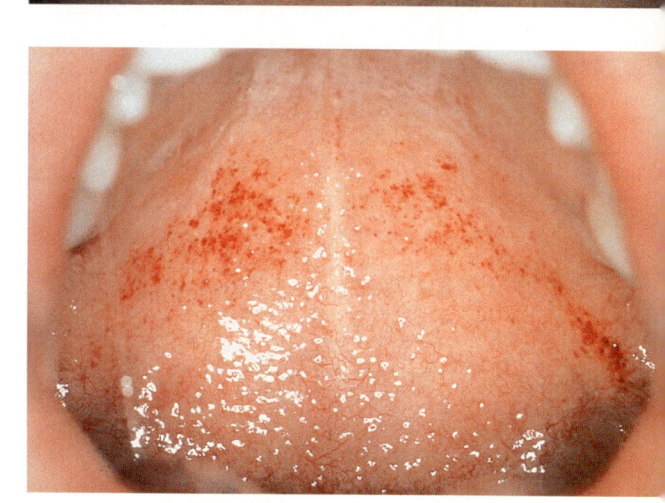

図9 風疹の Forschheimer's spots
23歳，男性．軟口蓋の点状紅斑，紫斑

b）臨床検査
　急性期には白血球数の減少，血小板数の減少がみられ，回復期には正常化する．
　肝機能の低下もみることがあるが，急性期よりむしろ回復期の初期，発病後5～8日ごろに悪化し，10～16日ごろに軽快していくため，長期間の経過観察が必要であり，これは小児例より成人例で顕著である[16]．

c）診　断
　診断の確定は，咽頭ぬぐい液からウイルスを分離できればよい．発疹出現前後1週間はウイルスの排泄があると言われている．
　血清学的には，血中抗体価の上昇を証明する．赤血球凝集抑制抗体（HI）や，EIA 法で風疹 IgG,

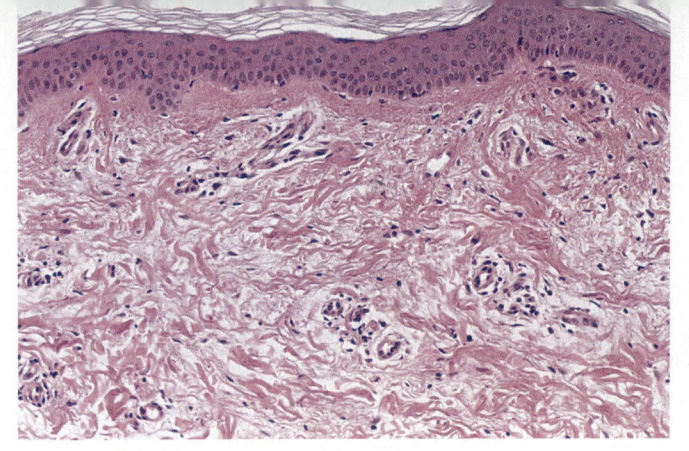

図10 風疹の皮膚病変の組織所見
23歳，男性．4日目の所見．表皮は著変なく，真皮の変化も乏しい．

IgM抗体の検出を行う．

d）病理組織所見

風疹の皮疹は粟粒大までの丘疹・小紅斑で，ほとんど浸潤もふれないうえ，数日で色素沈着も残さず消失してしまう．その皮膚組織所見では，表皮に顕著な変化はみられない．また，真皮においても血管周囲の浮腫と軽度炎症性細胞浸潤のみである（図10）．浸潤細胞はリンパ球のみで，好酸球，好中球などはみられず，血管壁の変化もない[8)19)]．自験例でも表皮の変化はほとんどみられず，真皮の血管周囲に軽度のリンパ球が浸潤しているのみであった．

e）治療と予後

通常は対症療法でよいが，解熱などには専らアセトアミノフェンが使われる[12)]．瘙痒が強い場合は抗ヒスタミン薬を用いる．予後は合併症さえなければ良好である．

f）先天性風疹症候群(congenital rubella syndrome；CRS)

1964～1965年に沖縄で大流行した際に，CRSが多数発症した．風疹ウイルスは催奇形性があり，妊娠早期に妊婦が風疹に罹患すると，経胎盤的に，胎児が風疹に感染し，先天奇形を生じたり，ときには死亡する．感染する妊婦時期によって，胎児の受ける影響も種々である．妊娠1か月では奇形の発生率は50～60％以上と言われる．妊娠2か月では30～35％，3か月では15～20％，4か月では8～10％，5か月でも発生するという．生じる障害は，感染時期に形成される臓器に起きてくるが，1～2か月では，白内障，心奇形，難聴のうち2つ以上が合併し，3か月以上では難聴が起きやすいと言われる[20)～22)]．CRS児は新生児期から幼児期にかけて，鼻・咽頭・髄液・尿などから風疹ウイルスを証明できると言われ，周囲への感染源にならないように注意が必要である．

4 麻疹と風疹の予防

1．予防接種

小児期の麻疹の罹患は決して少なくなっているわけではなく，予防接種を受けていない2歳未満に多く発症する．母体移行抗体の消失し始める生後6か月以降で罹患する例があること，生後12か月には完全消失するなどの観点から，生後1年ごろの予防接種が望ましいが，副作用を気にして受けさせない親も少なくない．本邦の麻疹予防接種率は約80％とされ，麻疹流行・死亡を減らすために90～95％にする必要がある[23)～25)]．

一方で，最近成人麻疹集団発生の報告が散見される．乳児期に予防接種を受けていなかった場合や，受けていても抗体ができなかったprimary vaccine failureでは，典型的経過をたどるかなり重症の成人麻疹の像を呈する．予防接種を受けたが，その後に流行に曝される機会がなく，抗体の維持ができなくて罹患してしまったsecondary vaccine failureが少なからず報告されている．さらに，麻疹ウイルスの遺伝子検索で，ほかのアジア国にあって日本になかったH1株が見いだされたことから，交叉感染の問題が考慮されている．

表1 風疹と麻疹，臨床症状の比較

		風疹	麻疹
全身症状	発熱	微〜軽度	高熱・二峰性
	カタル症状	無〜微	高度
	呼吸器症状	微〜軽度	高度・肺炎
	消化器症状	無〜微	高度
皮疹		粟粒大小丘疹 融合傾向乏しい ↓ 全身に拡大 びまん性・紅皮症様，色素沈着残さず消失	爪甲大浮腫性紅斑 融合傾向強い ↓ 全身に拡大 健常皮膚残存，色素沈着残して消退
口腔内粘膜疹		Forschheimer's spots 口蓋の点状紅斑・出血斑	Koplik 斑 頬粘膜・歯肉の白色点状丘疹

（文献 19 を改変）

表2 風疹と麻疹，病理組織所見の比較

染色所見		風疹	麻疹
H・E染色	表皮	著変なし	不全角化 表皮細胞間浮腫 巨細胞出現
	真皮	結合組織間の浮腫，血管周囲の軽度炎症性細胞浸潤	結合組織間の浮腫，血管周囲の顕著な炎症性細胞浸潤
免疫染色		不明	表皮内汗管・毛包漏斗部 表皮細胞　　　　　　　　に，ウイルスの存在を証明 真皮血管周囲

（文献 19 を改変）

同様に日本で多い D5 株がアメリカで流行し，麻疹輸出国としての日本が非難される立場でもある[3]．欧米では多くの国で，乳児期と学童期の 2 回接種をしていることをみると，本邦でも 2 度の接種を考慮すべきとされた[23〜25]．

一方，CRS 予防の目的で，1977 年から女子中学生を対象に風疹予防接種が行われたが，十分な効果が得られなかった．また，1989 年からの MMR も 1993 年に副作用から中止になった．以前は風疹は終生免疫で，再感染はないとされていたが，ごく稀ながら，不顕性感染例や予防接種で抗体獲得後の再感染例が報告されている．また妊婦の再感染で，CRS の発症の報告があり，妊娠前の抗体検査はぜひ行われるべきであり，抗体のない場合は予防接種を受ける必要がある．ただし接種は妊娠していないことを確かめ，接種後 2 か月の避妊が必要である．

以上のことから，2006 年 4 月から予防接種 2 回接種が行われている．麻疹・風疹混合生ワクチン（measles-rubella MR ワクチン）による接種方法である．すなわち，第 1 期は生後 12〜24 か月まで，第 2 期は 5 歳以上 7 歳未満で小学校入学前 1 年間とされている．

2. 学校保健上の扱い

学校伝染病において麻疹は第 2 種に分類されている．登校停止期間は下熱後 3 日を経過するまでとされているが，成人麻疹例の出勤もこれに準ずる．実際には下熱しても呼吸器症状や肝機能が改善せず，直ちに登校・出勤できるほどにはならない例が多い．

一方，風疹も学校伝染病の扱いでは第 2 種に分類されている．登校停止は発疹が消失するまでとされているが，発疹期には血液・咽頭からのウイルス分離はピークで，発疹が消退とともに減少し，抗体は上昇していくゆえに，感染力は低下していると推察される．

5 おわりに

　風疹と麻疹は鑑別が困難な場合をごく稀に経験する．すなわち風疹の重症例と麻疹の軽症・修飾麻疹例などであるが，このような場合の目安として風疹・麻疹の臨床症状と病理所見についてまとめてみた（表1, 2）．必ずしも当てはまるとは限らないが，おおむね該当すると考えている．

（日野治子）

● ● ● **文　献** ● ● ●

1) Tatsuo H et al：SLAM（CDw150） is a cellular receptor for measles virus. *Nature*, **406**, 893-897, 2000.
2) Takeuchi K et al：Recombinant wild-type and Edmonston strain measles viruses bearing heterologous H proteins：roles of H protein in cell fusion and host cell specificity. *J Virol*, **76**, 4891-4900, 2002.
3) 庵原俊昭：麻疹ウイルス．日常診療に役立つ小児感染症マニュアル2003-2004, 日本小児感染症学会, pp133-145, 2003.
4) 麻疹．感染症の話 IDWR（Infectiou Diseases Weekly Report Japan）, **3**(28)：14-17, 国立感染症研究所感染症情報センター, 2001.
5) 日野治子：麻疹．最新皮膚科学大系（玉置邦彦編），第15巻, 中山書店, pp153-157, 2003.
6) 日野治子：麻疹．皮膚臨床, **34**：1249-1256, 1992.
7) 白石裕昭：麻疹患者におけるウイルス排泄に関する臨床ウイルス学的研究．感染症誌, **64**：1305-1311, 1990.
8) 佐多徹太郎, 倉田　毅：麻疹, 風疹の病理．小児内科, **21**：21-26, 1989.
9) Makino S et al：The rash of measles is caused by a viral infection in the cells of the skin：a case report. *J Dermatol*, **21**：741-745, 1994.
10) Takahashi H et al：Detection and comparison of viral antigens in measles and rubella rashes. *Clin Infec Dis*, **22**：36-39, 1996.
11) Yanagihara M et al：Measles virus was present in the inner cell of the acrosyringium in the skin rash. *Pediat Dermatol*, **15**：456-458, 1998.
12) 長谷川秀樹ほか：先天性および後天性ウイルス感染症の病理診断．病理と臨床, **17**：346-352, 1999.
13) Sata T et al：Analysis of viral antigens in giant cells of measles pneumonia by immunoperoxidase method. *Virchows Arch A*, **410**：133-138, 1986.
14) 植田浩司, 日高靖文：風疹．臨床とウイルス, **23**：67-69, 1993.
15) 植田浩司：風疹．小児科臨床, **51**：2561-2564, 1998.
16) 日野治子ほか：風疹患者のまとめ．皮膚臨床, **30**：117-126, 1988.
17) 日野治子：風疹．最新皮膚科学大系（玉置邦彦編），第15巻, 中山書店, pp158-162, 2003.
18) Rosa C：Rubella and rubeola. *Seminars in Perinatology*, **22**：318-322, 1998.
19) 日野治子：風疹と麻疹．日小皮会誌, **18**：101-106, 1999.
20) 宮崎千明：風疹ウイルス．日常診療に役立つ小児感染症マニュアル2003〜2004（日本小児感染症学会編），pp147-159, 2003.
21) Com. of Infectious Disease：Rubella.2003 Red Book 26th ed, Am.Acad.of Pediatrics, Elk Grove Village, IL, pp536-541, 2003.
22) 庵原俊昭：風疹．臨床と微生物, **29**：489-493, 2002.
23) 加藤達夫：定期予防接種実施に関する法改正．小児科, **47**：421-427, 2006.
24) 中島一敏：麻疹．小児科, **47**：429-436, 2006.
25) 寺田喜平：風疹．小児科, **47**：437-443, 2006.

すぐに役立つ日常皮膚診療における私の工夫

D. 外来診断に悩むとき

1 臭わない腋臭症患者をどう診るか

Abstract タイトルの「臭わない腋臭症患者」は臭わないので腋臭症と呼べないが，主訴は腋臭である．「臭わない」と判断するのは他人であるが，患者本人が受診するからには，ある程度「臭っている」と確信して来院する．これら患者の多くは程度の差はあるが，心療内科的疾患のことが多い．従って，まず心療内科を受診していただきたいところだが，皮膚科，形成外科，美容外科を受診する．本稿では，皮膚科医の立場としての当院での診療方針，および本症に該当するであろう心療内科的疾患について述べた．

Key words 腋臭症(osmidorosis)，心療内科(psychosomatic medicine)，無臭腋臭症(delusional osmidorosis)，皮膚科的腋臭症治療(dermatological theraphy of osmidorosis)，自己臭妄想(または恐怖)(olfactory hallucination)

1 はじめに

「臭わない腋臭症患者をどう診るか」というタイトルをいただいたが，臭わないから腋臭症とは呼べないので，以下「臭わないが腋臭を主訴とする患者」を「腋臭恐怖者」と呼ぶ．考えられる病態としては，臭覚障害と精神障害が考えられる．通常臭覚障害による場合の訴えは無臭であり，異臭を訴えて皮膚科を受診する例は非常に稀であるため，今回臭覚障害は除外できると思われる．従って，多くの腋臭恐怖者は，程度の差はあるが精神的な障害があり，その程度によっては心療内科的疾患となる．ところがこれらの患者は，心療内科を受診せず，皮膚科，形成外科，美容外科などを受診する．

皮膚科における診療とは，直ちに心療内科を紹介したり，手術することではなく，それに至るまで補助的に皮膚科的治療を行いながら，皮膚科医ができる範囲で腋臭の自覚軽減を行うことである．

2 診察の手順

当院では，腋臭強弱の判断を目的として，ガーゼを患者の腋窩に3～5分挟ませた後に筆者が臭いを嗅ぎ，その強弱を判定している．問診や診察初期の段階では，患者が腋臭恐怖者と判断することができない．ガーゼの臭いを嗅いだ時点で，臭わないことに気づいて発覚する．この臭いを嗅いだ際に「臭わない」と患者に伝えると，そこからの診察が押し問答になるので，「臭わない」という言葉は使わないほうがよい．なぜなら，患者は「臭わない」のに「臭う」という状態だからである．「臭わない」と判断するのは他人(この場合医師)だが，患者本人はある程度「臭っている」と確信して来院しているはずである．従って，筆者は患者にガーゼの臭いを嗅がせて「この臭いですか？」と確認をし，「あまり臭いませんが気になりますか？」と質問することにしている．

腋臭恐怖が軽度の場合には，「自分で臭っていると思うがよく分からない」，または「周りの人(近親者を除く)から臭うと指摘された」というような回答がある．重度の場合には「自分は間違い

なく嫌な臭いを発しており，他人は自分を避ける行動をとる」というような回答がある．腋臭恐怖者の精神病的重症度はこのようなやりとりである程度判断できるが，治療が進むにつれ，初期の判断より重症であったり，逆に軽症であったりすることもある．いずれの場合にも，患者には腋臭の程度は軽く，簡単な方法で軽快するであろうことを告げて治療を行う．

3 腋臭恐怖者の皮膚科での治療について

近親者に治療内容の理解を得られなければ，患者への治療は成功しないので，最初に近親者にインフォームドコンセントを行う．説明の会話が患者の耳に入らないようにしてから，患者の状態と治療について説明する．近親者には患者が「臭わない」ことが分かっているので，「なぜこんな病気になるのか」，また「臭わないのに腋臭症の治療を行って治るのか」などの疑問を投げかけてくる．

この近親者への説明のポイントは，
(1)患者は臭わないのに臭うと思う病気であること
(2)恐怖感の程度により心療内科を受診してもらわなければならない疾患であること
(3)近親者より患者に対して「臭わない」「頭がおかしい」という言葉は使わないこと
(4)臭わないけれど，腋臭症の治療を行うことで精神面の改善がみられること
(5)皮膚科で治療をしても効果がない場合には心療内科を受診してもらうこと
(6)理解が得られない場合には治療は行えないこと

などである．これらについて理解を得られるまで詳しく説明する．理解が得られた後に近親者を同席させ，患者へのインフォームドコンセントを行う．

患者への説明のポイントは，
(1)腋臭症の治療を行うことで気になる臭いがなくなること
(2)皮膚科で治療をしても効果がない場合には，心療内科で臭いが気にならないようにしてもらうこと
(3)理解が得られない場合には，治療は行えないこと

である．
患者と近親者への十分なインフォームドコンセントの後，治療を開始する．

4 治療について

まずは生活指導を中心に，根気よく診療を開始する．話だけでなくなにか治療をしないと不安と訴える患者には，生活指導と同時に外用薬を投与する．2週間ごとのペースで受診させ，そのつど応答により腋臭恐怖の改善具合を判定する．軽症の場合には改善が認められ，そのまま患者が気にならなくなるまで治療を続けさせる．改善のみられない場合には，1〜2か月の内服療法を併用する．この間にイオントフォレーシスを併用することもある．また，「汗がよく出るので」というせりふを繰り返す患者には，A型ボツリヌス毒素注入法は有用である．ここまでの治療は可逆的であり，なんら瘢痕を残す治療ではない．なかには手術のような操作(腋窩試験切除)をしなければ納得しない患者もいる．自己臭の妄想が強固でない場合には有効な手段である．この治療により腋臭は気にならなくなっても，術後の手術痕を気にする患者がいるため，手術に際しては慎重に決断することが重要である．手術前には，皮膚科での最終処置となることを患者に告げ，効果がない場合には心療内科を紹介することを確認してから行うようにすることが望ましい．

治療が進むにつれて「軽快した」と告げる患者も多くいるが，軽快したのか治らないのか分からないうちに来院しなくなる患者もいる．逆に，治らないことを繰り返し告げる患者も一部あり，最終的には心療内科を紹介することになる．これらの患者には「今は医師，看護師とも臭わないので，

他人には臭わない状態である」ことを告げる．「あなた自身も臭わなくする治療は皮膚科ではできない」というようなせりふで，心療内科を受診してもらう．それを拒否すると，これ以上治療を続けられないことも告げる．

以上が皮膚科的治療を行いながら，皮膚科医が行える範囲での腋臭自覚の軽減方法である．中途半端な心療内科的治療は，かえって病状を悪化させることもあるので皮膚科では行わないほうがよいと考える．

5 各治療の具体的内容

1．生活指導

腋臭の発生機序と生活習慣の関係について説明する．

腋臭は腋窩のアポクリン汗腺より出る汗に含まれる蛋白などの有機物が細菌などによって分解され発生するので，局所を清潔に保ち，細菌の増えない環境をつくることは臭いの減少につながることを説明する．具体的には，清拭，洗浄を頻回に行う習慣を身につけるように指導する．さらに，腋臭の拡散作用のある腋毛は剃毛することも付け加える．また，腋臭の強弱は，気温，湿度，食事内容，健康状態，服薬中の薬などによって変化するので，自身で調節のできる喫煙，飲酒，コーヒー，香辛料，ニンニク，タマネギなどの摂取を控えさせる．生活指導の意義は，これらを行うことにより「自身で腋臭を弱くしている」という自覚を持たせることである．

2．外用薬治療

当院では，多汗症の治療として20％塩化アルミニウムアルコール溶液を処方している．これを腋窩に外用すると一次刺激性の接触皮膚炎を生じることがある．腋臭恐怖者の場合には，1日に何度も外用する傾向があるので，接触皮膚炎を生じ

るリスクが高くなる．「カブレる」という余計なクレームを回避する意味で，制汗効果は劣るが塩化アルミニウム水溶液を処方することにしている．生活指導での清拭，洗浄の後に外用させる．

3．物理学的療法

イオントフォレーシスは水道水を用いる．治療間隔は臭いが気になれば来院するように伝える．経験上，早い患者では3〜4日，長い患者では7〜10日で来院することから，1〜2回/週行えばよいと思われる．1か月間治療を行っても効果のない場合には中止する．

4．内服薬治療

内服薬は，トフィソパムと防已黄耆湯を処方する．通常の多汗症に投薬した場合には，制汗効果の現れるのに1〜3か月を要する．2か月連続内服を行っても効果のない場合には中止する．内服することにより腋臭恐怖の軽減がみられれば継続する．

5．A型ボツリヌス毒素注入

A型ボツリヌス毒素を局所注入することにより，約1週間で注入部位の発汗は抑制される．これを片側に行い，左右差を自覚してもらう．もし，注入側の臭いがなくなったとの自覚があれば，反対側にも同様の治療を行う．本法は発汗の抑制効果が確実に認められるので，過剰な発汗が臭いの原因と思っている患者に左右差を確認させるのには有効な手段である．欠点としては，保健適応でないこと，効果の持続が3〜8か月だということである．

6．試験切除

利き手でない側の腋窩皮膚を0.5×2cm程度切除する．その際，腋臭症に特有の灰白色調脂肪様

組織の有無を確認し，もし，ない，または少なければ患者にも確認させ，腋臭症の場合の組織とは違うことを告げる．このような事実を突きつけられることにより，腋臭症ではないことに納得し，自己臭が気にならなくなる場合がある．また，切除により減臭効果を患者が自覚し，反体側の切除を希望する場合もある．この際には反対側にも同様の処置を行う．

6 心療内科的疾患について―自己臭妄想

心療内科的疾患のうち今回のケースに該当する疾患としては，自己臭妄想（または恐怖）がある．以下，本症について概略を記載した．

1. 疾患概念

「自分の体から悪臭が漏れ出て，他人を不快にし，そのため他人に嫌われている」と確信的に訴える患者の一群を指す．本邦では，対人恐怖症の一部として報告されているようである．また，自己臭恐怖と自己視線恐怖（自分の視線が鋭いので，他人を不快にし，そのため他人に嫌われる），醜型恐怖（自分の体の一部が醜いので，他人を不快にし，そのため他人に嫌われる）を総じて「思春期妄想症」という疾患概念があり，これは国際的診断基準で「持続性妄想性障害」の一亜型として，その「身体型」に位置づけられている．

2. 発症時期，性差

自己臭妄想の発症は，他人との対人構築に敏感な思春期〜青年期に集中する．性差は2：1で男性に多い．

3. 症　状

・「自分の体が臭う」という確信を持つ．
・臭いは「他人から自分」に向かうのではなく，「自分から他人」に発散する．
・自分の発する臭いにより「他人が自分を避けている（忌避妄想）」という思考を抱きやすい．「他人からの蔑視」を訴えることもある．
・臭いは独人で過ごす状況下では気にならない．同級生，同僚，近所の人といった中間的な人間関係を要する場面（共同的人間関係）において症状は出現しやすい．

4. 経　過

症状の展開，進行，またほかの病態への移行は少ない．自己臭に基づく行動の制限，あるいは消極的な生活態度がみられるものの，一般的には社会適応は悪くなく，人格水準の低下も認められない．

5. 心療内科的治療

治療は妄想が強固で，長期にわたることが多いため，患者の悩みをよく理解して受け止め，治療が継続できるような医師患者間の関係を保つことが重要である．また，定期的なカウンセリングは不可欠である．

治療の中心は精神療法で，薬物療法（少量の抗不安薬，抗うつ薬，精神安定剤など）は補助的な意味で有効性を示す．

7 おわりに

自己臭妄想の臭いの種類としては，腋臭，体臭，口臭，便臭，尿臭，おならの臭い，精液臭，おりものの臭いなどが挙げられる．皮膚科を受診するのは腋臭，体臭を対象としたものが多い．そのほかは他科を受診していると思われる．皮膚科には今回の自己臭妄想以外にも，顔，目，鼻，背，格好など，身体の一部の形態にこだわり，「他人に醜く思われている」と訴える醜形恐怖の患者が受診することがある．稀に虫がはうといった訴

えで来院する皮膚寄生虫妄想の患者もいる．これらのうちには，一般的精神的疾患による直接的な生理学的作用によるものもあるが，障害は物質（例：乱用薬物，投薬）による場合もあり，この際には警察も関与することを念頭に入れて診察しなければならない．精神的疾患による患者を診た場合，その訴えを真っ向から否定することは避けたほうがよい．また，最初から診療を拒否するのもよくない．患者の訴えをじっくり聞き，皮膚科では治らない病気であることをある程度理解させてから，心療内科を受診させるのが基本的な皮膚科医の姿勢と考える．一般の診療と違って時間と根気を必要とするが，診療を拒否することで，軽症の患者が治りえるせっかくの機会をなくしてはいけない．

謝　辞
　心療内科的疾患についてご指導いただいた魚谷幸司先生に感謝いたします．

（宮崎孝夫）

すぐに役立つ日常皮膚診療における私の工夫

D. 外来診断に悩むとき

2 どこからが男性型脱毛なのか

Abstract 男性型脱毛症ではないかという主訴で皮膚科外来を受診する男性の約10％は臨床的に全く脱毛症状のない神経的脱毛危惧症と考えられる．特に父親，兄弟，祖父，おじなどが男性型脱毛症で遺伝歴のある男性に多く，男性型脱毛症と誤った診断をして不要な治療を行わないことが重要である．男性型脱毛症の診断のポイントとしては軟毛化の有無，部位，発症時期，遺伝歴などが挙げられ，これらを総合的に判断し，診察することが大切である．本稿では，それぞれのポイントについて詳述していく．

Key words 男性型脱毛症(androgenetic alopecia)，DHT(dihydrotestosterone)，5α還元酵素(5α-reductase)，軟毛化(vellus transformation)，アンドロゲン受容体(androgen receptor)

1 はじめに

アンケート調査によると，現在日本で薄毛を認識している男性は1,260万人に及び，薄毛を気にしている男性は800万人，薄毛への対処をしたことがある男性は650万人，現在薄毛への対処をしている男性は500万人と推計されている[1]．これまで男性型脱毛症に対する治療はOTCの外用薬にほとんど依存してきたが，2005年12月より日本においてもフィナステリドが処方可能になり，男性型脱毛症の治療の選択肢が広がった．男性型脱毛症の診断のポイントを本稿では取り上げたい．

2 男性型脱毛症

男性型脱毛症はテストステロンが5α-reductaseの作用によりジヒドロテストステロン(DHT)に変換され，前頭部や頭頂部の毛乳頭細胞の受容体と結合し，毛周期のコントロールの異常をきたすために起きると考えられている(図1)[2]．男性型脱毛症の診断ポイントとしては，表1に示すように軟毛化の有無，発症部位，発症時期，遺伝歴の有無が挙げられ，それぞれについて詳述していく．

3 軟毛化の有無

正常の成人の頭髪は数万〜10万本とされているが，それぞれの毛が毛周期を繰り返している(図2)．2〜6年ある成長期に毛幹は成長し，その後細胞がアポトーシスを起こして毛組織が退縮していく2〜3週間の退行期へ移行する．3〜4か月の休止期を経た後，再び成長期に戻り，毛幹は成長し硬毛化する．一方，男性型脱毛症では，成長期初期にアポトーシスが始まり，いきなり退行期へ移行するため，太い硬毛が形成されず，細く弱く短い毛になる軟毛化(vellus transformation)が起こる(図3)．

4 発症部位

発症部位は前頭部あるいは頭頂部もしくはその両方である．側頭部や後頭部の毛包は侵されにくい．男性型脱毛症の診断基準としては図4に示す

表1 男性型脱毛症の診断ポイント

1. 軟毛化の有無
2. 発症部位（前頭部―頭頂部）
3. 発症年齢
4. 遺伝歴の有無

男性型脱毛症は毛包でテストステロンがジヒドロテストステロンに変換され、引き起こされる

テストステロン → 5α-還元酵素 → ジヒドロテストステロン（DHT）

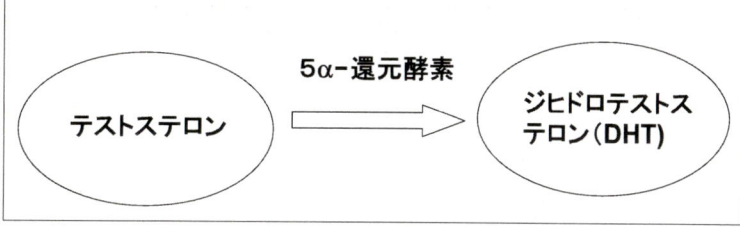

図1 5α-reductase（還元酵素）の働き

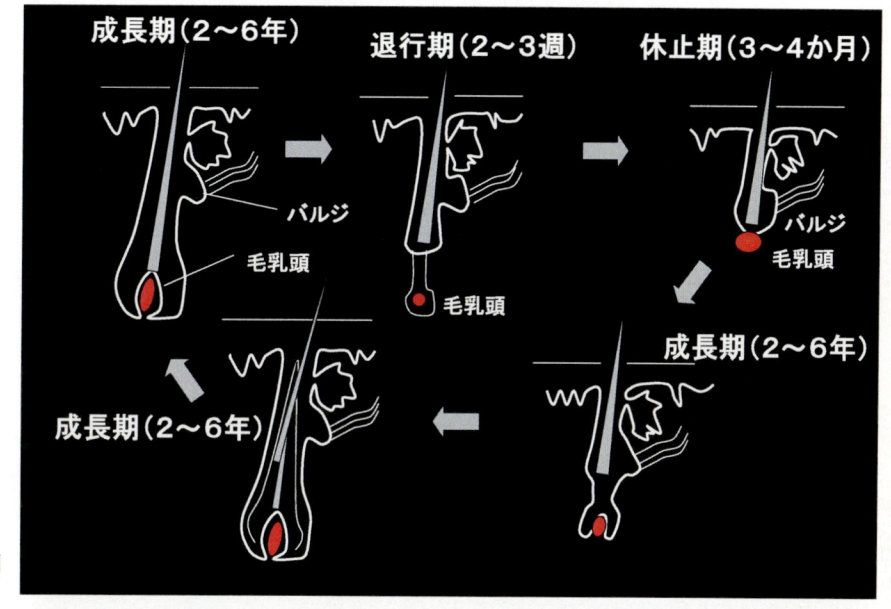

図2 ヒトの毛周期

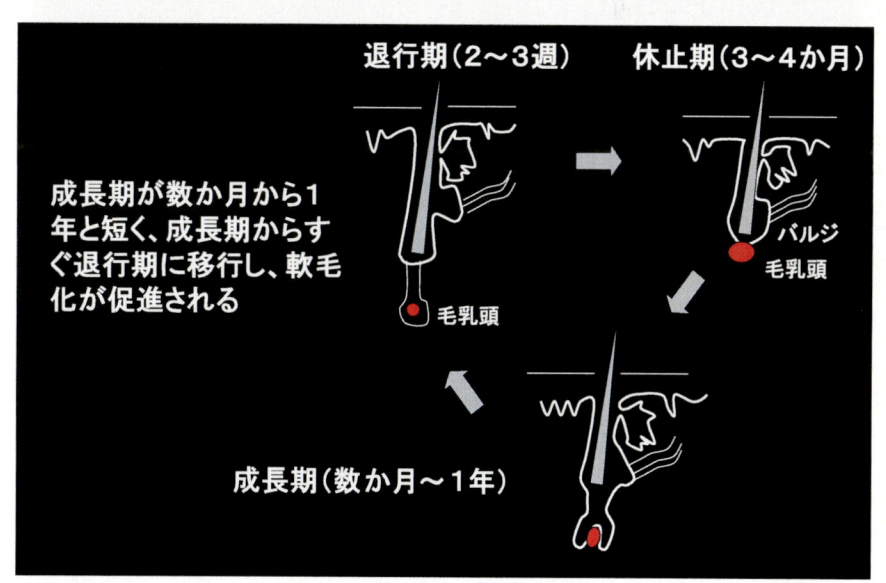

成長期（2〜6年）→ 退行期（2〜3週）→ 休止期（3〜4か月）→ 成長期（2〜6年）→ 成長期（2〜6年）

バルジ、毛乳頭

図3 男性型脱毛症の毛周期

成長期が数か月から1年と短く、成長期からすぐ退行期に移行し、軟毛化が促進される

退行期（2〜3週）→ 休止期（3〜4か月）→ 成長期（数か月〜1年）

2. どこからが男性型脱毛なのか

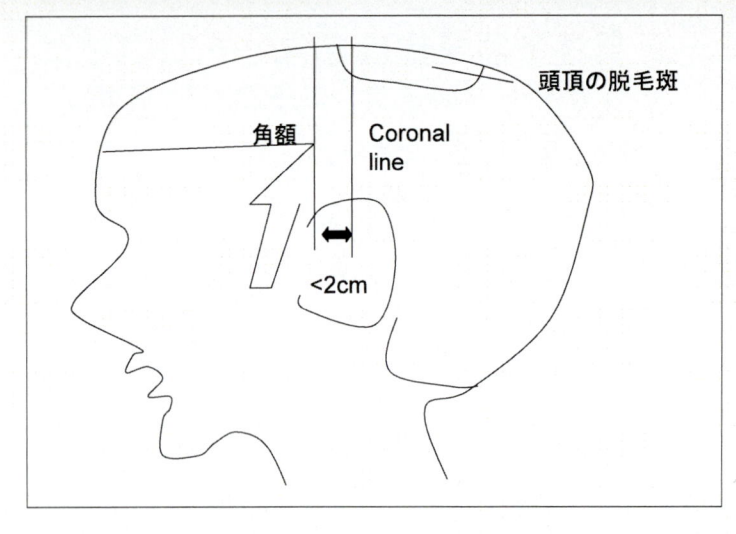

図4
男性型脱毛症の診断基準
　　　　　　　　　　　　（高島 1981）
(1)または(2)を満たす
　(1)角額の coronal line の 2 cm
　　前方を超えた後退
　(2)頭頂の脱毛斑

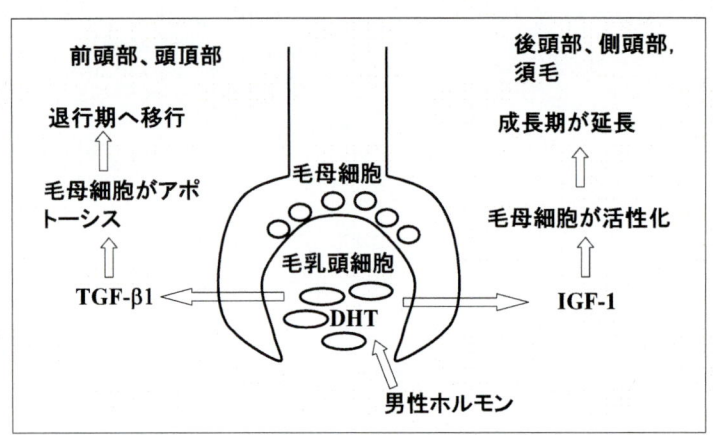

図5
前頭部，頭頂部と後頭部，側頭部における
シグナル伝達の違い[4]

高島の基準がよく用いられている[3]．すなわち，耳孔から垂直に伸ばした coronal line の前方 2 cm を越えて角額が後退しているか，あるいは頭頂部に脱毛斑があれば，男性型脱毛症と診断することとなっている．

男性型脱毛症でも側頭部や後頭部や須毛部では脱毛していないが，これについてはシグナル伝達経路の違いがあるとする研究結果がある[4]．図5 に示すように前頭部や頭頂部の毛乳頭細胞では男性ホルモンにより，上皮細胞に抑制的に働く因子 transforming growth factor（TGF）-β1 が産生され，毛母細胞のアポトーシスを引き起こし，成長期から退行期への移行を促進する．一方，側頭部や後頭部や須毛部では男性ホルモンにより毛乳頭細胞から insulin-like growth factor（IGF）-1 の産生が誘導され，これが毛母細胞の増殖を促し，脱毛は起きない．

5 発症年齢

30代，40代から症状が進行する場合が多いが10代後半，20代から症状が始まることもある．男性型脱毛症を無治療で経過観察すると脱毛は進行していき，毛髪数は減少する．

6 遺伝歴

男性型脱毛症は，遺伝的背景を伴い，父親，祖父，兄弟，おじなどに男性型脱毛症の家族歴があることが多い．血中の男性ホルモン量は，男性型脱毛症の人が脱毛していない人と比較して多いわけではなく，ホルモン受容体や 5α-reductase という酵素の量，感受性の違いによるものと考えられる．この男性型脱毛症の発症と X 染色体にあるアンドロゲンレセプター遺伝子の多型に関する

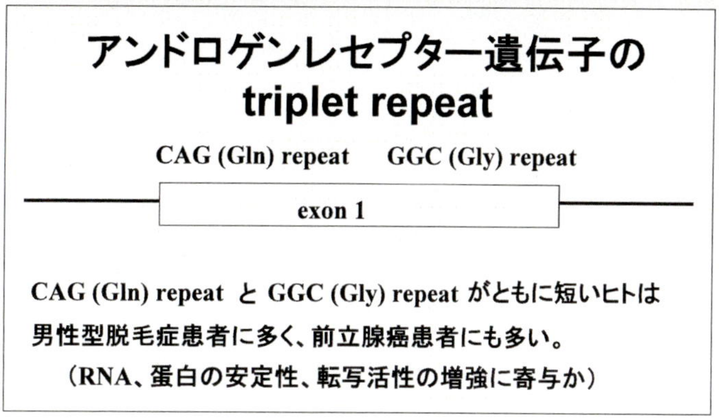

図6 アンドロゲンレセプター遺伝子のtriplet repeatと男性型脱毛症

アンドロゲンレセプター遺伝子の triplet repeat

CAG (Gln) repeat   GGC (Gly) repeat

exon 1

CAG (Gln) repeat と GGC (Gly) repeat がともに短いヒトは男性型脱毛症患者に多く，前立腺癌患者にも多い．
（RNA，蛋白の安定性，転写活性の増強に寄与か）

報告が最近相次いででなされた．

アンドロゲンレセプター遺伝子のエクソン1にはグルタミンをコードするCAGリピートとグリシンをコードするGGXリピートという2つのトリプレットリピートが存在する（図6）．このうちCAGリピートが短いと，アンドロゲンレセプターのトランスアクチベーション活性が上がることが知られている[5]．また，このCAGリピートの短縮と前立腺癌との関係も指摘されている[6]．

EllisらはCAGリピートとGGCリピートの数の和の少なさと男性型脱毛症の発症との相関について報告している[7]．また，最近，GGXリピートの短さと若年発症の男性型脱毛症との関係についての論文も発表された[8]．

ただし，男性型脱毛症の遺伝背景がアンドロゲンレセプター遺伝子の多型だけで説明できるとは考えにくく，今後さらなる症例の蓄積と遺伝的背景の検討が待たれる．

7 男性型脱毛症の治療法

男性型脱毛症の治療としては，現在さまざまな外用薬がOTCで販売されているが，大きく分けて，発毛を促進するタイプと血行を改善するタイプに分けられる．また，2005年12月よりフィナステリド内服も男性型脱毛症に対し処方できるようになった．外用，内服のいずれでも発毛効果が現れるまでは少なくとも数か月程度はかかるので，6か月は連続して使用しないと効能の有無は判定できない．また毛穴に皮脂が詰まった状態が続くと育毛を妨げることがあり，頭皮を清潔に保つことも重要である．

1. フィナステリド内服

フィナステリドはII型の5α-reductase阻害剤の内服薬であり，もともと前立腺肥大の薬であったが，男性型脱毛症にも効果があることが判明した．男性ホルモンが毛乳頭部でDHTに変換されることを阻害することにより男性型脱毛症を改善させる．日本においてもフィナステリドが有意に男性型脱毛症に効果を示すことが報告され[9]，2005年12月より処方されている．また，最近の報告によると，フィナステリド1mgを3年間服用すると，軽度改善以上の割合が1年時で58％，2年時で68％，3年時で78％と年を追うに従って上昇し，長期投与の有効性と安全性が確認された[10]．

2. ミノキシジル外用

現在使用されている代表的な育毛剤の一つにミノキシジルがある．もともと高血圧の内服治療薬であったが，育毛効果も有することが確認され，外用剤の育毛剤として開発された．毛乳頭細胞を直接刺激する効果と血行を促進する効果がある．ただし，'低血圧の人'，'高血圧の治療を受けている人'，'心臓や腎臓の病気がある人'は医師に事前に相談する必要がある．

2005年3月より，女性用ミノキシジルも販売されるようになり，壮年型脱毛症の女性も使用できるようになった．

8 おわりに

　近年マスメディアなどによる各種育毛剤や脱毛相談室，義髪の宣伝広告が増加しているためか，臨床上，客観的に脱毛がなくとも，脱毛を主訴に皮膚科外来を受診する患者が増えている．特に父親，兄弟に禿髪の家族歴がある場合に多く，父親が息子を心配して連れてくる例もある．これら神経的脱毛危惧症では十分に患者の訴えを聴いたうえで，1日に数十本の生理的脱毛があることや男性型脱毛症の病態を丁寧に説明し，コミュニケーションを慎重に図るべきである．精神症状が激しいときは，心療内科などと連携し，治療に当たることが必要と言えよう．

〈中村元信〉

● ● ● **文　献** ● ● ●

1) 板見　智：日本人成人男性における発毛，育毛剤の使用状況調査．日本醫事新報，**4251**：28-32, 2005.
2) 荒瀬誠治：男性型(壮年性)脱毛症．皮膚科診療プラクテイス8巻，文光堂，pp61-69, 1999.
3) 高島　巌：男性型脱毛の臨床と治療．皮膚科MOOK 19, 金原出版，pp31-36, 1993.
4) Inui S, Fukuzato Y, Nakajima T et al：Androgen-inducible TGF-β1 from balding dermal papilla cells inhibits epithelial cell growth：a clue to understand paradoxical effects of androgen on human hair growth. *FASEB J*, **16**：1967-1969, 2002.
5) Chamberlain N, Driver E, Miesfeld R：The length and location of CAG trinucleotide repeats in the androgen receptor N-terminal domain affect transactivation function. *Nucleic Acids Res*, **22**：3181-3186, 1994.
6) Stanford JL, Just JJ, Gibbs M et al：Polymorphic repeats in the androgen receptor gene：molecular markers of prostate cancer risk. *Cancer Res*, **57**：1194-1198, 1997.
7) Ellis JA, Stebbing M, Harrap SB：Polymorphism of the androgen receptor gene is associated with male pattern baldness. *J Invest Dermatol*, **116**：452-455, 2001.
8) Hillmer AM, Hanneken S, Ritzmann S et al：Genetic variation in the human androgen receptor gene is the major determinant of common early-onset androgenetic alopecia. *Am J Hum Genet*, **77**：140-148, 2005.
9) Kawashima M, Hayashi N, Igarashi A et al：Finasteride in the treatment of Japanese men with male pattern hair loss. *Eur J Dermatol*, **14**：247-254, 2004.
10) 川島　眞，溝口将之，五十嵐敦之ほか：男性型脱毛症(AGA)に対するフィナステリドの長期投与(3年間)試験成績．臨床皮膚科，**60**：521-530, 2006.

すぐに役立つ日常皮膚診療における私の工夫

D. 外来診断に悩むとき

3 爪の扁平苔癬

Abstract　爪に限局する扁平苔癬は，その診察に際して爪の所見だけをよりどころにせざるをえないことから，日常診療で診断に苦慮することが多い．その臨床像は爪甲の菲薄化，縦方向の線状の隆起，爪甲縦裂症などからなり，多数の爪が冒されることが多い．しかしこれに必ずしも一致せず，黄色爪症候群と同様の爪変化を示す症例など非典型例の報告がある．組織学的には皮膚における扁平苔癬と基本的には同様の所見であるが，よりマイルドな所見を呈する．爪の扁平苔癬と類縁の疾患とのイメージを持たれているものに twenty-nail dystrophy があるが，これは爪甲表面が rough nails と呼ばれる光沢のない，粗造な外観をとることが特徴である．組織学的に扁平苔癬の像を呈するのは少数であり，大多数の症例では湿疹性変化を示すことから，爪の扁平苔癬とは別症と考えるべきである．

Key words　爪扁平苔癬(nail lichen planus)，twenty-nail dystrophy，trachyonychia，黄色爪症候群(yellow-nail syndrome)，円形脱毛症(alopecia areata)

1 はじめに

爪の扁平苔癬と言えば，「外来診断に悩むとき」というこのセクションのタイトルにぴったりの疾患と言えるかもしれない．爪の疾患の診断は難しいことが多いが，なかでも爪に限局する扁平苔癬の診断にはしばしば悩まされる．確定診断を下すには爪母部も含めた生検が望ましく，生検を行いえない場合は疑診例にとどまることから，各施設とも確実例の集積が乏しいと推測される．また爪の扁平苔癬の周辺には twenty-nail dystrophy という，その指し示す状態があいまいな病名が見え隠れしており，これが爪に限局する扁平苔癬の理解を妨げる一因になっていると思われる．

本稿では爪の扁平苔癬(特に爪に限局する扁平苔癬)について，主に文献的レビューを行ってその位置づけを明らかにし，日常診療の一助としたい．

2 扁平苔癬における爪病変の位置づけ

Zaias の成書[1]によれば，扁平苔癬において爪病変を伴う頻度は 1% 以下から 10% と，集計によってかなり幅があるという．Zaias はこれを以下の 5 型に分けて整理しているのでここに紹介しておく．

(1) 典型的な皮膚病変に加え，爪病変を有するもの
(2) 非典型的な皮膚病変(例えば足底の水疱性扁平苔癬の潰瘍など)に加え，爪病変を有するもの
(3) 被髪頭部の病変(脱毛)と爪病変を有するもの
(4) 口腔内と爪にのみ病変を有するもの
(5) 爪病変のみ有するもの

これにより皮膚，あるいは口腔粘膜の扁平苔癬の患者をみた場合，爪を必ず診察して爪病変を見落とさぬよう注意する必要があることが分かる．つまり扁平苔癬の患者の爪に意識的に注目することにより，その施設における爪病変の頻度は高まっていくことであろう．ただし日常診療で診断上特に問題となるのは先記分類の(5)，すなわち爪に

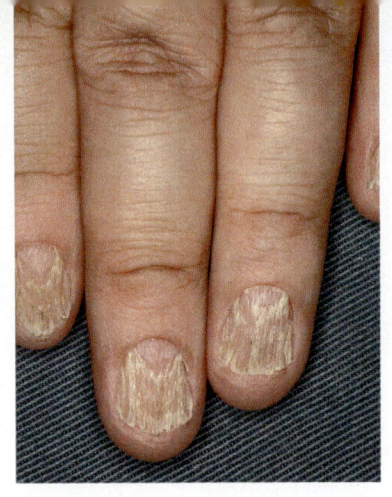

◀図1
51歳，女性．爪の扁平苔癬
縦方向の線状の隆起，菲薄化，
爪甲縦裂症が認められる．

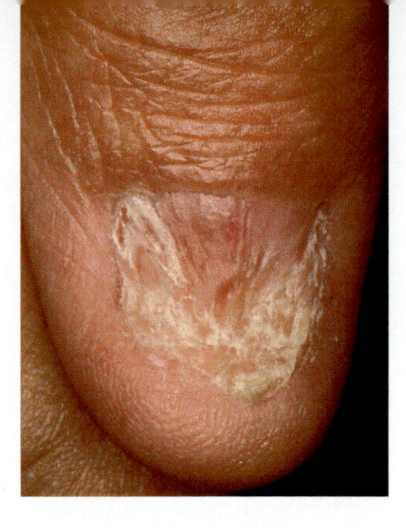

図2 ▶
59歳，男性．爪の扁平苔癬
拇指の爪が翼状爪（pterygium）
を呈する．

限局する扁平苔癬の症例と思われるので，この先は主にそこに絞って話を進めてゆくこととする．

3 爪扁平苔癬の臨床像（図1, 2）

Tostiら[2]は爪に限局し，組織学的に確認した扁平苔癬の24例について詳細な検討を行っている．これによれば，平均年齢は48.5歳で男女差はない．全指趾の爪が冒されているのが10例，次いで全指の爪に変化を認めるのが7例（うち2例は両第1趾爪にも病変あり）であり，多数の指趾爪が罹患する傾向に加え，手指の爪が足趾の爪より罹患しやすいことが分かる．

その臨床像であるが，爪甲の菲薄化，縦方向の線状の隆起（longitudinal ridging），爪甲末端寄りの縦裂（onychorrhexis）を共通する特徴として挙げている．そのほかには爪甲剥離，爪半月部における不規則な紅斑が認められるほか，進行すると翼状爪（pterygium）の形成がみられることがある．後爪郭背面皮膚の紫紅色調の変化も指摘[3]されており，この部の炎症性変化が強く，滲出液を伴うような症例では爪の脱落を認めることがある[4]．

また爪の扁平苔癬が黄色爪症候群（yellow-nail syndrome）に似た外観を呈することが報告されており[5]〜[7]興味深い．黄色爪症候群とは，爪の変化（肥厚した黄色い爪，側方への彎曲，成長遅延），末梢の浮腫，呼吸器障害（気管支拡張症・胸水貯留など）を三徴とする症候群であり，その本態としてリンパ流の障害の関与が示唆されている．先に挙げた報告例は全指趾の爪20本[5)7]，または足趾の爪10本[6]で臨床的に黄色爪症候群に一致する所見を呈したが，驚くことに組織学的には扁平苔癬の像を示したというものである．なお本症候群で認められるほかの徴候は3例とも認められていない．Tostiら[6]は，彼らの報告例では足趾の爪に限局して黄色爪症候群の変化がみられたことから，下肢のリンパ流が上肢より劣っていること，足趾の爪の成長が手指の爪より遅いこととの関連を推測している．

これらの報告から，通常爪甲の萎縮・菲薄化の傾向を呈する爪の扁平苔癬が，ときに全く逆の徴候，すなわち爪甲の肥厚をも示しうることとなり，本症の臨床診断がかなり難しいことを示唆している．また見方を変えると爪甲異常以外の徴候を持たない黄色爪症候群には，扁平苔癬の症例が少なからず含まれている可能性があることにもなり，話はかなり複雑になる．

4 爪扁平苔癬の病理組織像（図3）

前出のTostiらの24例の検討[2]に再び戻ることとする．彼らによると生検の結果，24例中爪母部に20例，後爪郭腹側面に13例，爪床部に14例で，扁平苔癬に一致する組織学的所見を認めたという．ここで詳細を述べることはしないが，爪母部で角化移行層が消失し，ここが肥厚した顆粒層に置き換わる変化は特徴的である．爪母，後爪郭腹側面，爪床のいずれの部においても基底層の

空胞化は典型的な扁平苔癬よりも軽度であり，コロイド小体も認めないことが多い．つまり皮膚の扁平苔癬の組織で認められる所見よりもマイルドな傾向があると言えよう．

5 爪扁平苔癬の原因

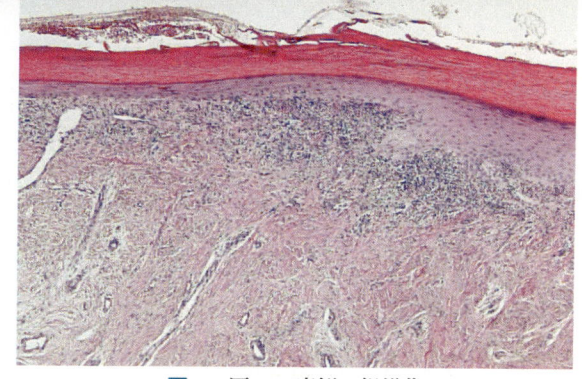

図3 図2の症例の組織像
爪床部で過角化，部分的な顆粒層肥厚，表皮直下の帯状のリンパ球浸潤がみられる．

爪に限局する扁平苔癬について薬剤，感染症など特別の原因を指摘している報告は非常に少ない．しかし原因への言及がなされていないのは，爪の病変の始まりが，皮膚病変に比べて気づかれにくいことによる可能性があり，今後症例ごとに十分に検討してゆく必要があろう．Tostiら[2]の24例中1例に慢性活動性肝炎を認めたとの記載がある．また最近 Yokozeki ら[8]は，twenty-nail dystrophy の臨床像を呈した爪扁平苔癬の51歳男性例を報告した．この例ではパッチテストで金アレルギーを認めたことから金製の歯科修復物をすべて取り除いたところ，ステロイド薬内服，強力なステロイド外用薬にも抵抗性だった爪扁平苔癬が軽快し，24週間後には正常な爪が生え始めたという．

そのほかでは，文献を渉猟すると骨髄移植後に生じる慢性GVHDの皮膚症状としての爪扁平苔癬に注目している一連の論文を見いだすことができる．Liddleら[9]は同種骨髄移植1年2か月後に，皮膚での扁平苔癬様皮疹出現から3か月遅れて手，次いで足の爪の破壊性変化を生じた例を報告した．ただし彼らの症例では生検にて非特異的な組織変化しか得られなかったという．また最近 Palenciaら[10]は同種末梢幹細胞移植後の経過中に口腔内，爪に限局して慢性GVHDとしての扁平苔癬様の病変を生じた症例を報告している．彼らの症例では，組織学的にケラチノサイトのアポトーシスが認められている．これらの報告から，慢性GVHDの診察に際しては皮膚，粘膜のみならず爪病変にも注目する必要があることが分かる．

6 小児の爪扁平苔癬

小児の爪に限局する扁平苔癬についてもやはりTostiら[11]が生検で確定診断を得た15例を報告，検討している．この15例中に口腔内病変も伴う症例が2例あるが，皮膚病変を有する例はない．なお15例中には10例の典型的な爪扁平苔癬，2例の twenty-nail dystrophy，3例の idiopathic atrophy of the nails が含まれているが，ここでは典型的な爪扁平苔癬の特徴について述べる．平均年齢9.4歳で男女比は7：3である．10例中3例が20本の指趾爪が冒されており，6例が全指の爪かあるいはこれに加えて第1趾爪にも病変を認めた．すなわち成人例と同様，多数の指趾爪に病変を認めるのが一般的であり，しかも手指の爪に，より好発することが明らかである．なお爪病変の形態的特徴は前述した成人例と明らかな差異はない．成人例と異なる点としては円形脱毛症(2例)，乾癬(1例)，アトピー性皮膚炎(1例)，硬化性萎縮性苔癬(1例)，自己免疫性甲状腺炎(2例)など種々の疾患の合併が認められる点である．この事実は小児の爪扁平苔癬では，なんらかの全身的な免疫異常(自己免疫？)が発症に関与していることを推測させる．

なお，twenty-nail dystrophy という疾患が小児に好発することが知られているが，これと20本の指趾爪すべてが罹患した爪扁平苔癬は異なるものであることを述べておく．詳細は次項で述べる

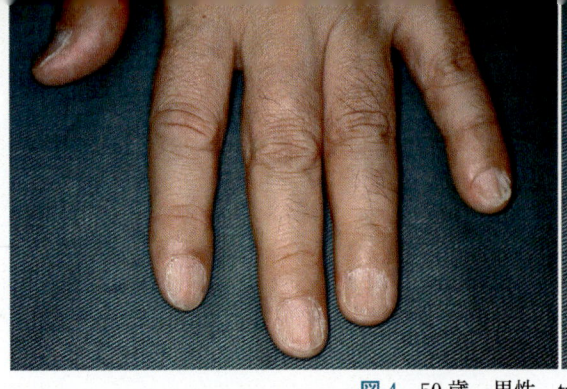

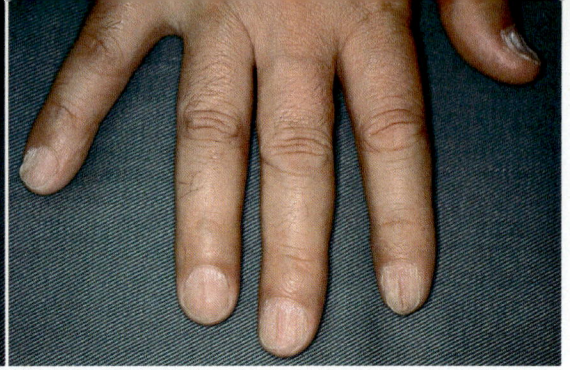

図4 50歳，男性．twenty-nail dystrophy
爪甲の光沢の喪失，縦方向に走る多数の線状，爪甲の菲薄化が認められる（生検は施行しえず）．

が，twenty-nail dystrophy という用語は，これに特徴的な爪甲の肉眼的変化が20本の指趾爪にみられるものに用いられる，いわば症候名である．そのうちの少数例のみが組織学的に扁平苔癬の像を示す（つまり twenty-nail dystrophy の臨床を呈した爪扁平苔癬ということになる）ことを強調して混乱を防ぎたい．

小児の皮膚の扁平苔癬に伴う爪病変についてここで若干触れておく．これについては小児の扁平苔癬自体稀なことから報告は少ない．Milligan ら[12]は小児の皮膚の扁平苔癬を6例経験して報告しており，このうち2例に強い爪病変を認めている．彼らは爪病変を認める頻度の高さや，病変の程度の強さに注目し，それが小児例の特徴である可能性を示唆している．

7 Twenty-nail dystrophy なる「病名」について（図4）

そもそも twenty-nail dystrophy という病名は Hazelrigg ら[13]が1977年，"Twenty-nail dystrophy of childhood"のタイトルの下に18か月～12歳の小児の全指趾20本の爪で，縦方向に走る多数の線状，光沢の喪失，白濁，菲薄化を認める6例を報告したのが始まりである．彼らは単に臨床的な特徴を記載したのみであり，生検による組織学的検索は一切行っていない．論文中で爪扁平苔癬との鑑別点としては翼状爪の形成がないこと，皮膚，粘膜に扁平苔癬を認めないことの2点をあっさりと挙げている．おそらくは彼らも，この報告が後に議論の渦を巻き起こすとは思ってもみなかったのではあるまいか．なお彼らは同様の症状が成人ではみられないことを根拠に twenty-nail dystrophy は自然軽快する疾患ではないかと推測している．

翌年，Scher ら[14]が同様の臨床像を呈する症例の生検を行って組織学的に扁平苔癬の所見を得たことを報告し，Hazelrigg らの twenty-nail dystrophy は扁平苔癬の一亜型とすべきであるとした．次いで Wilkinson ら[15]は組織学的に湿疹の所見を示した1例を報告，また成人例の報告も現われ[16]，その概念はつかみにくいものになっていく．さらには円形脱毛症[17]～[20]のほか，アトピー性皮膚炎[19]などの患者に twenty-nail dystrophy が認められたとのいわば症候性とも言うべき症例の存在が多く報告されるようになった．

Tosti ら[21]は twenty-nail dystrophy を皮膚疾患を有さない（idiopathic）グループと，現在ないし過去に円形脱毛症を有するグループに分け，前者の23例で生検を施行して検討した．Twenty-nail dystrophy で皮膚疾患を有する場合，円形脱毛症が圧倒的に多いと思われることから，この分け方は大づかみでわかりやすいと思われる．まず臨床所見であるが，Hazelrigg の原著[13]の紹介のところで既述した所見（Tosti らはこれを「サンドペーパー様外観」と呼称している）を示す患者が多数を占めるものの，24例中4例では爪甲の粗造性の変化は軽く，多数の点状陥凹があり，むしろ輝いて見えたとのことであり，これを twenty-nail dystrophy の亜型としてとらえている．なおこのような亜型の存在はすでに Baran ら[22]によって指摘さ

れていた.

　生検の結果であるが，23例中19例が湿疹性変化，3例が乾癬様変化を示し，扁平苔癬の所見を呈したのは1例のみであった．またこのような病理学的な違いに基づく臨床所見の相違は認められなかったという．従って twenty-nail dystrophy のほとんどが病理学的には湿疹性変化であり，扁平苔癬の所見を呈するのはごく一部の症例ということになり，twenty-nail dystrophy すなわち爪扁平苔癬とのとらえ方は全く的を射ていないことになる．

　さて最近では Samman[23] が提唱した "rough nails" を意味する trachyonychia なる症候名が twenty-nail dystrophy の同義語として，あるいはより一般的に用いられる傾向がある[3]と思われる．Baran ら[22] は twenty-nail dystrophy という病名が指し示すものが多岐に及んでおり，この用語が既に意義を失っているとして，捨て去るべきと主張している．また Kechijian[24] はこれに代えて "rough nails" を呈する疾患群をより包括的に指し示す trachyonychia の名称を勧めている．今後はおそらくは trachyonychia の病名(ないしは状態名)が主流となり，twenty-nail dystrophy は限定的に用いられるのみになっていくのであろう．

8 円形脱毛症における爪病変

　円形脱毛症における爪病変について多数例の集計となると，やはり Tosti ら[20] の報告が抜きん出ている．彼らによれば1,095例の円形脱毛症(通常の円形脱毛症のほか，全頭脱毛症，全身性脱毛症を含む)のうちで26％に爪の変化を伴っていたという．なおこのうち trachyonychia は3.65％(40名)と少数であり，残りは典型的な幾何学的配置をとる点状陥凹の像であった．一方，脱毛症の側からみると，通常の円形脱毛症の2.2％，全頭脱毛症の3.7％，全身性脱毛症の15.4％に trachyonychia が認められており，脱毛症の程度が強い症例ほど爪変化も程度が強くなる傾向がうかがわれる．また興味深いことに trachyonychia を呈した40例中8例では，爪の病変が脱毛症に先行したという．

　爪部の生検の所見であるが，施行しえた12例中11例で湿疹性変化がみられ，1例で扁平苔癬の変化が認められた．なお円形脱毛症で trachyonychia を伴い，爪部の生検で扁平苔癬の所見が認められた報告を文献上さらに2例[25)26)]見いだしたが，これはおそらくは例外的な所見であり，円形脱毛症に伴う trachyonyia の組織学的変化は通常湿疹性変化と考えられる．

9 おわりに

　爪に限局する扁平苔癬は，今まで述べてきたように診断上多くの難しい点を有している．また確定診断には生検が必要となるが，生検後に爪の変形，欠損が起りうることから，これを行いうる症例が限られてくるというジレンマがある．しかし一般には経過が長く，治療抵抗性の症例が少なからずみられること，外観，機能の点で患者の悩みが大きいことなどから，皮膚科専門医が今まで以上に本疾患の診断，治療に取り組まなくてはいけないと痛感する．

(早川和人)

文献

1) Zaias N：Lichen planus.In. The Nail in Health and Disease, 2nd ed, Appleton & Lange, pp113-120, 1990.
2) Tosti A et al：Nail lichen planus：clinical and pathologic study of twenty-four patients. *J Am Acad Dermatol*, **28**：724-730, 1993.
3) Dowber RPR et al：Disorders of Nails. Textbook of Dermatology 6th ed, Blackwell Science, pp2843-2844, 1998.
4) Evans AV et al：Isolated lichen planus of the toe nails treated with oral prednisolone. *Clin Exp Dermatol*, **26**：412-414, 2001.
5) Haneke E：Isolated bullous lichen planus of the nails mimicking yellow nail syndrome. *Clin Exp*

Dermatol, **8**：425-428, 1983.
6) Tosti A et al：Nail changes in lichen planus may resemble those of yellow nail syndrome. *Br J Dermatol*, **142**：848-849, 2000.
7) Baran R：Lichen planus of the nails mimicking the yellow nail syndrome. *Br J Dermatol*, **143**：1117-1118, 2000.
8) Yokozeki H et al：Twenty-nail dystrophy(trachyonychia) caused by lichen planus in a patient with gold allergy. *Br J Dermatol*, **152**：1089-1091, 2005.
9) Liddle BJ & Cowan MA：Lichen planus-like eruption and nail changes in a patient with graft-versus-host disease. *Br J Dermatol*, **122**：841-843, 1990.
10) Palencia SI et al：Lichenoid nail changes as sole external manifestation of graft vs. host disease. *Int J Dermatol*, **41**：44-45, 2002.
11) Tosti A et al：Nail lichen planus in children, clinical features, response to treatment, and long-term follow-up. *Arch Dermatol*, **137**：1027-1032. 2001.
12) Milligan A & Graham-Brown RAC：Lichen planus in children — a review of six cases. *Clin Exp Dermatol*, **15**：340-342, 1990.
13) Hazelrigg DE et al：Twenty-nail dystrophy of childhood. *Arch Dermatol*, **113**：73-75, 1977.
14) Scher RK et al：Twenty-nail dystrophy, a variant of lichen planus. *Arch Dermatol*, **114**：612-613, 1978.
15) Wilkinson JD et al：Twenty-nail dystrophy. *Arch Dermatol*, **115**：369, 1979.
16) Jerasutus S et al：Twenty-nail dystrophy, a clinical manifestation of spongiotic inflammation of the nail matrix. *Arch Dermatol*, **126**：1068-1070, 1989.
17) Horn RT and Odom RB：Twenty-nail dystrophy of alopecia areata. *Arch Dermatol*, **116**：573-574, 1980.
18) Baran R：Twenty-nail dystrophy of alopecia areata. *Arch Dermatol*, **117**：1, 1981.
19) Blaun-Falco O et al：Trachyonychie：20-Nagel-Dystrophie. *Hautarzt*, **32**：17-22, 1981.
20) Tosti A et al：Trachyonychia associated with alopecia areata：a clinical and pathologic study. *J Am Acad Dermatol*, **25**：266-270, 1991.
21) Tosti A et al：Idiopathic trachyonychia(twenty-nail dystrophy)：a pathological study of 23 patients. *Br J Dermatol*, **131**：866-872, 1994.
22) Baran R & Dawber R：Twenty-nail dystrophy of childhood：a misnamed syndrome. *Cutis*, **39**：481-482, 1987.
23) Samman PD：Trachyonychia(rough nails). *Br J Dermatol*, **101**：701, 1979.
24) Kechijian P：Diseases of the nails. *Cutis*, **35**：38-41, 1985.
25) Kanwar AJ et al：Twenty-nail dystrophy due to lichen planus in a patient with alopecia areata. *Clin Exp Dermatol*, **18**：293-294, 1993.
26) Taniguchi S et al：Twenty-nail dystrophy(trachyonychia) caused by lichen planus in a patient with alopecia universalis and ichthyosis vulgaris. *J Am Acad Dermatol*, **33**：903-905, 1995.

すぐに役立つ日常皮膚診療における私の工夫

E. メスを使わない外来治療法

1 脂漏性角化症

Abstract 脂漏性角化症は良性の皮膚腫瘍であり、現在も'メスを用いた'外科的治療が第一選択と考えている。しかし、しばしば顔面や頭部に比較的大きな局面を形成すると外科的治療が困難な場合もあり、その場合液体窒素による凍結療法、電気凝固、炭酸ガスレーザーによる治療法が挙げられる。これらはいずれも、基本的には腫瘍を剝削すると考えてよい。機器を有していれば炭酸ガスレーザー治療が外科的切除以外では最もよいと考えるが、機器がない場合、ほかの治療の有用性も依然として高い。本稿ではこれら'メスを用いない'脂漏性角化症の治療法を概説し、その特徴、注意点を述べる。特に注意点では、腫瘍を剝削することになり、病理組織検査が行えないことが多い治療となるので、正しい臨床診断力のもとに行うべきであること、患者への各治療法の特徴、特に術後経過の説明が重要であることを強調したい。

Key words 脂漏性角化症(seborrheic keratosis)、凍結療法(cryo-therapy)、電気凝固(electrical coagulation)、レーザー療法(laser surgery)、炭酸ガスレーザー(CO_2 laser)

1 はじめに

脂漏性角化症(seborrheic keratosis)は多くは中年以降の主として顔面、被髪部に好発する良性腫瘍[1]である。平坦に隆起したものから半球状に隆起する灰〜黒〜褐色の結節としてみられる。受診理由としては高齢になって出現した腫瘍なので、悪性を心配して来る場合や、整容面を気にして来る場合がある。治療は基本的に腫瘍部分を外科的に切除することであるが、脂漏性角化症は大きいものは直径が数 cm に及ぶものもあり、外科的切除では縫合線が長くなったり、局所皮弁が必要となったり、また被髪部では縫合部が脱毛斑となったりする場合もある。そこで脂漏性角化症は良性疾患であるので、メスを使って外科的に切除するのではなく腫瘍を剝削する方法が考えられる。これは、本腫瘍が血流のよい顔面、頭部に好発するので良好な創傷治癒も得られ、整容面からも満足のいく結果が得られやすい。本稿ではメスを用いず、腫瘍を剝削する方法を列挙する(凍結療法、電気凝固、レーザー治療)し、各治療法の特徴を述べる。

本治療で最重要なのは本治療では腫瘍が蒸散、消失しやすいので病理組織の組織検体が得られにくく、臨床的に悪性腫瘍を含めた鑑別診断を十分考えたうえで、治療を行うことである。少しでも悪性の可能性があれば病理組織検査を行うべきである。このことを念頭に日常診療のなかで腫瘍に対する高い診断力の下に、これらの治療が行われるべきである。

2 治療法の基本戦略

脂漏性角化症に対して筆者は以下のように考えて治療を行っている。まずメスを用いて外科的に切除するのは、
①腫瘍が小さい場合(直径 5 mm 以下程度)
②縫合線が皺に隠れやすい部位である場合
③躯幹、四肢など血流が悪く、剝削した瘢痕が目立ちやすくなる可能性がある場合
④臨床診断上悪性腫瘍との鑑別が困難な場合
などである。本稿の趣旨はメスを用いない治療で

あるが，外科的な治療を行うのは確実な切除ができること，病理組織検査を行えることなどの多くのメリットがあり，筆者も基本的には外科的切除を第一選択と考えている．他方メスを使わない治療を考えるのは，

①腫瘍が大きい場合(特に顔面で 1cm 以上)
②頬部や被髪部など縫合線が目立ったり，脱毛斑となる可能性が大きい場合
③縫合しないので術後管理が楽となり，患者が希望した場合

などである．つまり外科的切除ではデメリットを生じる可能性が大きい場合に，本方法を考えている．このうち腫瘍が大きく，また臨床診断に苦慮した場合では患者と相談し，一部皮膚生検を行って病理組織で良性と判断した後に剝削を行う場合もある．最近のインフォームドコンセントに対する関心の高さ，必要性により，治療法をいくつか提示して患者とともに治療法を選択している．この場合，縫合すると，抜糸に来る必要があること，剝削の場合は通院の必要は経過観察だけでよいが，治療法によっては一時的にガーゼなどを当てる時期(レーザー治療での down time)があること，剝削した部位はしばらく赤みが残ること，両者の瘢痕の違いなどを説明する必要がある．また病理組織検査を行うかどうか，行わない場合は臨床診断だけで治療に入ることを説明している．さらに剝削の場合は創傷治癒を考えてできるだけ浅く削るので局所再発の可能性もある旨を説明し，承諾を得ている．これらの説明を踏まえ，患者の同意を得てから治療に入ることは昨今の医療情勢から重要な点であることを強調したい．

3 メスを用いない治療法

以上の治療戦略を基にメスを用いない治療を選んだ場合，腫瘍を剝削する方法を選択することになる．剝削する方法としては凍結療法，電気凝固(剝削というよりは焼灼)，炭酸ガスレーザー療法を行っている．現在ではレーザー治療をこのなかでは第一選択として他疾患にも用いている[2)3)]．一方，ほかの方法も依然として有用性は高い．以下に各治療法の特徴を述べる．

1．凍結療法

主に液体窒素を綿棒に浸して圧抵している．対象は外科的治療やほかのメスを用いない治療法を拒否された場合，その施設に液体窒素しかない場合などである．レーザー治療や電気凝固も局所麻酔が必要となるのでその旨を説明し，簡単な'手術'と言うと抵抗感を示す患者が少なくない．そこで凍結療法の説明を行うが，おそらく１度の治療では除去できず，週１回程度の通院が数回以上かかることを説明し，承諾を得る．多くの場合，治療後にガーゼを当てる必要もなく，入浴，洗顔も許可している．ほかの治療では短期間でもガーゼなどを当てることが多いので，その点から本治療を選択する患者も少なくない．腫瘍の厚みによって圧抵の程度は変えるが，やや強めに圧抵している．そのため，１回の治療でも水疱を形成し，軽度の熱傷となる可能性もあるが，そのほうが少ない治療回数で治癒する．液体窒素しかない施設で診察した場合でもレーザー治療の有用性は説明するが，多くの患者はその施設での治療を希望するので凍結療法はレーザー治療ができない場合は，現在でも有用度，安全性が高い治療である(図1)．

2．電気凝固

主に高周波電気焼灼を行う．現在でも有用度は高いと考えるが，レーザーと異なり，電気の通電時間により組織破壊の深さが異なるので，通電時間を長くしたり，出力を上げすぎたりすると深い部分まで焼灼され思わぬ瘢痕を生じる可能性があり，十分に注意して行うことが必要となる．そのため現在ではレーザー治療を行っている筆者は脂漏性角化症に対して本治療を行っていないが，レーザーを設置していない場合は手技さえ気をつければ有用な治療法であることに変わりはない．治療はエピネフリン添加の局所麻酔下に焼灼を行

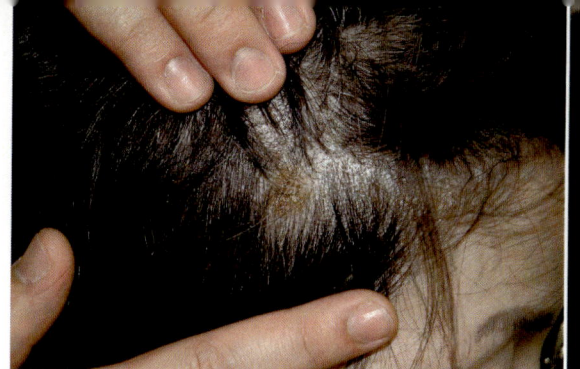

a. 治療前　　　　　　　　　　　　b. 凍結療法3回後
図1　液体窒素による凍結療法の治療例

う．照射後は後述するレーザー治療照射後の処置と同様に行う．

3. 炭酸ガスレーザー治療

現在の筆者の治療の外科的切除を除く第一選択の治療法である．炭酸ガスレーザーは波長が10,600 nmで，組織の水分へ吸収され，その熱効果で組織を蒸散[4]させる．レーザー治療は周囲組織への熱拡散が電気凝固に比べると少ないので，より均一な蒸散が可能となる．またレーザーの特性として血液凝固層ができるので治療部に出血がほとんどなく，手技も容易である．是枝[5]も，炭酸ガスレーザーが最も有効に活用できるのが脂漏性角化症であると述べている．脂漏性角化症の治療に用いる炭酸ガスレーザーは大別して2種類，一般的な炭酸ガスレーザーとパルススキャナー付き炭酸ガスレーザーがある[6]．従来の炭酸ガスレーザーは連続波で照射していたため，切開モードとなり，容易に深部まで切開され，脂漏性角化症のような比較的浅い切開にはレーザーの先端を少し離して，また同じ所を連続して照射しないように defocus beam で用いるような技術を要した．しかし，連続波で照射すると周囲の熱拡散が広がり，瘢痕形成を生じる可能性もある．そこで熱緩和時間[7]の観点から照射をパルス波にすることで，周囲への熱拡散をより少なくするモードが選択できる機器が一般的になってきた．また従来の炭酸ガスレーザーの小さいスポットサイズでなく，自動的に一定面積を一定の厚みで照射するスキャン装置を備えた機種（図2）もある．これを用

図2
Sharplan compact laser type 20C（日本ルミナス）
本レーザーはスキャン装置を有しており，表在性腫瘍を浅く蒸散する機能に優れている．

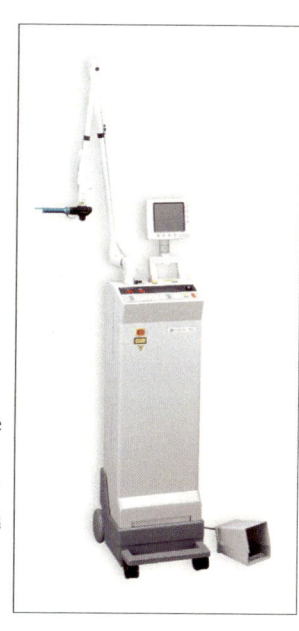

いるとやや広い面積を有し，浅く分布する皮膚腫瘍などが短時間で均一に蒸散できる利点がある．脂漏性角化症の場合，大半はやや厚みを有しているので，筆者は厚みがある部分はパルス波で皮膚面の高さまで蒸散し，そこからはスキャン装置を用いて蒸散することが多い．これらの手技を用いることで従来より早い上皮化が得られ，down time が少ない治療ができる．照射は基本的にエピネフリン添加の局所麻酔下に行う．照射時には蒸散された組織が煙状になり周囲へ飛散し，いわゆる焦げ臭いにおいが生じる．そのため，感染防止の観点からも専用の吸煙器（図3）を用いて対策とするとよい．照射後は大半が浅い潰瘍（浅達性真皮熱傷レベル）となるので洗顔などは許可し，上皮化が得られるまで絆創膏を貼って自宅管理としている．市販されているバンドエイドキズパ

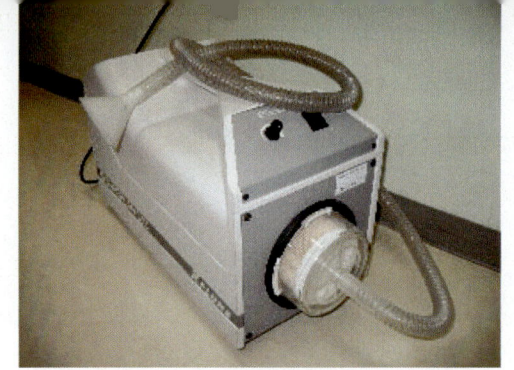

図3 炭酸ガスレーザー使用時に用いる吸煙器
本体にフィルターが装着され，手術室の飛散汚染を軽減する．

4 メスを用いない治療法の問題点と対策

メスを用いない治療の問題点は以下と考える．

1. 病理組織検査を行わない（行えない）

本治療法では基本的に病理組織検査なしに治療を行うことが多い．そこで特に悪性腫瘍との鑑別が重要で的確な臨床診断の下に治療に入るべきである．特に顔面では日光角化症，Bowen病，基底細胞癌との鑑別が重要になることが多いと考える．少しでもそれら悪性腫瘍との鑑別が気になればメスを用いて切除を行い，組織検査を提出するか，治療前に一部から生検して組織を確認してから治療に入るべきであると考える．近年レーザー治療後に所属リンパ節が腫大し，悪性黒色腫の所見であったという報告[8]もあり，メスを用いず，病理を確認しない治療を行う場合は常に悪性腫瘍の鑑別を念頭に行うべきである．また本治療法を説明する場合は病理組織検査を行わないことを告げ，臨床診断で治療に入ることを説明し，同意を得ているが，近年のインフォームドコンセントが徹底される風潮を考えると重要なことであると考える．患者が悪性であるかが心配で受診した場合は当然病理組織検査を行うべきである．

2. 局所再発の可能性がある

凍結，電気凝固，レーザーにおいても十分に組

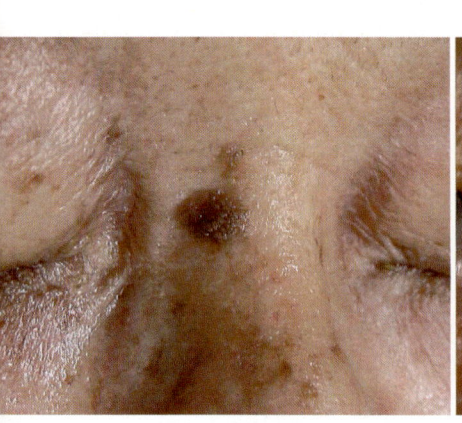

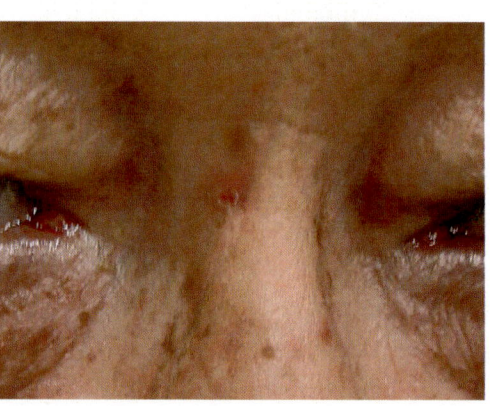

ワーパッド®はハイドロコロイド材であり，moisture wound dressingの観点からも推奨している．絆創膏交換時も水道水の流水洗浄のみで特に消毒は行わない．1～2週間後に経過を診るために再診させ，絆創膏を外す時期を指示，以降は特に顔面などの露光部では遮光クリーム外用など紫外線からの保護を指導している．

本治療は顔面で比較的面積があり，外科的治療では長い瘢痕を生じる可能性がある場合，脂漏性角化症が近接した部位に多発している場合，緊張の強い頭部で縫合が困難な場合が，最もよい適応であると考える．被髪部の場合，レーザー治療では深部まで損傷が加わらないので外科的切除に比べて脱毛などの瘢痕がより目立たない利点もある．また特に高齢者で，切除を希望するものの'手術'と言うと抵抗があるが，レーザー治療と言うと治療に同意する場合もある．いずれにしても後述の問題点もよく考えて患者と相談して治療法を決定するべきである．治療例を図4～6に示す．

a | b

図4 炭酸ガスレーザー治療例（1）
72歳，男性
 a：治療前
 b：治療2週間後

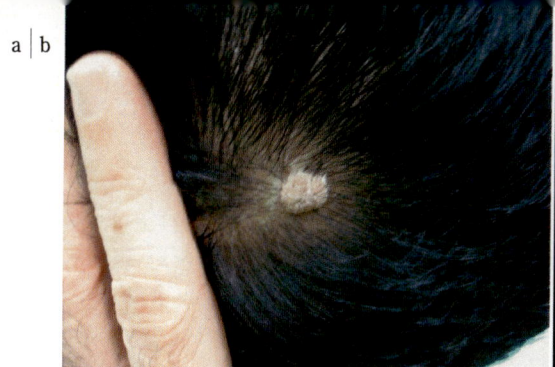

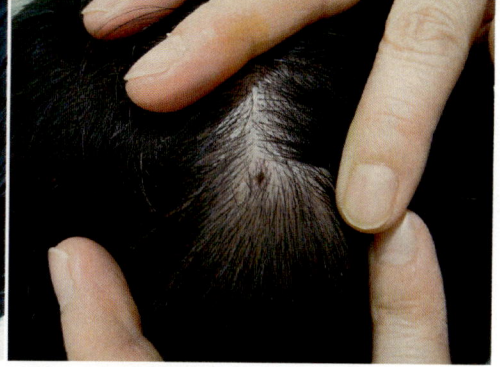

図5　炭酸ガスレーザー治療例(2)
26歳，男性．疣贅症例．a：治療前，b：2週間後
レーザー治療では洗髪も許可している．

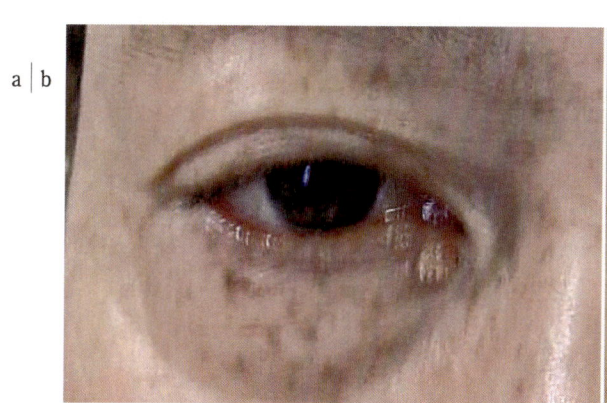

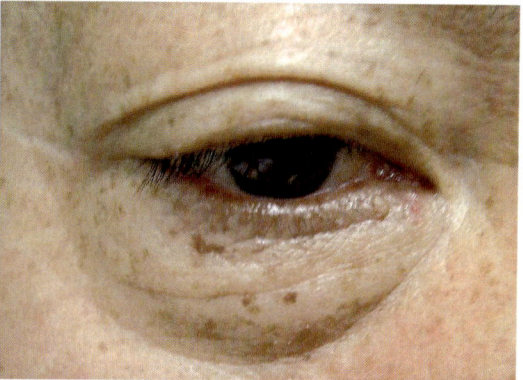

図6　炭酸ガスレーザー治療例(3)
65歳，男性．a：治療前，b：治療1か月後
ほとんど瘢痕なく治癒している．

織を破壊すると後述する瘢痕を生じる可能性は高いので浅い剝削を行いがちである．そのため治療前に再発の可能性があることを説明している．特に顔面の場合は，1回で確実に剝削するより瘢痕をできるだけ少なくすることを考えて浅めに剝削を行うように考えている．また被髪部では特に電気凝固，レーザーでは深く削ると脱毛斑となる可能性があり，慎重に治療を行うべきで，再発の可能性を説明，再発したら再度治療を行うことの同意を得たほうが望ましい．再発症例を図7に示す．

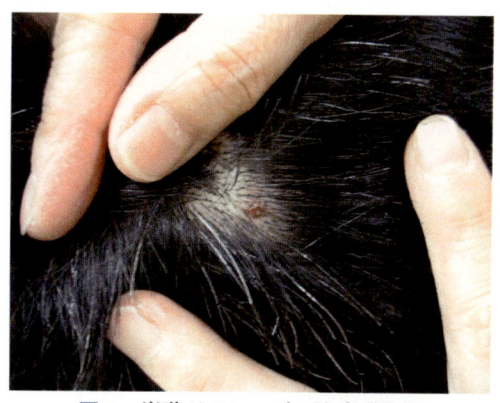

図7　炭酸ガスレーザー治療再発例
61歳，男性．頭部の脂漏性角化症に対し炭酸ガスレーザーを用いて蒸散したが，7か月後に再発所見を認めた．

3. 多少の瘢痕，色素斑は残る可能性がある

メスを使わない治療でも腫瘍部分をなんらかの方法で除去するので，腫瘍が深くまで存在すると瘢痕はおのずと生じることになる．顔面ではその創傷治癒がいいことからあまり問題にならない場合が多いが，四肢でレーザー治療を行うと思ったより瘢痕が残る可能性がある(図8)．また顔面で凍結を含めた剝削を行うと色素斑を生じる可能性もある．メスを使わない治療を行うと面状に瘢痕が残る可能性が高く，その瘢痕が気になれば外科

1. 脂漏性角化症　109

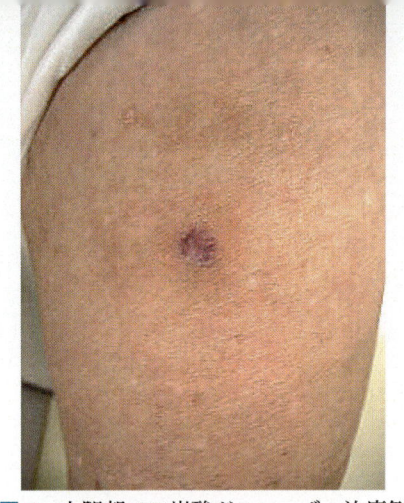

図8 大腿部での炭酸ガスレーザー治療例
図4と同一症例．顔面の結果に対する本人の満足度が高く，大腿部もレーザー治療を希望した．照射後4週間の所見．全体に赤みが残り，瘢痕を形成している．

的に瘢痕を切除，縫合して線状瘢痕としたほうが目立たない場合もある．色素斑予防には紫外線曝露を極力抑える指導を行う．十分な切除は再発を防止するが，瘢痕形成の可能性は高まるので前述の再発と瘢痕は表裏一体であることを認識して治療に当たる．

4. 各治療法の経過が意外に理解されない

凍結療法では1回の治療で脂漏性角化症が除去されないことが多く，通常週1回の通院治療を数回行うが，意外に回数を重ねることもあり，通院が数回以上かかることを説明しておく必要がある．電気凝固，レーザー治療では治療後にしばらく絆創膏などを当てる down time があることを説明する必要がある．特にレーザー治療では治療後すぐに脂漏性角化症が消失し，正常な皮膚になると考えてくる患者も少なくないので，down time に対する説明は必須である．

5 おわりに

脂漏性角化症は多くは整容面または悪性腫瘍を心配して受診してくることが多い．患者の要求と各治療法の特徴を考えて治療法を選択すべきである．冒頭にも述べたが，メスを用いた治療法は病理組織検査を行える利点もあり，また丁寧に縫合すれば瘢痕も目立たない利点も多く，筆者も依然として外科的治療を第一選択としている．しかし患者のニーズと医療情報が多様化してきたことより，患者側が治療法を指定してくることも増えてきた感があり，十分な相談の下に治療法を選択したい．

なお現時点では炭酸ガスレーザー治療は保険収載となっておらず，その点も治療法の選択に考慮が必要である．炭酸ガスレーザー治療は安全で簡便な治療であり，また患者満足度も高い治療法であるので今後保険収載となることを切に望みたい．

(安田　浩，西尾明子，宮崎文男)

文 献

1) 安田　浩：脂漏性角化症．だんだん大きくなってきましたが，癌にはなりませんか？患者さんから浴びせられる皮膚疾患100の質問(宮地良樹編)，メディカルレビュー社，pp132-133，2004．
2) 安田　浩：アクロコルドンの最適な治療法は？ MB Derma, **101**：101-105, 2005．
3) 安田　浩：皮膚科診療に炭酸ガスレーザーを活用する．WHAT'S NEW in 皮膚科学 2006-2007(宮地良樹編)，メディカルレビュー社，pp170-171，2006．
4) 宮坂宗男：医療用レーザー機器について．レーザー治療最近の進歩第2版，形成外科 ADVANCE シリーズ(波利井清紀監修，谷野隆三郎編)，克誠堂出版，pp24-29，2004．
5) 是枝　哲：炭酸ガスレーザーによる良性皮膚腫瘍外来．MB Derma, **101**：96-100, 2005．
6) 青木　律：炭酸ガスレーザー．レーザー治療最近の進歩第2版，形成外科 ADVANCE シリーズ(波利井清紀監修，谷野隆三郎編)，克誠堂出版，pp30-36，2004．
7) 菊池　眞：レーザー医学の基礎．レーザー治療最近の進歩第2版，形成外科 ADVANCE シリーズ(波利井清紀監修，谷野隆三郎編)，克誠堂出版，pp3-17，2004．
8) 安藤なぎさ，花輪香奈子，後藤康文ほか：第20回皮膚悪性腫瘍学会プログラム・抄録集，pp84，2004．

すぐに役立つ日常皮膚診療における私の工夫

E. メスを使わない外来治療法

2 稗粒腫

Abstract 稗粒腫は通常 1〜2 mm 大のケラチンを貯留する表皮下の小囊腫である．原発性と続発性に分かれ，原発性は女性の顔面に好発し，しばしば多発する．一方，続発性は先天性表皮水疱症などの水疱症や外傷などに引き続いて生じる．通常は加療を要さないが，主として美容上の目的で摘出が行われることがある．摘出はほとんどの場合はコメド圧子を用いて行われ，適切になされれば十分な効果が得られる．また炭酸ガスレーザーも治療法の選択肢として挙げられる．

Key words 稗粒腫(milium)，原発性(primary)，続発性(secondary)，CO_2 レーザー(carbon dioxide laser)，コメド圧子(comedo extractor)

1 はじめに

稗粒腫は極めてありふれた疾患であり，美容を目的として摘出を希望される場合がある．ここでは稗粒腫に対する治療法として，コメド圧子法に加えて炭酸ガスレーザーによる治療を紹介する．

2 臨床症状

稗粒腫は日常診療において頻繁に遭遇する疾患であり，その本体は表皮下に生じる小さな角質囊腫である．女性の顔面に好発する原発性のものが頻度としては高く，通常 1〜2 mm 大であり眼囲を中心に多発する(図1)．一方，続発性は先天性表皮水疱症などの水疱症(図2)や外傷および術後の傷などに引き続き生じる(図3)[1〜3]．通常は加療を要さないが，主として美容上の目的で摘出が行われる．従って治療は相対的適応となり，各々の症例に応じて十分相談のうえ行う必要がある．ほとんどの場合はコメド圧子を用いて行われるが，炭酸ガスレーザーを用いた治療も可能である．

3 治療法

1. コメド圧子

極めて簡便であり最も一般的に用いられる方法である．まず稗粒腫の穿刺を行う．コメド圧子の圧出する側の反対側を用いることも可能であるが，筆者は 18G 針を好んで用いる．穿刺孔が小さいと内容物の圧出が困難であり，相当の圧力をかけないと内容物を十分除去できない．図4-a は鼻根部の稗粒腫の例で，図4-b はそのコメド圧子法を行った後の像であるが，圧抵する力のため直後はコメド圧子の形状に一致した痕が残りやすい．図5-a は右第 2 指の稗粒腫様病変である．本症例は多発性筋炎を合併しており皮膚石灰沈着症[4]，もしくは Down 症候群を伴っていないものの稗粒腫様特発性皮膚石灰沈着症[5,6]に近い病態と考えられる．図5-b に示すように 18G 針を用いて穿刺というよりもむしろ小切開を加える．穿刺孔程度であると内容物の除去が不完全になりやすいため，筆者は図5-b のようにやや大きめに切開するのを好む．次いで図5-c に示すようにコメド圧子を用いて角化物を排出するのだが，病変の

2. 稗粒腫　111

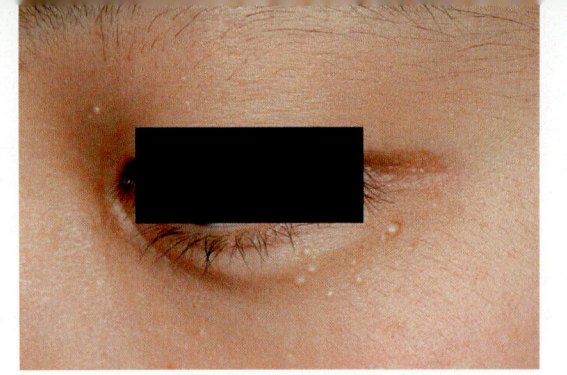

図1　若年女性の眼囲に生じた稗粒腫

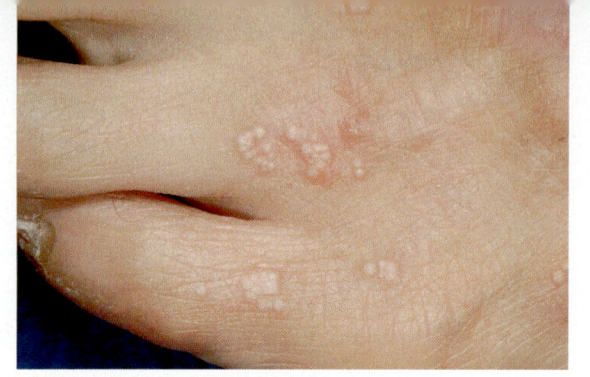

図2　先天性表皮水疱症の患者に生じた左足背の稗粒腫

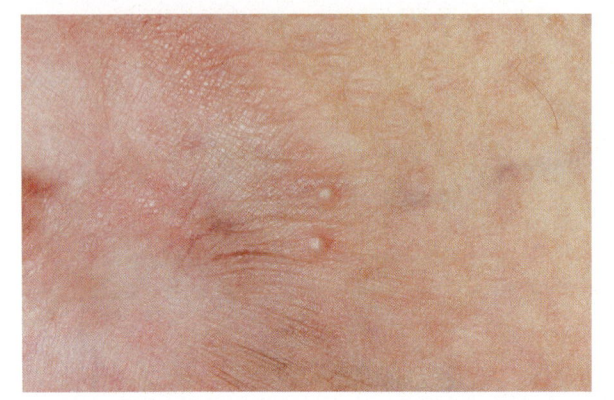

図3　術後の患者の瘢痕上に生じた下腹部の稗粒腫

辺縁から徐々に力を加え，少しずつコメド圧子を移動しながら圧出するほうが内容物の除去率が高いような印象がある．上眼瞼など下床が軟らかい場合は，皮膚をずらして下床に骨を伴う部位に移動させないとやりにくい．図5-d に内容物を圧出した後の像を示す．この方法の利点としては，簡便・安価であり短時間で行えることが挙げられる．一方あえて欠点を挙げるとすると，内容物の除去が不完全になりやすいこと，また内容物の除去を重視するあまり予想以上に患者さんに疼痛を与えることが挙げられるかと思う．

2. 炭酸ガスレーザー

稗粒腫の本体は小さな角質囊腫であるが，コメド圧子を用いた場合は囊腫壁は残存すると考えられる．また，病変が多発する例ではコメド圧子単独では困難な場合も想定される．炭酸ガスレーザーの利点としては多数の病変に対応できること，囊腫壁を含めて焼灼できることが挙げられる．一方，欠点としては費用の問題や瘢痕が挙げられるが，後者は照射条件を誤らなければ整容上

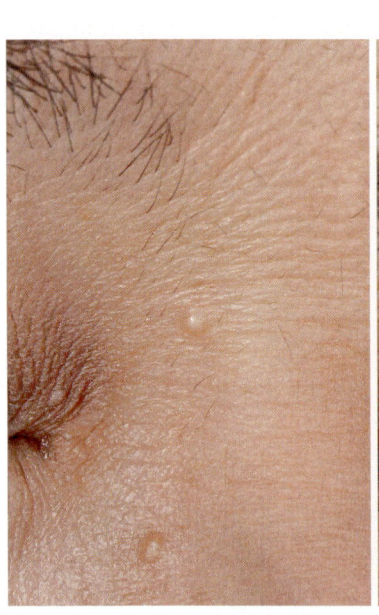

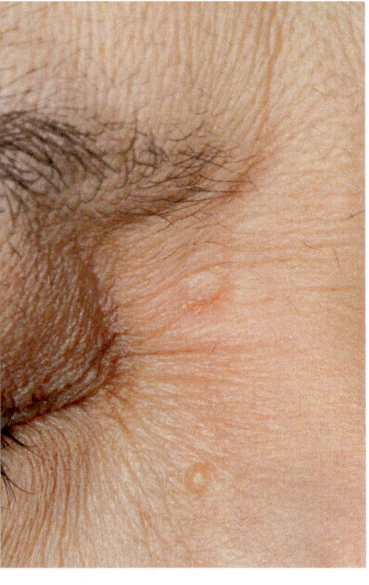

a｜b

図4
a：鼻根部の稗粒腫
b：同一症例．コメド圧子法後

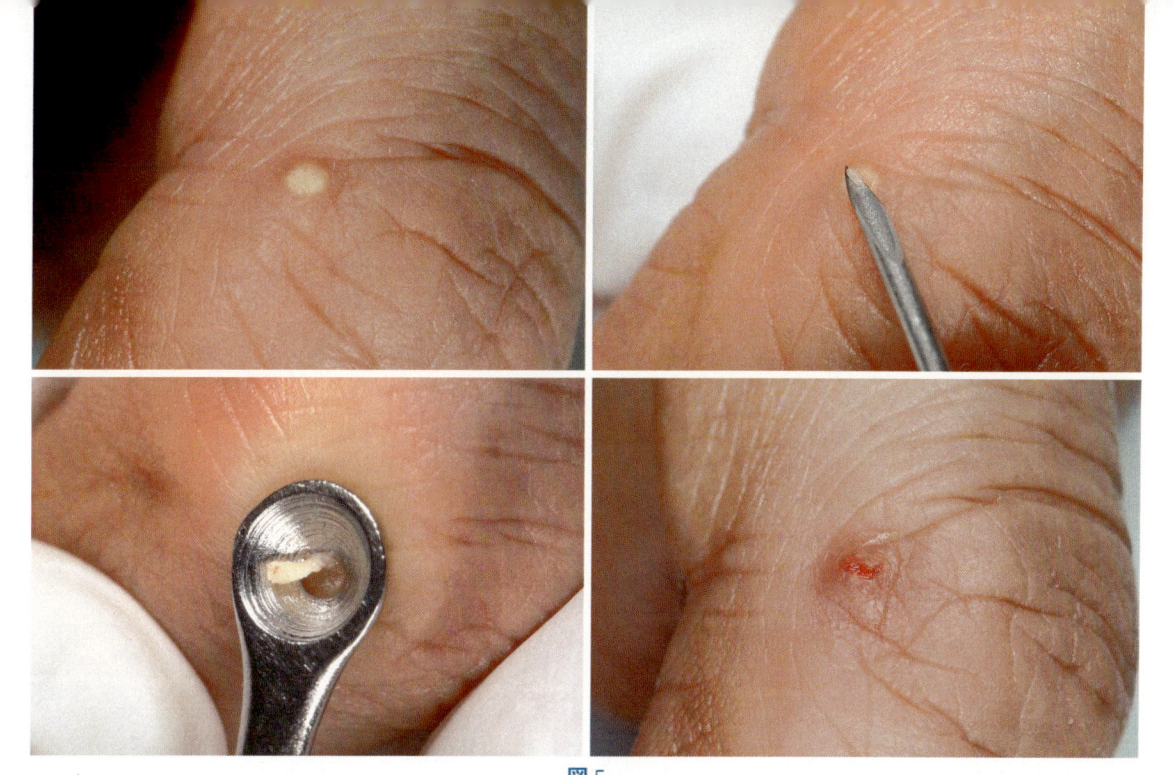

図5
a：右第2指の稗粒腫様病変
b：18G針を挿入する．
c：コメド圧子にて内容物を圧出する．
d：コメド圧子法後

は満足のいく結果が得られると考えられる．炭酸ガスレーザーは波長10,600 nmの遠赤外線レーザーで，主たる標的は水であり，組織の切開蒸散に用いられる．周囲組織の熱変性が電気メスを用いた場合などに比べて少ないため，より選択的に病変部を焼灼することが可能であり，創傷治癒が早い[7)8)]．

実際のやり方であるが，照射約1時間前にエムラクリーム（院内製剤）を塗布しサランラップを用いてODTを行う．リドカインテープ（ペンレス™）でもよい．大半の場合はこれで十分な麻酔効果を得ることができるが，リドカインの注射による麻酔の追加を要する場合もある．病変が眼囲の場合が多いため，必要に応じてゴーグルもしくはコンタクトシェルを用いて眼を保護する．現在当施設では古い機種ではあるが，Ultrapulse5000c™(Coherent)を用いている（図6-a）．照射条件であるが，レーザーの出力はおおよそ1

〜2 W，口径は病変のサイズに応じて0.2 mmないしは1 mmのプローブを用いる．筆者はパルス幅0.1 secなどよりは連続照射を好む．電気メスを用いた場合は術直後の印象以上に周辺組織へ障害が及ぶことが多いが，炭酸ガスレーザーでは照射後実際に黒化している部分に熱障害が比較的一致するため，より正確に病変を焼灼できる．と言っても瘢痕や色素沈着に留意する必要があり，必要以上に深く蒸散させないようにする．照射中は煙とともに臭いを発するため，吸煙装置を用いる．術後数日は硫酸ゲンタマイシン軟膏などを外用し，洗顔は当日より行う．炎症後色素沈着を可能な限り防止するため，必要に応じて遮光，アスコルビン酸およびトラネキサム酸の内服，さらにはハイドロキノンおよびアスコルビン酸の外用を行う[9)]．図6-bは実際の照射例であるが，出力1 W径0.2 mmのプローブで連続照射で行った．図6-cに照射直後，図6-dにその1か月後の像を示す．

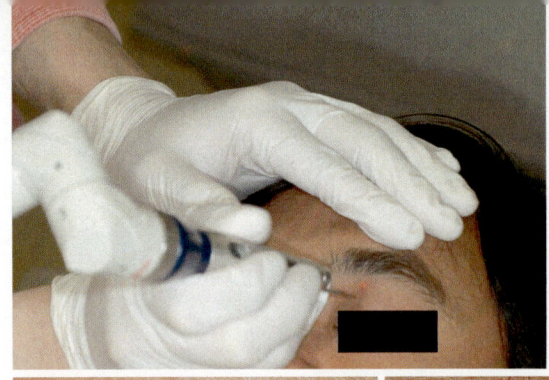

図6
a：左上眼瞼の稗粒腫に対してCO₂レーザーを照射している．
b：CO₂レーザー照射前
c：CO₂レーザー照射後
d：CO₂レーザー照射1か月後

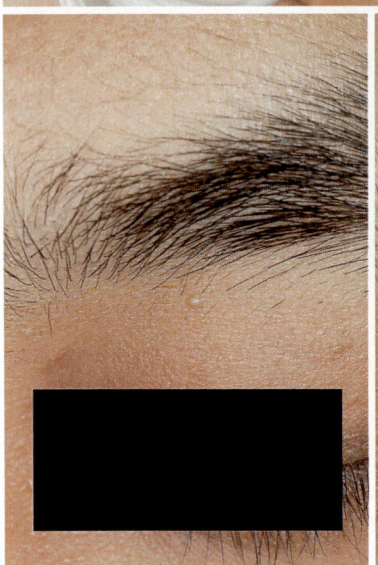

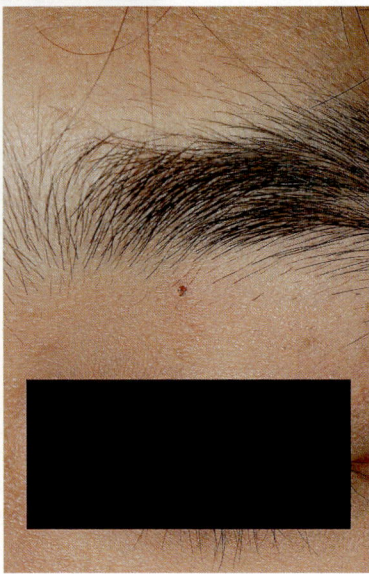

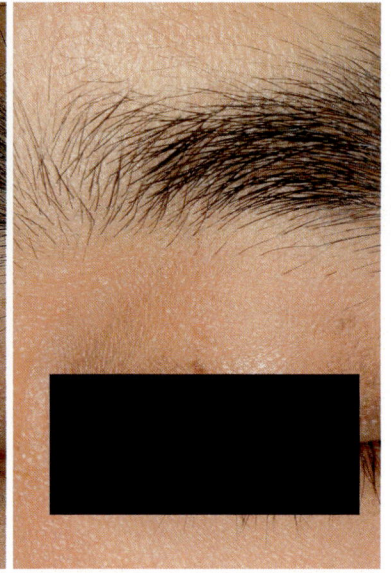

4 おわりに

　稗粒腫の外来治療法の主体はあくまでコメド圧子法と思われるが，意外に内容物の圧出が不十分になることが多い．炭酸ガスレーザーによる方法と併せて，本稿が今後の外来診療の参考になれば幸いである．また，他疾患でも同様であろうが，事前に患者さんに可能な限りよく説明して，無用のトラブルを避ける配慮が必要と考えられる．

　　　　　　　（門野岳史，前川武雄，玉置邦彦）

文　献

1) 成澤　寛：囊腫．最新皮膚科学大系12巻，pp252-263.
2) 森岡貞雄，山口全一，馬場俊一：皮膚囊腫．現代皮膚科学大系9巻，pp119-140.
3) Maskie RM：Milium. Textbook of Dermatology 6th ed, Blackwell Science, Oxford, pp1669-1670, 1998.
4) 関根亜希子ほか：石灰沈着を伴った稗粒腫．皮膚病診療，**25**：1099-1102, 2003.
5) 竹田公信ほか：Down症候群にみられた稗粒腫様特発性皮膚石灰沈着症の1例．西日本皮膚科，**66**：15-18, 2004.
6) Schepis C et al：Milia-like idiopathic calcinosis cutis：an unusual dermatosis associated with Down syndrome. *Br J Dermatol*, **134**：143-146, 1996.
7) 出月健夫：汗管腫．皮膚臨床，**47**：1613-1617, 2005.
8) 福田知雄，塩原哲夫：汗管腫と多発性脂腺囊腫症のレーザー治療．皮膚病診療，**25**：1147-1152, 2003.
9) Momosawa A et al：Combined therapy using Q-switched ruby laser and bleaching treatment with tretinoin and hydroquinone for acquired dermal melanocytosis. *Dermatol Surg*, **29**：1001-1007, 2003.

すぐに役立つ日常皮膚診療における私の工夫

E. メスを使わない外来治療法

3 アクロコルドンの外科的治療法

Abstract アクロコルドンは誰にでも生じうる加齢変化の一つであるが，加齢とともに出現し，多発することが多いため患者の主訴としてしばしば外来診療の場で遭遇する．診断は臨床所見より容易であるが，良性であると説明しただけでは患者は納得せず，美容的な治療を希望されることが多い．つまり，これからの高齢化社会において，アクロコルドンへの美容的治療はますますニーズが高まってくる．治療方法に関しては，外科的治療に頼らざるをえないが，アクロコルドンは良性腫瘍であるためにできるだけリスクのない治療法で，なおかつ美容的に満足できる結果が得られる治療手技が要求される．本稿では，日常皮膚科診療の場で施行することが可能なアクロコルドンの外科的治療法について，いくつかの手法を具体的にご紹介する．

Key words アクロコルドン(achrochordon)，軟線維腫(soft fibroma)，美容(cosmetics)，手術(surgery)

1 はじめに

アクロコルドンは，軟性線維腫(soft fibroma)，糸状線維腫(skin tag)などとも呼ばれる加齢による良性皮膚変化の一つである．加齢とともに頸部や鼠径部に多発してくるため，患者の主訴としてしばしば外来診療の場で遭遇する．患者は悪性腫瘍や内蔵病変を伴う皮膚変化ではないかと心配して受診することも多々あるが，アクロコルドンの診断は臨床所見より容易である．しかしながら，良性皮膚加齢変化であると説明しただけでは患者は納得せず，美容的な治療を希望されることが多い．つまり，これからの高齢化社会において，アクロコルドンへの美容的治療はますますニーズが高まってくると考えられる．

2 アクロコルドンの臨床像

頸部，腋窩，鼠径部に小丘疹が多発してくる病型(本稿では多発型と呼ぶ)と，体幹にやや大型の丘疹から結節が個発してくる病型(本稿では個発型と呼ぶ)がある．

多発型は，加齢による皮膚症状と考えられており，男女問わず，40歳以上の頸部，腋窩，鼠径部といった間擦部に直径5 mm程度までの軟らかい小丘疹として多発性に生じる(図1)．形態は有茎性のものから，扁平隆起を呈するものまでさまざまである．色調も皮膚常色から黒褐色まで多様である．表面は平滑なものや皺(皺壁)を伴う場合もある．個発型は，主に体幹に認められる．ほとんどの場合単発性で，多発型よりも大型であり，大きなものでは直径数cmに及ぶこともある．大きくなると茎が折れて皮膚面から重力により下垂し，懸垂性線維腫と呼ばれる．図2に示した懸垂性線維腫は茎部で血流が途絶えて急速に暗紫色を呈するようになった症例である．多発型と同様に腫瘍は軟らかく，有茎性であることが多い．

3 アクロコルドンの病理所見

表皮は軽度に肥厚したり，乳頭状に増殖したりする像が認められ，臨床的な皺の形成を反映している．基底層にはメラニンの増強が認められるこ

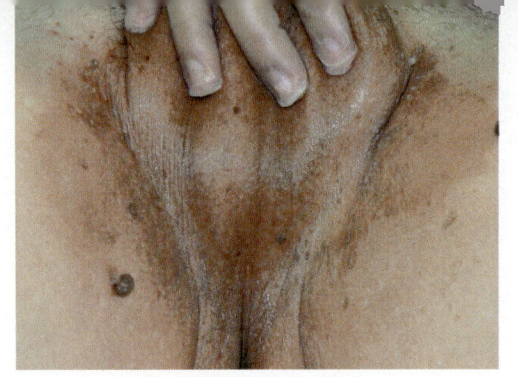

図1　陰部アクロコルドン

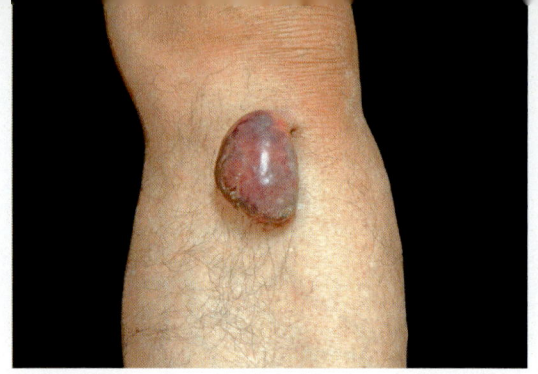

図2　懸垂性線維腫

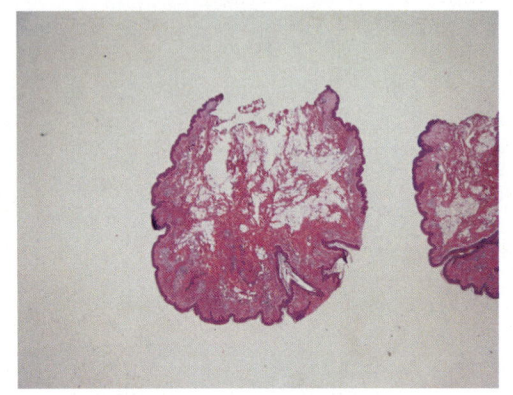

図3　HE病理組織像

とがあり，それが臨床的な色調を説明する．真皮内では粗な膠原線維と毛細血管の拡張が認められ，大きな病変では成熟した脂肪組織が混在することもある（図3）．

4 アクロコルドンの治療

前述したようにアクロコルドンの発症機序は明らかにはなっていないが，加齢変化により万人に生じうる皮膚腫瘍であり，加えて露出部に生じやすい．そのため患者は整容的な問題で受診することがほとんどである．切除の適応に関しては良性疾患であり悪性化することがないため，主な治療は整容的改善を目的とする．そのため，完全な切除を目標とするよりは，より目立つものをできるだけ醜形を残さずに除去することが目標になる．筆者はアクロコルドンの治療方法として，病変の大きさや外来で使用できる機器の有無に応じて4つの方法を使い分けているのでご紹介する．

5 局所麻酔の工夫

切除するアクロコルドンの数が多い場合は，患者側に禁忌要因がない限り，筆者は基本的に27ゲージの注射針とエピネフリン入りキシロカインを用いて局所麻酔している．特に，はさみで切除する場合は止血に手間取ることもあるのでエピネフリンを含有する局所麻酔を行ったほうがよい．しかし，切除する数が少ない場合や，局所麻酔の痛みに耐えられない場合，局所麻酔薬にアレルギーがある場合などは，局所麻酔を行わなくても手技を手際よく行えば痛みは自制内で済むこともある．また，キシロカインゼリーの密封療法やペンレステープ貼付（どちらも1時間程度）でも処置時の疼痛をかなり抑制できる．ただしこれらの外用麻酔法では，病変が有茎性の場合，麻酔効果が不均一になりやすいことに加えて麻酔効果に個人差があるので注意が必要である．

6 外科的治療の実際

1．はさみによる単純切除術

多発型で有茎性のアクロコルドンに対して用いる．茎は3 mm程度までのものにしておいたほうが術後の出血が少なくてよい．実際にはアクロコルドンの頂点をピンセットでつまんで軽く持ち上げて（図4-a），よく切れるはさみで素早く茎部を切除する（図4-b）．術後はほとんど出血しない（図4-c）．出血した場合は，圧迫止血する．コツ

E．メスを使わない外来治療法

a	b
c	

図4 はさみによる切除術

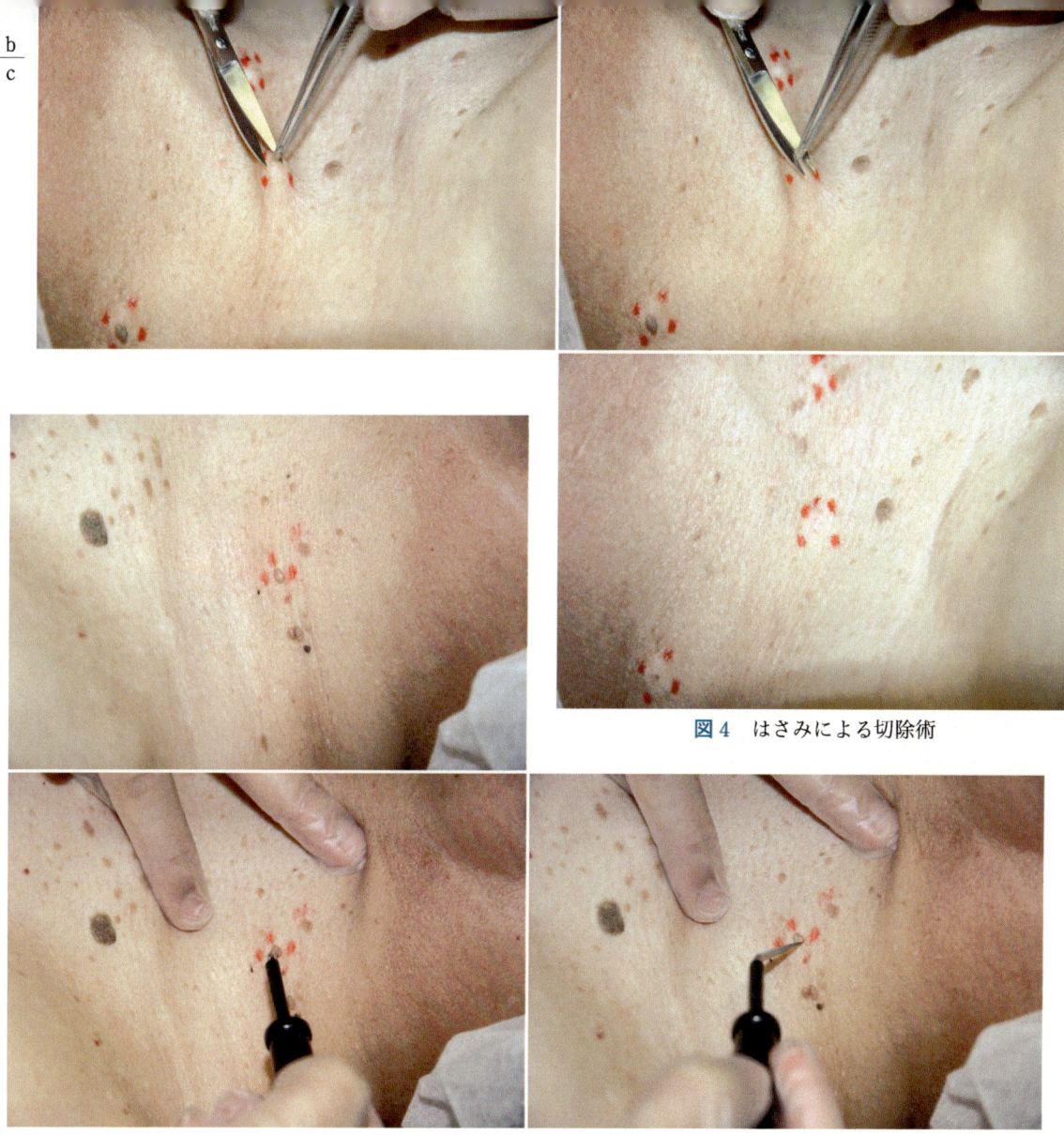

a	
b	c

図5 電気焼灼器による焼灼術

はよく切れるはさみを用意し茎部を素早く切断することである．切れないはさみで何回にも分けて切除すると術中の疼痛は増強するし，術後の治癒も悪く瘢痕を残すことになる．

2. 電気焼灼器による焼灼術

主に扁平隆起型のアクロコルドンに用いる（図5-a）．先の細い電極を用いて，アクロコルドンの頂点に軽く電極の先を当てる（図5-b）．ごく短時間焼灼すると，アクロコルドンの表面が焼けて変色するのが分かる（図5-c）．焼灼が進行しすぎると，術後に炎症後の色素沈着や瘢痕を残すことがあるので注意が必要である．さらに，術後に美容的な美しさが求められるので，コツとしてはやや弱めの焼灼としておき，焼灼不足だった部分は後日に再度焼灼するほうが術後トラブルの減少につながると考えている．

3. サージトロンによる切除術

サージトロンは組織を電気凝固しながらアクロ

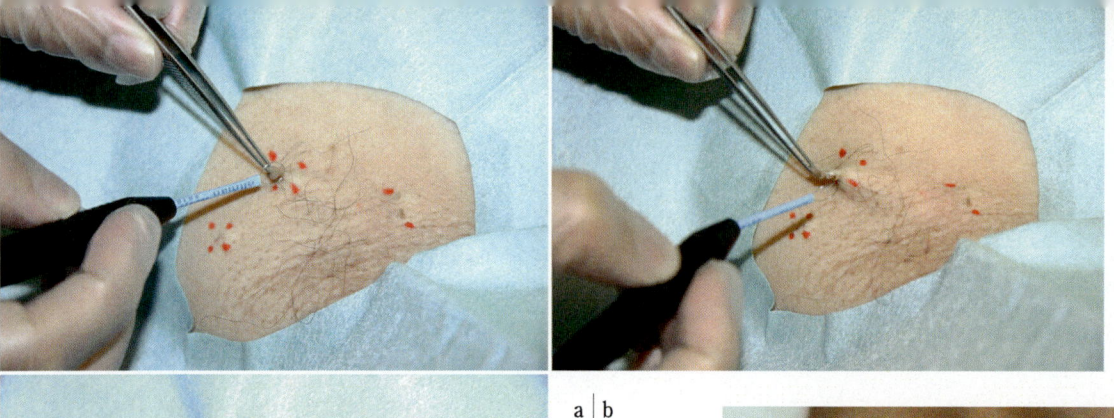

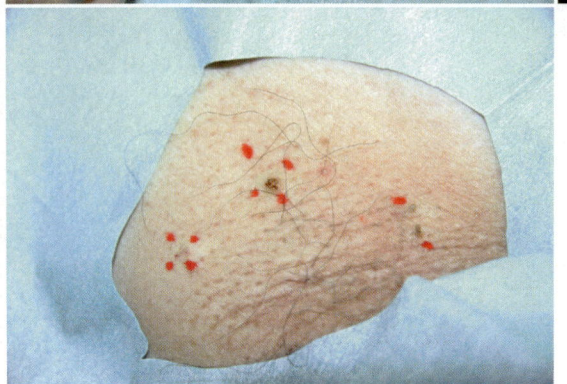

図6　サージトロンによる切除術

コルドンを切除できるので，術後の出血がほとんどない．そのため，有茎性のアクロコルドンに対して大きさにかかわらず用いることができる．また，電極の形や大きさはさまざまなものが提供されており，電極の先を棒状のものに変更すれば電気焼灼器と同じように扁平隆起型のものにも使用できる．さらに，電極板は患者の衣服の上から使用することができるため非常に簡便に使用できる．実際には，ピンセットでアクロコルドンの頂点を保持し，少し持ち上げる(図6-a)．電極の先端を茎の部分に当てて(図6-a)，すばやく頸部を切断する(図6-b)．術後は断端が凝固しているためにほとんど出血しない(図6-c)．また凝固深度はごく狭い範囲に限定されるので術後に瘢痕や色素沈着を残しにくい．

4. 液体窒素による凍結療法

液体窒素は皮膚科の外来で利用できることが多いため，アクロコルドンに対して使用することも多々ある．しかし，これまで述べてきた治療法に比べて冷却の度合いを術者の経験により決定しな

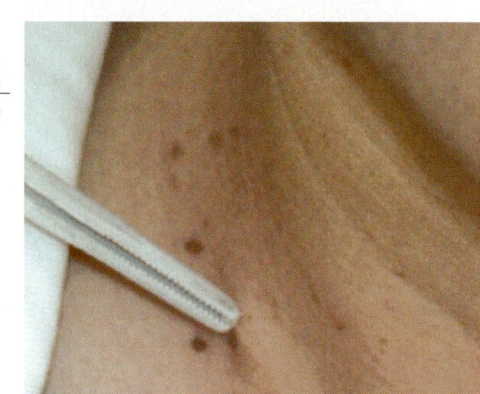

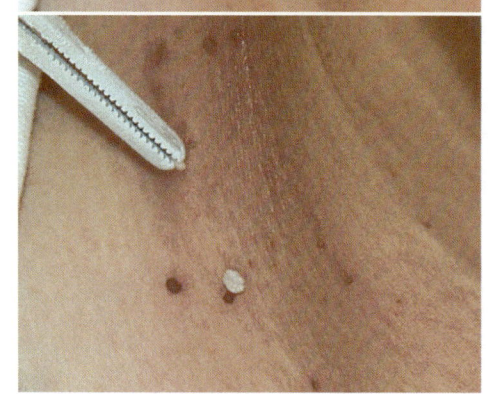

図7　液体窒素による凍結療法

くてはならないので，病変部のみに冷却の影響を限局させることはかなり困難である．また，冷却しすぎると水疱が生じたり，余分な色素沈着を長期間残す可能性があるのでアクロコルドン治療の美容的な側面から考えると施行しにくい方法である．実際には，綿球を用いるよりもピンセットを用いて冷凍凝固したほうが冷却範囲を限定しやすい．つまり，ピンセットの先端を液体窒素で冷却し，冷却したピンセットでアクロコルドンをつまんで冷凍凝固する(図7-a)．先に述べた術後の合併症を予防するために，冷凍凝固はアクロコルドン周囲の正常皮膚に及ばないようにする(図7-b)．

5. CO_2 レーザーによる焼灼術

　一般的な皮膚科外来には CO_2 レーザーが設置されていないことも多いが，アクロコルドンに対してよい適応である．組織を蒸散できる深度が CO_2 レーザーを当てる時間に依存しているために，正常組織まで焼きすぎる危険性は少ない．しかし，有茎性のアクロコルドンに対してはレーザー光を茎部にちょうど当てなくてはならないし，扁平隆起型のアクロコルドンに対しても同様に，レーザー照射中の手ぶれは厳禁である．この点では，サージトロンや電気焼灼器の先端が軽くて操作性がよいことと比較して CO_2 レーザーの先端は大きくて重い．そのため，アクロコルドンに対して CO_2 レーザーを用いるには上記2法よりも熟練が必要である．

7 術後の管理

　はさみを用いて切除した場合は，術後出血の可能性があるので，軽度の圧迫を加えてガーゼ保護する．そのほかの方法に関しては軽くガーゼ保護するだけでよい．術後1日目よりシャワー浴を許可し，その後は創部をオープンにしている．処置により壊死した組織は7～10日程度で脱落する．

　上皮化が終了してからは，露光部である頸部の場合は術後3か月程度サンスクリーンを塗布しておくほうが色素沈着予防のためによい．

　アクロコルドンの治療は美容的な要素が多いため，術前の説明のなかに，完全な切除を目指さないので術後に取り残しがある可能性について述べておくとよい．また，アクロコルドンはいったん切除して消失しても，加齢とともに再発することを説明しておくことも術後のクレームの減少につながると思われる．

（谷岡未樹）

●　　●　　●　　文　献　　●　　●　　●

1) 中川浩一，石井正光：軟性線維腫．最新皮膚科学大系，pp40-41, 2005.

すぐに役立つ日常皮膚診療における私の工夫

E. メスを使わない外来治療法

4 粘液嚢腫，ガングリオン

Abstract 指(趾)粘液嚢腫に対しては凍結療法を行う．本法は病変部に超低温を作用させ，その組織を破壊させることを目的とした非観血的治療であり，局所麻酔や消毒などの前処置を必要としないのがメリットである．なお，一般的には結合織由来の粘液嚢腫には適さないとされるが，通常よりかなり強めに行うことで治癒せしめることは可能である．ガングリオンに対しては圧搾法を行う．本法はキシロカインによる除痛と，それによりガングリオンが緊満しているため，一思いに押しつぶすことができる．また，外科的切除と異なり瘢痕を残さないため，若い女性のガングリオンに際し整容を希望される場合などでは，ぜひ一度試していただきたい治療法である．

Key words 指(趾)粘液嚢腫(digital mucous cyst)，凍結療法(cryosurgery)，ガングリオン(ganglion)，圧搾法(squeeze technique)，非観血的治療(nonsurgical therapy)

1 はじめに

指(趾)粘液嚢腫とガングリオンの患者が，その治療を希望して皮膚科を受診することは多い．また，両疾患とも根治を第一とすれば観血的治療である外科的切除が確実であるが，露出部の良性疾患であるため，その前に保存的治療である非観血的な方法を行うべきである．以下に我々の施設で行っている治療法を紹介するが，皮膚科外来診療の参考になれば幸いである．

2 粘液嚢腫

本症は遠位指関節背側から後爪郭までの間に生じ，水疱性ないし疣贅様の外観を呈する粘液を含有した偽嚢腫性病変であり，中高年層に好発するが，その頻度に男女差はない．また，その発生機序から指(趾)粘液嚢腫は myxomatous type と ganglion type の 2 つに分類されている[1] (図 1, 2)．前者は線維芽細胞によるヒアルロン酸の過剰産生に由来するとされるものであり，爪根部近傍の真皮内に多くは単発性に生じ関節嚢との交通はない．一方，後者は変形性関節症すなわち Heberden 結節により関節嚢の変形をきたしてヘルニアを生じたとするものであり，関節嚢との交通がみられる．しかしながら，指(趾)粘液嚢腫とガングリオンの内層細胞は異なるとする反論があるなど，現時点では指(趾)粘液嚢腫の ganglion type とガングリオンを同一に扱うべきか区別すべきかの結論は得られていない[1,2]．

指(趾)粘液嚢腫の大きさは数 mm〜1 cm 程度までで弾性軟にふれ，粘液質が透視される場合もある．軽い疼痛を伴うこともあるが，無症状のことが多い．また，18G 針などで小切開を加えると，透明でゼリー状の粘液質が排出されるので，その診断は容易である[2]．

3 粘液嚢腫の治療

1. 外科的治療

観血的に病巣部を切除する方法であるが，発生部位の特異性から，単純縫縮では多くは摘出後の

図1
右第3指の粘液囊腫（myxomatous type）
75歳，男性
　a：治療前
　b：液体窒素後4か月

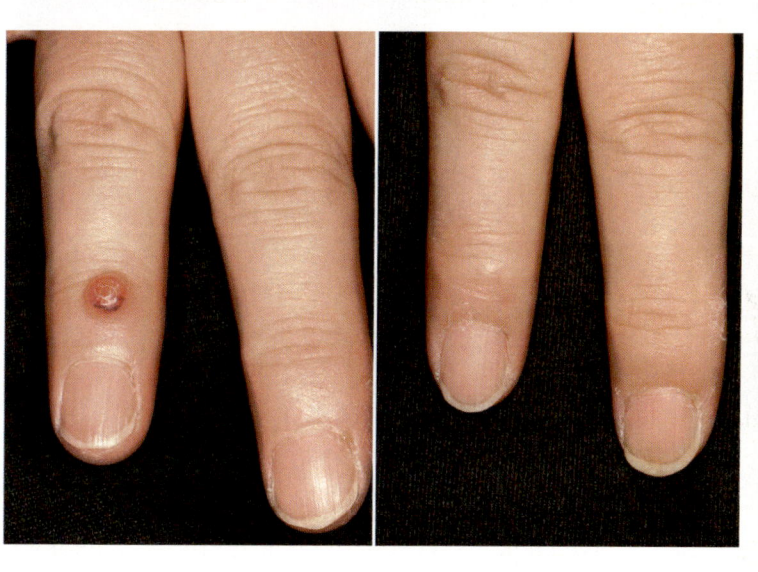

図2
右第4指の粘液囊腫（ganglion type）
55歳，女性
　a：治療前
　b：液体窒素後12か月

創閉鎖が困難であり，局所皮弁あるいは植皮を用いた手技が必要となる[3)~5)]ので，その適応は意外と少ない（図3）．また，それ以外の観血的治療法としてオープントリートメントの有用性が報告されている[2)6)]が，前処置としての指（趾）ブロックによる麻酔が必要となるものの，後述の凍結療法の治癒率とそれほど変わらない．

2. 保存的治療

非観血的治療として一番簡略なのは，小切開により内部の粘液質を完全に排泄する方法である．もちろん，そのままでは再発は必発であるが，ガーゼなどの圧迫療法を併用すると癒着，治癒することもあるとされる[2)]．それ以外に，副腎皮質ホルモン剤（関節腔内用・皮内用ケナコルト®-A：

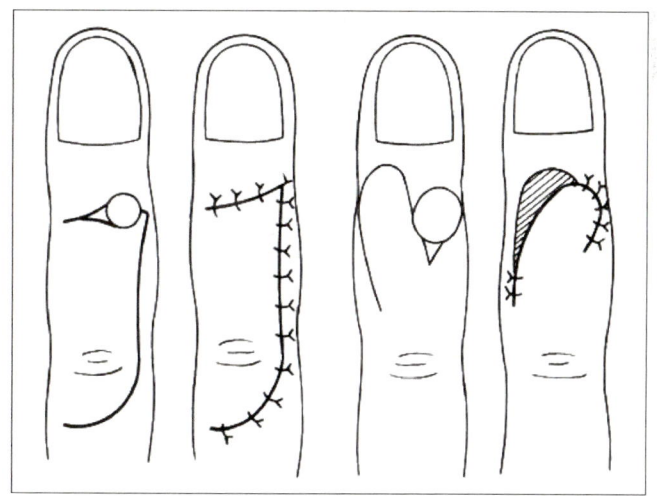

図3　粘液囊腫の外科的治療
　a：回転皮弁による被覆
　b：横転皮弁と植皮による被覆

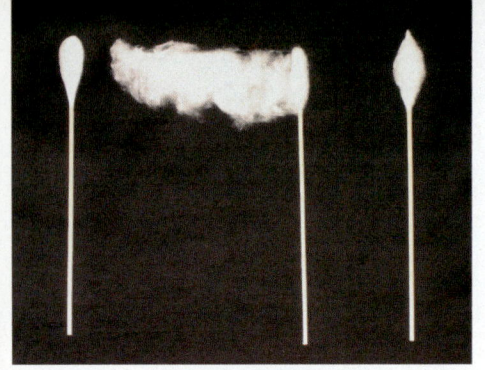

図4 自作の綿花
緩く巻き，かつ先端をできるだけ細くする．

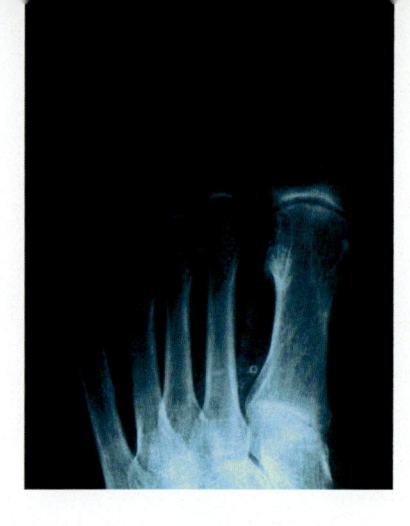

図5
70歳，男性の足趾単純X線
ASO患者では血管壁の石灰化により中足および趾動脈の走行を追うことができる．

10 mg/ml)やブレオマイシン（あるいはペプロマイシン：5 mg/生理食塩水5〜10 ml）の局注療法，および凍結療法やフェノール法などが報告されている[1)2)4)6)]が，我々はそれらのなかで最も簡便かつ効果が高い凍結療法を行っている．

4 粘液嚢腫に対する凍結療法

1. 凍結療法とは

病変部に超低温を作用させ，その組織を破壊させることを目的とした治療法であり，局所麻酔や消毒などの前処置を必要としないのがメリットである．しかし，上皮系腫瘍，悪性リンパ腫，腺癌，悪性黒色腫の順に低温感受性であり，一般的には結合織由来の腫瘍や病変の治療には適さない．また，その名称のためか凍結により組織破壊が生じるものと誤解されがちだが，実際には凍結過程より解凍過程のほうが組織破壊は強く，組織壊死は凍結が急速なほど，解凍が緩徐なほど起こりやすい[7)8)]．

しかしながら，その機序，適応などを熟知したうえで通常よりかなり強めに行えば，粘液嚢腫も凍結療法により治癒せしめることができる．なお，市販の綿棒は固く液体窒素を十分浸すことができないので，市販の綿花をほぐし緩く巻き直しかつ先を細くするのがこつである（図4）．

2. 施行前の注意点

ASO（閉塞性動脈硬化症）などを持つ患者などでは血行に不安があるため，特に足趾の粘液嚢腫では適応外となる．なお，ABI（ankle brachial index）検査などを行わなくても，単純X線写真が有用な情報を与えてくれることがある（図5）．また，糖尿病自体は禁忌ではないが，術後の創傷治癒が遅延したり感染のリスクが増す恐れがあるため，治療前に血糖が十分にコントロールされていることを確認する必要がある．たとえば，空腹時血糖とHbA1cはそれぞれ120 mg/dl以下，6.5％以下であることが望ましい．

3. 手技の実際

綿花を緩く巻き先の細い綿棒を液体窒素（−196 ℃）に浸し，液体窒素を浸した綿棒を病変の中央部に軽く当てて腫瘍全体が白くなるまで凍結させる．また，この操作を数回繰り返す．なお，尋常性疣贅や脂漏性角化症などの上皮系腫瘍は低温感受性であり，良性疾患でもあるため瘢痕が残らないように通常は数秒程度の凍結にとどめるが，凍結療法に感受性が低い粘液嚢腫ではかなり長めに行うよう心がける．

ちなみに，我々の施設では20秒程度の凍結を3〜4回繰り返している（図1, 2, 6）．もちろん，いったん潰瘍となり再上皮化するまでにかなりの日数を要するので，患者には治癒するまでに1か

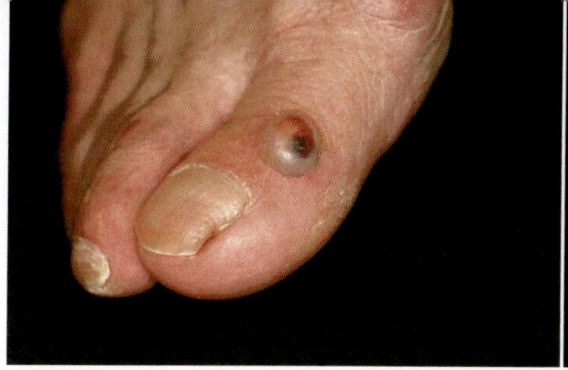

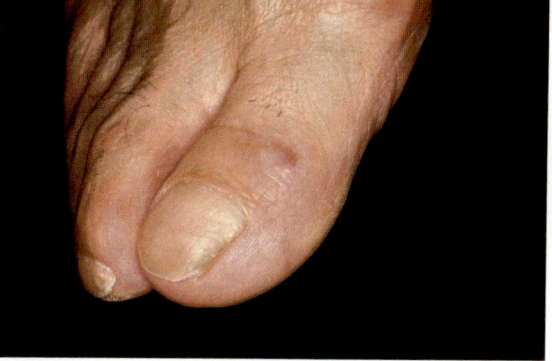

a. 治療前　　　　　　　　　　　　　　b. 液体窒素後3か月

図6　右第1趾の粘液囊腫(74歳，男性)

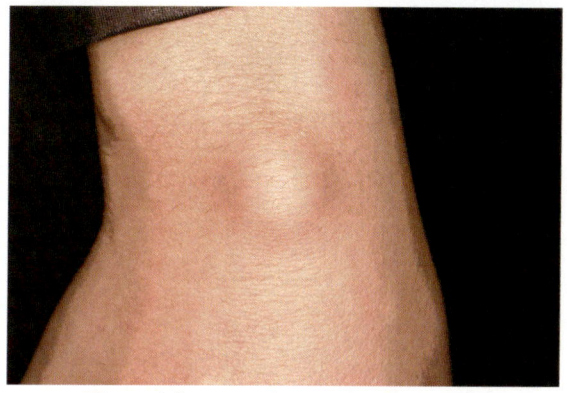

図7　手背のガングリオン(43歳，女性)

表1　手足に発生する軟部腫瘍の超音波所見

ガングリオン	境界明瞭，辺縁整の囊胞腫瘤．内部エコーはほとんど認めない．
脂肪腫	楕円形の低エコー腫瘤内に，輝度の高い線状エコー．
血管腫	境界明瞭な低エコー腫瘤で血流シグナルを伴う．
表皮囊腫	皮膚面に接し，後方エコーの増強を伴った円形の低エコー像．
腱鞘巨細胞腫	境界はやや不明瞭な低エコー腫瘤，下床は高エコー．
線維性腫瘍	境界不明瞭，皮下の層構造断絶．

(米澤理雄：腱鞘巨細胞腫などの皮下腫瘍．今すぐできる外来皮膚外科・美容皮膚科のテクニック(宮地良樹，立花隆夫，田村敦志編)，中山書店，東京，pp91-94，2006より引用)

月間程度を要すること，それほど目立たないものの瘢痕が残ることを前もって説明して同意を得ておくことが大切である．また，治癒するまでの間は自宅で処置(消毒した後に抗生剤含有軟膏の塗布)を1日1回行うよう，また，入浴は普段どおりできることを説明しておくが，抗菌薬の内服までは必要ない．

5 ガングリオン

本症は関節囊や腱鞘を発生母地とし，粘稠なムコ多糖類を含有する単房性ないし多房性の貯留囊腫である．その成因としては関節囊ヘルニア説以外にも腫瘍説や変性説などがあるが，一定の見解は得られていない．また，男性より女性に多く，10〜20歳代に多いとされる[9)10)]．

その好発部位は手，特に手関節背側であり，手の軟部腫瘍のなかでは最も頻度が高い疾患である．また，手掌側に生じたものは一般に緊満性で，手背側に生じたものは圧縮性であり，その形状は球状を呈して無症状のことが多いが，自発痛や圧痛を伴うこともある(図7)．

鑑別を要する疾患として，脂肪腫，血管腫，表皮囊腫，腱鞘巨細胞腫や腱鞘線維腫などが挙げられる．しかし，その臨床像と，18G針などの穿刺により透明なゼリー状ないし水飴状の内容物を吸引できれば診断は容易である．また，吸引できず診断が困難なときには超音波検査が有用であり，その所見としては境界明瞭，辺縁整の囊胞腫瘤として描写され，内部エコーはほとんど認めない(表1)[9)10)]．なお，ガングリオンが小さく，腫瘤として皮表から触れないものはオカルトガングリオンと呼ばれており，そのほとんどが手関節の疼痛を主訴に来院する．

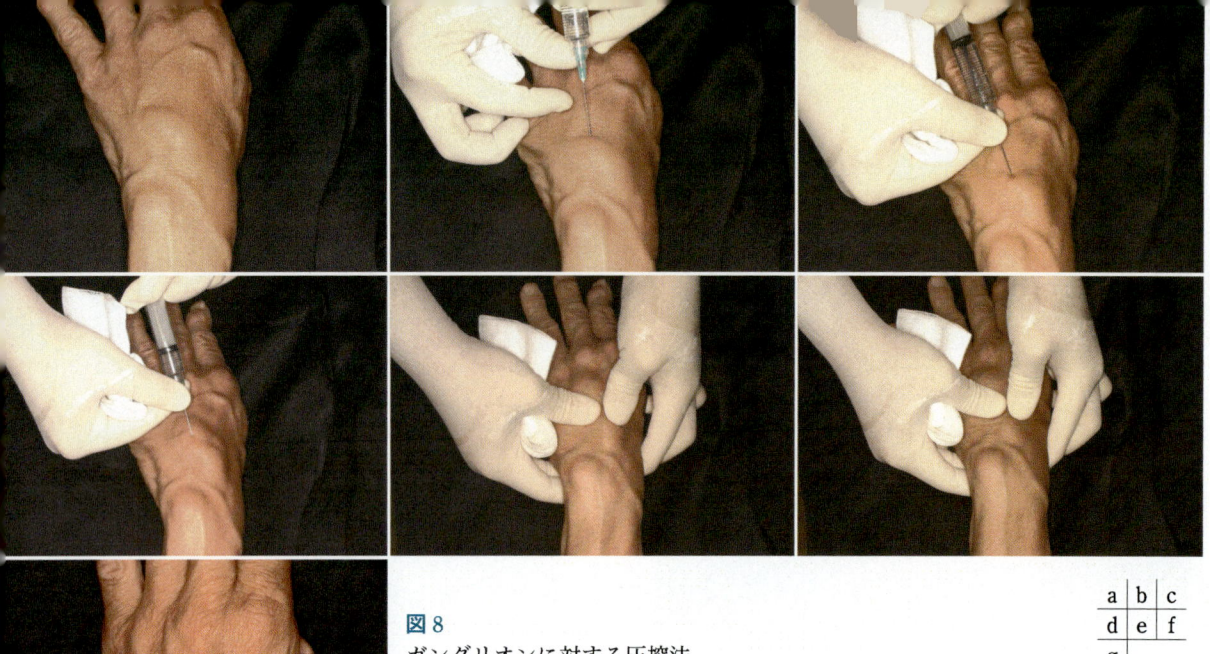

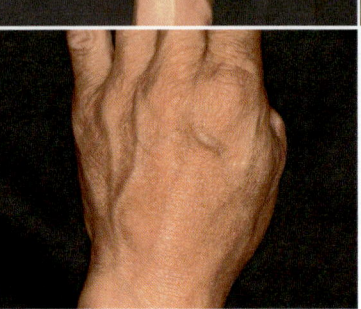

図8 ガングリオンに対する圧搾法
69歳，男性
　a：治療前
　b〜d：1％キシロカイン®を内腔に注入
　e,f：一思いに押しつぶす
　g：治療後1か月

a	b	c
d	e	f
g		

6 ガングリオンの治療

1．外科的治療

　観血的に皮下に存在する囊腫と連続している関節包を部分的に切除するものであり，再発率は30〜40％と最も根治性の高い治療法である[11]．また，確実に摘出するためには全身麻酔あるいは腕神経叢ブロックなどの伝達麻酔の下にタニケットを用い無血野で手術を行ったほうがよいので，その適応は次項の保存的治療で再発したもの，あるいは，疼痛や神経麻痺を伴っているガングリオンに限られる[9]．

2．保存的治療

　穿刺による内容物の吸引，穿刺後に副腎皮質ホルモン剤（関節腔内用・皮内用ケナコルト®-A：10 mg/ml）を注入する方法，あるいは，徒手的破砕の圧搾法などがある．なお，穿刺後に副腎皮質ホルモン剤を注入するときは，局麻後に18G針で穿刺し内容物を吸引した後に，針はそのままで注射器を差し替えて副腎皮質ホルモン剤を注入するのがこつである．また，従来の圧搾法に加え，1％キシロカイン®（リドカイン）を内腔に注入し緊満させて徒手的に破砕すると，麻酔効果が得られるのみならず十分な力で圧迫，破砕することができる[12]．

　非観血的治療による再発率は高く，穿刺による内容物の吸引では約90％，穿刺後に副腎皮質ホルモン剤を注入する方法では60〜70％，また，圧搾法では50〜75％と報告されている[11]．従って，1回の治療ではなく何回か繰り返すことを事前に患者に伝え，了解を得ておくことが大切である．

7 ガングリオンに対する圧搾法

1．施行前の準備

　特に用意するものはなく局所麻酔剤（1％キシロ

カイン®)と注射器のみでよい．また，手関節背側あるいは足関節背側のガングリオンが一番の適応となる．

■ 2. 実際の手技

イソジン®(10％ポピドンヨード)あるいは70％エタノールで消毒した後に，1％キシロカイン®をガングリオン内に注入して緊満な状態にして，力いっぱい押しつぶす(図8)．

■ 3. 本法の利点

キシロカイン®を用いない従来の方法では，ガングリオンは若い女性に発症することが多いため，患者が痛がり十分に力を入れて押しつぶせないことをしばしば経験する．しかしながら，本法ではキシロカイン®による除痛とそれによりガングリオンが緊満しているため，一思いに'グシャッ'と押しつぶすことができるので，ぜひ一度試していただきたい方法である．

8 おわりに

指(趾)粘液囊腫とガングリオンともありふれた疾患でありその診断に迷うことはないが，境界領域の疾患であるためか，特にガングリオンへの一般皮膚科の関心度は低いようである．もちろん，外科的治療は手の外科を得意とする皮膚外科，形成外科あるいは整形外科に任せればよいが，その保存的治療である非観血的手技と実践は，皮膚外科を志す皮膚科医でなくても，ぜひとも取得していただきたいものである．

（立花隆夫）

● ● ● 文　献 ● ● ●

1) 武藤正彦，横山恵美：粘液囊腫，偽囊腫．最新皮膚科学大系 No.13 神経系腫瘍間葉系腫瘍(玉置邦彦ほか編)，中山書店，東京，pp79-81, 2002.
2) 中川浩一，椿本和加：粘液囊腫(趾，口唇)治療のコツと工夫．今すぐできる皮膚小手術基本手技のテクニック(宮地良樹ほか編)，中山書店，東京，pp129-131, 2004.
3) 木下行洋：指粘液囊腫．形成外科，**46**：S235-236, 2003.
4) 丸山　優：指趾粘液囊腫．形成外科，**37**：S241-244, 1994.
5) 立花隆夫：爪の外来手術．日皮会雑誌，**114**：2103-2111, 2004.
6) 田村敦志，清水　晶：指趾粘液囊腫．*MB Derma*，**92**：33-38, 2004.
7) 立花隆夫：理学療法．皮膚科診療メモ(今村貞夫編)，南江堂，東京，pp115-117, 1991.
8) 立花隆夫：皮膚科治療学．図説皮膚科学テキスト(石川治ほか編)，中外医学社，東京，pp58-64, 2003.
9) 荻野利彦：ガングリオンの診断と治療．形成外科，**37**：S237-240, 1994.
10) 中塚貴志，市岡　滋：ガングリオン．形成外科，**46**：S234-235, 2003.
11) 赤堀　治：ガングリオン．臨床整形外科手術書 No.6 手(山室隆夫ほか監修)．金原出版，東京，pp385-399, 1992.
12) 上田英一郎：メスを使わない小手術．今すぐできる皮膚小手術基本手技のテクニック(宮地良樹ほか編)，中山書店，東京，pp54-63, 2004.

すぐに役立つ日常皮膚診療における私の工夫

E. メスを使わない外来治療法

5 汗管腫

Abstract 炭酸ガスレーザーは，defocused beamで組織を蒸散することができ，各種の良性皮膚小腫瘍の治療に適応[1]がある．汗管腫は，丘疹が多発し，大きさも直径1〜3 mmと小さく，眼球近くの下眼瞼に好発するため，従来より適切な治療法がなく一般外来において診断のみに終わり，患者の求めている治療にまでなかなか結びつかなかった．しかし，炭酸ガスレーザーを用いて治療することで，確実に病変部を蒸散し丘疹を平坦化すれば，治療後の仕上がりもきれいで患者の満足度も高い．

Key words 汗管腫(syringoma)，炭酸ガスレーザー(carbon dioxide laser)，良性皮膚小腫瘍(benign dermal tumor)，蒸散(vaporization)，defoused,

1 はじめに

汗管腫は，眼瞼部に好発し，女性に多い．大きさは直径1〜3 mm，扁平に隆起する，正常皮膚色ないし黄褐色の良性皮膚小腫瘍である．単発は稀で，丘疹は多発するか，集簇し局面を呈する場合もある．皮膚表面より隆起し多発する汗管腫は，いくら厚化粧をしても丘疹を遮蔽することは困難で，患者の多くは美容的な面で治療を希望する．

2 種々の汗管腫治療法

約30年の間，皮膚科医や形成外科医が汗管腫に対して，さまざまな治療法を試みてきた．それぞれの治療法には一長一短があり，いずれにしても満足のいく結果を得られないことが多かった．

1. 電気凝固術[2)3)]

装置も比較的安価であり，簡便な治療法であるが，熱拡散による周囲の正常組織へのダメージが起こりやすく病変部のみを限局的に治療することは難しい．

2. 皮膚剝削術[4)]

丘疹が集簇して局面を呈する場合のみ適応となる．しかし，眼瞼部では皮膚が薄く，眼球が近いなどの理由で高度の手技を必要とする．

3. 搔爬術

Stevenson[5)]らは電気凝固術と搔爬術による治療を行った．小さな丘疹のみを治療するのは難しく，現在ではほとんど行われていない．

4. 剪刀による切除術

Maloney[6)]は眼科で使用する剪刀(spring-action scissors)を用いて切除を行い，簡便で治療効果も高いと報告した．

5. メスによる切除術[7)]

切除術には，メス(11番の先刃)を用いて行う切除縫縮とトレパンによるオープントリートメント(くりぬき法)の2つがある．切除術は，丘疹が数個の場合に最も確実な方法であり病理組織も確

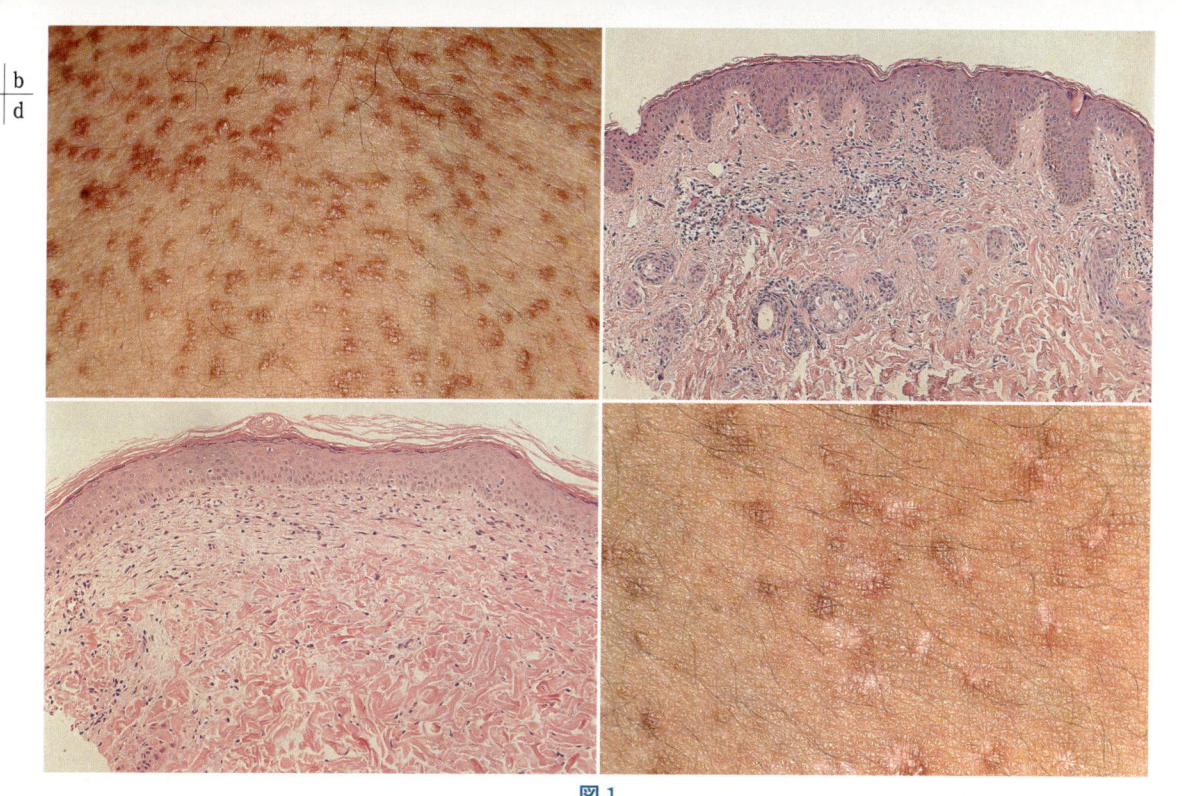

図1
a：腹部汗管腫・治療前，b：病理組織像，c：照射1か月後の病理組織像，d：照射2か月後

認できる．丘疹が多数存在する場合，集簇して局面を形成するときには適応とならない．

6. 液体窒素冷凍凝固術[8]

簡便かつ最も一般的な治療法であるが，数回の治療が必要であり完治までにかなりの時間がかかり，再発も多く治療効果は不確実である．また，個々の丘疹の大きさは直径1～3 mmと小さいため病変部ばかりでなく周囲の正常皮膚にも液体窒素を染み込ませた綿球が圧抵されたり，過度に圧抵を繰り返し行うと，周囲の正常組織に色素沈着や水疱形成をきたすことがある．

7. レーザー療法

1) アルゴンレーザー：Landthaler[9]らは非血管性病変である汗管腫4例にアルゴンレーザー治療を行い無効であったと報告している．
2) 炭酸ガスレーザー：炭酸ガスレーザーによる顔面の汗管腫治療をWheeland[10]らやApfelberg[11]らが報告した．
3) パルス色素レーザー：体幹に多発するタイプの汗管腫を eruptive hidradenoma という．Seirafi[12]らは体幹と上肢に炎症を伴い発赤のある eruptive hidradenoma に対して，波長585 nmと595 nmのパルス色素レーザー照射で皮疹の改善は認められなかったと報告している．
4) Q-スイッチ・アレキサンドライトレーザー：Park[13]らは汗管腫の表皮を炭酸ガスレーザーで蒸散後，その表面に黒インクを滴下し，イオントフォレーシスを行って汗管腫の存在する真皮乳頭層を黒く染める．次に黒色に反応するQ-スイッチ・アレキサンドライトレーザーを照射することで，より選択的に汗管腫を治療できるとしている．

また，炭酸ガスレーザーと50%トリクロロ酢酸（TCA）の組み合わせによる治療も報告[14]されている．

8. そのほかの治療法

トレチノイン外用：Gomez[15]らは0.05～0.1%の

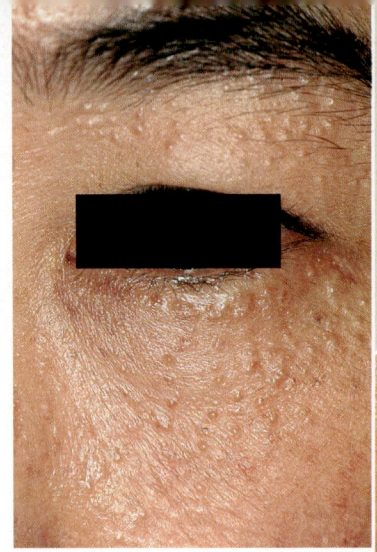

図2 エクリン汗囊腫
　a：治療前
　b：病理組織像．真皮中層の囊胞
　c：照射9か月後．一時軽快
　d：照射15か月後．再発

トレチノインを体幹前面に多発する汗管腫(eruptive hidradenoma)に外用し，皮疹の改善を認めた．

3 汗管腫の治療方針(図1)

　汗管腫の病理組織学的所見は，真皮上層から中層にかけて1～数層の壁よりなる管腔ないしは索状充実性構造が散在する．これらは，しばしばコンマ状あるいはオタマジャクシ状を呈するのが特徴である．また，それを取り囲んで緻密な膠原線維の増生をみる．

　汗管腫は，真皮上層から中層に及ぶ良性皮膚小腫瘍であり，整容面から治療の対象となりうる．汗管腫の治療目的は，丘疹を周囲の健常皮膚と同高にすることである．レーザー治療を行い丘疹が平坦化すれば，多少術後紅斑や色素沈着が残っていても普段どおりの化粧で十分カバーでき，満足のいく結果を得ることができる．病理組織学的には，真皮上層のオタマジャクシ状と形容される散在性腫瘍塊と，その周囲を取り囲む緻密な膠原線維を破壊し，均一な膠原線維束に置き換える点

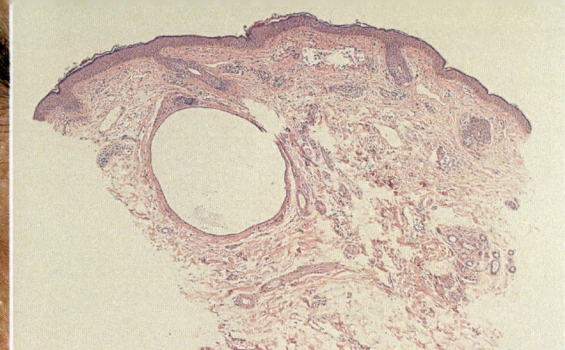

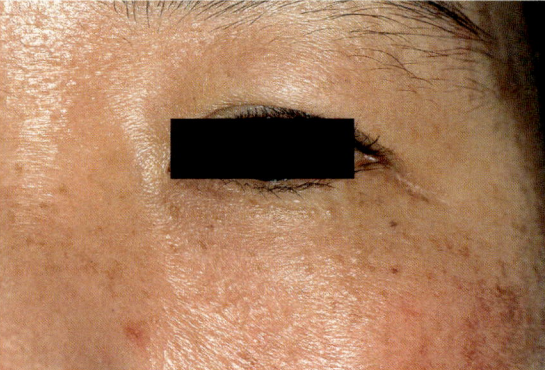

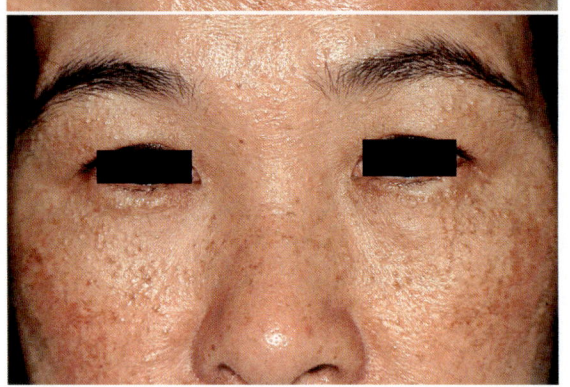

にある[16]．隆起している丘疹部分のみ（真皮上層まで）を治療し平坦化したのでは，真皮下層に散在性腫瘍塊と緻密な膠原線維とが残存し完全に取り除かれてはいない．しかし，良性腫瘍である汗管腫の治療は整容目的であり，腫瘍成分を完全に破壊しなくとも皮膚はきれいに平坦化し外観が改善されれば患者の満足度も高く，十分な治療効果が得られることになる．

4 炭酸ガスレーザーの適応について

　炭酸ガスレーザーは，二酸化炭素の分子をキセノンフラッシュランプで励起して得られる波長10.6μmの気体レーザーで，波長が遠赤外線領

域にある．パルス色素レーザーやルビーレーザーがヘモグロビンや色素などの特定のクロモホアに吸収されるのに対し，炭酸ガスレーザーは大部分が組織中に含まれる水分に吸収される（皮膚病変の色調に関係しない）．水に吸収された炭酸ガスレーザーの光エネルギーは熱エネルギーに変換される．この熱エネルギーは，組織を加熱，凝固，炭化，気化，蒸散させ軟部組織を破壊する[17]．

照射に際しては，focused beam で切開，defocused beam で組織を蒸散することができる．照射すると組織の表面から 0.1〜0.2 mm までの深さで吸収され，周囲組織への熱によるダメージが電気凝固などに比し比較的少なく，極めて局所的に組織を蒸散させうる．一方，血管については直径 0.5 mm 以下であれば十分な止血効果が発揮され，ほとんど出血することなく切除できる．また，術後の腫脹や疼痛はほとんどなく，抜糸の必要もない．これらの特徴を有する炭酸ガスレーザーは多くの場合，組織を蒸散する目的で defocused beam で使用されており，各種の良性皮膚小腫瘍の治療に適応がある[1]．Wheeland ら[10]や Apfelberg ら[11]が顔面の汗管腫に対して炭酸ガスレーザーを照射し，満足のいく結果を得たと報告したことより汗管腫は炭酸ガスレーザー治療の適応疾患の一つとなった．炭酸ガスレーザーは，治療の難しい眼瞼部に生じる小さな隆起した汗管腫のみを治療でき，術後の管理も容易で整容的に満足のいく結果を得ることができる．

5 鑑別診断

眼瞼周囲に好発する疾患が鑑別診断で，稗粒腫，エクリン汗嚢腫，多発性丘疹状毛包上皮腫，顔面播種状粟粒性狼瘡などが挙げられる．特に，エクリン汗嚢腫との鑑別は重要である．

エクリン汗嚢腫（図 2）

エクリン汗嚢腫は，温熱環境中で眼囲を中心に生じる嚢腫状丘疹である．眼瞼部に好発し，中年女性に多いことから汗管腫との鑑別が問題となる[18]．

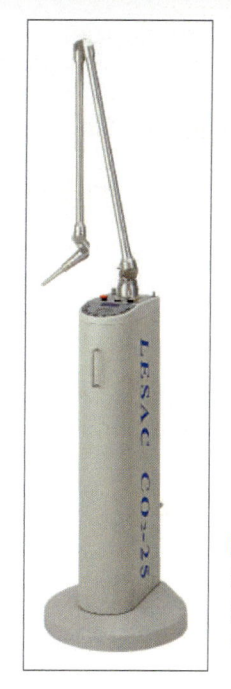

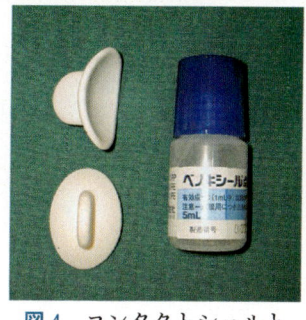

図 4 コンタクトシェルとベノキシール点眼薬

図 3 当科で使用している炭酸ガスレーザー（レザック社）

色調に関しては，汗管腫は黄褐色，エクリン汗嚢腫は透明を呈する．特に季節による皮疹の性状を問診で聴き出すことが重要である．汗管腫は季節による変動はないが，エクリン汗嚢腫は冬季には皮疹は軽快するが，気温の上昇する 5〜6 月から夏季にかけて患者は「皮疹が浮き出てきた」と皮膚科を受診する．また，温泉などで長湯をすると皮疹が顕著となる．治療は丘疹を周囲の健常皮膚と同高にし平坦化するだけでは再発するため，真皮中層の嚢胞を炭酸ガスレーザーで完全に破壊する必要がある[18]．炭酸ガスレーザーによる治療効果は汗管腫に比し得られにくい．夏季における診察，治療に際しては，涼しい冷房の効いた部屋では皮疹はすぐに消退してしまうので注意を要する．

6 治療手順

使用レーザー（図 3）

炭酸ガスレーザーは，ほかのレーザー装置に比し低価格であり，軽量化，小型化され，その性能も向上している．皮膚科領域の治療において，レーザー出力が細かく設定できるもののほうが使い勝手がよい．その特性をよく理解し使用すれば，日常診療において有用な治療機器となる．

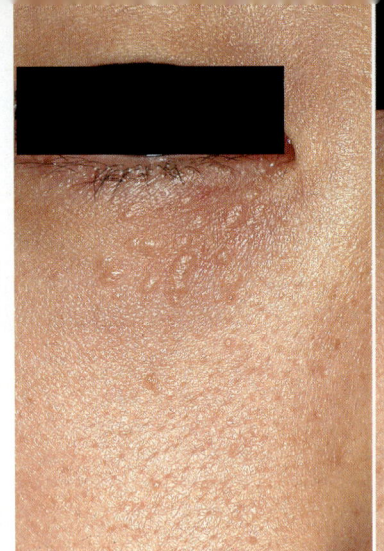

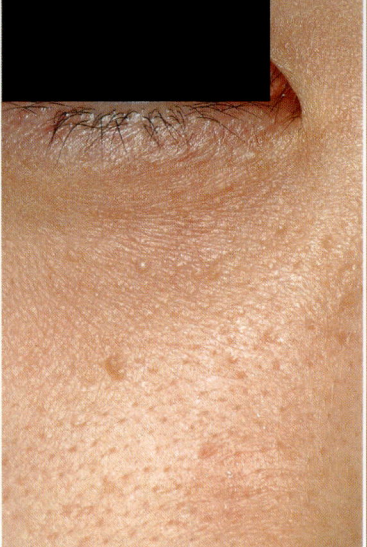

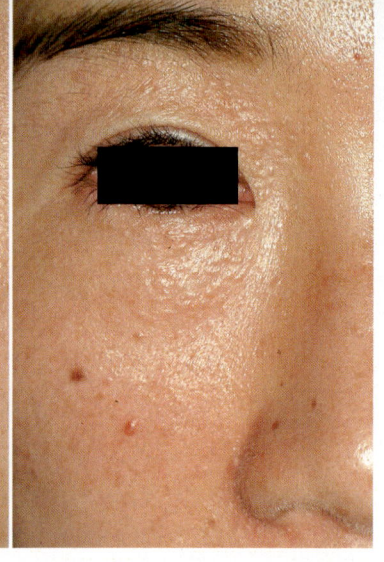

図 5
a：丘疹が散在している汗管腫．照射前
b：照射 10 か月後．著効例
c：丘疹が小さな汗管腫．照射前

a｜b｜c

(1) まず，素手で丘疹の状態，すなわち周囲の正常皮膚に比しどの程度丘疹が隆起しているかを治療前に確認する．

(2) 炭酸ガスレーザー照射部位の温度は，100℃以上と高温になるため，局所麻酔を行う必要がある．照射の 1 時間前に皮膚表面麻酔剤（EMLA cream）を ODT（密封包帯法）する．貼付用局所麻酔剤（リドカインテープ/ペンレス®）を用いてもよい．麻酔効果発現までに要する時間ならびに確実性を考え合わせ，0.5 ml イスリン自己注射器の細い 30G 針を用いて 1％キシロカインによる局所浸潤麻酔を行う場合もある．1 回の治療に使用する局所麻酔薬の量は，0.5 ml 以下であり術後の腫張は軽度でほとんど問題にならない．

(3) 眼瞼部の汗管腫の治療に当たっては，レーザー光から患者の眼球を保護する必要がある．最も確実な方法は局所麻酔薬（ベノキシール点眼薬：持続時間は約 10 分）を点眼し角膜表面を麻酔した後，シリコンでコーティングされたコンタクトシェル（レーザー用アイ・プロテクター）を装着する（図 4）．閉眼のうえ，生理的食塩水に浸したガーゼで覆う簡便な方法もあるが，十分な注意を要する．また，患者にはレーザー治療中，不用意に動かないよう徹底させる．術者は，専用の保護メガネを着用する．

(4) 炭酸ガスレーザーのハンドピースのガイドを伸展させ defocused beam にし，隆起している丘疹のみを照射する．眼瞼部は 1.0〜1.5 W，腹部および外陰部に対しては 1.0〜2.0 W で照射する．丘疹の形態により，散在している場合には 0.1 または 0.2 秒のリピートパルス，丘疹が集簇して局面を呈する場合には鉛筆でなぞるように連続照射する．丘疹が散在している場合のほうが，丘疹が集簇して局面を呈するものより治療効果に優れている[19]．また，治療目的が丘疹を平坦化することより隆起の少ない小さな丘疹や局面では治療効果が得られにくい（図 5）．照射に際しては，真皮下層の腫瘍塊まで破壊する必要はなく，生理的食塩水に浸したガーゼで炭化した組織をしっかりと強くこすってふき取り（wiping），除去された皮膚の深さを確認し無用な真皮傷害を避けなければならない[20]．また，丘疹の形態は術者の見る角度により微妙に変化するため，触診ならびに多方向からの視診は重要である．

治療時に発生する煙は，かなりの臭いや感染性の可能性もあり排煙は必要である．筆者はレーザー治療専用の吸煙装置を用いている．また，治療中には，術者はマスクを使用する．

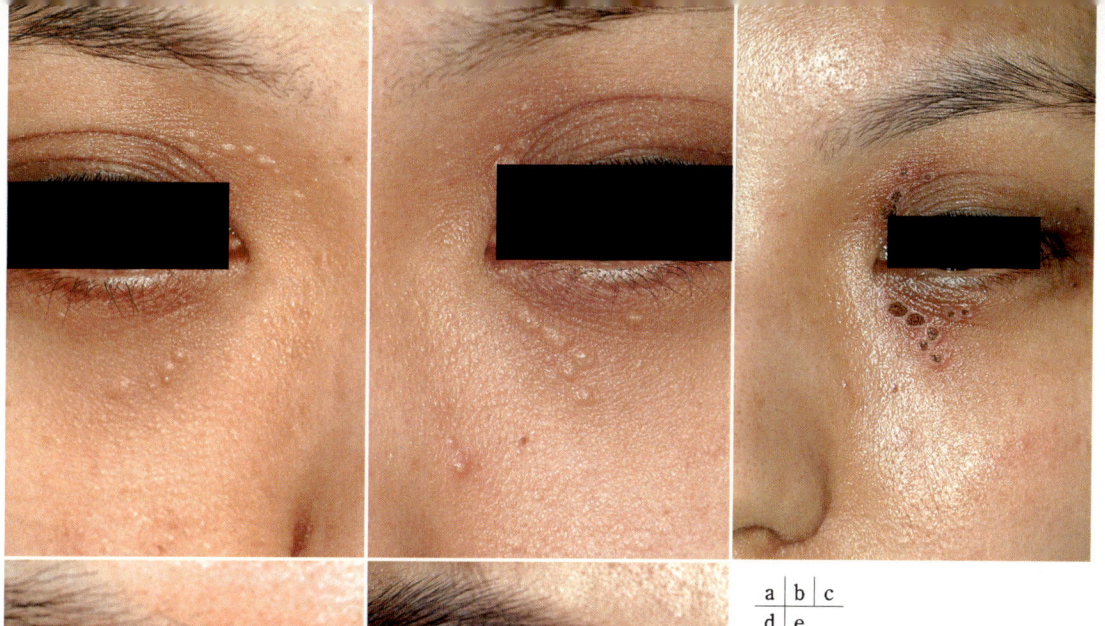

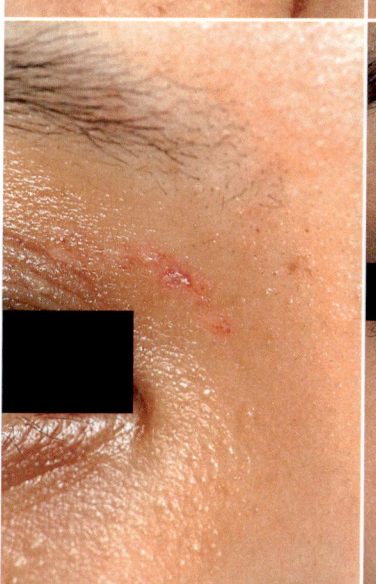

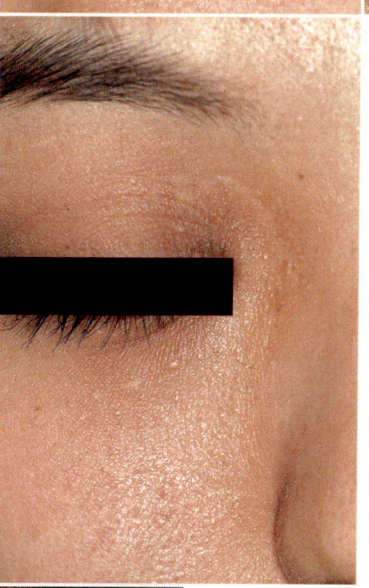

図6
a：右眼瞼部汗管腫．治療前
b：左眼瞼部汗管腫．治療前
c：照射直後
d：照射2週後
e：照射5か月後
f：照射10か月後

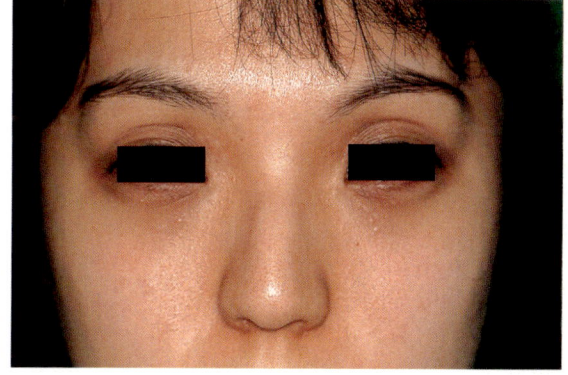

7 術後処置ならびに経過（図6）

　照射直後，照射部位は黒色を呈し，周囲は軽度の浮腫性紅斑を認め，出血はみられない．照射当日よりレーザー治療部をこすらなければ洗顔は可能で，開放のまま上皮化するまでステロイドまたは抗生物質含有軟膏を1日2回外用する．術後疼痛の訴えはなく，外用のみの処方で十分である．創部は4〜5日後に痂皮を形成し，上皮化は眼瞼部で7〜10日，腹部で約12〜14日を要する．また，創部の化粧は上皮化完了後からとし，炎症後の色素沈着予防のためサンスクリーン剤を外用するよう患者に指導する．術後の紅斑はほとんどの

5．汗管腫

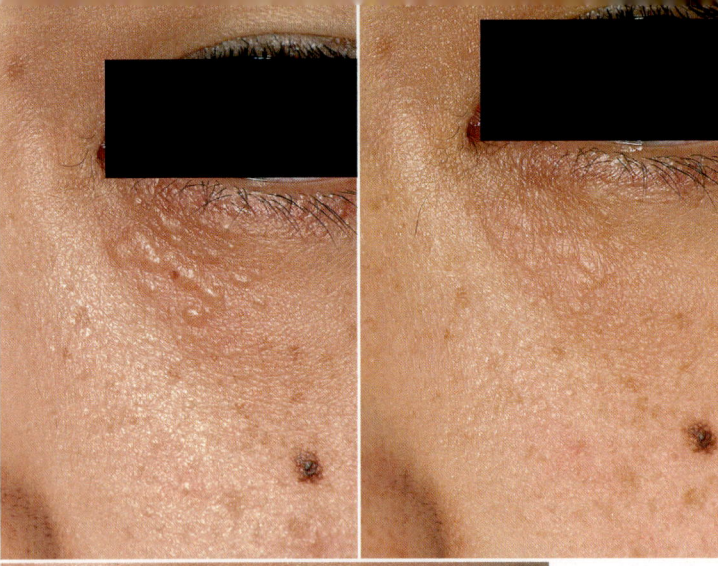

図7
a：汗管腫・治療前
b：照射9か月後
c：照射約2年後

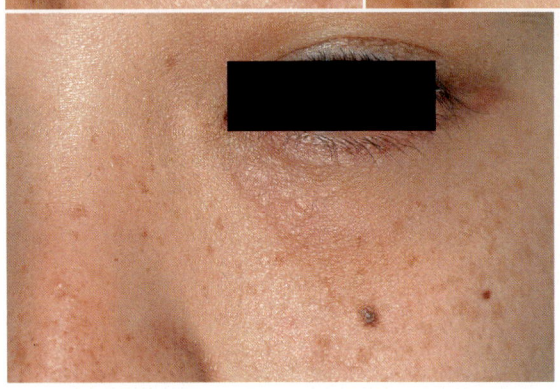

場合1〜2か月以内に自然消退する．

8 病理組織学的所見（図1-c，d）

　照射1か月後に採取した標本では，表皮突起が消失して平坦化し，術前にみられた基底層のメラニン増加はみられない．真皮乳頭層は，やや浮腫状で未熟な線維芽細胞が散在している．真皮上層に集簇してみられた汗管腫を形成する細胞索ないし胞塊はほぼ消失し，細胞塊周囲を取り囲んでいた緻密な膠原線維束も消失し，真皮膠原線維は均一に染まってみえる．臨床的には，丘疹は周囲の正常皮膚と同高になり平坦化している．

9 おわりに

　良性である汗管腫を美容目的で炭酸ガスレーザー治療する際には，1回にすべての丘疹を治療するのではなく，全丘疹のなかで最も大きく，隆起のある3〜4個の丘疹を選びテスト照射する．テスト照射1〜2か月後における丘疹の状態，術後紅斑の消退具合などを観察し，整容的に満足のいく結果であればさらに治療を進めていく慎重な態度が必要である．照射後の後遺症として，肥厚性瘢痕が最も多いとされている[21]．汗管腫の治療目的は全除去ではなく，真皮上層の深さまで組織を蒸散し丘疹を周囲の正常皮膚と同高にする（平坦化）ことである．もちろん，真皮下層には病変部が残存し再発の可能性は残されているが，数年の経過において十分満足のいく結果を維持している（図7）．真皮下層まで蒸散を行うと瘢痕を残すことになり，照射時に生食に浸したガーゼで炭化した組織をふき取りながら除去された深さを確認し，真皮上層までの蒸散にとどめることが重要である．蒸散の深さが浅く不十分であれば術後紅斑が落ち着く1〜2か月後に追加照射を行う．また，術後の長期にわたる観察も忘れてはならない．

（橋本　透）

● ● ● 　文　献　 ● ● ●

1) Olbricht SM：Use of the carbon dioxide laser in dermatologic surgery. *J Dermatol Surg Oncol*, **19**：364-369, 1993.
2) Kirshbaum B et al：Syringoma. *Arch Dermatol*, **100**：372-373, 1969.

3) Karma P et al：Intralesional Electrodesiccation of Syringomas. *Dermatol Surg*, **23**：921-924, 1997.
4) Roenigk HH Jr：Dermabrasion for miscellaneous cutaneous lesions(exclusive of scarring from acne). *J Dermatol Surg Oncol*, **3**：322-328, 1977.
5) Stevenson TR et al：Syringoma：Removal by electrodesiccation and curettage. *Ann Plast Surg*, **15**：151-154, 1985.
6) Maloney ME：An easy method for removal of syringoma. *J Dermatol Surg Oncol*, **8**：973-975, 1982.
7) Moreno-Gonzalez et al：A Modified technique for excision of syringomas. *J Dermatol Surg Oncol*, **15**：796-798, 1989.
8) Dawber RPR：Cryosurgery, Principles and Techniques of Cutaneous Surgery, McGraw-Hill, 1996.
9) Landthaler M et al：A three-year experience with the argon laser in dermatotherapy. *J Dermatol Surg Oncol*, **10**：456-461, 1984.
10) Wheeland RG et al：Carbon dioxide(CO_2) laser vaporization of multiple facial syringomas. *J Dermatol Surg Oncol*, **12**：225-228, 1986.
11) Apfelberg DB et al：Superpulse CO_2 laser treatment of facial syringomata. *Lasers Serg Med*, **7**：533-537, 1987.
12) Seirafi HS et al：Eruptive syringomas. *Dermatology Online Journal*, **11**：13, 2005.
13) Park HJ et al：Temporary tattooing followed by Q-switched alexandrite laser for treatment of syringomas. *Dermatol Surg*, **27**：28-30, 2001.
14) Kang WH et al：A new treatment for syringoma：combination of carbon dioxide laser and trichloroacetic acid. *Dermatol Surg*, **24**：1370-1374, 1998.
15) Gomez MI et al：Syringoma：treatment with topical tretinoin. *Dermatology*, **189**：105-106, 1994.
16) 橋本 透ほか：炭酸ガスレーザーによる汗管腫の治療．臨皮，**49**：943-945, 1995.
17) Ashinoff R：Introduction to lasers. *Seminars in dermatology*, **13**：48-59, 1994.
18) 橋本 透：汗管腫とレーザー治療，*MB Derma*, **35**：27-31, 2000.
19) 橋本 透：炭酸ガスレーザーを用いたレーザー治療．日レ医誌，**19**：241-247,1998.
20) 橋本 透：炭酸ガスレーザー(太田母斑，扁平母斑，ベッカー母斑を含む)．*Dermatology Practice*, **4**：74-82, 1998.
21) Olbricht SM et al：Complications of cutaneous. *laser surgery*, **123**：345-349, 1987.

すぐに役立つ日常皮膚診療における私の工夫

E. メスを使わない外来治療法

6 眼瞼黄色腫

Abstract 眼瞼黄色腫は日常診療でしばしば遭遇する疾患である．整容的な希望を持って来院する患者も少なくない．眼瞼黄色腫のメスを使わない標準的な治療は，プロブコールの全身投与（薬物療法）である．一方，コレステロール産生抑制作用のある高脂血症用剤には眼瞼黄色腫退縮の確たる証拠がない．メスを使わない局所療法として，液体窒素凍結療法（液体窒素圧抵療法），レーザー療法，塩素化酢酸を用いた化学的焼灼，電気焼灼および電気乾固がある．これらの治療法の原理，方法，効果，副作用について詳述する．メスを使わない治療法とは言うものの，実施には各々の治療法の理解に加えて，技術的な習熟が必要である．眼瞼黄色腫患者の約半数には脂質代謝異常が存在する．個々の病変を治療することにも意義があるが，眼瞼黄色腫を手がかりとして動脈硬化の診断・治療につなげていくことは皮膚科医の使命と言えよう．

Key words 眼瞼黄色腫（xanthelasma palpebrarum, xanthoma palpebrarum），液体窒素凍結療法（liquid nitrogen cryotherapy），レーザー療法（laser therapy），塩素化酢酸（chloridized acetic acids），プロブコール（probucol）

1 はじめに

日常診療でしばしば遭遇する眼瞼黄色腫にどのように対処すべきか．即時の効果をねらうのであれば切除などの観血的（メスを使う）方法を選ぶであろう．切除ほどには即効性はないがメスを使わず外来で手軽にできる治療法として，液体窒素凍結療法，レーザー療法，化学的焼灼，電気焼灼および電気乾固がある．これらの方法をうまく使って眼瞼黄色腫を治療することは，'皮膚科的'対処方法であり，'美容皮膚科的'治療方法でもある．しかしながら眼瞼黄色腫の治療に当たって留意すべき点は，眼瞼黄色腫が脂質代謝異常を背景に発症していることである．すなわち，眼前の眼瞼黄色腫を消失させたとしても，背景にある脂質代謝異常を治療しない限り眼瞼黄色腫が再発する．薬物療法を行いながらメスを使わない治療法を併用していくことが，眼瞼黄色腫への理想的な対処法と考えられる．本稿では，前半で眼瞼黄色腫の病態に触れた後，後半でメスを使わない治療法および薬物療法について詳述する．

2 眼瞼黄色腫の病態

1. 黄色腫と脂質代謝異常

黄色腫は脂質を取り込んだ泡沫細胞が真皮や腱などに限局性に浸潤する疾患である．黄色腫は基本的には全身性の脂質代謝異常（リポ蛋白代謝異常）に伴って発症するが，脂質代謝異常を背景とせずに発症する黄色腫もある．炎症という観点からは，黄色腫は組織球が主役を演じる肉芽腫性炎症ととらえることもできる．

背景にある脂質代謝異常（高リポ蛋白血症）と黄色腫の臨床型との間には一定の相関がある．すなわち，II型高リポ蛋白血症のような高コレステロール血症には，結節性黄色腫，眼瞼黄色腫，腱黄色腫，手掌線条黄色腫および汎発性扁平黄色腫が生じやすい．I, IV, V型高リポ蛋白血症のような

高トリグリセリド血症には，発疹性黄色腫が生じる．ブロードβの出現を特徴とするⅢ型高脂血には，結節性発疹性黄色腫，手掌線条黄色腫，手掌黄色腫，腱黄色腫および眼瞼黄色腫が発症する．Ⅳ型高リポ蛋白血症に眼瞼黄色腫を伴うこともある．

黄色腫のうちで眼瞼黄色腫は最もありふれた疾患と言える．臨床的には，眼瞼黄色腫は黄色斑，扁平隆起性黄色丘疹～黄色小結節として眼瞼に生じる黄色腫である．上眼瞼に好発するが，ときに同時に下眼瞼の内眼角部にも生じる．基本的には高コレステロール血症に伴う黄色腫と考えられる．眼瞼の広範囲に黄色斑が広がっている場合には，コレステロール値が高値のことが多い．若年者に生じた眼瞼黄色腫では，家族性高コレステロール血症などのリポ蛋白代謝異常を伴う確率が高い．しかし，本症の約半数では高脂血症を認めないことも認識すべきである．眼瞼黄色腫以外に身体のほかの部位に別の黄色腫が合併していないかも確認しておく必要がある．

2. 眼瞼黄色腫の病理像

病理学的には，大型の核を有し，網状ないし泡沫状に淡く染まる豊富な胞体を有する泡沫細胞が真皮内に浸潤する．眼瞼黄色腫では，泡沫細胞の集塊が真皮浅層にみられる傾向がある．初期の黄色腫病変では泡沫細胞に加えてリンパ球，好中球および組織球の浸潤を伴う．結節性黄色腫と異なり，眼瞼黄色腫では真皮内のコラーゲン線維の増生を伴わない．

3. 眼瞼黄色腫の成立機序

泡沫細胞は血中単球に由来すると考えられている．泡沫細胞内に蓄積した脂質(大部分がコレステロールエステル)は血中低比重リポ蛋白(LDL)に由来する．血管外に遊走した単球は，組織球(マクロファージ)に変化した後にリポ蛋白を取り込む．取り込まれるリポ蛋白は，真皮内において酸化的修飾を受けた酸化LDLである．組織球(マクロファージ)は，その細胞表面のスカベンジャー受容体を介して酸化LDLを積極的に取り込む．いかに大量の脂質が胞体内に蓄積しようとも，スカベンジャー受容体発現に抑制がかからないため，組織球(マクロファージ)は酸化LDLを取り込み続ける．その結果，組織球(マクロファージ)は泡沫細胞に変化する．黄色腫病変が眼瞼に発生しやすい理由として，①運動量の多い眼瞼でのLDLの血管外への易漏出，②間質でのグリコサミノグリカンとLDLとの複合体形成によるLDLの滞留，③紫外線によるLDLの酸化，④眼瞼での高密度の組織球(マクロファージ)分布が考えられる．

4. 眼瞼黄色腫の診断および鑑別診断

皮疹の特徴的な形状，色調および分布から，眼瞼黄色腫の診断は容易である．あえて鑑別疾患を挙げるなら，皮膚粘膜ヒアリン沈着症，結節型アミロイドーシス，原発性全身性アミロイドーシス，播種性黄色腫，基底細胞癌，稗粒腫，多発性脂腺嚢腫，老人性脂腺増殖症，脂腺腺腫，脂腺癌，汗管腫，表皮下石灰化結節などが挙げられる．

5. 眼瞼黄色腫の検査[1]

眼瞼黄色腫を診たときに行うべき検査は，高コレステロール血症を念頭に置いた血清脂質検査である．空腹時の総コレステロール，HDL-コレステロールおよびトリグリセリドを測定する．LDL-コレステロール値はFriedewaldの'LDL-コレステロール ＝ 総コレステロール－トリグリセリド/5 － HDL-コレステロール'で求める．トリグリセリド値が400 mg/dlより高値の場合は，LDL-コレステロールを直接測定しなければならない．患者が正脂血であるか，総コレステロールの増加

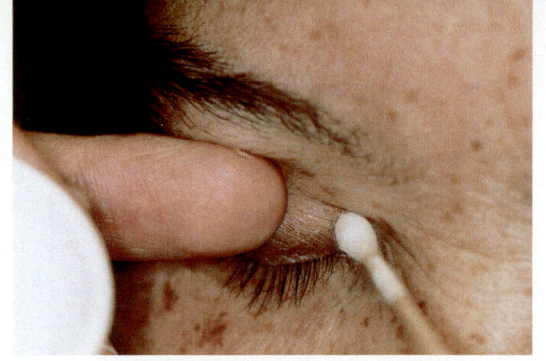

図1 眼瞼黄色腫の液体窒素凍結療法
比較的小型の眼瞼黄色腫に対して用いられる．周辺健常部や眼球に影響を与えないように配慮しなければならない．

があるか，トリグリセリドの増加を伴っていないかを確認する．正脂血であれば，正脂血性眼瞼黄色腫である．トリグリセリドの増加を伴わない総コレステロールの増加があればⅡ型高リポ蛋白血症による眼瞼黄色腫を疑い，トリグリセリドの増加を伴った総コレステロールの増加があればⅢ型高リポ蛋白血症による眼瞼黄色腫を疑う．Ⅱ型高リポ蛋白血症に属する家族性高コレステロール血症のヘテロ接合体ではLDL-コレステロール値が200〜300 mg/dlであるが，ホモ接合体ではLDL-コレステロール値は500〜1,000 mg/dlを示す．リポ蛋白分画（電気泳動）も高脂血症の型を決めるために有用である．プレβバンドとβバンドとの間をつなぐようなブロードβの出現はⅢ型高脂血症に特徴的である．

3 メスを使った眼瞼黄色腫の局所療法

眼瞼黄色腫病変が小型である場合で，患者が急激な改善を望む場合は外科的に切除することがある．眼瞼黄色腫が好発する上眼瞼は下眼瞼に比べて術後の瘢痕が目立ちにくい．一期的に切除創を閉鎖するのではなく，二次治癒を図っても美容的に満足が得られるという[2]．

4 メスを使わない眼瞼黄色腫の局所療法

眼瞼黄色腫に対する通常の対処はメスを使わない治療法である．メスを使わない外来治療法としては，外科的切除以外の局所療法と全身的な薬物療法がある．まず外科的切除以外の局所療法について述べる．

1. 眼瞼黄色腫の液体窒素凍結療法

最も簡便であり皮膚科医が慣れている方法として，綿棒を用いた液体窒素凍結療法がある（図1）．尋常性疣贅の治療におけるよりは弱めの圧抵でよい．施行の際には周辺健常部や眼球に影響を与えないように配慮しなければならない．含ませすぎた液体窒素が眼に滴落しないように十分注意する．1回で効果が出ない場合は，日にちを空けて再び施行する．本治療の奏効機序は，浸潤泡沫細胞に低温傷害を与えて破壊を促し，蓄積している脂質を局所から運び出しやすくすること，破綻表皮を介しての脂質の経表皮排泄と考えられる．起こりうる副作用は瘢痕形成および色素脱失である．

2. 眼瞼黄色腫のレーザー療法

眼瞼黄色腫に対してレーザー療法を行うこともある．炭酸ガス，アルゴンおよびパルスダイレーザーが選択される．レーザー療法は迅速で縫合などの手間のかからない方法である．しかし，ときに瘢痕形成や色素沈着を起こすことがある．治療部位が眼瞼であることに十分留意して施行する必要がある．角膜の保護を目的に，眼球コンタクトタイプの遮光板を角膜と眼瞼の間に入れる．Raulinら[3]はウルトラパルス炭酸ガスレーザーを用いて，波長10,600 nm，エネルギー250〜500 mJ，パルス幅600〜900 μsec の条件下で，1回の照射ですべての病変が消失したと報告している．その後の経過観察中の10か月間に13％の再発があった．Basarら[4]によるとアルゴンレーザーを用いて2〜3週ごとに1〜4セッションを行い，審美的にも85％の症例で良好な結果が得られたという．その際の照射条件は，波長514 nm，ス

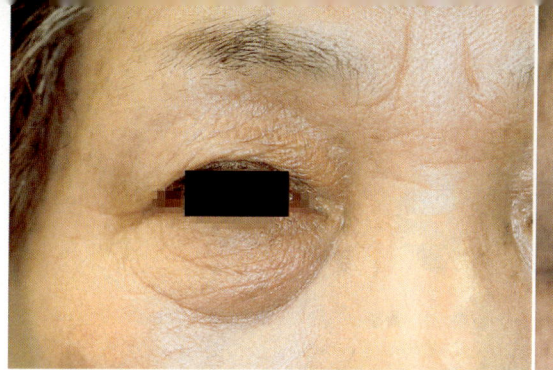

a. 治療前．上眼瞼内眼角に浸潤のある黄色斑がある．

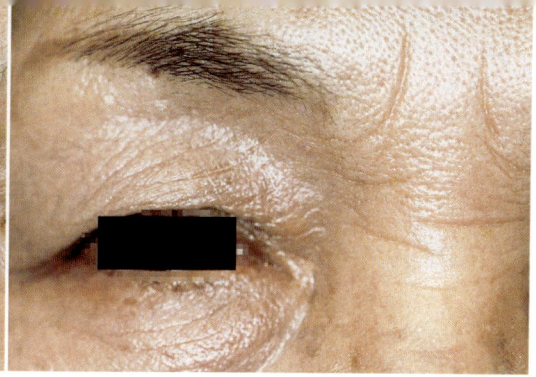

b. 治療後．プロブコール1日量500 mgを3か月間全身投与した．上眼瞼内眼角の黄色斑表面に皺が増加し，黄色調が減弱してきた．

図2　眼瞼黄色腫

ポット径500 μm，エネルギー900 mW，パルス幅0.1〜0.2 secとしている．

3. 眼瞼黄色腫の化学的焼灼

化学的焼灼も選択肢の一つである．モノクロロ酢酸，ジクロロ酢酸およびトリクロロ酢酸が使用される．本法は，使用する塩素化酢酸の蛋白凝固能および脂質溶解能を利用する方法である．通常，綿棒に浸した塩素化酢酸を病変部に塗布する．単純，安価，迅速かつ有効な方法ではあるが，これらの塩素化酢酸の組織傷害性は強力であるため，ごく少量用いることや，液体が眼内に入ることがないように注意する必要がある．液体窒素凍結療法やレーザー療法に比べて瘢痕が残りにくいとされる．特に100％ジクロロ酢酸をごく少量（100 μl以下）用いて，ほとんど瘢痕を残さず良好な結果が得られたとの報告がある[5]．それによると85％の患者において初回治療で完全に病変が消失し，病変の72％では以後68か月の間に再治療を必要としなかった．再発した場合でも再治療にはよく反応した．再発病変ないし効果不十分な病変の83％では，高コレステロール血症を合併していた．治療に最も抵抗した例は，両上下眼瞼に存在する眼瞼黄色腫であったという．

4. そのほかの局所療法

さらに，電気焼灼や電気乾固を用いて眼瞼黄色腫病変を変性させることもできる．機材がある施設では施術可能であるが，現在この方法はあまり用いられていない．

5. 局所療法の予後

局所療法後の眼瞼黄色腫は40％近い高頻度で再発する[6]．そのうち26％の症例で再発は1年以内に起こる．特に左右上下眼瞼に病変があったり，高脂血症を合併していたり，再発の既往があるような症例では眼瞼黄色腫の再発が予想される．

5　眼瞼黄色腫の薬物療法

1. 薬物の選択

メスを使わない眼瞼黄色腫の外来治療法として薬物療法がある．局所療法よりも全身的な薬物療法を好む患者も多い．脂質代謝異常がある患者では，脂質代謝異常を改善する全身的な薬物療法は意義がある．眼瞼黄色腫のような高コレステロール血症に伴う黄色腫では，HMG-CoA還元酵素阻害薬ないし陰イオン交換樹脂が選択される．トリグリセリドの上昇を伴っている場合は，フィブラート系薬が選択される．症例数が少ないため，HMG-CoA還元酵素阻害薬，陰イオン交換樹脂などの薬物に眼瞼黄色腫退縮作用があるという確たる証拠はない．それに対してビフェニール化合物であるプロブコールには眼瞼黄色腫を退縮させる効果がある（図2）．Fujitaら[7]は眼瞼黄色腫に対す

るプロブコールとプラバスタチンの効果を比較し，プロブコール治療例36例中13例で，プラバスタチン治療例18例中1例で眼瞼黄色腫が退縮したと報告した．Inazuら[8]は，高コレステロール血症に伴う眼瞼黄色腫に対してプラバスタチンないしプロブコールを使用してともに4例中2例で退縮があったと報告した．Kuoら[9]によると，動脈硬化を伴った眼瞼黄色腫4例を低脂肪・低コレステロール食の下，陰イオン交換樹脂であるコレスチポルで治療したところ2例で消失，2例で改善がみられたという．

2. プロブコールの奏効機序

プロブコールは，LDLに移行してLDLの酸化を抑制する[10]．また，プロブコールは末梢組織から肝へのコレステロール逆転送を促進する[11]．プロブコールの難点はHDL-コレステロール低下作用がみられることである．プロブコールは250mg錠を1日2錠，朝・夕食後に2分服する．治療を開始して3か月程度すると眼瞼黄色腫の表面が皺を帯びて張りがなくなる．そのまま内服を続けると黄色調が減少し，さらに扁平化する．薬物投与に加えて，高コレステロール血症のある患者では，糖質，コレステロール，脂肪およびアルコールを制限し，植物線維摂取，抗酸化物質含有食物摂取および有酸素運動を勧める．

6 おわりに

約半数とは言え，眼瞼黄色腫には脂質代謝異常が背景にある．単に眼瞼黄色腫を治療するだけでなく，眼瞼黄色腫を手がかりに動脈硬化の診断を行い，治療につなげていくことは皮膚科医の使命と言えよう．

（池田光徳）

文献

1) 池田光徳：代謝異常症に関する検査：C.脂質代謝異常症．実践外来診療に必要な皮膚科検査法ハンドブック，全日本病院出版会，pp98-103, 2004
2) Eedy DJ：Treatment of xanthelasma by excision with secondary intention healing. *Clin Exp Dermatol*, **21**：273-275, 1996.
3) Raulin C, Schoenermark MP, Werner S et al：Xanthelasma palpebrarum：treatment with the ultra-pulsed CO_2 laser. *Lasers Surg Med*, **24**：122-127, 1999.
4) Basar E, Oguz H, Ozdemir H et al：Treatment of xanthelasma palpebrarum with argon laser photocoagulation：argon laser and xanthelasma palpebrarum. *Int Ophthalmol*, **25**：9-11, 2004.
5) Haygood LJ, Bennett JD, Brodell RT：Treatment of xanthelasma palpebrarum with bichloracetic acid. *Dermatol Surg*, **24**：1027-1031, 1998.
6) Mendelson BC, Masson JK：Xanthelasma：follow-up on results after surgical excision. *Plast Reconstr Surg*, **58**：535-538, 1976.
7) Fujita M, Shirai K：A comparative study of the therapeutic effect of probucol and pravastatin on xanthelasma. *J Dermatol*, **23**：598-602, 1996.
8) Inazu A, Koizumi J, Kajinami K et al：Opposite effects on serum cholesteryl ester transfer protein levels between long-term treatments with pravastatin and probucol in patients with primary hypercholesterolemia and xanthoma. *Atherosclerosis*, **145**：405-413, 1999.
9) Kuo PT, Hayase K, Kostis JB et al：Use of combined diet and colestipol in long-term (7-7 1/2 years) treatment of patients with type II hyperlipoproteinemia. *Circulation*, **59**：199-211, 1979.
10) Barnhart RL, Busch SJ, Jackson RL：Concentration-dependent antioxidant activity of probucol in low density lipoproteins in vitro：probucol degradation precedes lipoprotein oxidation. *J Lipid Res*, **30**：1703-1710, 1989.
11) Franceschini G, Maderna P, Sirtori CR：Reverse cholesterol transport：physiology and pharmacology. *Atherosclerosis*, **88**：99-107, 1991.

すぐに役立つ日常皮膚診療における私の工夫

E. メスを使わない外来治療法

7 陥入爪

Abstract

陥入爪に対する保存的治療法を解説した．従来の保存的治療法には，さまざまな問題点があり，適応症例が限られたことから，保存的治療法の適応がないと判断され，不必要な手術に踏み切らざるをえない場合が少なくなかった．一方，ドイツで開発されたVHO式爪矯正法は，従来の保存的治療法の問題点を解消した方法で，有用性が極めて高い方法である．炎症症状のない陥入爪・巻き爪では，改善率が極めて高い．炎症があり肉芽組織を伴うものに対しては，ガター法，冷凍療法などを併用することにより，対応可能であるが，困難な症例が一部あり，そのような症例に対してはフェノール法などの外科的治療の適応と考えた．

Key words

VHO式爪矯正（VHO-Osthold-Spange），陥入爪（ingrown nail），巻き爪（incurvated nail），ガター法（Gutter method）

1 はじめに

陥入爪は，罹患患者が非常に多い疾患で，さまざまな治療法が行われてきた．これまで，保存的な治療法で改善しない場合は，本格的な外科的手術を行わざるをえず，患者側からすれば手術は極力避けたいのに，行われていたのが現状である．しかも，手術後の再発例も存在し，手術法が万能とは言えない．一方，従来の保存的治療方法は，有効症例が限られており，治療の限界があった．

本稿で紹介するVHO式爪矯正法は，手術せざるをえないとされていたほとんどの症例に施術できる．本法を中心にメスを使わない陥入爪の治療法を紹介する．

2 陥入爪の初期治療法

陥入爪の最も多い原因は，深爪であり，図1のように，ラウンドカットするのではなく，爪の角を残してスクエアカットするのが基本である．炎症が発生した場合，初期治療法は，綿球詰め（図2），外用療法を選択する．外用剤は，リンデロンVG®軟膏が選択される場合があるが，テラコートリル®軟膏のほうが効果的と考える．なぜなら，皮膚細菌感染の原因として最も多いとされる黄色ブドウ球菌は，現在，MRSAが多く，ゲンタマイシンに無効であるが，テトラサイクリンは有効なことが多いことや，ステロイドのランクも強すぎないほうがよいことなどからである．二次感染が強い場合は，抗生剤の内服を併用する．しかし，深爪をしていて，爪角の切り残しが棘状に刺さっている場合は，この爪棘を取り除かない限り発赤腫脹は改善しないので注意が必要である（図3）．

過剰の肉芽組織が発生した場合，一般的には，爪を斜めにカットする治療が行われる．食い込んでいる爪を取り除くメリットはあるが，奥の爪がまた伸びてきて食い込み始めるので，根本的な解決にならないことが多い．理想的には，奥の爪を食い込まないように矯正する方法が理想である．従来，爪全体を抜爪する方法が選択されていたが，この方法は，禁忌と考える．抜爪しても，同じように爪が生えてきて，元に戻るだけではなくて，爪甲鉤彎症になり，爪が変形してしまい，取り返しのつかない状態に陥る可能性があるからである．

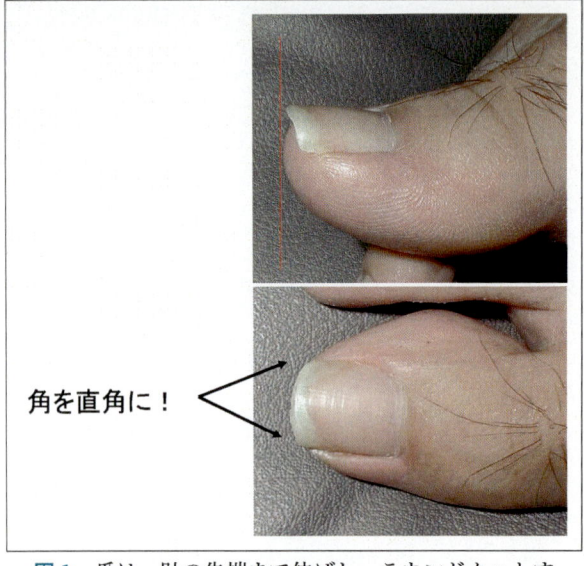

図1 爪は，趾の先端まで伸ばし，ラウンドカットするのではなく，爪の角を残してスクエアカットするのが基本

3 従来の特殊な保存的治療方法

爪がそれほど丸まっていない過剰肉芽組織がある陥入爪の症例にはアクリル人工爪法(図4)，アクリル固定ガター法(図5)が有効であるが，矯正力はない．爪の陥入が強く，爪自体の矯正が必要な場合，超弾性ワイヤー法，形状記憶合金プレート法などの矯正力を有する保存的方法が有効である．しかし，形状記憶合金プレート法では，容易に外れやすく，超弾性ワイヤー法は，矯正力はかなりあるが，多くの問題点を抱えた方法である．最大の問題点は，爪が十分に伸びた症例にしかできない点である．陥入爪の多くの症例は深爪であり，爪角を伸ばしたほうがよいのは分かっているが，爪が丸まったまま伸ばすと皮膚に爪が刺さってきて伸ばせない場合が多く，超弾性ワイヤー法の適応外になる(図6)．また，十分に伸ばした爪に超弾性ワイヤー法を施術しても，ワイヤーの両端が皮膚に食い込んで痛くなったり，爪が割れたり，爪が反り返って彎曲して矯正される場合がある．外れやすい欠点のほかに，伸びた爪に装着し

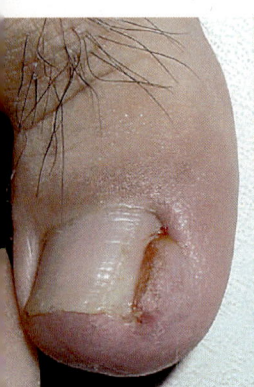

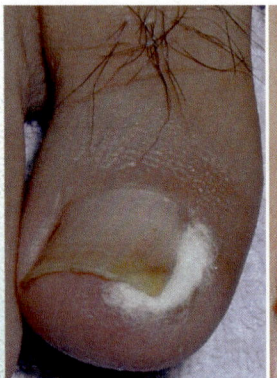

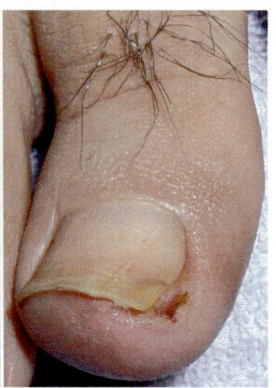

a | b | c

図2 陥入爪の綿球詰め治療症例
(33歳，男性)
 a：治療前の過剰肉芽組織を認める状態
 b：液体窒素とイソジン綿花挿入を1か月間行った状態
 c：過剰肉芽組織が消失して改善した状態

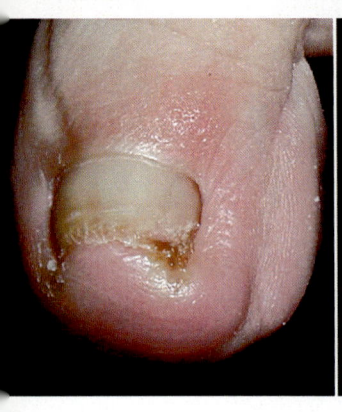

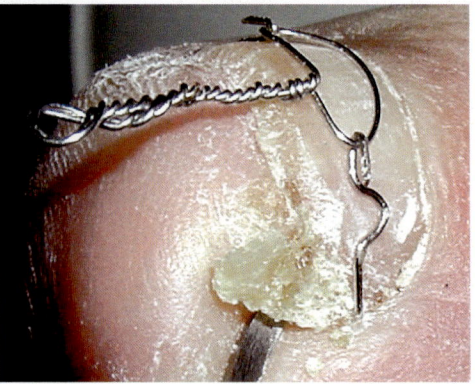

a | b

図3 爪縁の先端に有痛性の発赤腫脹を認める場合は(a)，爪棘が刺さっている場合がある．VHO矯正法を施術すると，刺さっている爪棘が出てくることがある(b)．

図4
アクリル人工爪法
筆者の施術方法は，先の細い鑷子で爪を広げておいてから施術しているために爪が広がっているが，通常のアクリル人工爪法では広がらない．
　a：アクリル人工爪を作るキット
　b：プレパラートの上で，混ぜてから爪に塗る．
　c：アクリル人工爪の装着前の状態
　d：アクリル人工爪の装着後の状態

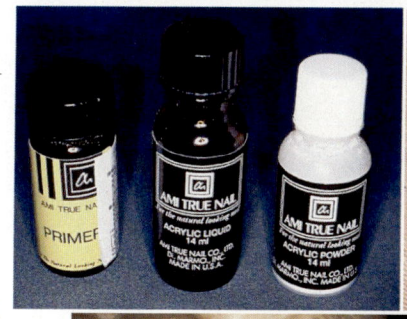

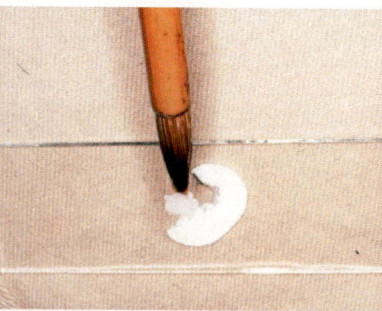

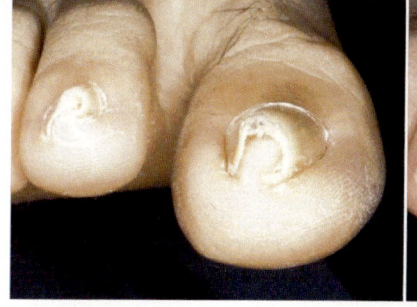

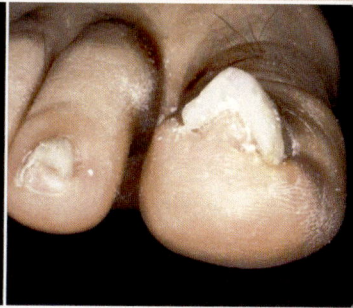

図5
アクリル固定ガター法
本来の方法は，シリコンチューブを取り除かないが，筆者は，取り除いた後に，人工爪を二重塗りして固める方法を行っている．
　a：シリコンチューブを用いて，人工爪を装着させ，固まってからシリコンチューブを抜く．
　b：シリコンチューブを抜くと，凹凸がある．
　c,d：凹凸の部分が平坦になるように，再度，人工爪を装着する．

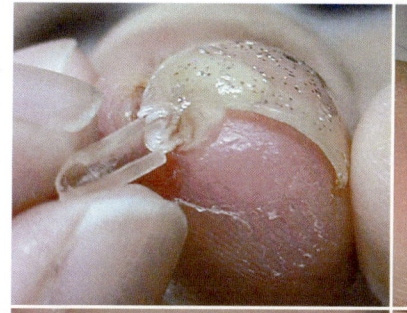

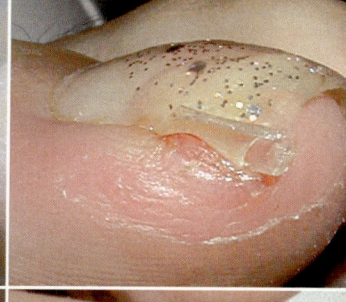

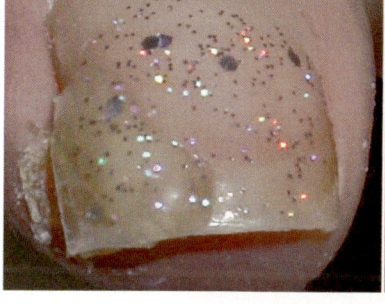

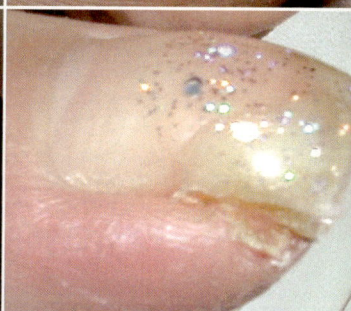

図6
超弾性ワイヤー法（他施設で施術）
　a：右1趾は，挿入してあった超弾性ワイヤーが爪郭に突き刺さって痛いので超弾性ワイヤーを自身で除去していた．赤丸は，超弾性ワイヤーが突き刺さっていた部位が痂皮となっていた状態
　b：超弾性ワイヤー法は，先端部分で矯正する方法であるので，爪が十分に伸びた症例にしか施術できない点や，爪が反り返って彎曲して矯正されるなどの欠点がある．

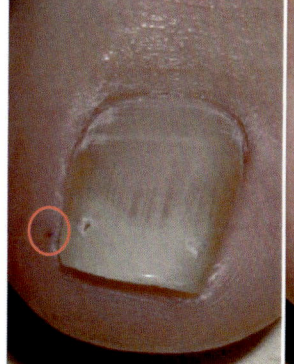

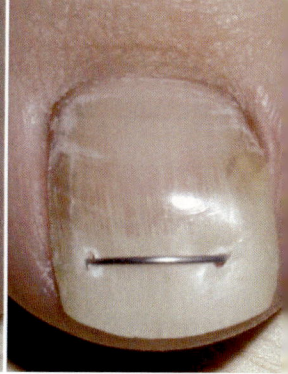

7．陥入爪　141

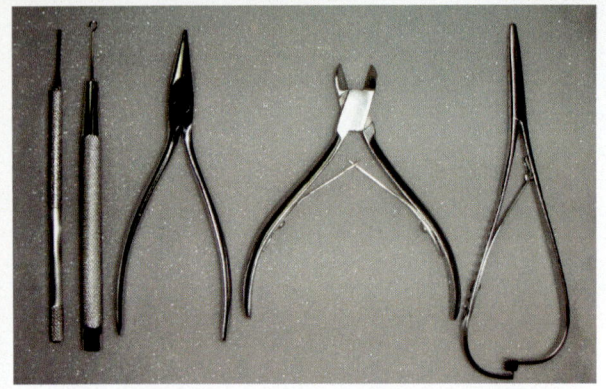

図7 VHO ワーキングセット（文献4より引用）

ているので，頻回に付け替えないと邪魔になるなど，さまざまな問題点がある．それは，矯正部位が先端でしかできないということから発生するもので，これらの欠点を解決した矯正法がVHO式爪矯正法である．

4 VHO式爪矯正法とは

VHOとは，virtuose（熟練した），humane（人間的，痛みが少ない），orthonyxie（まっすぐな正しい爪）の頭文字を取って命名された陥入爪，巻き爪に対する保存的治療器具を用いる治療法である．1979年にエルヴィラ・オストホルトが創設したオートニクシー研究所で開発され，外科手術に代わる治療方法として，現在ドイツでは，保険適応になっている確実な方法である．世界特許を取った方法でもあり，ドイツの専門講師による直接指導を受け，ライセンスを所得した者のみ施術ができる（ライセンス取得の連絡先：フスウントシューインスティテュート：TEL 03-3843-6561）．VHOの名前の由来のごとく，痛みが少なく，元の正常な爪に戻す方法で，ほとんどの症例に施術可能な優れた方法である[1)2)]．

5 VHOの治療の実際

VHOの施術方法は，VHO施術専用工具（VHOワーキングセット）（図7）を用いて，専用のスチール鋼を，個々の爪の大きさに合わせて切り，彎曲させて左右のワイヤーを作る（図8）．これを爪縁の中央部分の左右に引っ掛け，巻き上げワイヤーを左右のワイヤーに引っ掛けて専用のフックを用いて巻き上げて固定する（図9）．余分なワイヤーをカットした後に，人工爪でワイヤーの固定部分を固定すれば，ワイヤーが靴下に引っ掛かって邪魔になるようなことはない．左右の爪縁部では，基本的に真皮内まで突き刺さずに，爪の下に滑りこますように爪に引っ掛けているだけなので，ほとんど出血することはなく，麻酔するほどの痛みは発生しないので無麻酔で挿入が可能である．VHOを行った当日から，入浴，日常生活に全く支障はない．爪が伸びるとともに爪に固定されたVHOが前方に移動した3か月後に外して，爪の中央部分に付け替えを行う．通院は約3か月に1回でよく，半年から1年をかけて矯正を行うが，初回のVHO施術直後から痛みから解放され，3か月間何もしなくてよく，日常生活に支障がないので患者の満足度は極めて高い．肥厚して硬く矯

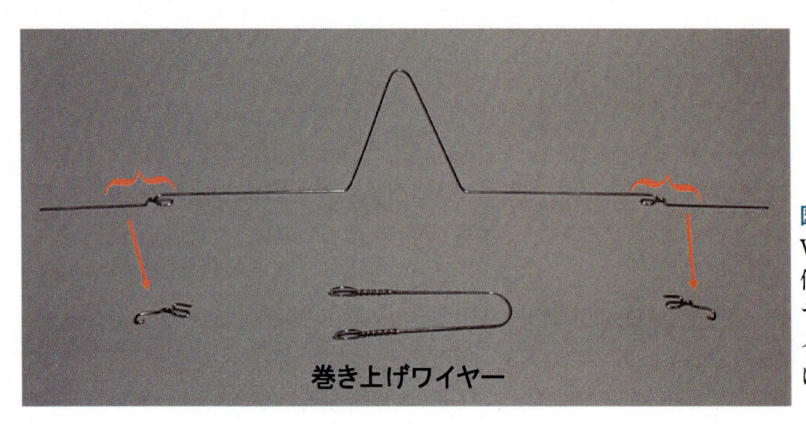

図8
VHOに使用するワイヤー
個々の爪の大きさに合わせてワイヤーを切り，彎曲させて左右のワイヤーを作る．中央下は，巻き上げワイヤー（文献4より引用）

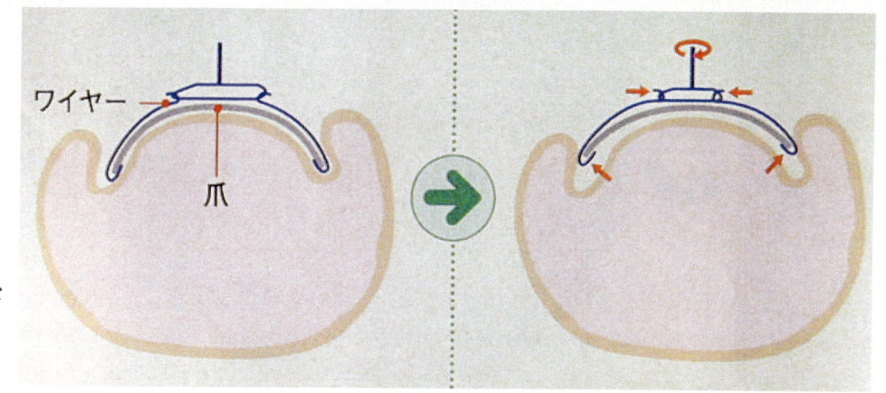

図9 VHO治療の実際
ワイヤーで側爪郭を持ち上げる．
（文献2より引用）

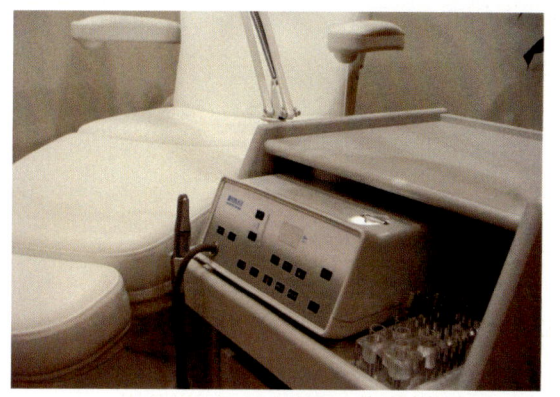

図10 フスフレーガーの使用するグラインダー 最高35,000回転/分（文献4より引用）

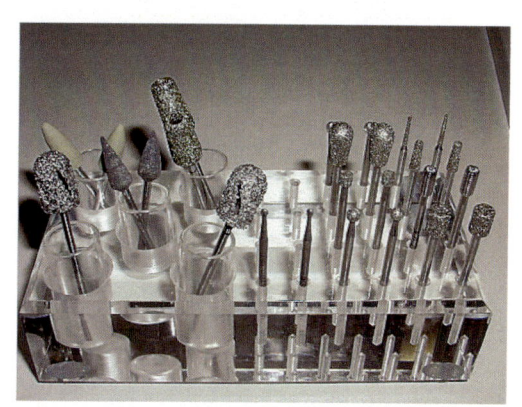

図11 グラインダーの先端に取り替えて使うフレーザー（文献4より引用）

正が難しい爪は，フスフレーガーの使用するグラインダーを用いて薄く削ってから施術する（図10,11）．強力に締め上げたうえで，人工爪で固定するので外れることも少ない．出血することはほとんどなく，麻酔をしないで施術するので，適応禁忌がまったくない．糖尿病，ASO，出血傾向，白血病などの基礎疾患のある患者にも施術できる．

6 VHO式爪矯正法の治療例

1. 陥入爪：深爪，炎症なし（図12, 13）

このタイプの陥入爪の治療は，爪を伸ばさないと既存保存的治療の適応はない．しかし，爪を伸ばしていくと，爪角が皮膚に食い込むので伸ばせない状況に陥る．しかし，VHO式爪矯正法では，極端に深爪していても熟練すれば容易に施術可能であり，瞬く間に痛みがなくなり，爪を前方に伸ばしていくことが可能となる．施術前は，丸まっているため爪が小さく見えるが，治療が進むと本来の大きな爪に見えてくるようになる．

2. 巻き爪：片側例 （図14）

爪が内側に折れ曲がり，深く食い込む症例は以外に多い．彎曲が強いと既存保存的治療法では，適応がなく手術を選択せざるをえなかった．しかし，彎曲部分をグラインダーで薄く削ってからVHO式爪矯正法を行うと簡単に矯正ができる．折れ曲がった爪は，1回目で直角くらいまで矯正し，2回目以降にさらに矯正を進める．

3. 巻き爪：両側例 （図15, 16）

両サイドの爪の縁がひっつくほど丸まり筒のように変形する症例もときどき遭遇する．このタイプが，既存の方法で最も治療が難しかった変形である．このタイプには，外科的手術は禁忌と考え

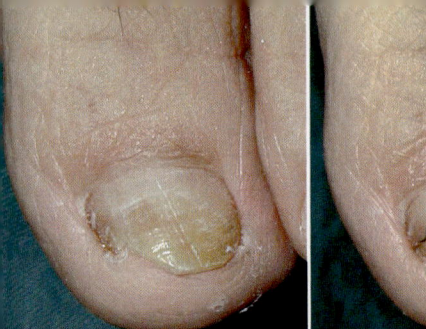

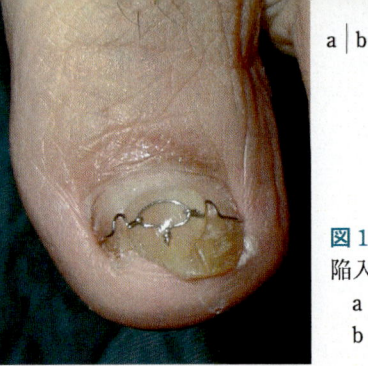

図12 陥入爪：深爪，炎症なし（67歳，女性）
　a：治療前
　b：VHO施術直後

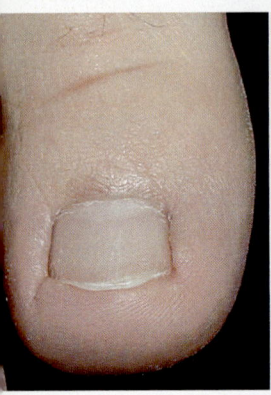

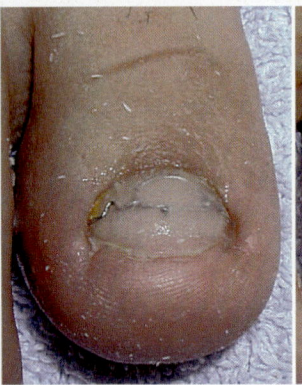

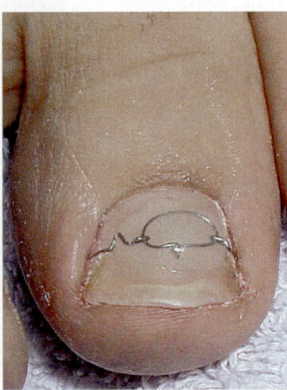

図13 陥入爪：深爪，炎症なし（29歳，女性）（文献4より引用）
　a：治療前．深爪により極端に爪が小さく見える．
　b：VHO施術直後
　c：9か月後には，隠れていた爪が出てきて大きく見えるようになった．

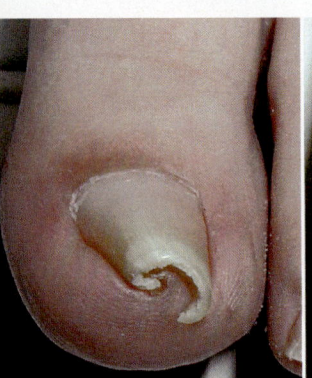

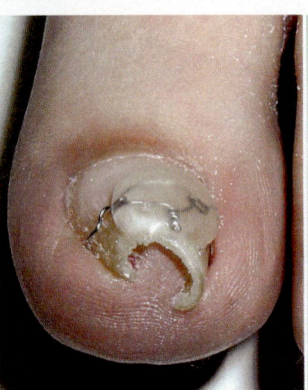

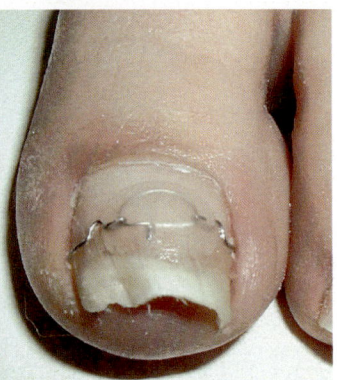

図14 巻き爪：片側例（35歳，女性）（文献2より引用）
a：治療前
b：彎曲部の爪を削ってからVHO施術した．折れ曲がるようになっていた爪が直角くらいまで広げられた状態
c：3か月後の状態．ほとんど矯正が終了した状態

る．なぜなら，手術で爪を小さくしても小さくなった爪がまた丸まって再発するからである．爪が丸まると，白癬に罹患していなくても白濁肥厚する場合がある．実際，爪白癬と誤診されている場合も少なくない．そのままVHO式爪矯正法を行っても爪が硬くて広げられないので，彎曲部分をグラインダーで薄く削って爪を軟らかくしてから施術する．このタイプは，爪が平らになるに従い，爪の白濁肥厚が改善される場合が多い．また，治療経過は2タイプに分けることができる．1つは，ワイヤーを架けた矯正部分よりも，爪根部分が矯正した以上に爪が平らに広がってくる場合で，もう1つは，ワイヤーを架けた矯正部分だけしか矯正されない場合である．前者のほうが，

a | b | c | d

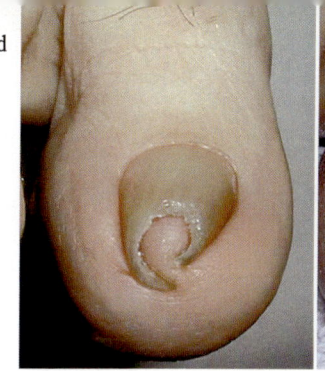

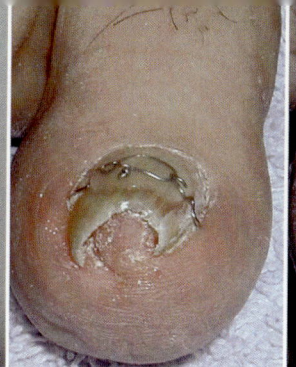

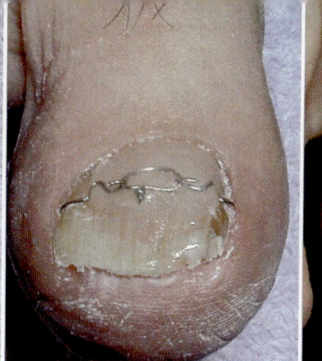

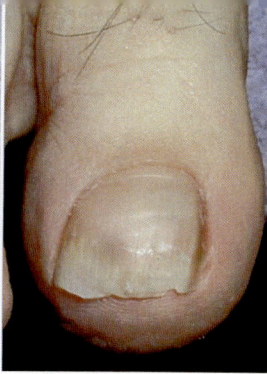

図15 巻き爪：両側例（60歳，女性）（文献4より引用）
a：右1趾治療前の状態．10年前から発症し手術しないと治らないと言われていた．
b：VHO施術直後
c：9か月後に巻き替えを行った状態
d：1年後の治癒状態

a | b | c | d

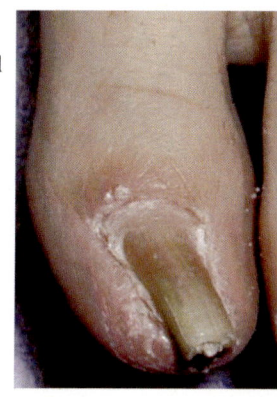

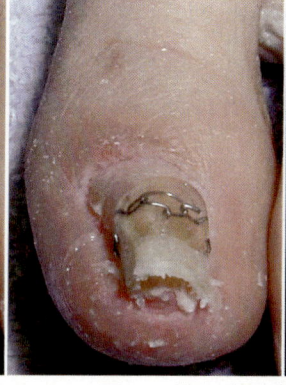

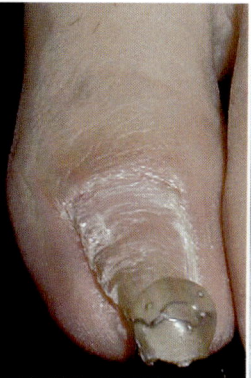

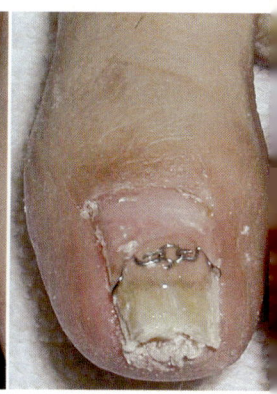

図16 巻き爪：両側例（42歳，女性）
a：治療前の左1趾の状態．6年前に鬼塚法手術を受けて問題なかったが，8か月前から巻き爪が再発．小さくなった爪が巻き爪になっている．
b：VHO施術直後の状態
c：3か月後の状態．爪が伸びるのと同時にVHOが前方に移動している．VHOの矯正部位よりも爪根部から爪が広がって改善してきている．
d：3か月後のVHO付け替え終了時の状態

治療前の状態は悪いが，劇的な改善が望める例である．後者は，矯正終了後に，VHO治療を中止すると再発することがある．

4. 肉芽組織のある陥入爪（図17，18）

このタイプは，皮膚が切れて炎症を伴う場合と，過剰肉芽組織の増生を伴う場合がある．前者であれば，単にVHO式爪矯正法を行うのみで，急速に改善が望める．しかし，後者の場合は，VHO式爪矯正法のみでは，改善が望めない場合がある．種々の対応を行うことによりほとんどの場合，手術せずに治療が可能である．1つは，肉芽組織に食い込んでいる部分の爪を斜めにカットしてしまい，その奥の部分でVHO式爪矯正法を施す方法である．爪矯正を行わずに，単に爪を斜めにカットするだけでは，また爪が伸びてきたときに食い込み始めるが，矯正しているので，食い込みを避けることができる．いったん，食い込みがなくなることで，肉芽組織の消退を期待するものである．しかし，実際には，肉芽組織の消退がうまく進まない場合も少なくない．その場合の対処法として，ガター法を併用する方法を選択する．ガター法単独では，爪の矯正ができていないので，根本的な解決ができていないが，VHO式爪矯正法を行ってからガター法を施術すると，爪が持

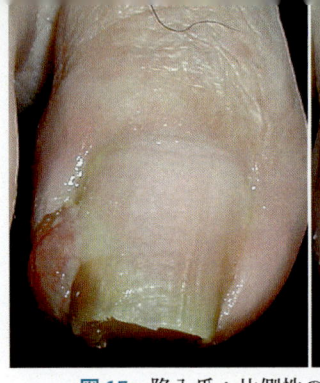

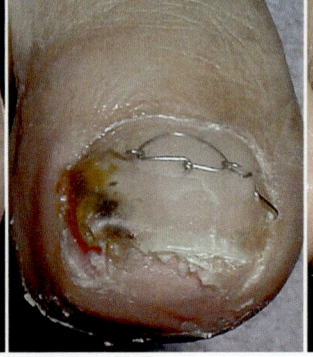

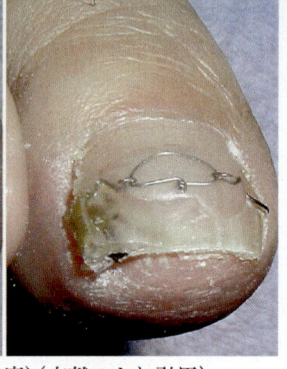

図17 陥入爪：片側性の炎症あり（68歳，男性：糖尿病）（文献4より引用）
a：治療前（半年間，総合病院で治療を行うも改善がみられず受診）
b：VHO施術後に，ガター法で，爪縁に人工爪の塊を装着し，過剰肉芽組織が消退した（4週間後の状態）．
c：2か月後の状態

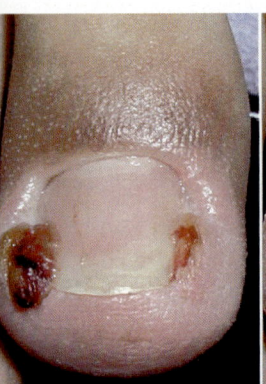

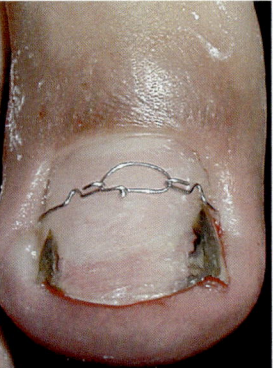

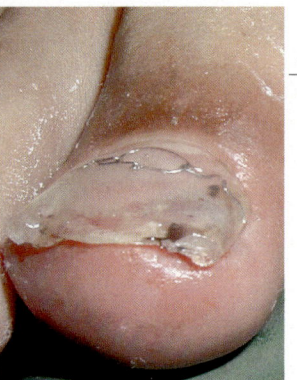

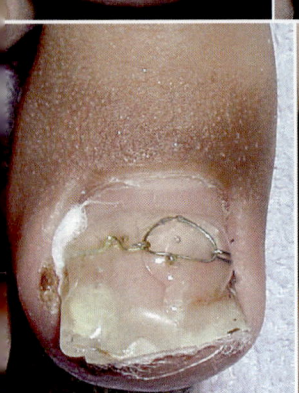

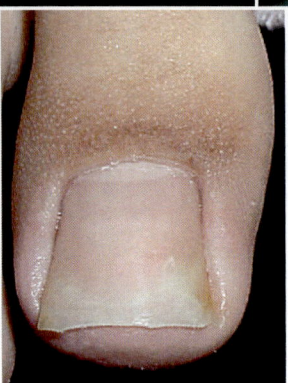

図18
陥入爪：両側性の炎症あり（14歳，男児）（文献4より引用）
a：治療前
b：VHO施術直後の状態（人工爪装着前）．食い込んでいた爪は，肉芽組織の上まで持ち上げている．
c：ガター法で，爪縁に人工爪の塊を装着し，VHO全体を人工爪でカバーした．
d：1か月後．かなり改善したが，一部過剰肉芽組織が残っているので，綿球詰めを行っている．
e：2か月後に治癒した状態

ち上がっているので，シリコンチューブを挿入するスペースもでき好都合である．シリコンチューブを鋳型にして爪の横に人工爪の塊を作るが，シリコンチューブを残したままにすると，それ自体が邪魔になるので鋳型にして使った後は取り除くようにしている．そのうえで，出来上がってしまった肉芽組織を取り除く方法として，液体窒素を用いた冷凍療法，硝酸銀を塗布する治療，稀に電気焼灼法を織り交ぜながら治療を進める[3)4)]．

VHO式爪矯正法の問題点は，幾度かの通院が必要なため，手間隙がかかるうえに，治療費がかさむという点である．ガター法を併用した場合，VHO自体が外れやすいため，早期の付け替えが必要になる場合もある．このように，VHO式爪矯正法では，元の爪に戻すという理想的な方法であるが，欠点もある．

一方，過剰肉芽組織の消退が困難な症例や，爪自体がオーバーサイズの場合には，フェノール法

などの外科的手術法のほうが，安価で，治療日数が短縮でき，爪自体を小さくでき，しかも，過剰肉芽組織の消退も容易であるという利点がある．この点を踏まえ，現在，筆者は，患者の状態と，患者の希望に合わせて治療法を選択するようにしている．

7 おわりに

陥入爪で悩んでいる患者の多くは，外科的な治療を避けたいと考えている方がほとんどである．容易な方法で，解決できる場合は別として，従来の保存的方法では，十分な効果が得られない場合が少なくなかった．これまでの方法の問題点の多くを解決したVHO式矯正法は，非常に優れた方法と考える．しかし，施術が簡単な症例から，困難な症例までさまざまな場合があり，本治療のライセンスを取得するのは容易であるが，'熟練'が必要である．そのためには，たくさんの症例の積み重ねとグラインダー機器の設備も必要と考える．このテクニックの普及がさらに進み，爪の痛みで苦しんでいる方々が，身近な医院で施術できるようになることを切に望む．

（河合修三）

文献

1) Norbert Scholz：陥入爪に対するVHO式処置法―VHO式爪矯正シュパンゲによる保存的治療―．*MB Derma*, **87**：15-23, 2004.
2) 河合修三：陥入爪・巻き爪に対する新しいワイヤー矯正法―VHO式治療―．エキスパートナース, **20**：25-27, 2004.
3) 河合修三：VHO式爪矯正法による陥入爪，巻き爪の治療．大阪皮膚科医会会報, **6**：26-42, 2005.
4) 河合修三：陥入爪，巻爪：VHO式爪矯正法．いますぐできる外来皮膚外科・美容皮膚科のスキル，中山書店, pp57-66, 2006.

すぐに役立つ日常皮膚診療における私の工夫

F. 外用療法のスキルアップ

1 足白癬の外用療法

Abstract

足白癬では白癬菌が皮膚の角質層に存在するため，その治療には外用療法が主体となる．最近では強い抗真菌活性を有するとともに角質層への浸透性・貯留性に優れた外用薬が次々と登場し，足白癬の治癒率も上がってきた．しかし，こうした優れた薬剤も，正しい診断の下に，適切な使い方をされなければ，宝の持ち腐れとなってしまう．治療を開始する前に直接鏡検などを用いた正しい診断が不可欠であることは言うまでもない．抗真菌薬の外用が第一選択とされる趾間型や小水疱型の足白癬であっても，接触皮膚炎や細菌感染を伴っている場合には，かえって刺激になることがあるので，抗真菌薬の外用は避ける．また，角質増殖型や患者のコンプライアンスが得られない場合などでは，外用薬のみでは治療効果が十分得られず，内服を要することもある．治療に当たっては，ただ漫然と抗真菌薬を外用するだけではなく，個々の症例について，病型，症状の程度，合併症の有無，患者のコンプライアンスなどを十分に観察し，適切な薬剤を選択，使用することが肝要である．

Key words
足白癬(tinea pedis)，外用療法(topical treatment)，外用抗真菌薬(topical antifungal agents)，接触皮膚炎(contact dermatitis)，細菌感染(bacterial infection)

1 はじめに

足白癬の好発時期である5月に行われた調査によれば，皮膚科外来で診察を受けた患者の40％に足白癬が認められた[1]と報告されている．皮膚科医たるものは足白癬の治療に習熟する必要がある．一方，「皮膚科に通院したのに治らない」という足白癬の患者は多く，こうした皮膚科医の足白癬に取り組む姿勢に疑問が持たれている．外用療法は足白癬治療の基本であり，外用薬の使い方次第では，治るものも治らなくなる．一筋縄ではいかないと言われている足白癬の治療法を習得するとともに，患者に正しい知識を与え，薬の効果を最大限に発揮させることが重要である．

2 外用抗真菌薬

足白癬の治療には外用抗真菌薬が主に用いられる．外用薬は患部に塗るだけで十分量の薬剤が角質層に浸透して効力を発揮できるため，不快な症状を早く取り除くことが可能であり，全身的な副作用も少なくて済むという利点がある．しかし，その反面，皮膚のターンオーバーにより薬剤の有効成分が角質層から日々失われるため，毎日きちんと塗布して不足を補う必要がある．また，外用部位のみしか薬剤が作用しないため，往々にして塗り残しによる難治が生じ，びらん，亀裂などがある場合には刺激性皮膚炎が惹起されることもある．

外用抗真菌薬の種類

現在，臨床医により処方可能な外用抗真菌薬には，抗菌スペクトラムが広いイミダゾール系およびモルホリン系と，特に白癬菌に対し抗菌力に優れるベンジルアミン系，アリルアミン系，チオカルバメート系の薬剤などがあり(表1)，臨床の現場でもそれぞれの特徴を活かした使い分けが可能となっている[2]．

表 1 主な外用抗真菌薬

承認年	一般名	主な商品名	基剤	化学構造	用法	主なOTC
1965	トルナフタート	ハイアラージン	軟膏	チオカルバメート系	1日2〜3回塗布	コザックコート、バリアクト、タロンエース
1975	クロトリマゾール	エンペシド	クリーム、液			ピロエースW
1980	硝酸ミコナゾール	フロリードD	クリーム、液	イミダゾール系		ダマリン、ダマリンハイ
1981	硝酸エコナゾール	パラベール	クリーム、液			新ポリカイン
1982	硝酸イソコナゾール	アデスタン	クリーム			なし
1983	トルシクラート	トルセミン (販売中止)		チオカルバメート系		なし
1983	チオコナゾール	トロシン (販売中止)				新ストレイタスU
1985	塩酸クロコナゾール	ピルツシン	クリーム			なし
1985	硝酸オキシコナゾール	オキナゾール	クリーム、液	イミダゾール系		スコルバLX、スコルバ24
1985	硝酸スルコナゾール	エクセルダーム	クリーム液			エクシブ
1986	ビホナゾール	マイコスポール	クリーム、液			バイクリアプラス、ビホエース
1992	塩酸ブテナフィン	メンタックス ボレー	クリーム、液、スプレー クリーム、液、スプレー	ベンジルアミン系	1日1回塗布	スコルバダッシュ
1993	塩酸テルビナフィン	ラミシール	クリーム、液、スプレー	アリルアミン系		ラミシールAT
1993	塩酸ネチコナゾール	アトラント	クリーム、液、軟膏	イミダゾール系		アトラントエース
1993	塩酸アモロルフィン	ペキロン	クリーム	モルホリン系		ダマリンエース、トークール
1993	ケトコナゾール	ニゾラール	クリーム、液	イミダゾール系		なし
1994	ラノコナゾール	アスタット	クリーム、液、軟膏			承認
2000	リラナフタート	ゼフナート	クリーム	チオカルバメート系		なし
2005	ルリコナゾール	ルリコン	クリーム、液	イミダゾール系		なし

2006.7 月現在

1. 足白癬の外用療法

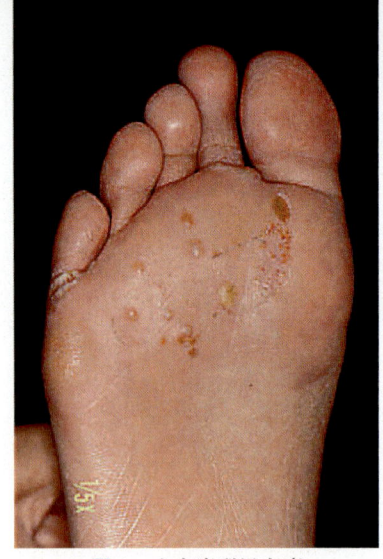

図1 小水疱型足白癬
浅いびらんと小水疱

1990年代初頭まではイミダゾール系の薬剤が主に使われていたが，白癬菌に対する抗菌作用はさほど強くないため，足白癬を完治させることは難しく，症状が消失してもさらに長期間にわたり外用を続ける必要があった．しかし，1992年よりベンジルアミン系の塩酸ブテナフィン，イミダゾール系のラノコナゾール，塩酸ネチコナゾール，ルリコナゾール，モルホリン系の塩酸アモロルフィン，アリルアミン系の塩酸テルビナフィン，チオカルバメート系のリラナフタートといった抗真菌作用の強い薬が次々と登場し，趾間型や小水疱型の足白癬では短期間の外用で完治する例が多くなった．

これらの抗真菌薬の作用機序はいずれも真菌細胞壁を形成するエルゴステロールの合成を阻害するが，それぞれ阻害部位が異なっている．白癬菌に対する抗菌活性はそれ以前のものに比べて格段に高く，角質への浸透力に優れ，一度角質に入ると，長期間そこに貯留されるという性質も持ち併せており，いずれも1日1回の使用で十分な効果が期待できる．こうした外用抗真菌薬の登場により，足白癬の治療成績が向上するとともに，これまで外用薬だけでは効果がないとされていた角質増殖型足白癬や爪白癬にもある程度効くことが報告されている[3)4)]．

また，2003年以後，これらのなかで塩酸ネチコナゾール（アトラントエース®），塩酸アモロルフィン（ダマリンエース®，トークール®），塩酸ブテナフィン（スコルバダッシュ®），塩酸テルビナフィン（ラミシールAT®）が市販されている．

3 外用抗真菌薬の効果的な塗り方

1. 剤形による使い分けは？ー液剤は湿潤面には使用しない

外用抗真菌薬には液体，ゲル，軟膏，クリームなどさまざまな剤形がある．

一般的に液体やゲルは塗り心地がよく，患部が比較的乾いている病変には適しているが，湿潤面に塗ると刺激感が生じ，皮膚炎を引き起こすことがあるので注意を要する．アルコールが基剤になっている液剤には，しみるものが多いので，湿潤した病変には使用しない方がよい．

小水疱や軽いびらんを伴う場合（図1）には，抗真菌薬の軟膏かクリームを塗布するのが一般的である．軟膏は皮膚の亀裂や湿潤面でもしみないので安全に使用できるが，べたつくので塗り心地はあまりよくない．従って安全性や使用感を考え併せ，クリーム基剤のものが好んで使われてきた．

しかし，最近の外用薬は基剤が異なっても副作用の頻度に大きな差はなく，足白癬の病型による使い分けも以前ほど厳密に行う必要はなくなった．基剤の改良とともに，刺激性も大幅に改善され，使用感も向上しており，患者の好みや使いやすさで選んでも構わない．

2. 用法は？ー1日1回でよい

最近の抗真菌薬には1日1回の塗布でも効果を発揮できるものが多い．毎日忘れずに継続することが重要であるが，治療開始時には1日2回も3回も外用するものの，症状が軽くなると外用回数が減り，症状が消失すると外用を中断する患者も多く見受けられ，そのため完治に至らないとも言われている．趾間型や小水疱型の足白癬では1日

1回4週間きちんと外用すると，80％以上の症例で菌は死滅し[5]，症状も改善する．軽症の足白癬では1週間の投与で十分とする報告[6)7)]もある．

3. 用量は？－少量でよい

「たくさん塗れば，その分効くだろう」と，足に薬をたっぷり塗りつけて靴下を履いて寝ている人をしばしば見かけるが，足が湿りすぎて，かえって薬の刺激を引き起こすことにもなりかねない．外用抗真菌薬にはごく少量でも効く成分が入っているので，大量に塗る必要はない．指先や手のひらで軽く数回塗り伸ばして，薬が表面にベタベタ残らない程度のごく少量で十分である．この際，強く擦り込むと，機械的刺激により皮膚の炎症が増強してしまうので，注意が必要である．塗布後数分経過すれば薬は角質層に浸透するので，べたついた余分な薬はふき取ってしまっても構わない．

4. 外用範囲は？－広めに塗るのがコツ

薬は患部だけではなく，その周囲まで広く塗る．一見正常にみえる周囲の皮膚にも白癬菌が付着している[8)]ので，塗り残しがないよう念入りに塗る必要がある．具体的には趾間に症状がある場合には，足趾と足底の前半分，また足底に水疱ができているときには足底全体に塗る．また，足白癬が片方にしか認められない場合でも，週に1回は反対足にも薬を付けると感染の予防にもなる．

5. 外用のタイミングは？－風呂上がりに塗ると効く

足底の角質層は厚いため，外用しても白癬菌の存在する部位まで十分な量の薬剤が到達せず，効果が得られにくいことがある．風呂上がりには角質層がふやけて軟らかくなっているので，薬が浸透しやすく，効果も高くなる．従って，薬を塗るのは湯上がりが一番よい．浴室の脱衣場に薬を備えておけば，塗り忘れも防げる．ただ生活習慣から朝や昼のほうが外用しやすい人は，毎日忘れずに継続することが重要なので，それでも構わない．

6. いつまで塗り続けたらよいか？－治癒後も塗り続けると再発を防げる

当院における足白癬患者167名へのアンケート調査の結果では，30％の人が翌年再発したが，1週間に1回でも4か月以上外用し続けた人には再発はみられなかった．つまり足白癬の再発を予防するためには，症状が消失した後も週に1回でも3〜4か月以上抗真菌薬を塗り続けることが望ましい．

7. 抗真菌薬を塗らないほうがよいのは？

1）外用後しみる場合

外用薬を患部につけたとき，軽くしみる程度で，刺激がすぐに消えるようなら問題はない．しかし，痒みや痛みが増強する場合には，接触皮膚炎の初期も考えられる．「良薬口に苦し」と誤解しているのか，「しみる薬ほど，水虫に効く」と思い込んでいる人が多いようである．しみるほどの強い刺激はときに皮膚炎を引き起こす．最近の外用薬は接触皮膚炎を起こすことは少なくなったが，100人に1〜2人はかぶれることがあるので，塗った後，発赤や痒みが増す場合には，外用を中止する．

2）1週間外用しても痒みがとれない場合

通常足白癬は抗真菌薬により，数日で痒みなどの不快な症状は軽快する．ところが，白癬菌が見いだされ，明らかに白癬と診断されても，1週間の抗真菌薬の外用でよくならず，かえって痒みが強くなるようなときがある．その場合には異汗性湿疹や接触皮膚炎を伴っていることがあるので，抗真菌薬の外用は中止した方がよい．しばしば処方した抗真菌剤薬が効かなくなったと言って，別の抗真菌薬を次々と処方する医者がいるが，あまり感心しない．なぜなら，抗真菌薬に明らかな耐

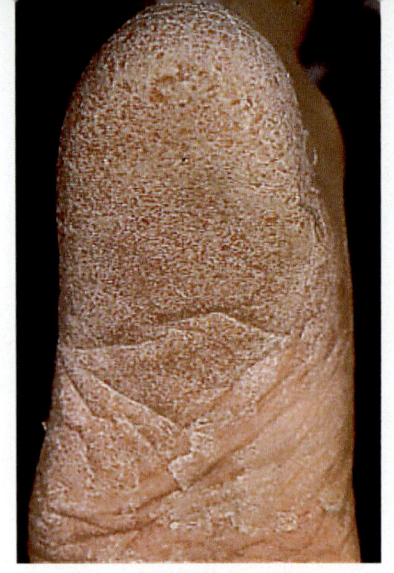

図2 角質増殖型足白癬

性を持つ白癬菌はいまだ存在せず，薬が効かなくなったようにみえても，実はそうではなく足白癬以外の病気のことが多いからである．

3）浸軟，亀裂，びらんを認める場合

趾間型・小水疱型の足白癬では皮膚が浸軟し，水疱が破けて，びらんや亀裂を伴うこともある．このようなときには，たとえ顕微鏡検査で菌が確認されたとしても，不用意に抗真菌薬を塗るとかえって悪化してしまうことがある．また患部に大きな水疱や明らかなびらんを認めるときには，特に足白癬そのものが悪くなっているのではなく，細菌感染や，外用剤・消毒剤による接触皮膚炎を生じていることが多い．そのようなときには，抗真菌薬を使用すると，かえって悪化してしまう．その前に，まず細菌感染や皮膚炎を治すことが先決である（後述）．

4 足白癬のさまざまな状況に応じた治療

1．著明な浸軟，びらんを認めるとき

直接鏡検で菌要素が認められるが，病変部の浸軟，びらんが著しい場合には，発赤腫脹や痛みが軽度であれば，すぐに抗真菌薬を外用せずに，まず亜鉛華軟膏を延ばしたリント布を貼付し，グリセオフルビン，イトラコナゾール，テルビナフィンなどの抗真菌薬を1週間ほど内服させると有効なことがある．こうして乾燥させた後に外用抗真菌薬を使う．

2．大きな水疱を認めるとき

大きな水疱の場合には，いずれ破裂して細菌感染を引き起こすことがあるので，早めに注射針で穴をあけて内容液を出したほうがよい．消毒後，抗生剤軟膏を貼付する．小さい水疱はかえってつぶさないほうがよい．水疱の上から抗真菌薬を塗っていれば，薬が浸透して次第に乾いて痂皮になる．無理につぶすと，そこから細菌が感染し化膿することがある．

3．足底全体，特に踵に厚い角化を認めるとき—角質増殖型足白癬を疑う

角質増殖型の足白癬（図2）では角質層がかなり厚くなるので，外から薬を塗ってもなかなか白癬菌が潜んでいる角質層の深部まで薬が到達しない．従って，角質増殖型でも角化が軽ければ，作用の強い抗真菌薬を毎日塗り続けると治すことができるが，角化が著しい場合にはイトラコナゾールやテルビナフィンを2か月程内服する必要がある．内服薬が角質層の内側から浸透して効きめを発揮するので，確実な効果が得られる．最近ではイトラコナゾールのパルス療法[9]も試みられ，治癒率が上昇している．基礎疾患や副作用，併用禁忌などで抗真菌薬を内服できない患者には抗真菌薬の密封療法や尿素軟膏やサリチル酸軟膏などとの併用[10)11)]もある程度有効である．踵の亀裂が著しく疼痛を伴うときには白色ワセリンや亜鉛華軟膏を塗ると痛みが緩和されることもある．

4．発赤腫脹および疼痛を伴う湿潤病変を認めるとき—細菌感染を疑う

足白癬では，ときに趾間の浸軟部の皮膚が剥離

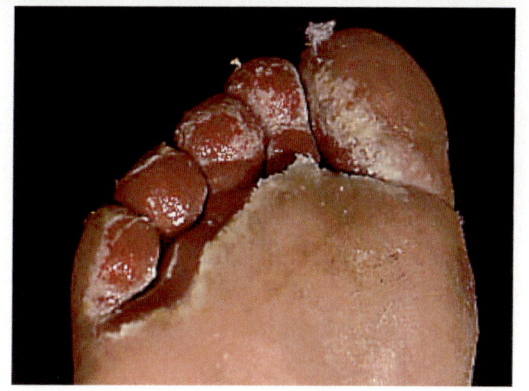

図3　ブドウ球菌による二次感染を生じた足白癬

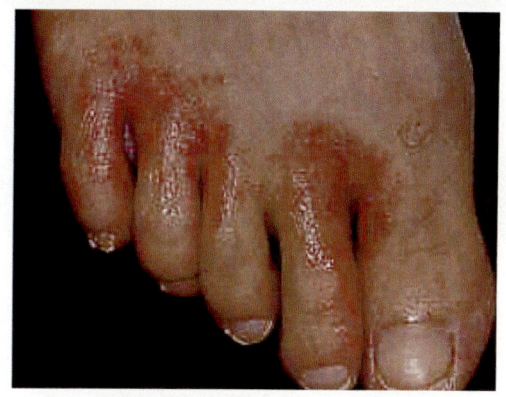

図4　市販の外用抗真菌薬による接触皮膚炎

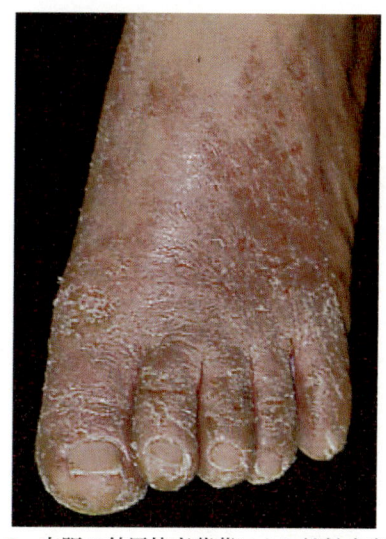

図5　市販の外用抗真菌薬による接触皮膚炎

したり，足底の小水疱が破けて，じくじくした湿潤局面となり，そこに著しい発赤腫脹を認めるとともに，激しい痛みを感じることがある(図3)．これを放置すると，患部から足背・下腿さらには大腿・鼠径にまで及ぶリンパ管炎が生じたり，鼠径部のリンパ腺が腫れ，高熱を発するようになる．

こうした症状は，決して足白癬を放置した場合にのみ生じるわけではなく，抗真菌薬を外用していても認められることがある．その訳は，このように激しい症状を呈する症例では，必ずしも足白癬そのものが悪くなっているのではなく，細菌感染を合併していたり，抗真菌薬などでかぶれていることが多いからである．実際，白癬菌自体が引き起こす症状は割合穏やかなはずであるから，激しい症状を伴っている場合には，白癬以外の悪化要因を見逃さないようにすることが重要である．細菌感染の合併した足白癬でも，病巣が軽微であれば，抗真菌薬を外用するだけで細菌が消失する場合がある．しかし，症状が激しい場合には抗真菌薬の外用だけで完治させることはなかなか困難である．「真菌が検出されたから」と単純に考えて，最初から抗真菌薬を付けたりすると，かえって悪化することがある．この場合には足白癬の治療を行う前に，まず合併している細菌感染を治すことを優先する．足白癬の湿潤病巣で増殖する細菌としては，コアグラーゼ陰性のブドウ球菌や連鎖球菌，グラム陽性の桿菌などが中心で，緑膿菌もときに分離される．

足白癬に細菌感染を併発している場合の治療は，まずセフェム系やニューキノロン系などこれらの菌に感受性のある抗細菌薬を内服させ，患部にはリバノールガーゼを当てる．また皮膚炎の著しいときには外用ステロイド薬を単純塗擦した上に亜鉛華軟膏を延ばしたリント布を貼付すると速やかに症状が改善する．細菌感染の治療が終わらないうちに抗真菌薬を塗布すると，病変を刺激することがあるので，炎症が治まったころあいを見計らって，抗真菌薬の外用を開始するのがこつである[12)13)]．

また，ときに細菌感染が治り，真菌が陰性化しても，趾間の浸軟がとれないことがあるが，この場合には多汗症などが関与していることが多く，必ずしも足白癬が遷延しているわけではない．

5. 痒みを伴い，足背まで発赤しているとき―接触皮膚炎を疑う

　水虫と思って来院する患者には患部になんらかの薬や物を付けている人が多いが，なかには，既にそれにかぶれてから来る人も多い．足白癬では足背や趾背に病変が及ぶことは少なく，ここに炎症が起きて，発赤している場合は接触皮膚炎や細菌感染が考えられる(図4, 5)．接触皮膚炎は原因となる物質に触れた部位にだけ生じるので，発赤は単調で，境界明瞭なことが多い．原因が靴の場合には，靴の当たる部位に，また外用薬の場合には，塗った範囲にのみ発赤が生じるので，足白癬とはある程度区別できる．しかし，かぶれてから時間がたってしまった場合や，掻くなど二次的な修飾が加わっているときには，足白癬と区別できないこともあるので，必ず直接鏡検をする．また趾間や足底に傷があって，細菌が感染している場合には，足背まで腫れや赤みが及ぶことがある．

　接触皮膚炎が疑われる場合には，まずその外用薬の使用を中止し，外用ステロイド薬の塗布に加え，痒みなどの症状が強い場合には，抗ヒスタミン薬または抗アレルギー薬の内服を行う．炎症症状が軽快した時点で，再度直接鏡検を行い，真菌要素を見いだせないときには治療を継続するが，認めたときには使用していたものとは異なる系統の外用抗真菌薬を用いて治療する．なお初診時に直接鏡検で真菌要素を認めた場合には，外用ステロイド薬の塗布に加え，抗真菌薬を1週間ほど内服させ，症状が軽快した後に外用抗真菌薬を用いると早く治すことができる．

6. いつまでも痒みや小水疱の新生が続くとき―異汗性湿疹との合併を疑う

　異汗性湿疹は，掌蹠や指趾の側縁に多数の小型で透明な浅い水疱がみられるような典型例では臨床的に診断できるが，実際の日常診療では，水疱に紅暈や痒みを伴う例も多く，その場合，足白癬

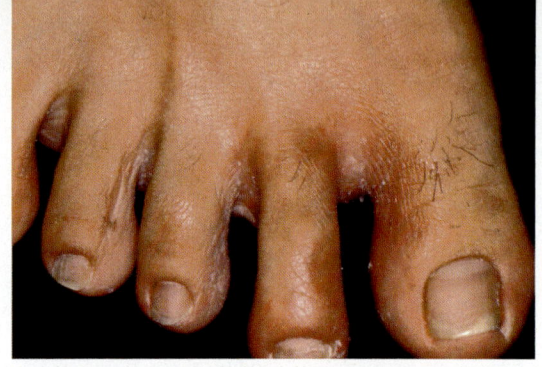

図6　異汗性湿疹と足白癬の合併例

との鑑別を要する．異汗性湿疹の患者は足の裏に汗をかきやすい体質を持っているので，当然趾間も湿りがちになるため，足白癬を併発しやすい．したがって異汗性湿疹と足白癬を合併している患者も多く，その場合，足白癬が治っても湿疹が残ったり，湿疹を治しても足白癬が悪化したりする(図6)．このように足白癬と汗疱・異汗性湿疹の関係は非常にやっかいで，一筋縄ではいかない．専門家でさえ，両疾患を目で見ただけで鑑別するのはなかなか難しく[14]，当然足白癬と異汗性湿疹では治療法も異なるので，足白癬の治療だけをしていても治らないのである．従って，ときどき顕微鏡検査をして今の治療が合っているかどうかをきめ細かく確かめながら，経過を追っていく必要がある．

7. 外用のコンプライアンスが得られないとき

　ある養護施設で，入所者の半数以上が爪白癬および足白癬に罹患していたことがあったが，感染者全員に抗真菌内服薬を服用してもらったところ，すっかり完治した．施設のスタッフにとって，患者さん一人一人に外用薬を塗って治療を続けることは非常に大きな負担である．それが内服薬だけで治ってしまうということで，大変喜ばれた．また，体型や年齢，合併症などによっては足の隅々まで外用しにくいこともあり，「毎日薬を塗り続けるのは面倒」という患者もいる．このような場合には内服療法も含めて，患者の希望に沿った効果的な治療法を検討する必要がある．

5 おわりに

　我が国では既に優れた抗真菌作用を持つ外用薬が普及しているが，いまだ十分に使いこなせているとは言えない．足白癬の診療現場においては，「真菌が検出されたから抗真菌薬を処方すればよい」というわけにはいかず，病型，症状，合併症，患者背景などを総合的に考慮したうえで薬を処方し，日常生活上の注意について指示する必要がある．つまり個々の症例に応じた最適なオーダーメイド治療が求められており，皮膚科医はそれに応えるべく，日々の研鑽を怠らないことが肝要である．

（仲　弥）

● ● ●　**文　献**　● ● ●

1) Japan Foot Week 研究会：本邦における足・爪白癬の疫学調査成績．日皮会誌, **111**：2101-2112, 2001.
2) 五十棲健：抗真菌外用薬．最新皮膚科学大系第 2 巻，中山書店，pp103-110, 2003.
3) 高橋　久ほか：角質増殖型足白癬に対するラノコナゾールクリームの有効性ならびに安全性の検討．西日本皮膚, **55**：961-971, 1994.
4) 坪井良治ほか：40％尿素含有ビホナゾールクリームの密封療法による爪真菌症の治療．真菌誌, **39**：11-16, 1998.
5) 仲　弥：皮膚真菌症治療薬の臨床評価 － Neutral red を用いた解析．真菌誌, **37**：211-215, 1996.
6) Evans EGV, Seaman KAJ et al：Short-duration therapy with terbinafine 1% cream in dermatophyte skin infections. *Br J Dermatol*, **130**：83-87, 1994.
7) Begstresser PR, Elewski B, Hanifin J et al：Topical terbinafine and clotrimazole in interdigital tinea pedis：a multicenter comparison of cure and relapse rate with 1-and 4-week treatment regimens. *J Am Acad Dermatol*, **28**：648-651, 1993.
8) 渡辺京子：抗真菌外用薬の正しい塗り方：水虫 Q & A．医薬ジャーナル社, pp84-85, 1998.
9) 小林裕美，石井正光：足白癬，手白癬, *MB Derma*, **83**：7-16. 2004.
10) 小川秀興，坪井良治，西山千秋ほか：角質増殖型足白癬に対するアトラントクリーム密封療法の臨床効果―電話法による無作為化比較試験―．西日本皮膚, **57**：1078-1088, 1995.
11) 坪井良治ほか：小水疱型と角質増殖型の足白癬に対するペキロンクリームの単独療法と尿素軟膏との併用療法の比較試験．西日本皮膚, **59**：115-122, 1997.
12) 仲　弥，西川武二：皮膚真菌症の治療方針．臨床皮膚科, **55**：S17-22, 2001.
13) 仲　弥：二次感染を起こした足白癬の治療は？水虫 Q & A．医薬ジャーナル社, pp92-93, 1998.
14) 仲　弥：浅在性皮膚真菌症の鑑別と治療．*Visual Dermatology*, **1**：780-784, 2002.

すぐに役立つ日常皮膚診療における私の工夫

F. 外用療法のスキルアップ

2 薬剤重層が有用なとき

Abstract

薬剤重層の手法は，古くから行われてきており，皮膚科専門医の腕の見せどころとも言える．かつて愛用されたボチは，ホウ酸の使用禁止によりなくなったが，浸潤あるいは苔癬化局面に亜鉛華軟膏を貼布する手法は，今でも有用であり積極的に用いるべき外用療法と言える．

また，薬物療法とスキンケアを同時に行ってゆく必要のあるアトピー性皮膚炎では，二重塗布法もよく行われる．外用コンプライアンスを向上するため，あるいはステロイド外用薬の使用量を減らす目的で，混合調整の工夫もよく行われている．しかし，混合においては，さまざまな問題点があり，良い組み合わせでは，薬効が著しく上昇し，不適切な組み合わせでは薬効が著しく減少し，また細菌汚染のリスクも上昇する．最低限配慮しておくべき問題点をまとめてみた．

薬剤重層を上手に活用できることは，皮膚科専門医の必須条件と考える．

Key words

重層療法(double application)，混合調製(admixture)，貼布法(sheet application)，亜鉛華軟膏(zinc ointment)

1 重層療法とは

単純塗布法が最も基本的な外用療法であるのに対し，これをさらに効果的にするために用いられるのが重層療法あるいは密封療法(occulusive dressing technique；ODT)である．その効果の強まり方は，単純＜重層＜密封の順になると言われている．

重層療法にはさらに，次の3つの方法がある[1]．

1）塗布・貼付法

ステロイド外用薬などを単純塗布した上から古典的な亜鉛華軟膏などをリント布に1〜3 mmの厚さに延ばしたものを貼付する方法である．

2）二重塗布法

患部に2種類の皮膚外用剤を順番に単純塗布する方法である．アトピー性皮膚炎(AD)の治療などで治療とスキンケアを同時に行う場合などに使用されている．高齢者などは，この方法ではコンプライアンスが低下することからあらかじめ2種類を混合し，それを単純塗布させる方法もある．

ここでは，後の項に述べるさまざまな混合調製における問題点に注意が必要である．

3）二重貼布法

この方法は1枚のガーゼあるいはリント布に2種類の皮膚外用剤を相前後して延ばして貼布する方法である．1）の塗布・貼布法と似ている方法なので，これらをまとめて貼布法と呼ぶ場合もある．

いずれの方法も単純塗布や塗擦よりも治療効果が高まる．またリント布やガーゼを用いた場合，患部の掻破による悪化も防止できる利点がある．亜鉛華軟膏をリント布に延ばしたボチシート®も市販されており，これを利用すると簡単に貼布法が行える．

2 亜鉛華軟膏による貼布法の歴史

亜鉛華軟膏は，1 g中に局方酸化亜鉛を18.5〜21.5％含有する軟膏で，かつてはホウ酸を含有していたためボールチンクを略してボチと呼ばれ，現在，ホウ酸の使用が禁止されチンクのみになっ

ても，まだボチと呼ばれる傾向にある．ボチシート®の名称の由来もこれによる．慢性苔癬化病変には直接塗り込むこともあるが，通常はリント布に延ばして貼布する．油脂性のため，水には溶けず，水を吸わない．このため，貼布後は，オリーブ油などで軟膏成分をふきとってから洗浄するように指導する必要もあり，無理に水で洗い落とそうとして，せっかく上皮化した掻破皮疹を再び悪化させてしまうようなことは避けねばならない．作用としては，皮膚を保護し，痂皮を軟化させ，びらんの上皮化を促す．刺激性も低く，湿潤していない紅斑・丘疹の集簇局面や痂皮の付着した湿潤局面にも使用可能である．

かつては，1～2％のイクタモールを含有したもの，0.5～1％のアクリノールを含有したものがそれぞれ，イクタモールボチ，リバボチと呼ばれ，よく用いられていた．イクタモールやグリテール（2～5％）を含有したものは，止痒効果，抗炎症効果に優れ，ADなどの掻破局面に愛用され，リバボチは，消毒・殺菌，湿布の効果を期待し，感染症の伴った湿疹病変によく用いられた．かつては，パラアミノ安息香酸（PABA）を含有したものがサンスクリーン剤として使用されたこともあった[2]．

イクタモールは魚介類化石を含有する瀝青頁岩乾溜物，グリテールは大豆粕乾溜物であり，いわゆるタール剤である．現在では，グリテール含有の製剤であるグリメサゾン®軟膏，グリパス®C軟膏のみが使用可能であり，筆者は，亜鉛華軟膏にグリメサゾン®軟膏を30％混合調製したものをO-GZという名称で用いており，ADなどの掻破病変に貼布している．混合調製の是非から論じると，このような混合は，完成品であるグリメサゾン®軟膏の特性を破壊して用いることになり，おそらくグリメサゾン®軟膏の中に含有されるステロイド剤の効果はほとんど失われているものと考えられるが，亜鉛華軟膏の硬さを軟らかく使用感のよいものとし，グリテールの止痒効果も活用でき，かつてのイクタモールボチの感覚で愛用している．

3 塗布・貼布法の有用なとき

1. ADの四肢の掻破局面

肘窩・膝窩の掻破局面あるいは苔癬化局面に極めて有用と言える．塗布するステロイド外用薬を単純塗布する場合より弱めのもので治療効果を上げることができる利点もあり，ともすれば癖になってしまっている掻破行為による悪化も予防できる．先にも述べたとおり，貼布をはずした後のシャワー浴前に，付着した亜鉛華軟膏をオリーブ油などで優しくふきとっておくことが，軽快しつつある（上皮化しつつある）掻破局面を早く治すこととなる．小児などによくみられる手首や足首の激しい掻破局面にも第一選択で用いるべき外用療法と言える．

2. ADの顔面皮疹

ADの顔面皮疹のコントロールは，1999年に登場したタクロリムス軟膏によって，非常に楽になったと言える．AD治療ガイドラインの普及とともに，タクロリムス軟膏の登場によりこの2～3年間でのADにおける眼合併症である白内障，網膜剝離の頻度が減少しつつあるという報告もある．しかし，顔面の重症皮疹に対しては，タクロリムス軟膏をすぐ用いるべきではなく，ときには，激しい灼熱感のために患者に二度と使いたくなくなるほどの恐怖感を与えてしまうこともある．重症皮疹には，ストロングクラスのステロイド外用薬の外用から導入し，皮疹軽快後にタクロリムス軟膏に切り替えてゆくsequential therapyも一つの方法であるが，もともとステロイド恐怖症だった患者である場合も多く，また，稀ではあるが，眼圧上昇の副作用も危惧される．重症顔面皮疹に対しては，やはり，ミディアムクラスのステロイド外用薬の単純塗布の後，亜鉛華軟膏のお面型貼布法が有用と言える．当院では，先に述べ

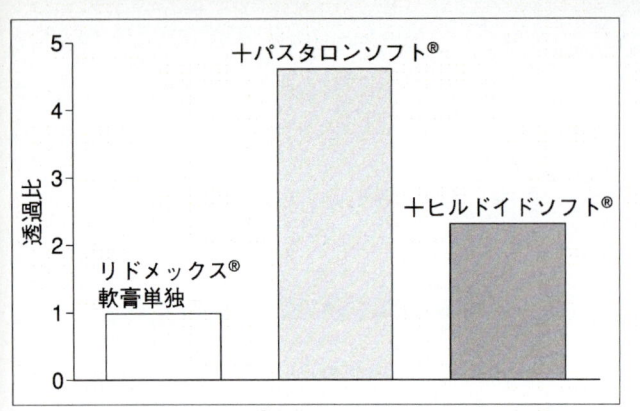

図1 リドメックス®軟膏単独と尿素軟膏(パスタロンソフト®)あるいはヒルドイドソフト®混合後とのステロイド皮膚透過比

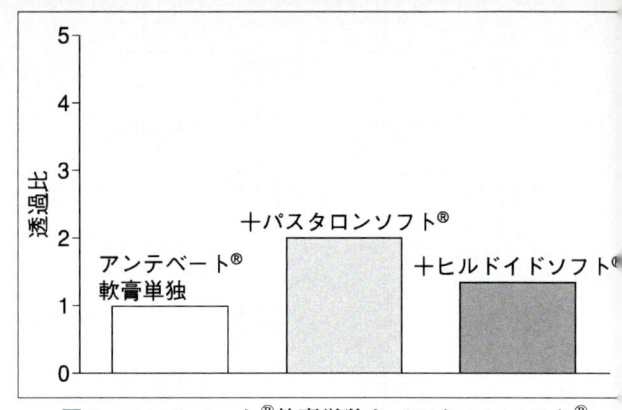

図2 アンテベート®軟膏単独とパスタロンソフト®あるいはヒルドイドソフト®混合後のステロイド皮膚透過比

たO-GZお面を愛用している．前額部のみに限局する重症皮疹の場合は，鉢巻き型の貼布が有用で，自宅でも実践しやすい．

3. 浸軟した趾間型足白癬

本誌152頁で仲先生が述べているとおり，抗真菌外用薬単独では，効果が乏しい場合が多く，湿潤が強い場合に亜鉛華軟膏の貼布あるいはステロイド外用薬の併用(二重塗布法)が有用となる．

4. 尋常性乾癬の難治性局面

特に下腿の乾癬局面のみが難治で，治療に難渋する場合が多い．ケブネル現象による難治化が原因と思われる場合が少なくなく，このような場合，ビタミンD_3外用薬，ステロイド外用薬の単純塗布の後，亜鉛華軟膏の貼布を行うと，効果的である．乾癬治療において，極めて治療効果の高かったゲッケルマン療法(コールタール剤外用の後，紫外線を照射する方法)は，我が国ではもうほとんど実施されていないが，米国ではまだ活用されており，その有用性は高く評価されている．当院では，先述したタール製剤のグリパス®CをビタミンD_3外用薬の後に貼布し，NBUVBを照射して，下腿の難治性乾癬皮疹に対応し効果的だった症例も経験している．ミニゲッケルマン療法と呼んで愛用されてもよい方法かもしれない．

5. そのほか

貨幣状湿疹などの湿潤性湿疹病変や植皮術を行った患者の採皮部の最後の仕上げなど，塗布・貼布療法は，活用すべき場面が多い．

4 二重塗布法の有用なとき

1. ステロイド外用薬と保湿外用薬の場合

二重塗布法によって，ステロイドの皮膚透過量を高めることができることが分かっている．図1にリドメックス®軟膏単独と，リドメックス®軟膏に尿素軟膏(パスタロンソフト®)あるいはヒルドイドソフト®を混合した軟膏剤のヘアレスマウスの皮膚透過比について示した[4]．尿素軟膏との混合の場合，ステロイド濃度は，半分に希釈されたが，皮膚透過量は4～5倍に増加した．一方，ヒルドイドソフトとの混合の場合では2倍に増加し，その程度は尿素軟膏よりも低いものの上昇していた．図2にアンテベート®軟膏の場合を示す．アンテベート®軟膏とパスタロンソフト®あるいはヒルドイドソフト®との混合では，皮膚透過量はそれぞれ2倍および1.3倍に増加している．このように，混合が適した組み合わせである場合，ステロイドの経皮吸収は，希釈されているのにもかかわらず増加し，その程度は，その組み合わせによってさまざまであることが分かる．

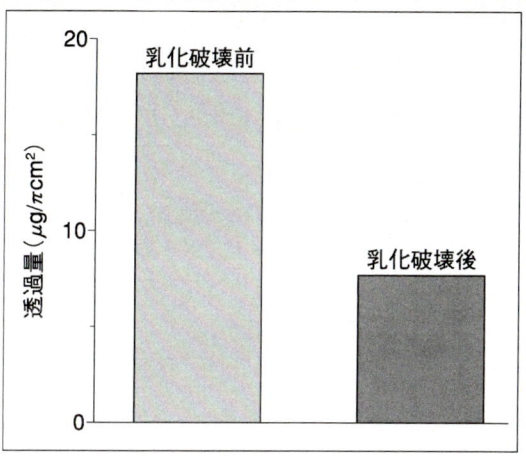

図3 リドメックス®軟膏とケラチナミン®軟膏を混合した軟膏剤の乳化破壊による透過性への影響

表1 基剤の誤解を招きやすいあるいは想像できない商品名と基剤

商品名	基剤
ケラチナミン®軟膏	O/W型乳剤性基剤
ザーネ®軟膏	O/W型乳剤性基剤
ユベラ®軟膏	O/W型乳剤性基剤
レスタミン®軟膏	O/W型乳剤性基剤
インテバン®軟膏	ゲル基剤
トプシムクリーム®	ゲル基剤
ウレパール®	O/W型乳剤性基剤
オイラックス®	O/W型乳剤性基剤
パスタロン®	O/W型乳剤性基剤
パスタロンソフト®	W/O型乳剤性基剤
ヒルドイド®軟膏	O/W型乳剤性基剤
ヒルドイドソフト®	W/O型乳剤性基剤
フロリードD®	O/W型乳剤性基剤
フルコートF®	油脂性基剤

表2 アンテベート軟膏と尿素軟膏あるいはヒルドイド製剤との混合後の細菌汚染率

注1 混合を行う場合の注意点
①複数の患者などには使用しない．
②チューブから患部に直接使用せずに，滅菌ガーゼや使い捨てのへらなどを使用する．
③軟膏壺よりもチューブを使用する．
④軟膏剤の使用後には手を洗う．
⑤診療科では500ｇなどの大きい容量の軟膏剤を使用しない．
⑥軟膏剤を混合する場合には分離に注意する．

	組み合わせ	室温保存		冷蔵庫保存	
		保存期間			
		0	1週間	0	1週間
軟膏	ウレパール®	0	0	0	0
	ケラチナミン®軟膏	0	0	0	0
	パスタロンソフト®	0	0	0	0
	ヒルドイド®	0	0	0	0
	ヒルドイドソフト®	0	0	0	0
分離した水	ウレパール®	0	100	0	33
	ケラチナミン®軟膏	0	100	0	33
	ヒルドイド®	0	100	0	67

　これに対して，組み合わせが適していない場合，図3に示すように混合後に乳化を人工的に破壊するとステロイドの皮膚透過量は60％も低下し，血管収縮効果が減じていくことが認められている[3]．混合後の乳化状態は，軟膏やクリームは多くが白色のため肉眼での視察では困難であり，顕微鏡を用いて行うべきである．

　乳化の破壊が起こりやすいのは，油脂性のステロイド軟膏に対しては，O/W型乳化製剤であり，W/O型乳化製剤では起こりにくい．ところがこの区別が，なかなかしにくいところが問題であり，基剤の誤解を招きやすいあるいは想像できない商品名と基剤の組み合わせを表1に示す．パスタロンソフト®，ヒルドイドソフト®では図1や図2のように効果が増したのに対しケラチナミン®では，図3のように効果が減じたのは，O/WとW/Oの違いからだったと言える．同様の理由によって古典的外用剤であり希釈混合にときに用いられるザーネ®軟膏やユベラ®軟膏もこの理由から混合，つまり二重塗布法には不適と言える．

　O/W型の混合によって分離してくる水層には，表2のように壺に1日2回手指を差し入れる操作を1週間行った実験において室温保存で100％，冷蔵庫保存で33～66％細菌汚染が検出されることが示されている[4]．この実験結果からもO/W型と油脂性の混合は，避けるべきといえ，もし行う場合は表2の横に示す注1を考慮すべきと言える．

表3 2000年全国アンケートからの具体的混合調整例とコメント(抜粋)

	都道府県	混合調製例	コメント
1)	北海道	ヒルドイド軟膏＋リドメックス軟膏（1：1）	小児慢性湿疹の体に対して，ドライスキンを伴うもの
2)	神奈川県	アルメタ軟膏＋パスタロンソフト（1：1）	乾皮性
3)	福島県	デキサンG軟膏＋フェナゾール軟膏（1：5）	コメントなし
4)	福岡県	リンデロンVG軟膏＋エンペシドクリーム（1：1）	股部白癬＋かぶれ
5)	神奈川県	ザーネ軟膏＋白色ワセリン（1：1）	保湿剤として
6)	徳島県	プロパデルム軟膏＋ヒルドイド軟膏（1：3）	大人のアトピー性皮膚炎患者の体にス剤塗布量減量を目的として
7)	鳥取県	ステロイド軟膏（very strong）＋尿素軟膏＋ヒルドイド軟膏（1：1：1）	体幹・四肢など広範囲の皮脂欠乏性皮膚炎に対して
8)	大阪府	ロコイドクリーム＋ウレパール（1：1, 1：2, 1：3）	コメントなし
9)	山形県	ザルックス軟膏＋ヒルドイド軟膏（1：1）	ザルックス単独と同等の効果で使用感は優れる
10)	宮城県	ネリゾナ軟膏＋プロペト（1：4）	1/5にうすめたものは，ステロイド使用量は確実に1/5になる．全身に10gも塗布するとき確実に全身的副作用は減るはず！
11)	兵庫県	マイザー軟膏＋オイラックス軟膏（1：1）	痒みの強い体幹の皮疹に
12)	群馬県	キンダベート軟膏＋トパルジック軟膏	コメントなし
13)	鹿児島県	アルメタ軟膏＋白色ワセリン	コメントなし
14)	東京都	リンデロンVG軟膏＋ウレパール軟膏（1：1）	皮脂欠乏性湿疹
15)	東京都	キンダベート軟膏＋アズノール軟膏＋白色ワセリン（1：1：2）	コメントなし
16)	神奈川県	パンデルクリーム＋ケラチナミン（1：1）	老人の乾皮症に伴う湿疹性変化に好評
17)	兵庫県	ボアラ軟膏＋ユベラ軟膏＋ヒルドイド軟膏（1：2：2）	軽い手湿疹など
18)	千葉県	デルモベートクリーム＋パスタロンソフト（1：9）	主婦手湿疹など
19)	三重県	デルモベート軟膏＋ボンアルファ軟膏（1：20）	乾癬
20)	三重県	ウレパール軟膏＋白色ワセリン（2：3）	乾皮症
21)	山形県	ロコイド軟膏＋親水ワセリン	顔の湿疹
22)	静岡県	キンダベート軟膏＋ヒルドイドソフト（1：4）	コメントなし
23)	東京都	リドメックス軟膏＋10%亜鉛華軟膏（1：2）	乳児・小児に使用
24)	東京都	リドメックス軟膏＋アズノール軟膏（1：3）	ステロイド減量時
25)	東京都	グリメサゾン軟膏＋亜鉛華軟膏（3：7）	院内約束処方
26)	東京都	ネリゾナユニバーサルクリーム＋パスタロンソフト	これ一種のみ（混合比率不明）
27)	埼玉県	ロコイド軟膏＋トリコマイシン軟膏	陰股部（混合比率不明）
28)	東京都	アクアチムクリーム＋ニゾラールクリーム（1：1）	にきびに対して，これすごく効きます
29)	神奈川県	アンテベートクリーム＋プレドニゾロンクリーム（1：1）	Strongとmildの中間のものが少なすぎる！
30)	東京都	ジフラールクリーム＋カチリ（1：1）	虫さされに
31)	京都府	メサデルムクリーム＋ヒルドイド軟膏	高齢者の湿疹（混合比率不明）
32)	京都府	エンペシドクリーム＋アンダームクリーム	カンジダ性間擦疹（混合比率不明）
33)	群馬県	マイザー軟膏＋サトウザルベ（1：1）	手足のびらん・亀裂
34)	東京都	ケラチナミン＋フェナゾール軟膏（1：1）	老人性ドライスキンに
35)	東京都	トプシム軟膏＋ベシカム軟膏（1：1〜1：9）	症状に応じて濃度を変える
36)	東京都	アルメタ軟膏＋アズノール軟膏（1：1）	コメントなし
37)	東京都	エキザルベ＋エンペシドクリーム（1：1）	カンジダ症で，炎症の強いもの
38)	東京都	リドメックスローション＋パスタロンローション	乾燥性の湿疹（混合比率不明）
39)	埼玉県	マイザー軟膏＋ザーネ軟膏（1：1）	全身の皮疹に対して
40)	愛知県	リドメックス軟膏＋コンベック軟膏（1：2→1：5）	最終的にはコンベック軟膏のみに切り替える
41)	茨城県	ネリゾナ軟膏＋フェナゾール軟膏（2：1, 1：2）	コメントなし
42)	愛媛県	トプシムクリーム＋オイラックスH	コメントなし（混合比率不明）
43)	高知県	ロコイド軟膏＋ウレパール（1：1）	コメントなし
44)	宮城県	ボンアルファ軟膏＋10%サリチル酸ワセリン（1：1）	鱗屑の多い乾癬に対し
45)	広島県	リンデロンV軟膏＋ユベラ軟膏（1：1）	顔以外
46)	佐賀県	トプシムクリーム＋ヒルドイドソフト	皮脂欠乏性皮膚炎（混合比率不明）
47)	長崎県	ロコイド軟膏＋ベシカム軟膏（1：4）	赤ちゃんの顔
48)	長崎県	マイアロン軟膏＋ザーネ軟膏（1：1）	コメントなし
49)	香川県	テクスメテンクリーム＋パスタロンソフト（3：2）	副作用が少なく効果変わらず
50)	長野県	リドメックス軟膏＋ユベラ軟膏	アトピー性皮膚炎など．冬はユベラ，夏はケラチナミンと混ぜます（混合比率不明）
51)	愛知県	リンデロンVGクリーム＋ジルダザッククリーム（1：2）	顔の湿疹
52)	愛媛県	ロコイド軟膏＋フシジンレオ軟膏	コメントなし
53)	東京都	プロパデルム軟膏＋プロペト＋アズノール軟膏（1：1：2）	コメントなし
54)	新潟県	ケナコルトA軟膏＋ザーネ軟膏	アトピー性皮膚炎．全身（混合比率不明）
55)	東京都	ケナコルトAクリーム＋ベナパスタ（1：1）	一般的な湿疹・痒疹
56)	千葉県	メサデルムクリーム＋ヒルドイド軟膏（1：1）	朝用．夜用はアンテベート軟膏＋白色ワセリン（1：1）とし，症状に応じて比率を変える
57)	福井県	フルコート軟膏＋ザーネ軟膏（1：1）	ちょっとした湿疹に，塗り心地がよい，安価である
58)	北海道	パンデル軟膏＋スレンダム軟膏（1：1）	アトピー性皮膚炎など．小児の湿疹の顔以外
59)	東京都	ロコイド軟膏＋亜鉛華軟膏（1：1）	明らかに顔面におけるステロイド皮膚症が起こりにくいと言える
60)	山形県	プロパデルム軟膏＋オイラックス（1：1）あるいはヒルドイド軟膏＋オイラックス（1：1）	コメントなし
61)	東京都	リドメックスクリーム＋ニゾラールクリーム（1：1）	頭，顔
62)	長崎県	ステロイド軟膏＋アイロタイシン軟膏（1：1〜1：9）	コメントなし
63)	東京都	アンテベート軟膏＋スタデルム軟膏＋プロペト（2：1：3）	アトピー性皮膚炎に
64)	岩手県	フルコート軟膏＋白色ワセリン（6：4, 3：7, 1：5）	年齢や部位を考慮に入れての病変部の違いに対応した．ステロイドの濃度の選択が必要
65)	京都府	リドメックスクリーム＋ウレパール＋ザーネ軟膏（1：1：1）	アトピー性皮膚炎などの体幹・四肢に
66)	茨城県	アンテベート軟膏＋ボアラ軟膏（1：1：1）	コメントなし

表4 ビタミン D_3 外用薬と混合不適とされる外用薬（会社データによる配合変化が90％を下まわるもの）

ドボネックス®	ウレパール®軟膏 サリチル酸クセリン 親水クセリン マイアロン®軟膏 ジフラール®軟膏
オキサロール®	ジフラール®軟膏 クルメタ®軟膏 マイアロン®軟膏 サリチル酸クセリン
ボンアルフィハイ®	フルメタ®軟膏 サリチル酸クセリン ウレパール®軟膏

表5 クエン酸含有ステロイド軟膏

製品名	一般名
アフゾナ®軟膏	吉草酸ジフルコルトロン軟膏
ジフラール®軟膏	酢酸ジフロラゾン
ダイアコート®軟膏	酢酸ジフロラゾン
テストーゲン®軟膏	ピバル酸フルメタゾン
ビスダーム®軟膏	アムシノニド
フルコート®軟膏	フルオシノロンアセトニド
マイアロン®軟膏	プロピオン酸クロベタゾール

表6 混合に使用される軟膏剤のみかけのpH

商品名	製薬会社	みかけのpH
亜鉛華軟膏	丸石製薬	6.5〜6.6
ウレパール®	大塚製薬	5.1〜5.3
ケラチナミン®軟膏	興和	6.8〜7.0
ザーネ®軟膏	エーザイ	7.8〜8.1
パスタロンソフト®	佐藤製薬	8.1〜8.2
パスタロン20ソフト®	佐藤製薬	7.4〜7.6
ヒルドイド®	マルホ	7.8〜8.0
ヒルドイドソフト®	マルホ	5.4〜5.5
ボンアルファクリーム®	帝人	6.8〜8.0

2000年に筆者が行った混合調製についてのアンケート調査では、皮膚科専門医の85％がなんらかの混合を行っていることが分かった．寄せられた、よく用いる混合の組み合わせの一部を表3に供覧する[5]．多く寄せられた組み合わせのなかで、薬剤の不一致、分離の可能性のため不適と判定された組み合わせは、約1/4であった．

2. ステロイド外用剤とビタミン D_3 外用剤の混合

乾癬治療においてこれら2つの特性の異なった外用剤の混合がそれぞれを単独で用いるよりも高い効果を示すことが報告されている．欧米では既にリンデロンDP®軟膏とドボネックス®軟膏を混合した製剤が市販され、1日1回の外用で優れた効果を尋常性乾癬に示し、頻用されている．

我が国でも、この組み合わせの混合を用いる医師が増えてきているが、表4に示すように、一部の薬剤は、混合に不適であることが会社データより示されている[6]．デルモベート®軟膏では混合に問題がないのに対し、ジェネリック製剤のマイアロン®軟膏では問題ありとされている．この理由は、マイアロン®軟膏のみクエン酸が加えられた製剤であることが判明し、pHが酸性に傾く場合、失活してしまうビタミン D_3 には混合が不適であることが分かった．同様の理由でジフラール®、ダイアコート®なども不適の可能性が高い（表5）．また表6に示すように、混合に使用される軟膏剤のみかけのpHをみるとpHが5前後のウレパール®、ヒルドイドソフト®などもビタミン D_3 に対して組み合わせの相性が悪いと言える。

これに対し、図4に示すように17位モノエステルに分類される．比較的よく用いられるステロイド外用薬の群は、pHがアルカリ性で不安定であり、表6を照らし合わせてみると、pHが8前後のザーネ®やパスタロンソフト®、ヒルドイド®と組み合わせの相性が悪い．

このほかにも混合調製にはさまざまな問題点が隠されており、むやみな二重塗布法は避けるべきと言える．

また混合を行わず、重ねて外用を行う場合でも、先述のアンケート調査では、どちらを先に外

キンダベート，デルモベート，ベトネベート，ボアラ，リンデロン，ロコイドは含有量低下に注意

ステロイドはpHがアルカリ性に傾くことによりエステル転移を起こし，含有量が低下する．この転移を起こすステロイドは17位にエステル基，21位にOH基を持つもので，混合する基剤のpHを考慮して選択する．

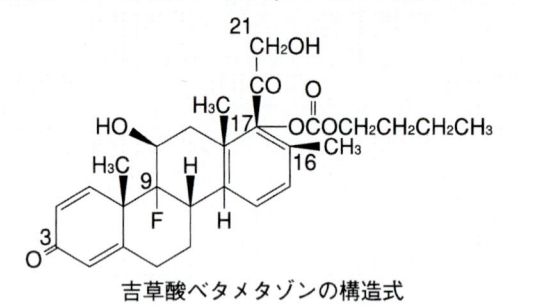

吉草酸ベタメタゾンの構造式

図4 ステロイドの安定性

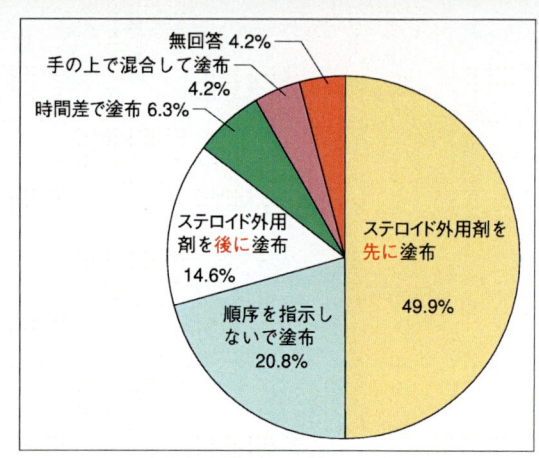

図5 2種類以上の外用剤を用いる場合の使用方法の指示(n＝48)

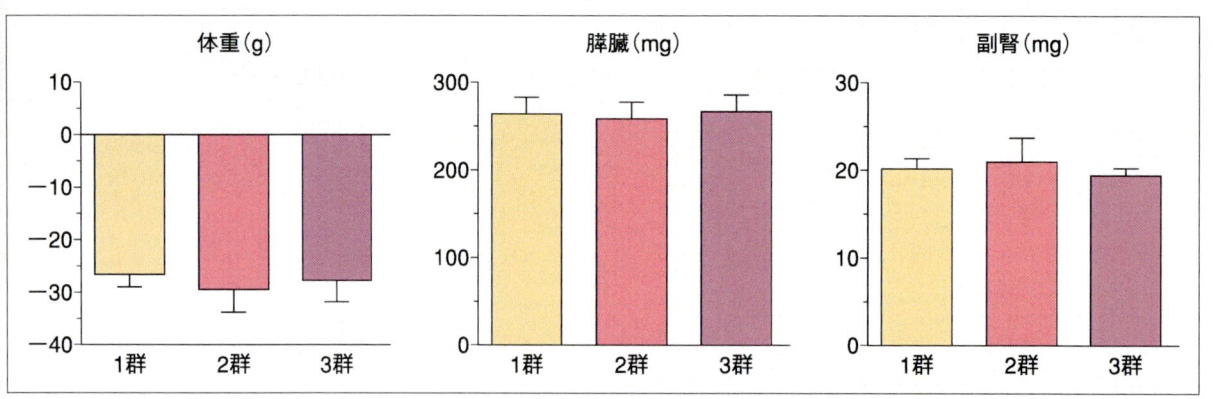

- ステロイド外用剤を先に塗布 49.9%
- 順序を指示しないで塗布 20.8%
- ステロイド外用剤を後に塗布 14.6%
- 時間差で塗布 6.3%
- 手の上で混合して塗布 4.2%
- 無回答 4.2%

図6 デルモベート®軟膏(D)とヒルドイドソフト®(H)を混合した軟膏剤を塗布あるいは重ねて塗布した場合の5日後の体重変動および臓器重量(ヘアレスラット使用)
デルモベート®軟膏(D)とヒルドイドソフト®(H)を混合した軟膏剤を塗布した場合(第1群)あるいは，DとHをD→Hの順に重ね塗りした場合(第2群)，H→Dの順に重ね塗りした場合(第3群)のヘアレスラットにおける5日後の体重変動および臓器重量の変化(全身的な影響)の比較(文献4)より)

用するかの問いに対し，図5のように回答はさまざまで，ステロイドを先にとの答えが50%と多数意見であった．症状の程度・範囲にもよるがなんらかのコンセンサスが必要と考えている．

　大谷が実験を行った結果を図6に示す．この系では，混合とステロイドを先，ステロイドを後の3つの塗り方における全身的な影響の差はなかった．今後，重層の場合のよりエビデンスのある具体的なデータが示してゆければと考えている．

(江藤隆史)

● ● ● 文 献 ● ● ●

1) 大谷道輝：軟膏の塗り方：スキルアップのための皮膚外用剤Q&A．南山堂，pp237-240, 2005.
2) 日野治子：古典的外用薬の使い方．MB Derma, **82**：6-12, 2003.
3) 江藤隆史，内野克喜監修：軟膏剤の処方・調剤ガイド2003年版．じほう，pp31-44, 2003.
4) 江藤隆史，大谷道輝：皮膚外用剤の混合による製剤学的および臨床への影響．日皮会誌, **114**：2080-2087, 2004.
5) 江藤隆史：ディベート外用剤の混合を行う場合の具体例．Visual Dermatology, **3**：434-436, 2004.
6) 江藤隆史：コラム 外用薬の混合とpH．MB Derma, **82**：前付2, 2003.

すぐに役立つ日常皮膚診療における私の工夫

F. 外用療法のスキルアップ

3 いつ塗るどう塗る保湿剤

Abstract 保湿剤の適切な外用方法について実験データを基に検討した．その結果，保湿剤は，入浴後早めに，'適量'（かろうじて光る量あるいはティッシューペーパーが付着する程度の量）と思われる量よりもやや多めに外用することでさらに保湿効果が高まることが明らかになった．また症状に応じて1日2回外用してもよいこと，外用量の目安として人さし指の指腹末端部に乗せた量（FTU）を指標にするのも信頼できること，なども判明した．このように外用すると医師が考えるよりもより多くの保湿剤が必要量となることもうかがわれた．いずれにしてもこのようにデータに基づいて具体的に外用指導するほうが「1日1～数回適量を塗布する」と説明するよりも，はるかに患者さんの理解が得られやすいと思われた．

Key words 保湿剤(moisturizer), FTU, 適量(optimal dosage), 塗布回数(frequency of application), 塗布タイミング(timing of application)

1 はじめに

角層の保湿メカニズムの解明が進むにつれて，角層をターゲットにした corneotherapy が注目され，治療ツールとしての保湿剤も市民権を得るようになった．アトピー性皮膚炎などの乾燥性皮膚疾患に対する保湿剤の臨床効果については対照群設定の問題などから高いエビデンスレベルの臨床試験はないが，角層水分量を指標とした臨床効果については十分なエビデンスが得られている．しかし問題は適切な外用方法が決められていないことである．保湿剤の用法・用量は「通常1日1～数回適量を塗布する」としか記載されておらず，内服薬などに比べてはるかに曖昧に規定されているにすぎない．そのため，実際の診療現場では「いつ，どのように，どのくらい塗るのが適切なのか」という質問の返答に窮するのが実情であろう．そこで本稿では簡単な実験で得られたデータ[1]をもとに，保湿剤をいつどのように外用するのが適切なのかを検証してみた．

2 まず外用剤使用量を簡便に計算する

外用剤使用量はその都度計量するわけにはいかないので，従来はチューブの本数や軟膏容器の容量などから推測してきた．しかし，これも的確な計量とはならない．次善の策として，チューブから何cm押し出したかによって使用量を推計しようという試みがある．しかしこれも，剤型が軟膏基剤かクリーム基剤かによって差があり，また人によっても押し出し方法に差異がある．例えば図1のように8名の方に5 cm押し出してもらって重量を測定すると最大1.5 g，最少0.7 g，平均1.0 gとかなりの開きがみられることが判明した．もう少し簡便に定量化する方法はないかと探すと，成人の指尖部に軟膏を乗せた量を finger-tip-unit（FTU）という単位にして使用量の目安にする方法があり，人さし指の指腹側の末節部に乗せた量を1 FTU とするとされている[2]（図2）．原著論文を見ると[3]，欧米成人30人：男性16人（平均43.6歳），女性14人（平均37.1歳）において，ノズルが直径5 mmのチューブに入った0.025%ベタメタ

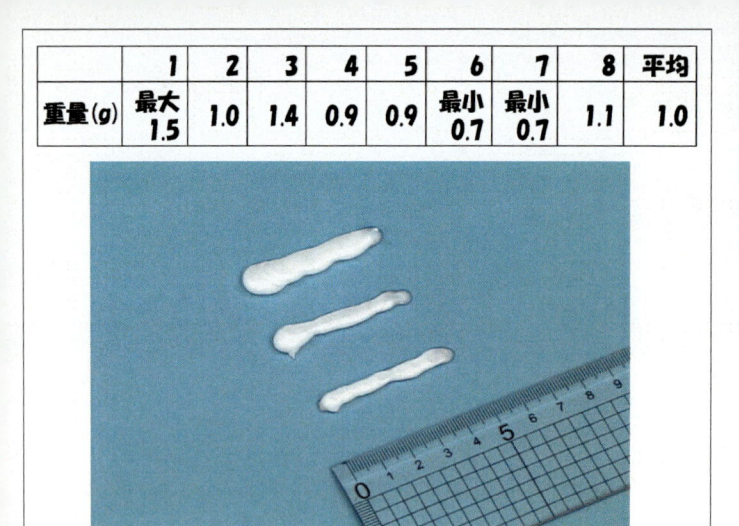

	1	2	3	4	5	6	7	8	平均
重量(g)	最大 1.5	1.0	1.4	0.9	0.9	最小 0.7	最小 0.7	1.1	1.0

図1 5cmの押し出し重量も人によってこんなに違う．

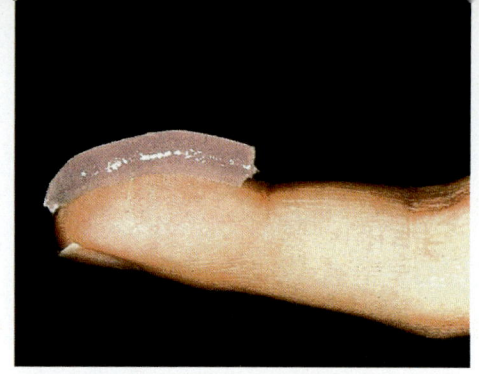

図2 FTU = finger-tip-unit
成人の指尖部に軟膏を乗せた量を finger-tip-unit（FTU）という単位にして使用量の目安にしたもので，人さし指の指腹側の末節部に乗せた量を1FTUとする．（文献2より）

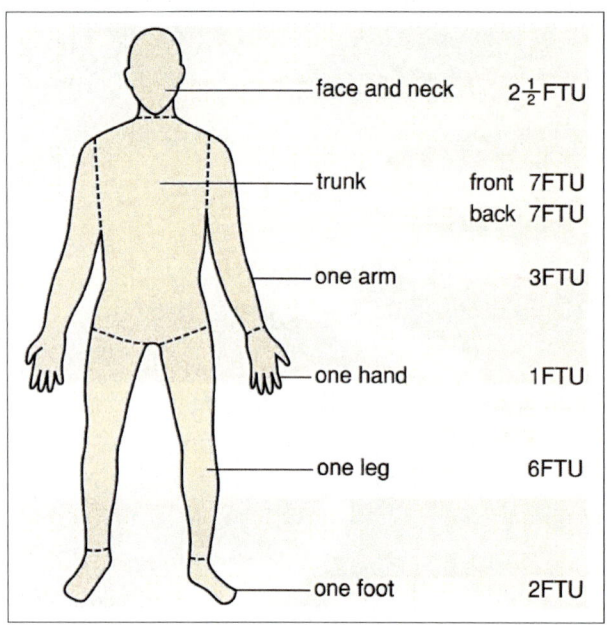

図3 部位別外用必要量（FTU単位，軟膏基剤）
（文献5より引用）

- face and neck　2½FTU
- trunk　front 7FTU
- 　　　 back 7FTU
- one arm　3FTU
- one hand　1FTU
- one leg　6FTU
- one foot　2FTU

ゾン軟膏を用いて，被験者が1FTUの軟膏を取り，腹部にできる限り伸展して1FTUで塗布できる面積を確認，各解剖学的部位に何FTUで塗布できるかを計測している．その結果，図3のように，上肢は3FTU，下肢は6FTU，体幹前面・後面はそれぞれ7FTUとなり，1FTUは軟膏基剤の場合，約0.5gであり，ローションの場合の0.5gはほぼ1円玉大の大きさであるので（図4），それらを勘案すれば部位別に外用するのに必要な量を簡略に推量することができる．FTUの長さは平均すると2.5cmなので，図1で5.0cmの重量が平均1.0gであったことを考え併せると，FTUが簡便かつ信頼できる計量単位になりうることが示唆されよう．

3 さて適量塗布とは何か

「厚化粧」「薄化粧」という言葉があるように化粧品でも，人によって「適量塗布」の感じ方は千差万別である．化粧品の場合は個人の審美観が関与するので口を挟むべきではないが，外用剤の場合は，効能効果が得られるための最低限の'適量塗布'の概念は不可欠であろう．例えば，サンスクリーンの場合，SPF測定に用いられている塗布量は$2\,mg/cm^2$であるが，この塗布量は自分で試してみると2度重ね塗りが必要なほどでかなり多い塗布量である．おそらく多くの人はこの量を'適量'以上と感じるので，$2\,mg/cm^2$塗布していないと思われる．従って，記載されているとおりのSPF効果は得られていないであろう．このように，保湿剤においても，'適量'とは何かを検証する必要がある．

4 '適量'の個人差を検証する

保湿剤を外用した場合に'適量'と感じる個人差を調べてみた．健康成人のボランティア8名の方にご協力をいただき，各被験者にヒルドイドソフ

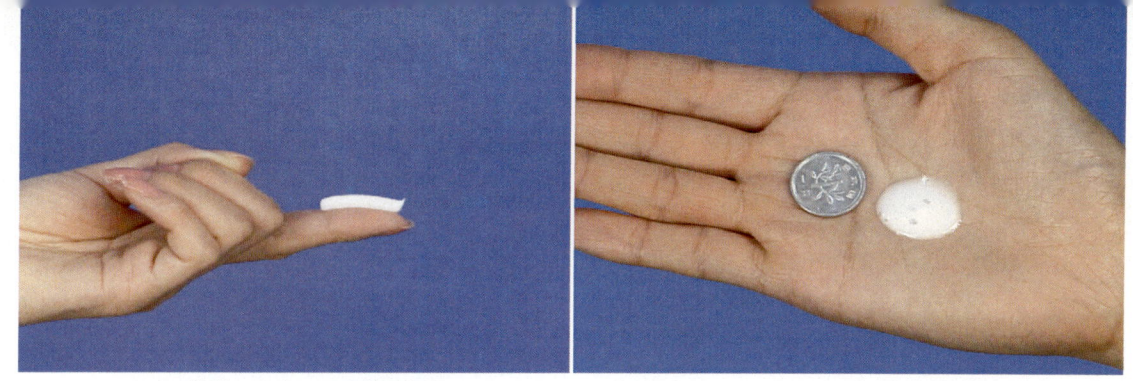

a. 軟膏・クリームで約 0.5 g　　　　b. ローションは 1 円玉大が 0.5 g

図4　1 FTU 相当量

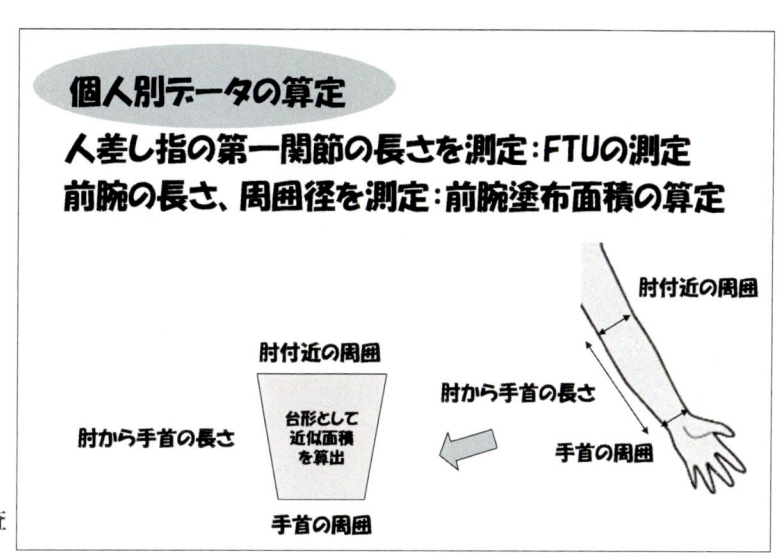

図5　'適量塗布'検証のための予備調査

ト 1 FTU 相当分を押し出していただき，ヒルドイドソフトにおける 1 FTU の重量をまず測定した．その後，各個人が適量と感じるまで塗布していただき，そのときの風袋重量から使用量を測定した．また，前腕の手首周囲径と肘周囲径，手首から肘までの長さを測り，その表面積を台形として単位面積当たりの塗布量を計算した(図5)．なお，ヒルドイドローションでは FTU の代わりに 1 円玉の大きさを目安とし，同様の試験を行った．その結果が表1である．このデータから分かることは，

(1) ヒルドイドソフトの 1 FTU 量は，通常言われている軟膏・クリームの 1 FTU 量(0.5 g)とほぼ同様の平均 0.49 g であること．これに対してヒルドイドローションの 1 円玉大の重量は 0.58 g であること．

(2) '適量'と感じる塗布量はヒルドイドソフトでは 1.2〜2.5 mg/cm^2(平均 1.7 mg/cm^2)とかなりの個人差がみられること．

(3) これに対してヒルドイドローションの '適量' と感じる塗布量は 1.0〜1.3 mg/cm^2(平均 1.1 mg/cm^2)と個人差が少なく，また，'適量'はソフトよりもローションのほうが少なめであること．

などである．これらの結果から類推できることは，

(1) ヒルドイドソフトのような軟らかい製剤では，チューブからの押し出しが容易なため，押し出し方によって 1 FTU 量が変化する可能性がある．このことは図1からも理解できよう．

(2) これに対してローションの場合は 1 円玉大という面積で規定すれば，さほどの個人差は出ないと思われる．

(3) 興味深いことに '適量' と感じる量はべとつき

表1 個人によってFTU, '適量'はこんなに違う
1 FTU量と，適量と感じる塗布量

被験者	ヒルドイドソフト		ヒルドイドローション		5 cmの押し出し量 (g)
	1 FTU (g)	適量と感じる量 (mg/cm²)	1円玉大の重量 (g)	適量と感じる量 (mg/cm²)	
1	0.6	1.7 (1.8 FTU)	0.4	1.1 (1.8 FTU)	1.5
2	0.5	1.7 (1.6 FTU)	0.3	1.1 (1.7 FTU)	1.0
3	0.6	2.5 (2.3 FTU)	0.6	1.1 (1.0 FTU)	1.4
4	0.4	1.4 (1.8 FTU)	0.5	1.0 (1.0 FTU)	0.9
5	0.4	1.9 (2.3 FTU)	0.7	1.1 (1.0 FTU)	0.9
6	0.3	1.4 (2.3 FTU)	0.6	1.2 (1.0 FTU)	0.7
7	0.4	1.2 (1.8 FTU)	0.5	1.0 (1.0 FTU)	0.7
8	0.7	1.8 (1.6 FTU)	1.0	1.3 (1.0 FTU)	1.1
平均	0.49	1.7 (1.9 FTU)	0.58	1.1 (1.2 FTU)	1.0

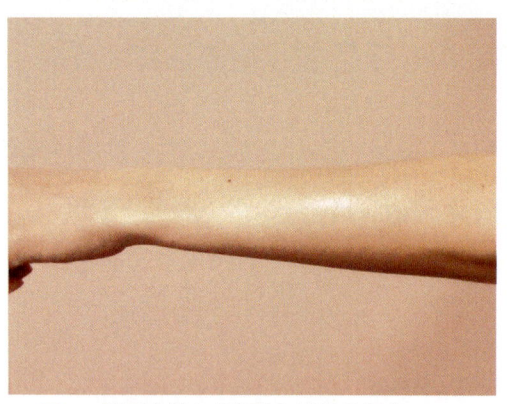

図6 前腕全体に'適量'と感じる量(1.7 mg/cm²)を塗布すると臨床的には，'かろうじて光る'程度になる．

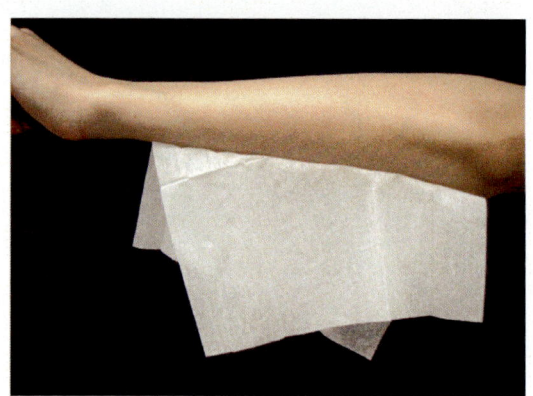

図7 1.5 mg/cm² 塗布すると，ティッシュペーパーに付着するが，0.87 mg/cm² では付着しない．

の少ないローションのほうが少なめで，'適量'は必ずしも'べとつき'や'てかり'で判断しているのではなく，外用後のしっとり感などが'適量'判断に影響していることがうかがわれた．

5 臨床現場における'適量'の判断

文献的には少なくとも化粧品においては1〜3 mg/cm² とされており(EEMCO ガイドライン)[4]，その意味では今回の 1.1〜1.7 mg/cm² はその範囲内にあると言ってよかろう．毎回このように塗布量を測定することは現実的ではないので，臨床的に適量と判断する基準があるほうが外用指導上は有用であろう．そこでまず，前腕全体に'適量'と感じる量(1.7 mg/cm²)を塗布すると臨床的には，'かろうじて光る'程度になる(図6)．1.5 mg/cm²を塗布すると，ティッシュペーパーが付着するが(図7)，その半分の 0.87 mg/cm² では付着しないので，患者さんには「塗った後かろうじて光る程度，ティッシューペーパーが付着する程度に外用する」と説明するのが理解されやすいであろう．このようにして，'適量'(2.0 mg/cm² として)から1週間の外用量を概算すると(1日2回外用)，図8のようになり，我々が普段処方している量よりもかなり多い印象を持つ．このことは逆に言うと患者さんは'適量'よりも少なめに外用しているか，外用回数が少ないのではないかと考えられる．いずれにしても，処方する側としてはこの外用方法まで踏み込んだ指導をしないと，十分な臨床効果は得られないことに留意すべきであろう．

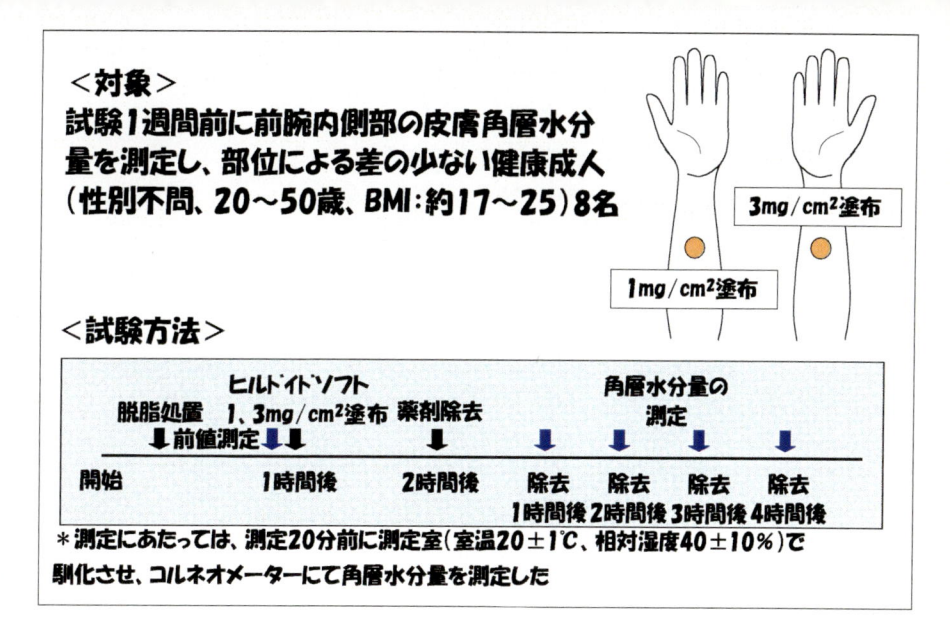

図8
塗布量と保湿効果の関係

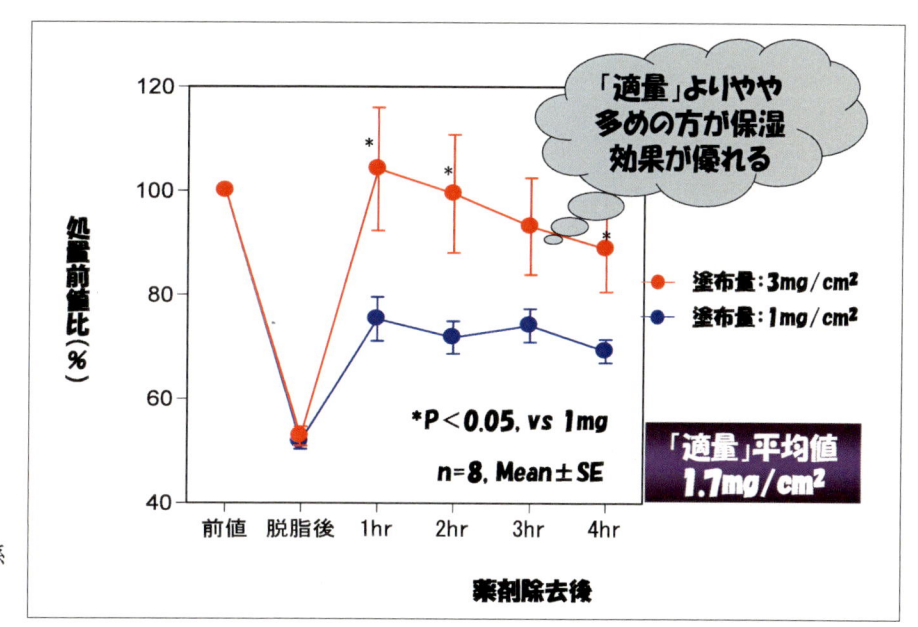

図9
塗布量と保湿効果の関係
(ヒルドイドソフト)

6 塗布量と保湿効果の関係

　次に検証すべきは，実際に塗布する量('適量'前後の塗布量で)と保湿効果の関係であろう．そこで以下の実験を行った．

　試験1週間前に前腕内側部の角層水分量を測定し，部位による差が少なく，年齢20〜50歳でBMI(肥満度指数) 17〜25の健康成人を対象とし，前腕内側部に脱脂処置(アセトン/エーテル)を行い，人工的乾燥皮膚を作成し被験部位とした．被験者8名に対して被験部位を左右1か所ずつ作成し，脱脂1時間後にそれぞれヒルドイドソフト1 mg/cm² および 3 mg/cm² を塗布し，塗布2時間後に薬剤を除去した．除去1時間ごとに4時間後まで角層水分量を測定した(図8)．測定に当たっては，20分前に測定室(温度20±1℃，相対湿度40±10%)で馴化を行い，コルネオメーター(Courage-Khazaka 社)にて角層水分量を測定した．その結果，図9のように角層水分量の処置前値に対する相対値の推移をみると1, 2, 4時間後において塗布量3 mg/cm² 群は1 mg/cm² 群より有意

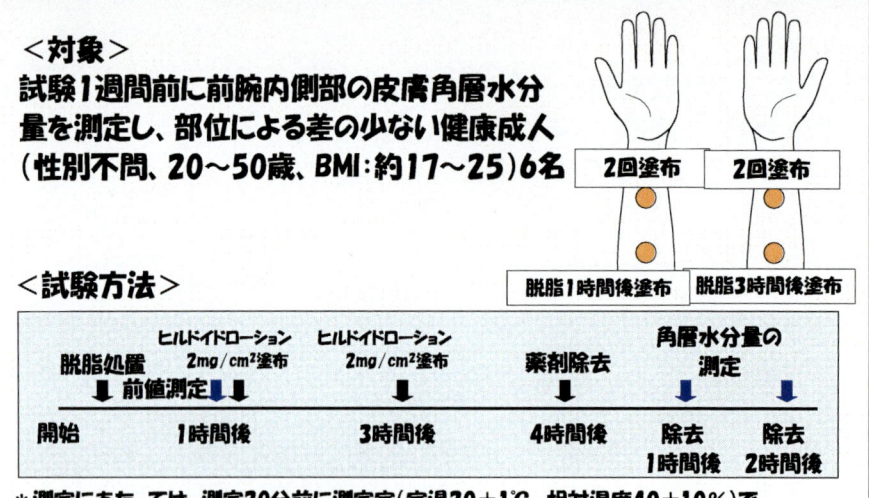

図10
塗布回数と保湿効果の関係

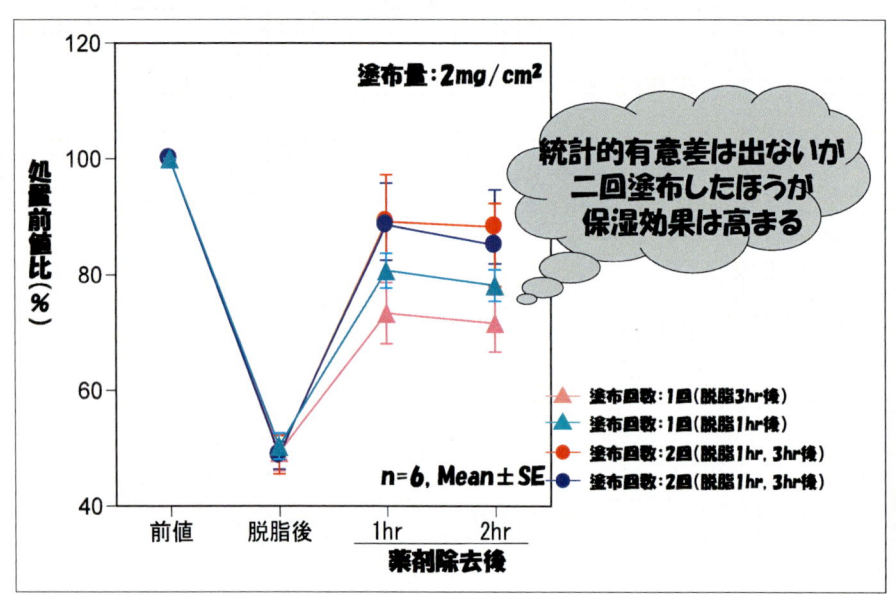

図11
塗布回数と保湿効果の関係（ヒルドイドローション）

に高かった（Aspin-WelchのT検定：P＜0.05）．このことは，いま患者が"適量"と考えている塗布量よりもやや多めに（少なくとも3 mg/cm²までの範囲であれば）外用したほうがより保湿効果が高まることを示している．

7 塗布回数と保湿効果の関係

次に，塗布回数を増やすことで保湿効果を高めることができるかどうかを検証した．被験者6名に対して被験部位を左右2か所ずつ作成し，脱脂1時間後に3か所にヒルドイドローション2 mg/cm²を塗布し（1回目塗布），脱脂3時間後に未塗布部位1か所と既塗布部位2か所にヒルドイドローション2 mg/cm²を塗布した（2回目塗布）．2回目の塗布2時間後に薬剤を除去し，除去1時間後と2時間後に角層水分量を測定した（図10）．その結果，症例数が少ないためか有意差は認められないものの，塗布回数1回群より2回群のほうが，保湿効果が高まる傾向が認められた（図11）．

8 塗布するタイミングは？

この問いに答えるために，被験者5名に対して

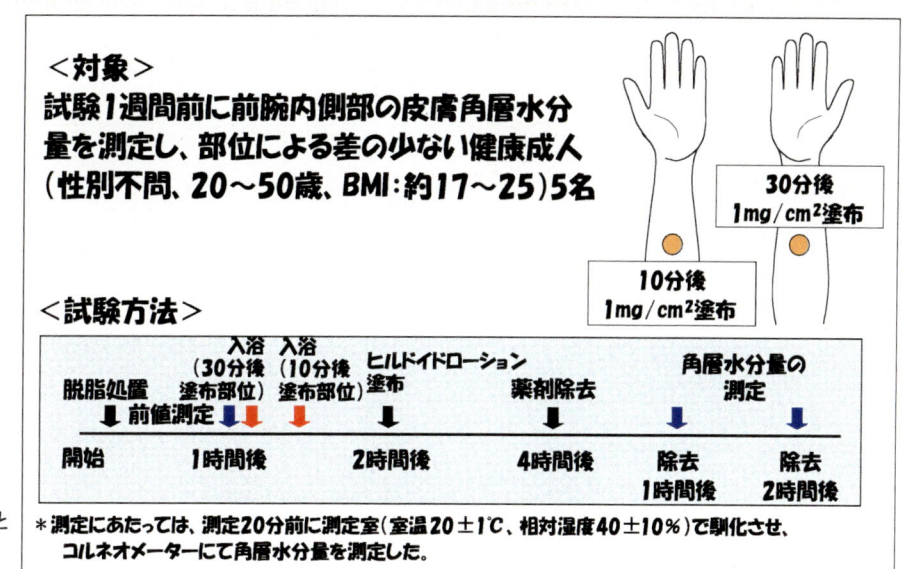

図12
入浴後の塗布タイミングと保湿効果の関係

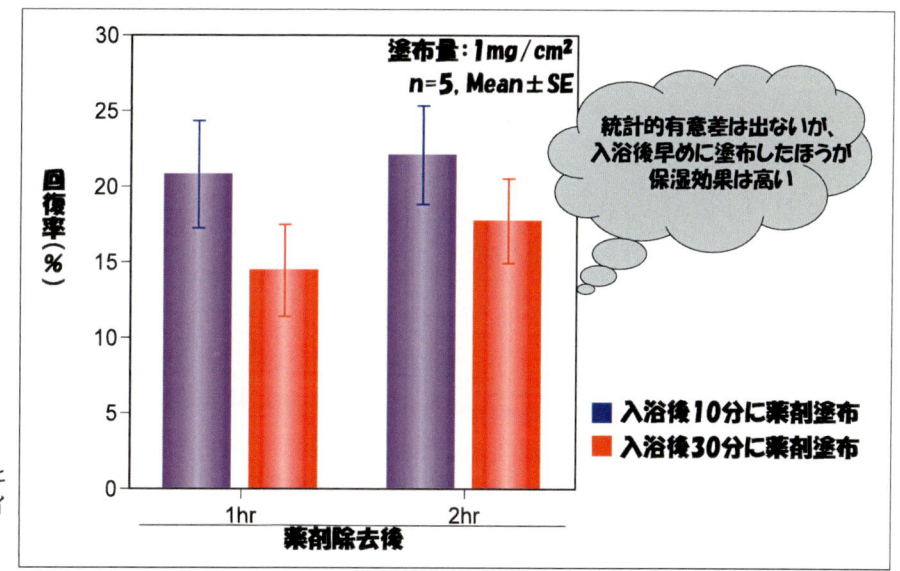

図13
入浴後の塗布タイミングと保湿効果の関係(ヒルドイドローション)

被験部位を左右1か所ずつ作成し,恒温槽にて40℃に保った温水に片腕ずつ20分間擬似入浴を行い,両腕の入浴が終了した10分後と30分後で,被験部位の片方ずつにヒルドイドローション1 mg/cm^{2}を塗布した.塗布2時間後に薬剤を除去し,除去後1時間後,2時間後に角層水分量を測定した(図12).その結果,症例数が少ないためか有意差は認められないものの,入浴30分後の塗布より入浴10分後の塗布のほうが,保湿効果が高まる傾向が認められた(図13).この結果は,以前戸田が報告しているように(図14),入浴後20分で角層水分量が低下するという報告から考えても首肯できるものであった.

9 いつ塗るどう塗る保湿剤

「通常1日1〜数回適量を塗布する」としか記載されていない保湿剤であるが,今回の検討結果からは,下記のように患者に説明するのが適切であると思われた.
(1) 入浴後早めに(10分以内)に塗るほうが効果的と思われる.
(2) 1日2回塗ってもよい.
(3) 適量と思われる量(かろうじて光る程度,

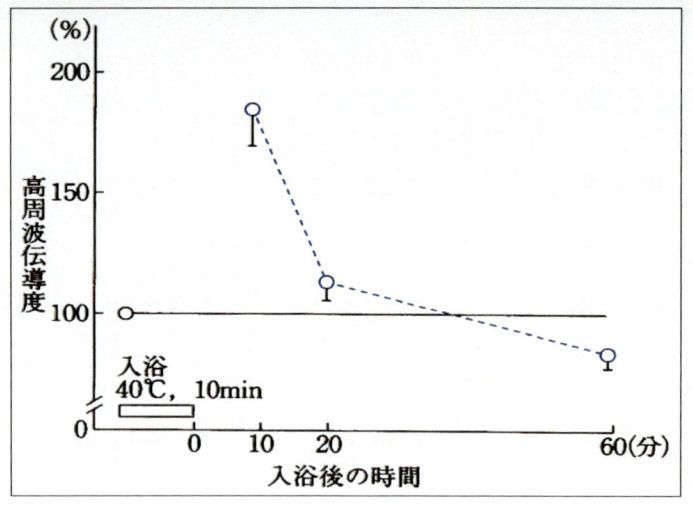

図14 入浴後の角層水分量の経時変化（戸田による）

ティッシューペーパーが付着する程度）よりも多めに塗ると保湿効果は高まる．

(4) この計算でいくと，両上肢だけでも1週間に約50gの保湿剤が必要になる．

(5) 1回当たりの塗布の目安は上肢でだいたい3 FTUである（人さし指の指腹側末端部に乗せた量が1 FTUで，チューブから2.5 cm押し出した量に相当する）．

謝　辞

　今回示したデータはマルホ株式会社ならびに廣仁会札幌皮膚科クリニックの協力の下に行われ，後記文献1として発表された．

（宮地良樹）

● ● ● 　文　献　● ● ●

1) 中村光裕，上村康二，根本　治，宮地良樹：保湿剤の至適外用方法の検討．皮膚の科学，**5**：311-316, 2006.
2) 大谷道輝：軟膏の必要量：スキルアップのための皮膚外用剤 Q&A．南山堂，pp179-183, 2005.
3) Long CC, Finlay AY：The finger-tip-unit, a new practical measure. *Clin Exp Dermatol*, **16**：444-447, 1991,
4) Barel AO et al：Cosmetics controlled efficacy studies and regulation, Springer, pp57-80, 1999.
5) Long CC et al：A practical guide to topical therapy in children. Br J Dermatol, **138**：293-296, 1998.
6) 戸田浄：Dig of Derm., **13**, 7, 1994.

すぐに役立つ日常皮膚診療における私の工夫

F. 外用療法のスキルアップ

4 どう貼るいつ剥がすスピール膏

Abstract

スピール膏は昔からの治療薬の一つであるが，その実態に関する報告は意外と少ない．そこで本稿では，スピール膏に関する，①歴史，②性状・製剤，③作用機序，④薬物動態・代謝，⑤副作用などについて述べ，そして，⑥スピール膏の適応疾患とその使用法に関して具体的に詳述した．さらに，⑦補足として新しいOTC製剤についても言及した．

スピール膏を用いた治療は，古典的ながらなお有用・有益な治療法である．症例あるいは症状に合わせて適切に使用すべきである．

Key words

スピール膏(speel plaster)，サリチル酸(salicylic acid)，胼胝腫(callus)，鶏眼(corn)，疣贅(verruca)，伝染性軟属腫(molluscum contagiosum)

1 はじめに

スピール膏は昔から存在するよく知られた治療薬の一つである．特に皮膚科医にとっては日常診療に欠かすことのできない重要なものであるが，あまりにもポピュラーなためかその歴史や作用機序などの実態について意外と知られていないように思われる．

今回スピール膏に関するテーマを検討する機会が与えられたので，原点に立ち戻ってスピール膏を検証し，実地皮膚科医の治療上の利益に供したい．

2 スピール膏の歴史

スピール膏の歴史は75年ほど前の1931年にさかのぼる．当時ニチバン株式会社の前身の歌橋製薬所からコーンプラスターの名称で発売され，好評を博したと伝えられている．その理由として，当時は草履や下駄から靴に履き替える日本人が急増し，胼胝腫や鶏眼も増えたためとも言われている．

現在の医療用のスピール膏は，1950年から薬価収載されており，国民医薬品集第一版：1948年以来，現在の第15改正日本薬局方に至るまで，'サリチル酸絆創膏'として医薬品公定書に収載されている．

翻って，古代ローマの'薬物誌'に，ヤナギには腹痛，痛風，リウマチなどに対する鎮痛作用のほかに，'うおのめ'や'たこ'を治す作用があると記載されている．1823年にヤナギ salix の樹皮からサリチル酸(salicylic acid)の元となる物質であるサリシン(salicin)の結晶が得られた．また，バラ科シモツケ属 Spiraea ulmaria の花から抽出された成分'スピール酸(spirsaure)'が，後にサリチル酸と化学構造が同じ物質であることが判明した．つまりサリチル酸はヤナギ(salix)から，スピールはシモツケ(Spiraea ulmaria)からと，別々の植物の名称が由来になっているのである．

3 性状，製剤

スピール膏はサリチル酸の作用を応用した皮膚軟化剤である．本剤は絆創膏基剤にサリチル酸を均一に塗布した貼付剤で，膏面は類白色である．

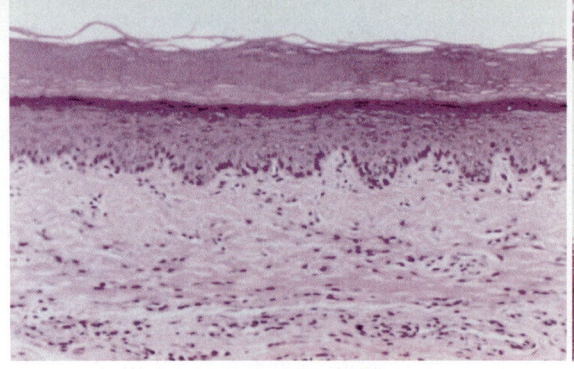

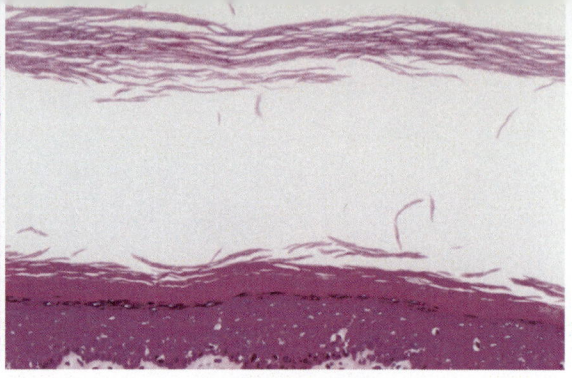

a. 正常足底角質層　　　　　　　　　　　　b. 貼付 24 時間後

図 1

有効成分はサリチル酸で，絆創膏基剤中の含有濃度は50％，面積当たりでは1 m² 中に 357 g を含有している．製剤1枚の大きさは 25 cm²（4.1 × 6.2 cm）で，患部の大きさに合わせて適宜切り取り使用する．

4 作用機序

表皮ケラチノサイトはデスモソーム（desmosome）や裂隙接合（gap junction），密接接合（tight junction）と呼ばれる3つの構造によって互いに接着している．デスモソームにおいては細胞膜貫通蛋白であるデスモグレイン（desmoglein）やデスモコリン（desmocolin）の同一分子同士が，細胞外でカルシウムイオンの存在下で接着しており，これによって細胞間の結合がなされている．

1970年以前の古い文献[1)~3)]では，サリチル酸は有棘細胞に作用するとされていたが，1970年以降の研究[4)~9)]によって，角質細胞間の接着部，特にデスモソーム（デスモグレイン）に作用して角質層を分離することが判明した．

スピール膏を48時間貼付したラットの足底皮膚を抗デスモグレインI抗体で免疫染色したところ，サリチル酸によって剥離された角質細胞の周囲に細胞接着分子のデスモグレインIが認められ，デスモソームを分解していることが確認されている[10)]．

一方，乳酸などのαハイドロキシ酸は，角質層の成熟した上層には作用せず，新しく形成された下層に作用することがScottら[11)]により報告されている．この作用メカニズムは，イオン結合に関する酵素の抑制と推測されている．βハイドロキシ酸であるサリチル酸の場合も角質層の下層で角質を解離しており，αハイドロキシ酸と同様な機序が考えられる．図1はラットの足裏にスピール膏を24時間貼付した後の病理組織像である[12)]．角質細胞の形状は保たれており，明らかに角質細胞間の結合が解離している組織像が観察できる．

5 サリチル酸の薬物動態・代謝

サリチル酸は軟膏または絆創膏で使用した場合，健常皮膚から速やかに吸収され血中に移行する．血中半減期は投与量に応じて 2.4～19 時間と変動する．吸収されたサリチル酸は，グリシンに抱合されてサリチル尿酸に，グルクロン酸に抱合されてエーテルグルクロニドとエステルグルクロニドに，そして酸化されてゲンチジン酸となり，あるいはそのままで塗布量の60％以上は尿中へ排泄される[13)]．

6 副作用，使用上の注意

サリチル酸は皮膚からも吸収されるが，スピール膏については広範囲に使用することは稀なので，一般的に発赤や紅斑，そして健常皮膚の剥離などの局所的な副作用に限られる．ただし，本剤に対し過敏症の既往のある患者の使用は禁忌となる．

また，患部の湿潤，びらんが著しい場合には，

あらかじめ適切な処置を行った後使用することが望ましい(特に糖尿病患者).

7 適応疾患とその使用法

現在スピール膏使用の適応は，①胼胝腫，②鶏眼，③疣贅，④伝染性軟属腫などが挙げられる．

以下各疾患の特徴とスピール膏使用における貼り方のこつを述べる．

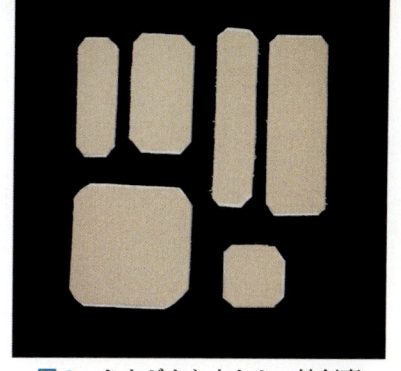

図2 さまざまな大きさの絆創膏

1. 胼胝腫(callus)

俗に'たこ'と呼ばれているもので，臨床的には，刺激を受ける部位に，黄色調の円形ないし楕円形の健常皮膚面と同高またはやや隆起した角質増殖である．表面平滑，周囲の健常皮膚と境界が不鮮明で，隆起も硬さも緩やかに移行する．発生部位は，通常圧迫，摩擦などの機械的刺激が加わりやすい手足の骨の突出部に好発する．

そのため本症を診断した際，慢性刺激が原因であることをよく説明し，慢性刺激を除去するように指導する．

本症の治療は，スピール膏による角質切削が最も有効である[14]．

①まず初診時にスピール膏の貼り方を具体的かつ丁寧に教えることから治療が始まる．最初に患部をアルコール綿などで簡単に清拭したほうが無難である．

②乾いたことを確認してから，患部と同じ大きさのスピール膏を貼付する．外来ではいろいろな大きさの胼胝腫に遭遇するため，あらかじめ適当な大きさの何種類かのスピール膏を作成しておくと便利である．スピール膏貼付後粘着性弾力包帯(エラストポア；ニチバン，あるいはエラテックス；アルケア，以下エラストポアと呼称する)で固定する．エラストポアも手際よく処置を行うためには適当な大きさのものを用意しておくとよい(図2)．その際，辺縁4隅を少し落としておくと剥がれにくいようである．スピール膏の固定をさらに確実にするためにはエラストポアを患部だけでなく，指趾や足など一周させてエラストポアが重なるようにすると剥がれずうまく固定できる．固定がうまくいかないとスピール膏が動いて健常皮膚まで浸軟してしまうので注意を要する．

③通常3日後に再来してもらう．優しくスピール膏を剥がすと(決して強く剥がさない！)，患部は白く浸軟状態になっているので，この部分を薄く，少しずつ切削する．切削する際，眼科用剪刀などを用いる[15]が，安全カミソリ(顔・まゆそり用，長柄，赤，貝印カミソリ)で十分である．安全カミソリは安価なので使い捨ても可能となる．出血や痛みを生じない程度に削ることが大切である．

④通常はこのままで処置は終えてよいが，出血などで感染の危険がある場合には亜鉛化単軟膏などを1〜2日間貼付しておく．

⑤外的刺激の程度によるが，数週間〜数か月で角質が再び厚くなってくる．その場合には，同じ処置を患者に丁寧に説明し覚えてもらうようにする．

⑥患者がその操作ができないか，煩雑と思う場合には(特に老人の場合)，可能ならば3日前にスピール膏を貼付してもらって来院してもらう．その際にも適当な大きさにそろえたスピール膏，エラストポアを与えておくことは患者にとって有用である．

以前は鶏眼・胼胝腫処置は一連の処置として初診1回の算定しかできなかったが，2006年4月の改定で，月1回の算定が可能となった(1回100点)．月に1回程度の受診を勧めることが，患者・医師にとっても有益と考えられる．

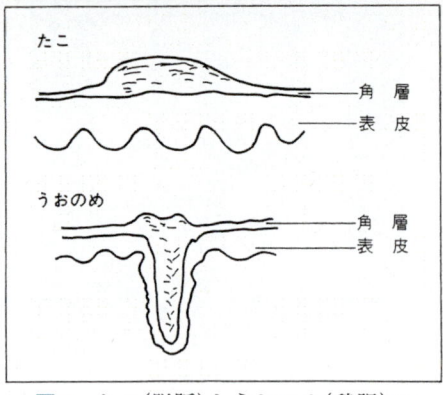

図3 たこ(胼胝)とうおのめ(鶏眼)の模式図(文献12より引用)

2. 鶏眼(corn)

　小さく限局した角質増殖が，足底，趾間，趾背，指腹などに生ずる．俗に'うおのめ'と呼ばれるものである．胼胝腫と異なり，角質増殖が垂直に楔状に下にのびている(図3)．おおむね周囲が透明ないし帯黄色，中央が円形で緻密な角質塊からなる核(core, nucleus)がみられる．境界は比較的鮮明のことが多く胼胝腫との鑑別の一つとなる，ときに胼胝腫の病巣中に鶏眼を混在するものがあり「混合型胼胝腫」と呼ぶ場合もある[16]．

　無症状のこともあるが，増殖硬化した角栓が神経終末の存在する真皮内にも入り込んでくるために，圧迫痛，歩行時疼痛から自発痛までさまざまな自覚症状を訴えることが多い．

　胼胝腫と同様に圧迫，摩擦などの機械的刺激の除去を促す．その治療はおおむね胼胝腫に準ずる．

　①まず鶏眼の頂点の部分を削って平滑にする(前処置)．平滑にすることによってスピール膏が貼りやすく接着もよくなる[17]．鶏眼部の圧迫による疼痛軽減にも有効である．

　②スピール膏を貼付し，エラストポアで軽く圧迫しながら押さえる．患部の大きさに一致した穴を開けた粘着シールや圧迫痛から守る保護用パッドを置いたほうがよい場合もある(後述，補足の項)が，逆に痛みを増強させる場合もあるので適宜選択する．

　③原則3日間放置する．剝がれた場合には，再度同じ方法でスピール膏を貼ってもらう．

　④軟化した角層を周囲から圧迫して隆起させながら，切削する．やはり出血しない程度で削ることが肝要である．その際安全カミソリで十分であるが，クリッパー型の爪切り，あるいはグラインダー[16]，コーンレデューサー[17]などを用いることで操作が容易になる場合もある．

　⑤残存した鶏眼には再びスピール膏を貼付して角質を浸軟させ，切削を繰り返す．以上の処置を繰り返して，できるだけ短期間に軽快・治癒せしめる．再発が多いので，その場合には同様の処置を繰り返す．患者には胼胝腫と同様にスピール膏，エラストポアを与えておくとよい．

　場合によっては再発防止用のパッドを用いると効果的である．

3. 疣贅(verruca)

　ヒト乳頭腫ウイルス(human papilloma virus；HPV)の感染によって発症する良性腫瘍である．俗に'いぼ'と呼ばれているものである．多くは表面疣状の小結節で，学童に好発し，部位では足の疣贅が多い[18]．

　HPVはその遺伝子レベルの研究によって，現在100種類以上確認されている[15]．その種類によってさまざまな臨床病型を示すことが判明している．我々が調べた213例のHPV genotypeでは，HPV 1aが94名(44.1%)，HPV 4が35名(16.4%)，HPV 65が30例(14.1%)などであった[19]．

　HPVの感染経路はヒトからヒトへの直接的接触感染と，器具などを介した間接的接触感染が考えられている．感染成立から発症までの潜伏期間は平均3か月程度とされる[15]．

　最近HPVは，上皮細胞の分化と密接に連動したライフサイクルを有するウイルスであることが判明しつつあり，疣贅組織の基本単位はHPV感染による1個の上皮幹細胞における腫瘍性増殖の結果である可能性が示唆されている．従って最近では疣贅の治療の根本は，「手段のいかんにかか

わらず，毛隆起部や真皮内エクリン汗管部に存在し，HPVのprimary target cellの可能性の出てきた表皮幹細胞を排除すること」に尽きると言える[15]．

現在EBMの観点から，疣贅の治療に関して「サリチル酸外用」と「凍結療法」は確実なエビデンスがあるとされている[20]．両者を組み合わせることによって，より有効なエビデンスを持った治療法となりうる．

①まず疣贅にスピール膏を貼付し，胼胝腫や鶏眼のごとくエラストポアで固定する．

②2〜3日後，浸軟した角層を安全剃刀などで切削する．この切削された角層にはHPVのDNAが多数存在していることが確認できた[19]ので，これだけでも十分に治療効果がある．

③液体窒素を疣贅の大きさに合わせて数秒間圧抵する．さまざまな疣贅に対応するために綿棒を何種類か作成しておくとよい(図4)．

④その後1週間ほど放置して，おおよそ3日前にスピール膏を自ら貼付して再来院してもらう．

⑤スピール膏を剥がして，切削を繰り返す．この方法で約3か月治療を繰り返す．HPVのタイプによって治療成績は異なり，タイプ1(ミルメシア)の治療が最も抵抗性である(未発表)．

4. 伝染性軟属腫(molluscum contagiosum)

俗に'みずいぼ'と呼ばれているものである．小児の体幹・四肢に発症する豌豆大までの小結節で，半球状に隆起し，その中央は臍窩状に陥凹する．皮膚常色〜淡紅色で，軟らかく触れ，多くは光沢を帯びている．つまむと粥様物質が排出される(モルスクム小体)．自家接種により多発する．

病因は伝染性軟属腫ウイルスによるウイルス性疾患である．小児を中心に伝染するため，特にプールでの処遇が問題となる．小児科医は自然消退を期待して加療しない立場をとる場合が多い．しかし，プールでの水泳を享受したい場合，軟属腫摘出が必要となり，多くはピンセットなどでつ

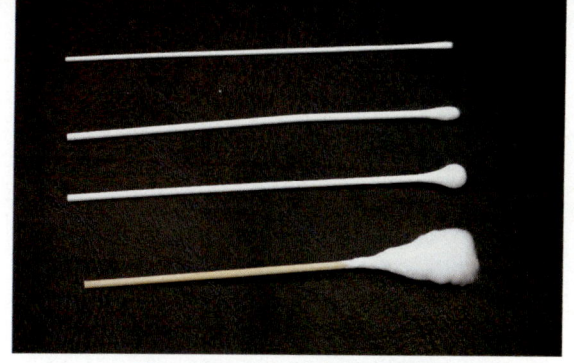

図4 さまざまな大きさの綿棒

まみとる．しかし，小児にとっては耐えがたい痛みを伴うため痛みのない治療が工夫され，スピール膏もその一つの手段となっている[21]．

①入浴後にスピール膏を軟属腫に貼付する．この際軟属腫の頂点にスピール膏がくっつくようにすることが肝要である．

②1〜2日貼り付けたままで剥がすと，スピール膏が接触している部分が軟化し，モルスクム小体が取れてくる．取れなくとも軟属腫が軟化しているので容易にピンセットで取れる．

③モルスクム小体を排出したら，事後処置用パッド付き絆創膏(チューシャバン；ニチバン，ブラッドバン；祐徳薬品)などを貼っておく．翌日にはパッドを剥がして終了となる[22]．

しかし実際は，数が多いと煩雑で，うまく貼れないことや，貼ってもすぐずれること，絆創膏かぶれや，その部位に伝染性膿痂疹などを併発しやすく，比較的難しい手技となる場合も多い．そのため患者への説明・指導は綿密でなければならない．

以上，いくつかの疾患でのスピール膏の使用法について具体的に述べた．スピール膏療法は，昔から使用されている古典的な治療法の一つである．しかしなお有用であり，要は症状に合わせて適切に選択すべき治療と考えられる．

8 補足：新しいOTC製剤について

医療用のスピール膏については，前述のごとく皮膚科専門医が個々の患者の患部に合わせて適切な大きさ・形状に加工して適用するため，フリー

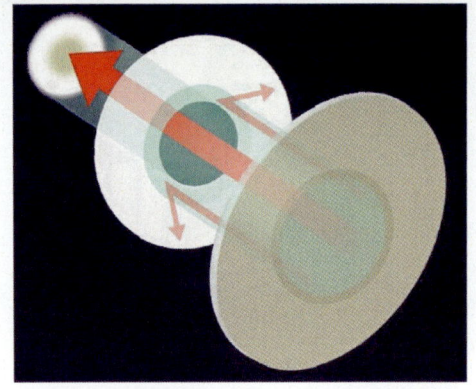

図5 皮膚保護シールの役割（模式図）

サイズとなっている．

軽度の胼胝腫，鶏眼についてはセルフメディケーションとしてOTC医薬品で対応することも多いが，その際安全性と簡便性が求められる．

ニチバン株式会社のOTC向けスピール膏シリーズは，現在多種の品ぞろえで対応しているが，このなかで2006年にリニューアル発売された「スピール膏ワンタッチEX」を紹介したい．

本剤は薬剤膏体とクッション用のパッドを一体化して薬剤付パッドとし，簡便に使用できる製剤となっている．従来品は3サイズの規格があったが，薬剤膏体の大きさが患部より大きかったり厚みのある膏体がつぶれて広がったりして，患部の周りの健常皮膚を傷めてしまうことが多かった．この欠点を解決するために，リニューアル品で新たに開発されたのが「皮膚保護シール」である．サリチル酸を透過しないドーナツ状のシールで，各規格3段階の大きさの穴が用意されている．穴の直径は，指用と足裏用Mサイズでは3mm，4.5mm，6mmの3段階，足裏用Lサイズでは5mm，7mm，9mmの3段階がある．

最初に患部の大きさと同じかやや小さめの穴の皮膚保護シールを患部に貼り，その上に製剤を貼ると，皮膚保護シールの穴の部分のみに薬剤の適用範囲を限定でき，周りの健常皮膚を守ることができる（図5）．図6は皮膚保護シールの効果を示す．皮膚保護シールの穴に一致した大きさで角質が軟化（白化）しており，周りの皮膚が守られていることが観察される．治癒に従って薬剤の適用範囲を小さくすることが可能で，従来品とは異なり段階的に対応できるのが特徴となっている．

なお，医療機関でのOTC品の購入問い合わせについては，ニチバン株式会社お客様相談室（Tel 03-5978-5622）まで連絡されたい．

（服部　瑛，岡井和久）

文　献

1) 宮崎順一，高野正彦：角質軟化・剝離剤．皮膚外用剤，南山堂，pp453-456，1970．
2) Menschel H：Zur Kolloidchemie und Pharmakolo-

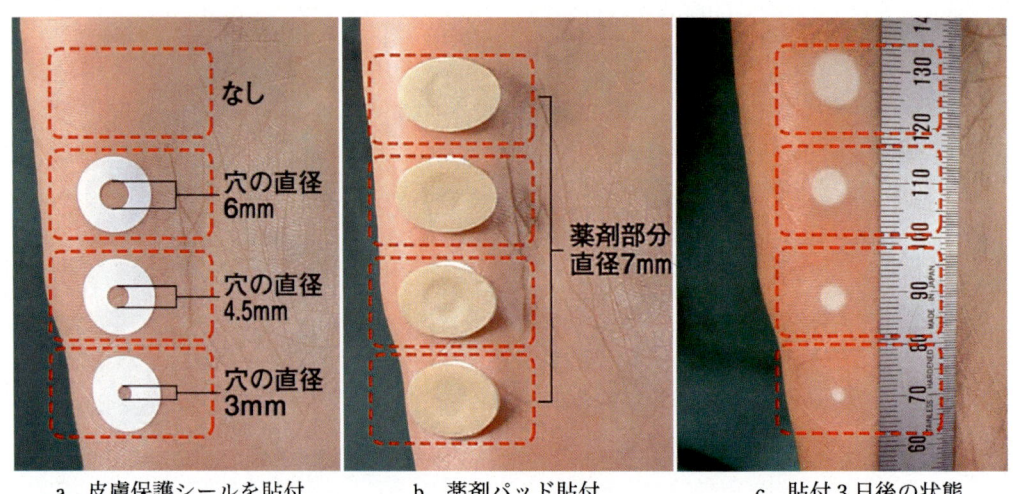

a．皮膚保護シールを貼付　　b．薬剤パッド貼付　　c．貼付3日後の状態

図6　皮膚保護シールの使用法および効果

gie der keratinsubstanzen der menschlichen haut, *Archiv f experiment Path u Pharmakol*, **110**, 1-45, 1925.
3) Strakosch EA：Studies on ointments. II. Ointments containing Salicylic acid. *Arch Dermatol Syphilol*, **47**：16-26, 1943.
4) 戸田　浄：化粧品原料の保湿性について．皮膚, **27**：305-306, 1985.
5) Ikemura I et al：Effects of Chemicals on the Granular Components of Hair, Biology and Disease of the Hair(Toda K et al ed), University of Tokyo Press, pp121-127, 1976.
6) Roberts DL et al：Detection of the action of salicylic acid on the normal stratum corneum. *Br J dermatol*, **103**：191-196, 1980.
7) 小山純一ほか：角層の接着，剥離の機構とスキンケアに対する役割．粧技誌, **33**：16-26, 1999.
8) Davies M et al：Studies on the effect of salicylic acid on normal skin. *Br J Dermatol*, **95**：187-192, 1976.
9) Huber C et al："Keratolytic" effect of Salicylic acid. *Arch Dermatol Res*, **257**：293-297, 1977.
10) ニチバン㈱社内資料, 2003.
11) Van Scott EJ et al：Hyperkeratinization, corneocyte cohesion, and alpha hydroxy acids. *J Am Acad Dermatol*, **11**：867-879, 1984.
12) ニチバン㈱社内資料, 1996.
13) 第15改正日本薬局方解説書, pp1496-1499, 2006.
14) 中野政男：たこ・うおのめ．臨床と薬物治療, **12**：833-835, 1993.
15) 江川清文：疣贅治療考．皮膚臨床, **46**：1799-1807, 2004.
16) 竹村　司：鶏眼・胼胝腫の臨床および治療．*MB Derma*, **87**：1-5, 2004.
17) 橋爪　敬，勝又昇一：鶏眼，胼胝．臨外, **48**：256-257, 1993.
18) 服部　瑛：一般外来診療における疣贅の統計．皮膚病診療, **19**：563-566, 1997.
19) Hagiwara K et al：A genotype distribution of human papillomavirus detected by polymerase chain reaction and direct sequencing analysis in a large sample of common warts in Japan. *J Med Virol*, **77**：107-112, 2005.
20) 幸野　健：いぼ治療のEBM．*MB Derma*, **97**：63-70, 2005.
21) 大熊守也：伝染性軟属腫の新治療法．日小皮会誌, **4**：502-506, 1985.
22) 西岡　清：サリチル酸膏薬による伝染性軟属腫の治療．皮膚科診療のコツと落とし穴, 中山書店, 東京, pp57, 2006.

すぐに役立つ日常皮膚診療における私の工夫

G. ありふれた皮膚疾患のベスト治療と私の工夫

1 伝染性軟属腫

Abstract 伝染性軟属腫の治療として広く一般的に行われているのは、ピンセットによる摘除と液体窒素による冷凍凝固である。しかし、これらの方法はあまりにも原始的で疼痛も強いため、新しい治療法の開発が切望されている。特に、ヒト免疫不全ウイルス感染に伴って生じる軟属腫は数100個の単位で多発し、再発しやすいのでなおさらである。過去の文献を見てみると、摘除や液体窒素に比べると治療効果の確実性という点では劣るものの、日常診療で試みてもよさそうな方法が数多く報告されている。ここでは化学物質(サリチル酸、硝酸銀、ポドフィロトキシン、水酸化カリウム、トリクロロ酢酸、トレチノイン、フェノール)を用いたピーリング、パルス色素レーザー、光線力学療法、電子線照射、抗ウイルス剤(シドフォビル、イノシンプラノベクス)、免疫療法(インターフェロン-α、イミキモッド、シメチジン)などの治療法について解説する。

Key words 伝染性軟属腫(molluscum contagiosum)、ピーリング(peeling)、パルス色素レーザー(pulsed dye laser)、抗ウイルス剤(antiviral agents)、免疫療法(immunotherapy)

1 はじめに

伝染性軟属腫(以下、軟属腫)は伝染性軟属腫ウイルス(molluscum contagiosum virus；MCV)の表皮ケラチノサイトへの感染によって生じ、皮膚に良性の腫瘍をつくる。世界全体での感染率は2〜8％と推定されている。患者との直接の接触により、またはバスタオル、スポンジ、ビート板などの器物を介して感染する。疫学的に水泳用プールでの感染が示唆されており[1)2)]、軟属腫患者には治療が完了するまで水泳用プールを使用しないよう指導する根拠となっている。

軟属腫の臨床像は年齢によって異なる。小児では四肢や体幹に、粟粒大から小豆大までの結節が多発する。小児の好発年齢は2〜12歳で、患児の友人または家族に軟属腫患者がいる頻度は40％である。アトピー性皮膚炎では軟属腫が好発することがよく知られているが、これは表皮バリア機能の低下に加え、Th2への偏奇による細胞性免疫の低下が関与している。成人では同様の結節が外陰部に限局し、性感染症としての性格を持つ。

AIDS患者では顔面を含む全身に100個以上多発することも珍しくなく、個疹の大きさが1cmを超えることや、軟属腫によって膿瘍を生じることもある。またHIV-1陽性者では、クリプトコッカス症、ペニシリン症、ヒストプラズマ症、コクシジオイデス症などの真菌感染や*Pneumocystis carinii*の皮膚への感染によって、軟属腫に類似した皮疹を生じることがあるので鑑別診断上注意を要する。HIV-1陽性者における軟属腫の頻度は5〜18％であり、末梢血 $CD4^+$ 細胞数が $100/mm^3$ 以下になると33％まで上昇する。逆にhighly active anti-retroviral therapy(HAART)導入によって $CD4^+$ 細胞数が回復してくると、軟属腫は自然消退する。

健常小児で自然消退に要する期間は6〜8か月とされ、Syedらは1年間での自然消退率は16％であったと報告している[3)]。自然退縮が起こるので積極的な治療は必要ないという意見もあるが、一般的には整容上の目的あるいは自家接種を防ぐ

目的でなんらかの治療が行われている．無治療のまま自家接種を繰り返した結果，軟属腫が5年以上持続したという報告もあり，治療の必要性を示唆している．軟属腫の潜伏期間は2〜8週間とされているので，治療終了後はこの期間の経過観察が必要である．

2 外科的摘除

1．ピンセットによる摘除

最も一般的な治療法で，効果が確実であること，検体を病理検査に出して診断を確定できることが長所である[4]．軟属腫は表皮に限局するので，真皮をできるだけ温存して瘢痕を作らないようにする[5]．

疼痛を軽減させる目的で，2.5％リドカインと2.5％プロピトカインの共融点化合物(eutectic mixture of local anesthetics；EMLA)による表面麻酔が有効である．この化合物に少量の乳化剤を加えると，有効成分を含む油滴が水中に乳化され(oil-in-water)，皮膚への吸収が著明に改善する．軟属腫摘除前にEMLAを外用し1時間ODTを行うと，90％以上の例で疼痛がほとんどなくなることが示されている[6)7)]．また，EMLAによるODTは15〜30分でも疼痛の軽減には有効であるので，1時間待てない場合でも表面麻酔を行ったほうがよい[7]．一方，2％リドカインゼリー(キシロカインゼリー)は皮膚への吸収が悪いので，あまり効果は期待できない．EMLAの副作用として，リドカインによる中枢神経障害(痙攣，幻覚，呼吸抑制)，プロピトカインによるメトヘモグロビン血症，低酸素血症が知られている．年(月)齢および体重により使用量に上限があり(表1)，過剰量のODTによる副作用例も報告されている[8]．外用により蒼白化または紅斑を生じるが，一過性であり特に問題とはならない．

ピンセットの代わりにCO$_2$レーザーを用いた摘除の報告例も散見されるが，軟属腫をCO$_2$レーザーで治療すると瘢痕形成をきたすので行うべきではないという意見もある[9]．

表1　EMLAの外用量の上限[8]

体の大きさ	外用量の上限
月齢3か月未満または体重5 kg未満*	1 g (10 cm^2)
月齢3〜12か月で体重5 kg以上	2 g (20 cm^2)
年齢1〜6歳で体重10 kg以上	10 g (100 cm^2)
年齢7〜12歳で体重20 kg以上	20 g (200 cm^2)

*ODTも1時間までとする．

2．液体窒素による冷凍凝固

これもピンセットによる摘除と同様，広く用いられている方法で，効果は確実である．軟属腫の大きさによって20〜30秒(外陰部では5〜10秒)，周囲健常部も1〜2 mm含めて凝固させる[10]．2〜3週間間隔で繰り返し治療を行う[11]．出血を生じないため，HIV-1陽性者の軟属腫の治療の際によく用いられる．

3 化学物質を用いたピーリング

1．サリチル酸

Leslieらは2〜15歳(平均5歳)の小児軟属腫患者に対して，12％のサリチル酸を週2回，必要に応じて最長24週間外用したところ，24人中21人(88％)で完治したと報告している[12]．

またOhkumaは，年齢2〜9歳の20人の小児軟属腫患者に対して，毎日入浴後に10％ポビドンヨード(イソジン)液を軟属腫に外用し，乾燥後50％サリチル酸含有テープ(スピール膏M)を貼付した．通常3〜7日で発赤を生じるが，その後はポビドンヨードの外用のみを行った．20人すべての患児で軟属腫は完治し，平均治療期間は26日であったという[13]．副作用として，浸軟やびらんを生じることがある．

2. 硝酸銀ペースト

　硝酸銀のスティック(現在は製造中止)や40％硝酸銀水溶液によって，軟属腫の部分に化学熱傷を起こす方法はよく知られているが，化学熱傷の範囲を患部表皮のみに限局させるのが難しく，ときに周囲の健常部や真皮に熱傷が及ぶことがある．NiizekiとHashimotoは，適量の硝酸銀を患部のみに限局させる目的で，硝酸銀のペーストを外用する方法を考案した．具体的には40％硝酸銀水溶液0.2 mlを0.05 gの小麦粉と混合してペースト状とするが，これを30〜40個の軟属腫の治療に用いる．ペーストをつまようじで塗布すると翌日には痂皮形成がみられ，2週間以内に軟属腫が脱落する．1回の外用で，389人中274人(70％)で完治したという．副作用として，外用部の瘙痒や疼痛を生じることがある[14]．

3. ポドフィロトキシン

　ポドフィロトキシン(podophyllotoxin)はチュブリンに結合し細胞分裂を阻害するため，尖圭コンジローマの治療に用いられている．Deleixhe-Mauhinらは12〜47歳の24人の軟属腫患者に対し，0.5％のポドフィロトキシンを1日1回綿棒で塗布したところ，すべての病変が15回以下の外用で完治したと述べている[15]．Syedらは10〜26歳(平均年齢15歳)の150人の軟属腫患者を3群に分けて，偽薬，0.3％または0.5％のポドフィロトキシンを1日2回，週3日間，必要に応じて最大4週間(計24回)の外用を二重盲検にて行った．偽薬群では50人中8人(16％)が完治したのに対し，0.3％群では50人中26人(52％)，0.5％群では50人中46人(92％)で完治した．治療終了後，少なくとも9か月間は再発を認めなかった[16]．外用部の紅斑や痒みは約20％でみられた．
　ポドフィロトキシンは周囲の健常皮膚に付着すると，びらんや潰瘍を形成するので注意が必要である．また，全身性の副作用として末梢神経障害，腎障害，機能性イレウス，骨髄抑制があるので，特に粘膜面に長期間使用する際は注意が必要である．治療面積の上限は4〜10 cm^2，1日の外用量の上限は0.5 mlである．催奇形性があるため，妊婦への使用は禁忌である

4. 水酸化カリウム

　Romitiらは7か月齢〜15歳(平均年齢6歳)の35人の小児軟属腫患者に対し，10％水酸化カリウム水溶液(真菌の直接鏡検に使用する濃度)を1日2回綿棒で外用したところ，32人(91％)で完治させることができた．平均治癒期間は30日であった．副作用として外用時のひりひりとした痛み，治癒後の色素沈着や色素脱失がみられている[17]．水酸化カリウムは眼に入ると危険なので，眼周囲の治療には用いるべきではない．後にRomitiらは5％の水酸化カリウム水溶液についても検討しており，20人の小児軟属腫患者に1日2回外用したところ，6週間後にはすべての軟属腫が消失し，外用時の疼痛や治癒後の色素異常もみられなかったと述べている[18]．

5. トリクロロ酢酸

　Garrettらは7人のHIV-1陽性の軟属腫患者に対して，25〜50％(平均35％)のトリクロロ酢酸によるピーリングを2週間に1回，必要に応じて最大15回まで繰り返し行っている．軟属腫の数は平均41％(0〜90％)まで減少し，治療終了後2か月の時点で再発や瘢痕形成はみられなかったという[19]．この治療法は，症例によって効果にばらつきがあるのが特徴である．

6. トレチノイン

　かなり古い文献に0.05％トレチノイン外用による軟属腫の治療についての1例報告があり，1日2回の外用によって，11日で完治したという[20]．

7. フェノール

軟属腫に関する総説の中に，フェノールによる治療法が書かれているが，Wellerらは瘢痕形成を生じた自験例を引用し，フェノールは用いるべきではないと述べている[21]．またLeslieらは，1〜14歳（平均6歳）の小児軟属腫患者を対象として，10％フェノール含有70％エタノールと70％エタノールの効果を比較している．それぞれ週2回，最長24週間外用したところ，10％フェノール含有70％エタノール外用群では，32人中18人（56％）で軟属腫が完治したのに対し，70％エタノール外用群でも27人中16人（59％）が完治し，10％フェノールは効果がなかったと結論している[12]．

8. そのほか

Cantharidin（カンタリジン）はスペインゲンセイ *Lytta*（*Cantharis*）*vesicatoria* というツチハンミョウ科の甲虫が体内に蓄えている毒性分で，洋の東西を問わず古くから毒薬として知られている．アメリカでは1950年代は，ウイルス性疣贅や伝染性軟属腫の治療として，0.7〜0.9％ cantharidinの外用が広く行われていた[22]．しかし，1962年にFDAの承認が取り消された．

4 光線・電子線を用いた治療

1. パルス色素レーザー照射

585 nmに吸収波長域をもつパルス色素レーザー照射による治療例がいくつかあるが，治癒率は96〜99％と高く，おおむね成績は良好である．5〜7 mmのスポット径を用い，7〜10 J/cm^2 の照射出力で1〜2回ずつ照射する[23〜26]．軟属腫は通常，照射後2週間で消失し瘢痕を残さない．Hughesは5人（1〜22歳）の計88個の軟属腫に照射し，87個が治癒したと述べている[23]．また，Hancoxらは43人（1〜48歳，平均8.9歳）の計1,250個の軟属腫に照射し，すべて消退させることができたという[24]．パルス色素レーザー照射が軟属腫に対し有効である理由は不明であるが，レーザー光線の熱によって，非特異的にウイルス粒子が破壊されると考えられている．HIV-1陽性患者の軟属腫に対しても有効な治療法である[25,26]．

2. 光線力学療法

5-アミノレブリン酸（aminolevulinic acid；ALA）を細胞に加えるとプロトポルフィリン（protoporphyrin；Pp）IXが蓄積し，光に対する感受性が高くなる．PpIXが蓄積した細胞に強い光を当てると，ミトコンドリアへの障害が生じ細胞は死滅する．この性質を利用して，HIV-1陽性の軟属腫患者の治療が行われている[27,28]．

Smetanaらは，AIDS患者に生じた軟属腫に20％のALAを含む2％ DMSO（ALAの皮膚への浸透性を高める）と2％ EDTA溶液（PpIXの細胞内蓄積を促進する）を外用し（1 cm^2 あたり0.2 ml），4時間後に120 J/cm^2 の赤色光を1回照射したところ，すべての軟属腫は1か月で完治し，4か月再発を認めなかった[27]．またMolinは100個以上の軟属腫を有するHIV-1陽性者6人（31〜48歳）に対し同様の治療を行ったところ，3〜5回の治療によって75〜80％の軟属腫が消失したと報告している[28]．

3. 電子線照射

ScolaroとGordonはAIDS関連カポジー肉腫の治療として電子線照射を行っていたところ，照射野内の軟属腫が消失していることに気がついた．そこで，31〜46歳（平均39歳）の5人のAIDS患者に生じた23個の軟属腫に対し，1日180 cGy（顔面，頸部）または200 cGy（体幹）の電子線を週5日，最大18回まで照射したところ，すべての軟

属腫は消失し，その後24か月間再発がみられなかった．照射開始1週間以内に，ほとんどすべての軟属腫で消退傾向がみられたという[29]．

5 抗ウイルス剤による治療

1. シドフォビル

シドフォビル（ビスタイド，本邦未承認）はデオキシシチジンの類似体で，ヒトヘルペスウイルス，ポックスウイルス，乳頭腫ウイルスなどのDNAウイルスの増殖を抑制する．生体内で2段階のリン酸化反応を経ることによって活性体となる．これはアシクロビル（ゾビラックス）やガンシクロビル（デノシン）では，3段階のリン酸化反応によって活性化が起こり，最初のリン酸化反応がウイルスのリン酸化酵素によって進行するのとは異なる．ウイルスDNA複製の際にデオキシシチジンの代わりにシドフォビル二リン酸が取り込まれると，DNAの伸長反応が阻害される．米国では1997年，FDAによってAIDSに伴うサイトメガロウイルス網膜炎に対する静脈内投与薬として認可されている．ガンシクロビルやホスカルネット（ホスカビル）に耐性を示すサイトメガロウイルスに対しても有効である．腎毒性が強く，またそれ以外にも好中球減少，代謝性アシドーシス，虹彩炎，網膜剥離など重篤な副作用が多い．従って，軟属腫の治療目的で外用を行う場合，血液中への移行を避けるためにびらん面などへの使用は行うべきではない．

シドフォビルによる軟属腫の最初の治療例は，Meadowsらによって報告された．彼らは，サイトメガロウイルス網膜炎を合併した2人のAIDS患者に対し，シドフォビルの静脈内投与（2〜5 mg/kg，週1回）を行ったところ，多発していた軟属腫が1か月で略治するのを観察している[30]．もう1人のAIDSに伴う軟属腫患者に対しては，3％シドフォビルの外用を行い，これも有効であった[30]．続いてDaviesらによって，体表面積の75％以上に軟属腫が多発したWiskott-Aldrich症候群の少年（12歳）に，1％シドフォビルの外用を行ったところ2〜3週間で劇的に完治した例が報告された[31]．

シドフォビルの外用剤は1〜3％の濃度で用いられ，毎日外用を続けるとびらん，瘙痒感，灼熱感などの局所的な副作用が生じ，外用中止に至ることが多いのでときどき休薬が必要である．今までのところ，全身的な副作用の報告はないが，色素沈着，色素脱失，浅い瘢痕形成，一過性の脱毛などの局所的な副作用が報告されている．小児に対する使用例としては，Toroらの報告が参考になる．彼らはHIV-1陽性の8歳女児と4歳男児に1日1回，週5日，8週間，3％シドフォビルを外用したが，5〜15日後に軟属腫の部分に発赤，びらんを生じ，2か月後には完治した[32]．

シドフォビルによる軟属腫の治療例は主にAIDS患者に対して行われており，HARRT療法の場合と同様，シドフォビルのHIV-1に対する抗ウイルス作用とそれに伴う免疫状態の改善によって，軟属腫が消失している可能性も考えられる．しかし，HIV-1感染に対しては患者の希望で治療を行わず，シドフォビル静脈内投与のみで軟属腫が完治した例が報告されている[33]ので，シドフォビルはMCVに対し直接の効果を示していると考えるべきである．この例では，シドフォビルの投与後はAIDSの増悪により末梢血のCD4$^+$細胞数は減少し，HIV-1 RNAコピー数は増加していた．

2. イノシンプラノベクス

イノシンプラノベクス（イソプリノシン）は本来，免疫賦活作用を持つ抗ウイルス剤で，ヘルパーT細胞の数を増加させ，NK細胞を活性化する．亜急性硬化性全脳炎（subacute sclerosing panencephalitis；SSPE）における生存期間の延長に用いられる．Grossらは4〜14歳（平均7歳）の9人の軟属腫患者（うち6人がアトピー性皮膚炎

に罹患）に対しイノシンプラノベクス50 mg/kgを連日投与したところ，平均3～4週間の経過で7人(78%)の軟属腫が自然消退したと報告している．内服開始後10～14日で発赤，瘙痒などの炎症反応が出現したとの記載がある[34]．

3. グリセオフルビン

グリセオフルビンは抗ウイルス剤ではないが，便宜上この項に入れておく．古い論文に，500 mg/日のグリセオフルビン(14歳以下は半量)を4～17歳の5人の軟属腫患者に内服させたところ，2週間で退縮が始まり4～6週間で完治したという記載がある[35]．

6 免疫療法

軟属腫病変部では，ランゲルハンス細胞が消失していることが知られているが，これは伝染性軟属腫ウイルスの蛋白により局所の免疫応答が抑制されているためである．以下に述べる免疫療法は，このような免疫応答抑制に拮抗することによって効果を発揮すると考えられる．

1. インターフェロン-α

NelsonらはHIV-1陽性の10人の軟属腫患者(うち7人がAIDSを発症)に生じた30個の軟属腫に対し，1メガユニット(megaunit；MU)のインターフェロン(interferon；IFN)-αの局注を週1回，4週間行ったところ，11個が消失し，18個で50%以上の縮小がみられた．大きさが0.5 cm以下のものやAIDSを伴わない例で，よりよい治療効果がみられたという[36]．またHourihaneらは，多発例に対して局注は現実的な治療法ではないと考え，皮下注射による全身投与を行った．6歳女児と8歳男児の重複型免疫不全の兄弟に対し，週3回3 MUの皮下注射を6か月行ったところ，全身に多発していた軟属腫の95%が消失した[37]．

2. イミキモド

イミキモド(R-837, S-26308)やその類似体であるレシミキモド(R-848, S-28463)はマクロファージなどの細胞表面に発現しているToll-like受容体7などに結合し，IFN-α，-γ，腫瘍壊死因子(tumor necrosis factor；TNF)-α，インターロイキン(interleukin；IL)-12などの炎症性サイトカインを分泌させる．その結果Th1への偏奇が起こり，細胞障害性の反応が誘導される．またそれ以外にランゲルハンス細胞の所属リンパ節への遊走の促進，NK細胞の活性化，マクロファージによる一酸化窒素(nitiric oxide；NO)産生，B細胞の分化を促進させる．つまり，イミキモド自体は抗ウイルス活性を持たないが，局所の免疫反応の活性化により抗ウイルス活性を発揮する．またイミキモドは，ケラチノサイトにおけるIL-1, -6, -8のmRNA量を増加させる．

米国では1997年以降，FDAによって5%イミキモド(Aldara，本邦未承認)の使用が外陰部や肛門周囲の尖圭コンジローマに対して認められているが，ほかのウイルス性疾患や悪性腫瘍の治療例も数多く報告されている．前項で述べたように，IFN-αが軟属腫に対して有効であった[36)37)]ことを受けて，イミキモドによる治療が開始された．Henggeらは15人の軟属腫患者(7人は16歳以下，3人はHIV-1陽性)に対し5%イミキモドを1日1回，週5日，4～16週外用したところ，8人(53%)で完治がみられ，4人(27%)では大きさが半分以下に縮小した．治療終了後32週間経過観察を行ったところ，再発は1人であった[38]．Liotaらは1日1回，週3回，必要に応じて最大16週までイミキモドの外用を行い，13人中6人(46%)の小児，19人中14人(74%)の免疫不全の成人，4人中4人(100%)のHIV-1陽性患者で完治に至り，治療終了後3か月は再発を認めなかった[39]．LimとEganは6～8歳の4人の女児に対し6週間の外用を行い，60～80%の軟属腫が消失したと報告している[40]．Bayerlらは4～11歳(平

均6.3歳）の小児に1日1回，週3回，最大16週まで外用を行い，13人中2人（15％）で完治，7人（54％）で改善がみられたと報告している[41]．

イミキモドの有効性は二重盲検でも確認されている．Syedらは100人の患者（平均年齢16.3歳）を2群に分け，1％イミキモドを1日3回，週5日，最大4週間外用したところ，イミキモド群では41人（82％）の患者が治癒したのに対し，偽薬群では8人（16％）であった．10か月後の再発はイミキモド群では1人，偽薬群では2人であった[42]．Theosらは1〜9歳の23人の小児軟属腫患者を2群に分け，5％イミキモドの外用を1日1回，週3日行っている．12週間後，イミキモド群では12人中4人（33％）の患者が完治したのに対し，偽薬群では11人中1人（9％）であった[43]．

イミキモド外用の副作用として，軽〜中度の紅斑，刺激感がしばしば認められるが，通常一過性で外用中止が必要となることはほとんどない．局所の副作用は，外用を1日おきに行い，外用後8〜10時間後に石鹸水で洗浄することによって軽減させることができる．Barbaらは小児における安全性を調べる目的で，12人（平均年齢7歳）の軟属腫患者に対し5％イミキモドの外用を1日1回，4週間行っているが，発熱や白血球増多など（IFN-γ産生により生じる副作用）はみられなかった[44]．効果の発現には3か月以上かかることもあるので，外用期間を長く設定する必要がある．

3. シメチジン

シメチジンには遅延型過敏反応を増強する作用があり，感染症の治療に有効であるとされている[45)46]．DohilとPrendivilleは13人の小児軟属腫患者に対し40 mg/kg/日のシメチジンを2か月間投与したところ，10人で軟属腫が完治した．興味深いことに，患児のほとんどにアトピー性皮膚炎の既往があったという[47]．Cunninghamらは14人の小児軟属腫患者に対し同様の内服治療を行い，3か月後に完治となった4人のうち3人でアトピー性皮膚炎を合併していたと報告している．逆に，シメチジンが効かなかった患児は，アトピー性皮膚炎を合併していなかった[48]．Sharmaは喘息を合併する2人の成人男性に同量のシメチジンを6週間投与し，2人とも完治したと報告している[49]．さらにYasharらは，5歳男児と6歳女児の兄弟に同量のシメチジンを2か月内服させ，アトピー性皮膚炎を合併する女児のみ完治したと述べている[50]．これらの報告をみる限りでは，シメチジンはアトピー性皮膚炎や喘息を伴う軟属腫に対して有効なようである．

4. diphencyprone

Diphencyproneを用いたcontact immunotherapyが，軟属腫の治療に有効との報告がある．最初に0.5％溶液を2〜3 cmの大きさで肩に外用し，48時間後に紅斑ができることを確認する．1週間後，0.0001％溶液を軟属腫に外用する．反応がみられない場合は，外用後24〜36時間に紅斑や瘙痒を生じるようになるまで，週1回，濃度を5〜10倍ずつ増やしながら，最大濃度が0.1％になるまで続ける．15か月〜6歳の22人の小児軟属腫患者を対象とした研究では，14人（64％）で完治，3人（14％）で一部有効であった．平均治療期間は5.1週であった[51]．

5. 硝酸ナトリウムとサリチル酸

硝酸ナトリウムのODTを行うと局所の皮膚でNO産生が起こり，抗ウイルス作用が生じる．Ormerodらは16人の小児軟属腫患者（平均6歳）に対し，5％硝酸ナトリウムと5％サリチル酸によるODTを3か月間続けたところ，12人（75％）で完治となり，平均治療期間は1.8か月であった．対照として行った5％サリチル酸のみのODTでは，14人中3人（21％）が完治したという[52]．

6. OK-432（ピシバニール）

OK-432（ピシバニール）は抗悪性腫瘍溶連菌製剤で，炎症を惹起し免疫系を賦活化する作用を示す．Inuiらは乳癌の化学療法中に生じた46歳の軟属腫患者に対し，ピシバニールを2週間に1回，2か月間（計4回）局注したところ，軟属腫が完治したという1例の報告を行っている[53]．

7 おわりに

以上述べてきたように，軟属腫の治療についてはさまざまな工夫がなされているが，最良の治療を一つだけ挙げるというのは難しい．特にHIV-1陽性者の軟属腫の治療は一筋縄ではいかないことが多く，複数の方法を組み合わせた治療も行われている[26)54)55]．ただ今までのところ，シドフォビルやイミキモッドの外用はかなりよい治療成績を示しており，パルス色素レーザー照射も積極的に試してみる価値がありそうである．また当然ながら，健常小児の軟属腫の治療に際しては，瘢痕をつくる可能性のある治療（フェノールによるピーリングなど）や電子線照射は行うべきではない．

（渡邊孝宏）

● ● ● 文　献 ● ● ●

1) Castilla MT et al：Molluscum contagiosum in children and its relationship to attendance at swimming-pools：an epidemiological study. *Dermatology*, **191**：165, 1995.
2) Choong KY, Roberts LJ：Molluscum contagiosum, swimming and bathing：a clinical analysis. *Australas J Dermatol*, **40**：89-92, 1999.
3) Syed TA et al：Treatment of molluscum contagiosum in males with an analog of imiquimod 1 ％ in cream：a placebo-controlled, double-blind study. *J Dermatol*, **25**：309-313, 1998.
4) Williams LR, Webster G：Warts and molluscum contagiosum. *Clin Dermatol*, **9**：87-93, 1991.
5) Resnik SS：Surgical gems：a simplified surgical management of lesions of molluscum contagiosum. *J Dermatol Surg Oncol*, **6**：982-983, 1980.
6) Rosdahl I et al：Curettage of molluscum contagiosum in children：analgesia by topical application of a lidocaine/prilocaine cream（EMLA）. *Acta Derm Venereol*, **68**：149-153, 1988.
7) de Waard-van der Spek FB et al：Treatment of molluscum contagiosum using a lidocaine/prilocaine cream（EMLA） for analgesia. *J Am Acad Dermatol*, **23**：685-688, 1990.
8) Touma S, Jackson JB：Lidocaine and prilocaine toxicity in a patient receiving treatment for mollusca contagiosa. *J Am Acad Dermatol*, **44**：399-400, 2001.
9) Friedman M, Gal D：Keloid scars as a result of CO_2 laser for molluscum contagiosum. *Obstet Gynecol*, **70**：394-396, 1987.
10) Bardenstein DS, Elmets C：Hyperfocal cryotherapy of multiple molluscum contagiosum lesions in patients with the acquired immune deficiency syndrome. *Ophthalmology*, **102**：1031-1034, 1995.
11) Janniger CK, Schwartz RA：Molluscum contagiosum in children. *Cutis*, **52**：194-196, 1993.
12) Leslie KS et al：Topical salicylic acid gel as a treatment for molluscum contagiosum in children. *J Dermatol Treat*, **16**：336-340, 2005.
13) Ohkuma M：Molluscum contagiosum treated with iodine solution and salicylic acid plaster. *Int J Dermatol*, **29**：443-445, 1990.
14) Niizeki K, Hashimoto K：Treatment of molluscum contagiosum with silver nitrate paste. *Pediatr Dermatol*, **16**：395-397, 1999.
15) Deleixhe-Mauhin F et al：Podophyllotoxin in the treatment of molluscum contagiosum. *J Dermatol Treat*, **2**：99-101, 1991.
16) Syed TA et al：Topical 0.3％ and 0.5％ podophyllotoxin cream for self-treatment of molluscum contagiosum in males：a placebo-controlled, double-blind study. *Dermatology*, **189**：65-68, 1994.
17) Romiti R et al：Treatment of molluscum contagiosum with potassium hydroxide：a clinical approach in 35 children. *Pediatr Dermatol*, **16**：228-231, 1999.
18) Romiti R et al：Evaluation of the effectiveness of 5％ potassium hydroxide for the treatment of molluscum contagiosum. *Pediatr Dermatol*, **17**：495, 2000.

19) Garrett SJ et al : Trichloroacetic acid peel of molluscum contagiosum in immunocompromised patients. *J Dermatol Surg Oncol*, **18** : 855-858, 1992.
20) Papa CM, Berger RS : Venereal herpes-like molluscum contagiosum : treatment with tretinoin. *Cutis*, **18** : 537-540, 1976.
21) Weller R et al : Scarring in molluscum contagiosum : comparison of physical expression and phenol ablation. *BMJ*, **319** : 1540, 1999.
22) Moed L et al : Cantharidin revisited : a blistering defense of an ancient medicine. *Arch Dermatol*, **137** : 1357-1360, 2001.
23) Hughes PS : Treatment of molluscum contagiosum with the 585-nm pulsed dye laser. *Dermatol Surg*, **24** : 229-230, 1998.
24) Hancox JG et al : Treatment of molluscum contagiosum with the pulsed dye laser over a 28-month period. *Cutis*, **71** : 414-416, 2002.
25) Nehal KS et al : Pulsed dye laser treatment of molluscum contagiosum in a patient with acquired immunodeficiency syndrome. *Dermatol Surg*, **24** : 533-535, 1998.
26) Yoshinaga IG et al : Recalcitrant molluscum contagiosum in a patient with AIDS : combined treatment with CO_2 laser, trichloroacetic acid, and pulsed dye laser. *Lasers Surg Med*, **27** : 291-294, 2000.
27) Smetana Z et al : Treatment of viral infections with 5-aminolevulinic acid and light. *Lasers Surg Med*, **21** : 351-358, 1997.
28) Molin A : Photodynamic therapy for molluscum contagiosum infection in HIV-coinfected patients : review of 6 patients. *J Drugs Dermatol*, **2** : 637-639, 2003.
29) Scolaro MJ, Gordon P : Electron-beam therapy for AIDS-related molluscum contagiosum lesions : preliminary experience. *Radiology*, **210** : 479-482, 1999.
30) Meadows KP et al : Resolution of recalcitrant molluscum contagiosum virus lesions in human immunodeficiency virus-infected patients treated with cidofovir. *Arch Dermatol*, **133** : 987-990, 1997.
31) Davies EG et al : Topical cidofovir for severe molluscum contagiosum. *Lancet*, **353** : 2042, 1999.
32) Toro JR et al : Topical cidofovir : a novel treatment for recalcitrant molluscum contagiosum in children infected with human immunodeficiency virus 1. *Arch Dermatol*, **136** : 983-985, 2000.
33) Ibarra V et al : Efficacy of cidofovir in the treatment of recalcitrant molluscum contagiosum in an AIDS patient. *Acta Derm Venereol*, **80** : 315-316, 2000.
34) Gross G et al : Systemic treatment of mollusca contagiosa with inosiplex. *Acta Derm Venereol*, **66** : 76-80, 1986.
35) Singh OP, Kanwar A : Griseofulvin therapy in molluscum contagiosum. *Arch Dermatol*, **113** : 1615, 1977.
36) Nelson MR et al : Intralesional interferon for the treatment of recalcitrant molluscum contagiosum in HIV antibody positive individuals : a preliminary report. *Int J STD AIDS*, **6** : 351-352, 1995.
37) Hourihane J et al : Interferon alpha treatment of molluscum contagiosum in immunodeficiency. *Arch Dis Child*, **80** : 77-79, 1999.
38) Hengge UR et al : Self-administered topical 5% imiquimod for the treatment of common warts and molluscum contagiosum. *Br J Dermatol*, **143** : 1026-1031, 2000.
39) Liota E et al : Imiquimod therapy for molluscum contagiosum. *J Cutan Med Surg*, **4** : 76-82, 2000.
40) Lim DS, Egan CA : Insights into a novel treatment for molluscum. *Acta Paediatr*, **92** : 265-266, 2003.
41) Bayerl C et al : Experience in treating molluscum contagiosum in children with imiquimod 5% cream. *Br J Dermatol*, **149** : 25-29, 2003.
42) Syed TA et al : Treatment of molluscum contagiosum in males with an analog of imiquimod 1% in cream : a placebo-controlled, double-blind study. *J Dermatol*, **25** : 309-313, 1998.
43) Theos AU et al : Effectiveness of imiquimod cream 5% for treating childhood molluscum contagiosum in a double-blind, randomized pilot trial. *Cutis*, **74** : 134-138, 141-142, 2004.
44) Barba AR et al : An open label safety study of topical imiquimod 5% cream in the treatment of molluscum contagiosum in children. *Dermatol Online J*, **7** : 20, 2001.
45) Avella J et al : Effect of histamine H2 receptor antagonists on delayed hypersensitivity. *Lancet*, **1** : 624-626, 1978.
46) Brockmeyer NH et al : Cimetidine and the immune response in healthy volunteers. *J Invest Dermatol*, **93** : 751-761, 1989.
47) Dohil M, Prendiville JS : Treatment of molluscum contagiosum with oral cimetidine : clinical experi-

ence in 13 patients. *Pediatr Dermatol*, **13** : 310-312, 1996.
48) Cunningham BB et al : Inefficacy of oral cimetidine for nonatopic children with molluscum contagiosum. *Pediatr Dermatol*, **15** : 71-72, 1998.
49) Sharma AK : Cimetidine therapy for multiple molluscum contagiosum lesions. *Dermatology*, **197** : 194-195, 1998.
50) Yashar SS, Shamiri B : Oral cimetidine treatment of molluscum contagiosum. *Pediatr Dermatol*, **16** : 493, 1999.
51) Kang SH et al : Treatment of molluscum contagiosum with topical diphencyprone therapy. *Acta Derm Venereol*, **85** : 529-530, 2005.
52) Ormerod AD et al : Molluscum contagiosum effectively treated with a topical acidified nitrite, nitric oxide liberating cream. *Br J Dermatol*, **141** : 1051-1053, 1999.
53) Inui S et al : Successful treatment of molluscum contagiosum in the immunosuppressed adult with topical injection of streptococcal preparation OK-432. *J Dermatol*, **23** : 628-630, 1996.
54) Gross G et al : Recalcitrant molluscum contagiosum in a patient with AIDS successfully treated by a combination of CO_2 laser and natural interferon beta gel. *Acta Derm Venereol*, **78** : 309-310, 1998.
55) Baxter KF, Highet AS : Topical cidofovir and cryotherapy : combination treatment for recalcitrant molluscum contagiosum in a patient with HIV infection. *J Eur Acad Dermatol Venereol*, **18** : 230-231, 2004.

すぐに役立つ日常皮膚診療における私の工夫
G. ありふれた皮膚疾患のベスト治療と私の工夫

2 伝染性膿痂疹

Abstract
臨床的に水疱性膿痂疹，痂皮性膿痂疹の鑑別をする．黄色ブドウ球菌によるものは軽症であり，できるだけ，短い期間の抗菌剤の内服，外用で治療する．最近，伝染性膿痂疹由来のメチシリン耐性黄色ブドウ球菌の検出率が増加している．溶連菌による伝染性膿痂疹の場合は黄色ブドウ球菌よりも症状が重く，全身症状に注意し，十分な抗菌剤投与が必要である．初診から3，4日に必ず再診していただき，臨床症状を注意深く評価し，その後の治療を考える．抗菌剤投与のみならず，シャワーの励行，鼻腔の消毒，爪を短くする，手洗いの励行，スキンケアにも留意する必要がある．

Key words
水疱性膿痂疹 (bullous impetigo, impetigo bullosa)，痂皮性膿痂疹 (impetigo crustosa)，C-MRSA (community-associated methicillin resistant *Staphylococcus aureus*)，H-MRSA (health care- associated methicillin resistant *Staphylococcus aureus*)，A群溶血性連鎖球菌 (*Streptcoccus pyogenes*)

1 はじめに

伝染性膿痂疹は小児に好発する表在性細菌感染症である．伝染性膿痂疹の原因菌はほとんど (95％) が黄色ブドウ球菌であると考えられている．連鎖球菌による伝染性膿痂疹については痂皮が厚く，剥がれにくい特徴がある[1]．伝染性膿痂疹より分離される黄色ブドウ球菌について以前はメチシリン感受性黄色ブドウ球菌 (methicillin sensitive *Staphylococcus aureus*：MSSA) がほとんどであったが，近年，メチシリン耐性黄色ブドウ球菌 (methicillin resistant *Staphylococcus aureus*：MRSA) の検出率が増加しつつある[2)3)]．

2 伝染性膿痂疹の臨床症状

伝染性膿痂疹は臨床的に水疱形成を主体とする水疱性膿痂疹と痂皮形成が主体の痂皮性膿痂疹に分類される．実際には黄色ブドウ球菌と連鎖球菌が同時に培養される両者の合併の症例もある．

1. 水疱性膿痂疹

水疱性膿痂疹は黄色ブドウ球菌が分離され，痂皮性膿痂疹は連鎖球菌が分離される．夏季に好発し，5歳以下の幼少児が罹患することが多い[1]．全身症状は一般に伴わない．臨床症状として，滲出性紅斑，湿潤，びらんが出現し，水疱を形成し（図1），離れた部分に水疱が新生する．水疱は破れて，びらんとなり，痂皮を付着し，色素沈着となり（図2），角層は脱落して，治癒するという一連の経過をたどる．皮疹部をスタンプ標本でグラム染色するとブドウの房状のグラム陽性球菌が確認される（図3）．

2. 痂皮性膿痂疹

痂皮性膿痂疹は溶連菌感染によって生じる．本疾患の場合は季節に関係なく，発症すると考えられている．黄色ブドウ球菌による伝染性膿痂疹に比べて，痂皮が厚く，剥がれにくい臨床的特徴がある．また，局所の疼痛，膿疱，固着する滲出液，厚く堆積する痂皮（図4）が典型例である[4]．

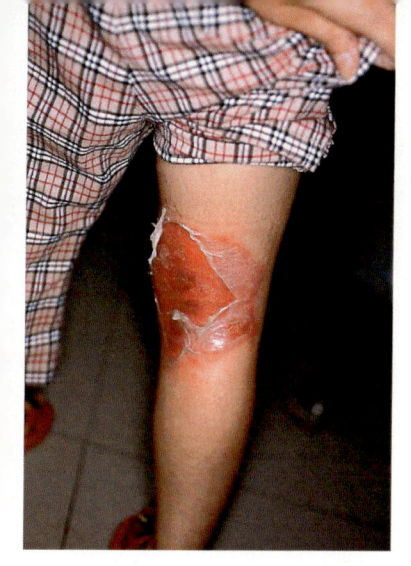

◀図1
水疱性膿痂疹
右大腿後面に生じた水疱．水疱は一部，破裂して，びらんを形成している．

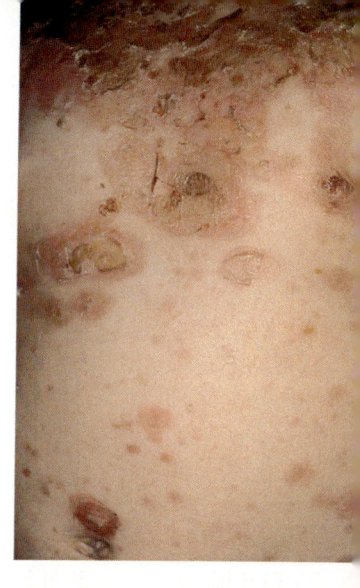

図2▶
体幹のびらんは乾燥し，褐色の痂皮，色素沈着がみられる．

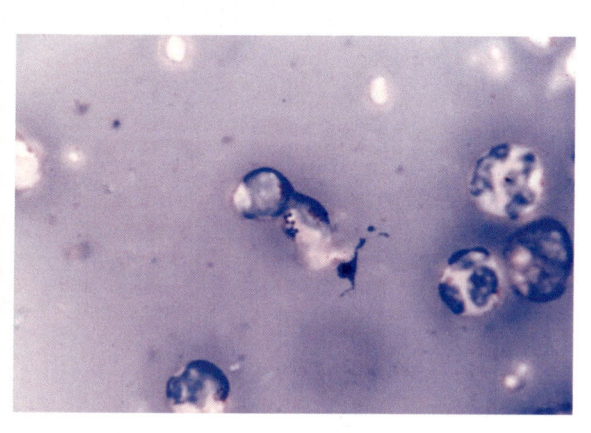

◀図3
皮疹部のスタンプ標本によるグラム染色
ブドウの房状を呈するグラム陽性球菌の黄色ブドウ球菌がみられる．

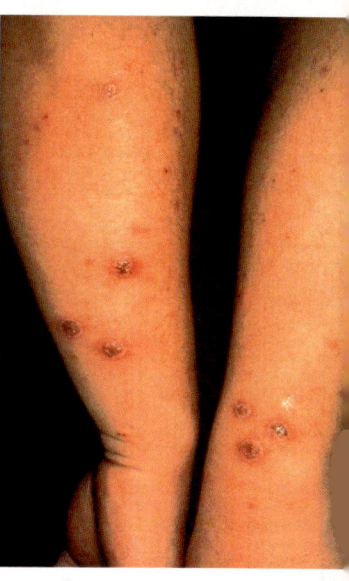

図4▶
痂皮性膿痂疹
両前腕に類円形の厚い黄褐色の痂皮を付着する局面

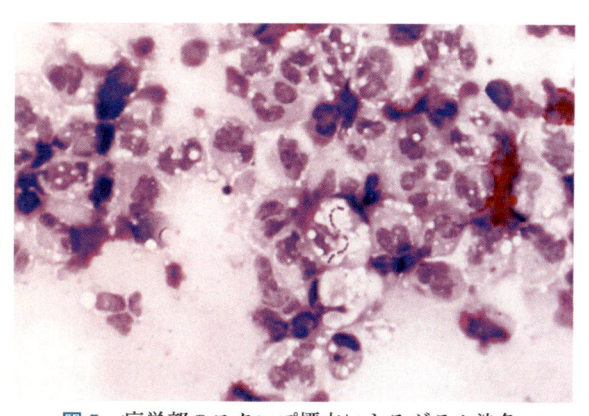

図5 病巣部のスタンプ標本によるグラム染色
鎖でつながったようなグラム陽性球菌の連鎖球菌が認められる．

病巣部のスタンプ標本のグラム染色では鎖で連なったようなグラム陽性球菌が確認される(図5)．アトピー性皮膚炎に痂皮性膿痂疹を合併する場合，重症な病型を呈することがある．また，発熱，全身倦怠感などの全身症状を伴うことが多く，領域リンパ節腫脹，発赤，腫脹を伴うことが多い[5]．稀に腎炎を合併することもある[6]．

3 臨床検査

1．血液，尿検査所見

　黄色ブドウ球菌の場合は臨床症状も軽度であり，特に異常値を認めない．
　溶連菌の場合は白血球上昇，核の左方移動，CRPの上昇，血沈の亢進，ASLOの上昇がみられる．糸球体腎炎の合併例では血尿がみられる．

表1 伝染性膿痂疹より分離された黄色ブドウ球菌の抗菌剤感受性（文献7より引用）

S Nishijima and M Nakagawa
Antibacterial sensitivity of *S. aureus* from impetigo

Antibacterial	Drug concentration (μg/ml)															
	≤0.006	0.012	0.025	0.05	0.1	0.2	0.39	0.78	1.56	3.13	6.25	12.5	25	50	100	>100
	No. of sensitive strains															
Ampicillin					2	1	3	11	9	7	4	1	2	2	1	1
Methicillin									5	31	3	3	2			
Cefaclor								3	16	11	6	1	2	1	3	
Cefpodoxime proxetil									10	20	8	1	2			1
Gentamicin					10	1					1	3	14	13	2	
Erythromycin					6	13		14			2		2			7
Clindamycin					19	21	3									1
Minocycline					18	19	7									
Vancomycin						12	42	2								
Fusidic acid						28	4									
Ofloxacin						3	33	8								
Tosufloxacin		3	26	15		2										
Nadifloxacin	2	1	35	6												

2. 細菌培養

病巣部からの細菌培養により，黄色ブドウ球菌，溶連菌が検出される．両者が培養されることもある．

1）黄色ブドウ球菌とその抗菌剤感受性

黄色ブドウ球菌の抗菌剤感受性について，以前は抗菌剤感受性の菌株がほとんどで，MRSAの検出率も約20％前後で推移していたが，最近，MRSAの検出率が上昇している[1]．伝染性膿痂疹より検出されるMRSAについては1998年までは約20％と報告されている[1]．表1に伝染性膿痂疹より分離された黄色ブドウ球菌の抗菌剤の感受性を示す[7]．2000年ではMRSAの検出率は44％に上昇している[1]（表2）．表1ではメチシリン耐性は約20％であり，セフェム系抗菌剤は全体的に耐性にシフトしている．ゲンタマイシンは約3/4が耐性で，ほとんど感受性はない．エリスロシンは感受性がほとんどであるが，高度耐性菌が約20％存在し，二相性の感受性パターンを示している．今のところ，ナジフロキサシンに対する耐性菌は認められていない．ただ，バンコマイシン，フシジン酸，ミノサイクリン，トスフロキサシンについてはすべて感受性がある．

伝染性膿痂疹由来の黄色ブドウ球菌は表皮剝脱毒素（exfoliative toxin；ET）をすべて有する．ETとコアグラーゼ型の関係についてはET-A産生黄色ブドウ球菌はコアグラーゼⅤ型菌であり，ET-B産生黄色ブドウ球菌はコアグラーゼⅠ型菌である[4]．ET-Aは耐熱性で染色体上の遺伝子etaにより，コードされている．ET-Bは易熱性の毒素であり，プラスミド上の遺伝子etbにより，コードされている．

MRSAはβラクタム剤抗菌剤に親和性の低いペニシリン結合蛋白質（PBP-2）をコードする遺伝子mecAを保有している．mecA遺伝子は染色体上の動く遺伝因子Staphylococcal cassette chromosome（SCC）上に存在する．SCCmecはtype Ⅰ〜Ⅴに分類されている．SCCmectype Ⅰ〜Ⅲは病院な

表2 膿痂疹から分離されたMRSAの分離株数と割合の年次別推移（文献1より引用）

DMPPCのMIC	'94/7〜'95/6	'95/7〜'96/6	'97/7〜'98/6	'00/1〜'00/11
≧ 6.25μg/ml	8株（21.6%）	4株（15.4%）	4株（20%）	11株（44%）
≧ 12.5μg/ml	5株（13.5%）	2株（7.7%）	4株（20%）	4株（16%）

どの患者や医療従事者から分離される院内感染型H-MRSA（health care-associated MRSA）に多くみられ，type ⅣまたはⅤは医療現場と関係のない健常人から分離される市中感染型C-MRSA（community-associated MRSA）に多く認められる[8]．

我々は伝染性膿痂疹由来のMRSAについて消毒剤耐性遺伝子のqac A/Bの保有率を検討したところ，qac A/B保有率が著しく低いため，消毒剤に感受性が良いことを明らかにした[9]．また，ETを保有するのはほとんどがC-MRSAであり，市中感染型として伝播していることが示唆され，多剤耐性のC-MRSAによる伝染性膿痂疹に消毒薬が有効であること[9]を報告した．さらにC-MRSAはH-MRSAに比べ，抗菌剤全般に感受性がよいことを示している[9]．

2）溶連菌とその抗菌剤感受性

培養される溶連菌はほとんどがA群溶連菌（Streptcoccus pyogenes；S. pyogenes；化膿性連鎖球菌）である．B群，G群溶連菌による場合もある．表3に皮膚感染病巣由来の溶連菌に対する抗菌剤の感受性を示す．S. pyogenesの抗菌剤感受性についてはペニシリンなどのβラクタム剤に対する耐性菌は報告されていない．最近，海外でマクロライド系抗菌剤に対する抗菌剤耐性菌の報告がある．

4 伝染性膿痂疹の発症機序

黄色ブドウ球菌がETを産生し，表皮細胞間にあるデスモグレイン-1を標的に蛋白分解酵素として作用し，角層，顆粒層の解離，裂隙を形成し，角層下に水疱を形成する[10]．

通常，皮膚表面において溶連菌は皮脂によって，増殖を抑制されている．また，溶連菌の感染は皮膚の損傷なしには成立しないとされている．しかしながら，溶連菌の感染が成立すると全身症状を伴う．

5 伝染性膿痂疹の治療

皮膚軟部組織感染症，特に表在性感染症の場合は抗菌剤を投与するよりも局所の処置，消毒，手洗いが肝要とされている[11]．抗菌剤のみに頼った治療にならないように心がける．

1．薬物療法

抗菌剤は黄色ブドウ球菌をターゲットにした薬剤の選択が中心となる．

1）内服療法

黄色ブドウ球菌の場合，セフェム系抗菌剤の内服が中心である．セフジニル，フロモックス，セファクロル顆粒が一般的である．2日後でも軽快がみられない場合はホスホマイシンを併用する[12]．年長児にはノルフロキサシンの内服が使用可能である．溶連菌による場合，ペニシリン，セフェムに耐性はなく，ペニシリン系抗菌剤が有効である[5]．溶連菌はニューキノロン，テトラサイクリン，アミノグリコシド系抗菌剤に感受性はよくない．溶連菌の場合は抗菌剤の投与期間は長期間（約2週間）となる．

ミノサイクリンはMRSAに対して感受性があるが，小児の場合は骨の成長障害，歯への色素沈着などの副作用があり，8歳以下の小児には投与しないという考えもある[12]．ニューキノロン抗菌剤の内服については関節毒性の危険性があり，5歳未満の場合は慎重投与となる．

アトピー性皮膚炎の合併がある場合は掻破による皮疹の悪化があるので，掻破予防のため抗アレルギー剤の内服も有効である．幼少児の表在性細菌感染症において，強力な抗菌薬の長期投与は避けるべきである．薬剤使用量と耐性菌の出現頻度は相関すると考えられているため[1]，漫然と抗菌

表3 A群溶連菌に対する抗菌剤感受性

	MIC (μg/ml)															計
	≤0.006	0.012	0.024	0.05	0.1	0.2	0.39	0.78	1.56	3.13	6.25	12.5	25	50	100	>100	
ABPC		1 (9.1)	9 (90.9)	1 (100.0)													11
AMPC		8 (72.7)	3 (100.0)														11
CPDX-PR		10 (90.9)	1 (100.0)														11
EM			10 (90.9)	1 (100.0)													11
CLDM		1 (9.1)	9 (90.9)	1 (100.0)													11
MINO					1 (9.1)	1 (18.2)						7 (81.8)	2 (100.0)				11
NFLX									7 (63.6)	4 (100.0)							11
OFLX								7 (63.6)	4 (100.0)								11
NDFX							8 (72.7)	3 (100.0)									11

剤内服を行うことは厳に慎むべきである．

2) 外用療法

外用の抗菌剤ではゲンタシン軟膏，フシジンレオ軟膏，アクアチム軟膏・クリームが伝染性膿痂疹に保険適応が取れている．ゲンタシン軟膏については黄色ブドウ球菌にほとんど耐性を示しているので効果は期待できない．フシジンレオ軟膏，アクアチム軟膏・クリームともに今のところMRSAに良好な感受性があり，有効である．また，鼻腔内保菌への対応(消毒，抗菌剤の外用)も必要である．しかしながら，今後，これらの薬剤の多用により，耐性菌の出現が懸念される．長期に使用することは避けるべきである．

2. 局所処置

イソジンなどによる局所の消毒，生理食塩水による洗浄なども有効な処置である．

3. スキンケア

アトピー性皮膚炎の合併がある場合はアトピー性皮膚炎の治療が必要であり，ステロイド外用剤によるスキンケアも必要である．

4. 日常生活での注意

入浴，シャワーは病巣部の菌数を激減させるのに有効である．石けんも使用する．爪甲下には黄色ブドウ球菌が多量に存在するため，爪を短くすることも大事である．手洗いの励行もいうまでもなく，必須である．

6 ベスト治療と私の工夫

伝染性膿痂疹の治療については抗菌剤の使用は耐性菌の増加をきたす可能性があるので，できるだけ抗菌剤の使用を最小限にして治療することを目指す．まず，伝染性膿痂疹が黄色ブドウ球菌による水疱性膿痂疹か，あるいは溶連菌による痂皮性膿痂疹かを臨床的に鑑別する．場合によっては病巣部のスタンプ標本を作り，グラム染色を行い，黄色ブドウ球菌か溶連菌かを区別する．治療の際は初診の日より3，4日後に必ず受診するように予約を入れる．再診時に臨床経過を注意深く観察し，抗菌剤の効果を判定する．また，培養の結

果と抗菌剤感受性も参考にして，その後の治療を考える．局所の処置，消毒，シャワーの励行，爪切り，鼻腔の消毒も必ず指導し，きちんと行われているかどうかを再診時に確認する．

今後はPK/PD(pharmcokinetics；薬力学/Pharmacodynamics；薬物動態)を考えた治療[14]が応用されるべきと考える．薬剤によって投与量，投与間隔を設定し，最も適した投与方法を考慮していく必要があると考えられる．

(黒川一郎，西嶋攝子)

● ● ● 文 献 ● ● ●

1) 西嶋攝子：伝染性膿痂疹．MB Derma, 61：12-19, 2002.
2) Nishijima S, Ohshima S, Higashida T et al：Antimicrobial resistance of Staphylococcus aureus isolated from impetigo patients between 1994 and 2000. Int J Dermatol, 42：23-25, 2003.
3) Nishijima S, Kurokawa I：Antimicrobial resistance of Staphylococcus aureus isolated from skin infections. Int J Antimicrob Agents, 19：241-243, 2002.
4) 荒田次郎：皮膚一般細菌感染症：伝染性膿痂疹．最新皮膚科学大系第14巻(玉置邦彦編)，中山書店, pp53-57, 2002.
5) 西嶋攝子，名村章子，河合修三：成人溶連菌性膿痂疹．臨床皮膚科, 52：7-12, 1998.
6) 神田弘隆ほか：重症痂皮性膿痂疹，膿痂疹性腎炎を合併したアトピー性皮膚炎の1例．皮膚臨床, 36：645-648, 1994.
7) Nishijima S, Nakagawa M：Sensitivity of antibacterials of Staphylococcus aurues isolated from impetigo patients. J Int Med Res, 25：210-213, 1997.
8) Yamaguchi T et al：Clonal association of Staphylococcus aureus causing ballous impetigo and the emergence of new methicillin-resistant clonal groups in Kansai district in Japan. J Infect Dis, 185：1511-1516, 2002.
9) Noguchi N et al：Antimicrobial agent of susceptibilities of antiseptic resistance gene distribution among methicillin-resistant Staphylococcus aureus isolates from patients with impetigo and Staphylococcal Scaled Skin Syndrome. J Clin Microbiol, 44：2119-2125, 2006.
10) Amagai M et al：Toxin in bullous impetigo and staphylococcal scaled skin syndrome targets desmoglein 1. Nat Med, 6：1275-1277, 2000.
11) 紺野昌俊：ブドウ球菌：検出細菌から考える抗菌薬療法．抗菌療法の考え方，ミット，大阪，pp126-132, 2001.
12) 渡辺晋一：皮膚科感染症．抗菌薬使用のガイドライン．協和企画, pp146-151, 2005.
13) 五十嵐敦之：テトラサイクリン系抗生物質の使い方：皮膚科医に必要な抗生物質の知識．MB Derma, 76：25-30, 2003.
14) 満山順一：抗菌薬治療における副現象とPK/PD 1：耐性菌の出現．臨床検査, 50：23-31, 2006.

すぐに役立つ日常皮膚診療における私の工夫
G. ありふれた皮膚疾患のベスト治療と私の工夫

3 帯状疱疹後神経痛

Abstract

帯状疱疹後神経痛（postherpetic neuralgia；PHN）に対する我が国の主な治療をまとめ，我々で行っているイオントフォレーシス治療，治療の工夫を紹介した．さらに，帯状疱疹との関連を含めた PHN の予防，そして，免疫遺伝学的解析からみたその予知に関する可能性を述べた．我が国では，年間 50 万人前後が，総人口 1 億 3 千万のうち 2 千万前後は一生涯で，帯状疱疹に罹患する．そして，その皮疹治癒後にみられる PHN が問題となる．PHN では，現在までのところ，その病態の全容も解明されておらず，決定的な治療法もない．にもかかわらず，PHN による QOL への影響は大きく，高齢社会を迎えた今では，それらの増加が危惧されている．従って，PHN に対しては，確実な診断と客観的な痛みの評価を基に，症状，病期に合わせて，個々の症例ごとにその治療法を選択し，さらには，常にその臨床効果を評価しながら治療することが重要である．

Key words

帯状疱疹（herpes zoster），帯状疱疹後痛（postherpetic pain），帯状疱疹後神経痛（postherpetic neuralgia），イオントフォレーシス（iontophoresis），水痘・帯状疱疹ウイルス（varicella-zoster virus），HLA（human leukocyte antigen）

1 はじめに

帯状疱疹の年間罹患数は 10 万人に対して 140～480 人，総人口の 10～30％が生涯で，85 歳以上では 2 人に 1 人は帯状疱疹に罹患すると言われている．すなわち，我が国では，年間 50 万人前後が帯状疱疹に罹患し，総人口 1 億 3 千万のうち 2 千万前後は一生涯で，帯状疱疹に悩まされることになる．帯状疱疹では，ほとんどの症例で生命の危険はないものの，その特徴的な症状の一つである激しい神経痛，そしてその皮疹治癒後にも持続する慢性，難治性の帯状疱疹後神経痛（postherpetic neuralgia；PHN）が問題となる．もちろん，帯状疱疹罹患後にすべての症例に PHN が発症するわけではなく，60 歳前後（5％前後に発症）からその頻度は高くなり，80 歳代では 10％以上に発症すると言われている[1,2]．

既に，帯状疱疹に対する治療として，次々に優れた抗ウイルス薬が開発され，外来での治療法も容易になり，その臨床効果も広く認められている．しかし，PHN に関する治療では，根本的，あるいは確立した治療法はなく，診療現場では種々の工夫が行われてはいるものの，その治療に難渋することも少なくない．

我が国では，65 歳以上の高齢者人口は既に総人口の 20％にも届く勢いであり，今後，帯状疱疹および PHN の増加が危惧されている．

2 帯状疱疹後神経痛

PHN は，一つの目安として，その痛みの持続期間が 1 か月，3 か月あるいは 6 か月など，成書により記載されている．しかし，世界疼痛学会では，PHN は，「急性帯状疱疹に引き続く，皮膚分節における神経の変性を伴う慢性の疼痛」と定義され，神経痛の持続期間に関しては触れていない．とはいうものの，臨床的には多くの症例で皮疹出現前から，皮疹治癒後 3～6 か月くらいまで痛みを訴えることもあり，'引き続く' および '慢性'

という条件が曖昧であることが臨床現場では混乱を招いている．そこで，帯状疱疹の皮疹治癒後にもみられる神経痛を総括的に帯状疱疹後痛（postherpetic pain；PHP）として，PHN はその構成要因の一つと考えることも提唱されている[3]．すなわち，PHN を「神経変性による求心性神経遮断性疼痛」と考え，それは帯状疱疹発症1か月前後には発症し，その後持続すると言われる．とすれば，臨床的に皮疹治癒後1〜6か月の神経痛に関して，ますますその鑑別は難しくなるのが現状である．

従って，PHN に対する治療においては，その臨床効果を正確に評価しなければ，有用な治療を選択し，行うことができないにもかかわらず，その対象には PHN，PHP が混在している治療効果の報告が数多くみられる．そこで，日本ヘルペス感染症フォーラム（JHIF，毎年1回開催）において，我が国の皮膚科専門医，麻酔科専門医の合同検討が行われ，全国の調査結果も踏まえて，「PHN の治療の有用性は，帯状疱疹発症後少なくとも3か月以上経過した症例を対象として検討すべきである」とまとめられている[4]．このことから，PHN の定義として「発症後3か月以上持続する神経痛」と短絡して決めることはできないが，臨床現場においてはその診断における一つの目安とすることはできよう．

3 帯状疱疹後神経痛の治療

1. 鎮痛治療の現状

我が国で行われている PHN に対する主な治療方法を表1にまとめた[1)2)]．しかし，現在のところ，PHN に対する絶対的有用な治療法はない．前述の JHIF において，麻酔科，皮膚科それぞれの学会で専門医認定施設とされる皮膚科259施設，麻酔科129施設における治療法のアンケート調査がまとめられた．すなわち，それぞれの施設において，行っている治療法とその治療効果への期待度が報告されている．

その結果，その治療を選択する頻度も高く，治療効果に対する期待度も高い治療としては，NSAIDs，神経ブロック療法，向精神薬が挙げられている．また，実際に治療を行っている施設は少ないものの，その臨床効果については，高い期待度を示した治療法としては，ステロイド薬，麻薬性鎮痛薬，イオントフォレーシス療法，レーザー療法，そしてリハビリテーション，心理療法が挙げられている．なお，我が国では保険診療の適応となっていない治療法，治療薬も多いことが現実である．

1）イオントフォレーシス療法

a．イオントフォレーシス

微弱電流により，溶液中のイオン化した薬剤を経皮的，無痛的に体内に浸透させる局所的薬剤投与法の一つである．

PHN では，その病変部が一定の面積を持っていることから，本治療法により病変部位に直接薬剤を浸透させることができる[5]．

b．治療方法

イオン導入器（乾電池を電源としたハンディタイプ）を用い，薬剤としてリドカイン（エピネフリン混合），メチルプレドニゾロンをそれぞれシート状の電極パッドに浸透させ，病変部に貼付して通電する（図1）．治療時間はそれぞれ10分間通電（1 mA/min）する．

c．治療成績

東海大学医学部付属病院皮膚科において，1,000例を超える PHN（PHN 持続期間：平均30.6か月，1年以上が66.2％）に対して本治療を行い（平均治療回数3.8回），その2/3以上で，40〜100％の神経痛の軽減を認めた[2]．治療効果は，PHN 持続期間とは相関せず，治療開始時年齢との相関が認められた．また，他治療無効例，基礎疾患（悪性腫瘍，高血圧，糖尿病，自己免疫疾患など）を有する症例でも同様に有効性が認められた．

d．治療後の経過

治療終了後1〜5年間，197例（5年以上は

表1 我が国で行われている帯状疱疹後神経痛に対する主な治療（文献2の引用に加筆，修正）

治療方法			治療内容	効果，副作用，特徴など
薬物療法	全身療法	非ステロイド系消炎鎮痛薬	通常の常用量の内服．症状に応じて，適宜増減．坐炎も広く用いられる	持続的効果は少なく，長期内服には注意．薬剤内服による種々の副作用に注意
		三環系 抗うつ薬	クロミプラミン（25〜75 mg/日）	12例中10例有効，4例に副作用
			その他，アミトリプチリン（30〜150 mg/日），イミプラミン，ノルトリプチリン（10〜30 mg/日）など	
		三環系 その他	カルバマゼピン（抗てんかん薬）	効果少なく，副作用が問題
		ワクシニアウイルス接種家兎炎症皮膚抽出液	ノイロトロピン（1日ノイロトロピン単位，朝夕2回に分服）	帯状疱疹発症後6か月以上経過した症例を対象とする．4週間で効果が認められない場合は漠然と継続しない
		インターフェロン	$4 \sim 50 \times 10^4$ 単位/kg/日	PHN の発症，神経痛持続日数の減少
		漢方薬（神経ブロック併用）	エキス剤桂枝加朮附湯5 g，加工附子末1〜5 g	70〜80％改善（1例）
			当帰四逆加呉茱萸生姜湯	12例中5例有効
		抗不整脈薬	塩酸メキシレチン	11例中10例軽快
		麻薬性鎮痛薬	リン酸コデインを制吐薬，緩下薬と併用．リン酸コデイン量を300〜600 mgまで漸増	有効率50％前後で，副作用は便秘，眠気など
		その他	抗ウイルス薬（ビダラビン，アシクロビルなど，PHN の発症抑制効果があるといわれるが，PHN 自体の治療効果は否定的），ビタミン B_{12}，パーキンソン症候群治療薬（L-DOPA），免疫グロブリン（大量点滴）など	
	局所療法	非ステロイド系消炎鎮痛薬 アスピリン	クロロホルム1,000 ml にアスピリン50 g溶解．1回20 ml塗布，週2〜3回	5〜60回で10例中5例が軽快
			2％アスピリン軟膏，15 g塗布後ODT	5例で軽快，持続期間は3〜6時間
		非ステロイド系消炎鎮痛薬 その他	インドメタシンなど	簡便で広く用いられるが，効果は不定
		カプサイシン	0.025〜0.1％カプサイシンクリーム®，1日5回	4週間で14例中12例有効，灼熱感あり
			カプサイシンハップ薬，1日2回貼付	10例中8例症状改善，灼熱感あり
		局所麻酔薬	キシロカイン®ゼリー	
			10％リドカインクリーム（1日3〜5回塗布）	5〜60回で10例中5例が軽快
			リドカインテープ（60％リドカイン含有）	12時間有効
		その他	冠状動脈薬（硝酸イソソルビド：頭痛などの副作用が問題）	
理学療法		神経ブロック	局所麻酔を用いて，交感神経節，星状神経節，体性神経節のブロックを10〜30回，必要に応じて100回以上行うこともある．治療は，連日〜週2回を基本とするが，薬剤の持続注入法もある．また，他の理学療法（硬膜外ブロック，針治療など）を併用することもある	PHN の40〜65％に有効．ただし1か月以上経過したときは，経過が長いほどその効果は低下，1年以上ではほとんど無効．年齢が若いほど，新鮮例ほど効果大，治療手技の習得が必要
		硬膜外ブロック	局所麻酔薬，またはそれとステロイド薬との併用．週2回，10回を1クールとしたり，持続注入する．	効果少ないとする報告と80％以上改善をみたとする報告あり．PHN 持続期間が長いと効果が少ない
		くも膜下ブロック	フェノール，アルコールを注入	効果少ない，手技複雑で，合併症併発
			10％テトラカイン0.1〜0.2 ml注入	14例中11例有効，2例に血圧低下，呼吸抑制
		点滴静注法	0.5％プロカインを点滴	効果はあるが，すべてで有効ではない
		局所浸潤注射	有痛部位に注射，ジブカイン，ジブカインとアネステジン®，カンフルとサリチル酸ナトリウム，トリアムシノロンとプロカインなど	効果は一過性
		針治療	針麻酔方式と置針法，連日〜2日おきに，10回くらい行う	針麻酔方式のほうが効果的か，有効率36％．2週間以内に行えば96％に有効．治療手技の習得が必要，患者の苦痛は少ない
		イオントフォレーシス	リドカインとメチルプレドニゾロンを用いて，それらをしみ込ませたパッドを皮膚に貼り，微弱電流を通電して，皮膚に薬剤を浸透．1回の治療は約30分，2〜6週間に1回，5回まで	平均3.8回の治療で2/3で，40％以上疼痛軽減，治療による苦痛なし．治療効果は PHN 持続期間に関係なく，他治療無効例，基礎疾患合併例も同様の効果あり．治療手技は簡単
		凍結療法 ドライアイス	局所麻酔し，ドライアイスを圧低	1〜14回（平均5.7回）で77％有効．凍傷による水疱形成，疼痛がある
		凍結療法 液体窒素療法	週1〜2回，または1日1回，2週間連続治療．その後週1〜2回液体窒素を綿球で当てる	4〜20回で70〜80％有効
		経皮低周波刺激療法（trans epidermal nerve stimulation；TENS）	刺激電極を皮膚に直接貼り，低周波電流を通電する（経皮低周波刺激療法），刺激電極を体内に埋め込む方法もある（脊髄あるいは脳深部電気刺激療法）	78％に有効，経皮的刺激療法は患者自身が行える．陳旧例などの自宅療法として有用
		近赤外線療法	700〜1,700 nm（中心970 nm）の赤外線を30分照射（皮膚表面温度：39℃前後）	65例で，照射直後で39例，24時間で12例に有効．副作用なし
		レーザー療法	Ga-Al-As 半導体レーザー，10分前後，週1回，10〜50回照射，その他，Nd-YAG レーザー，低反応レベルレーザーなど	50〜90％に有効
		その他	灸治法（8回の治療で疼痛消失），除痛手術療法（後根切断，交感神経節切断など），皮膚切除法（好成績の報告もあるが，満足した結果は少ない），高周波熱凝固療法（他治療無効例で有効なことがある），電気けいれん療法（全身麻酔下で両前側頭部に110〜115V を5秒間通電，週1〜2回，計6〜12回の治療で疼痛が軽減）など	

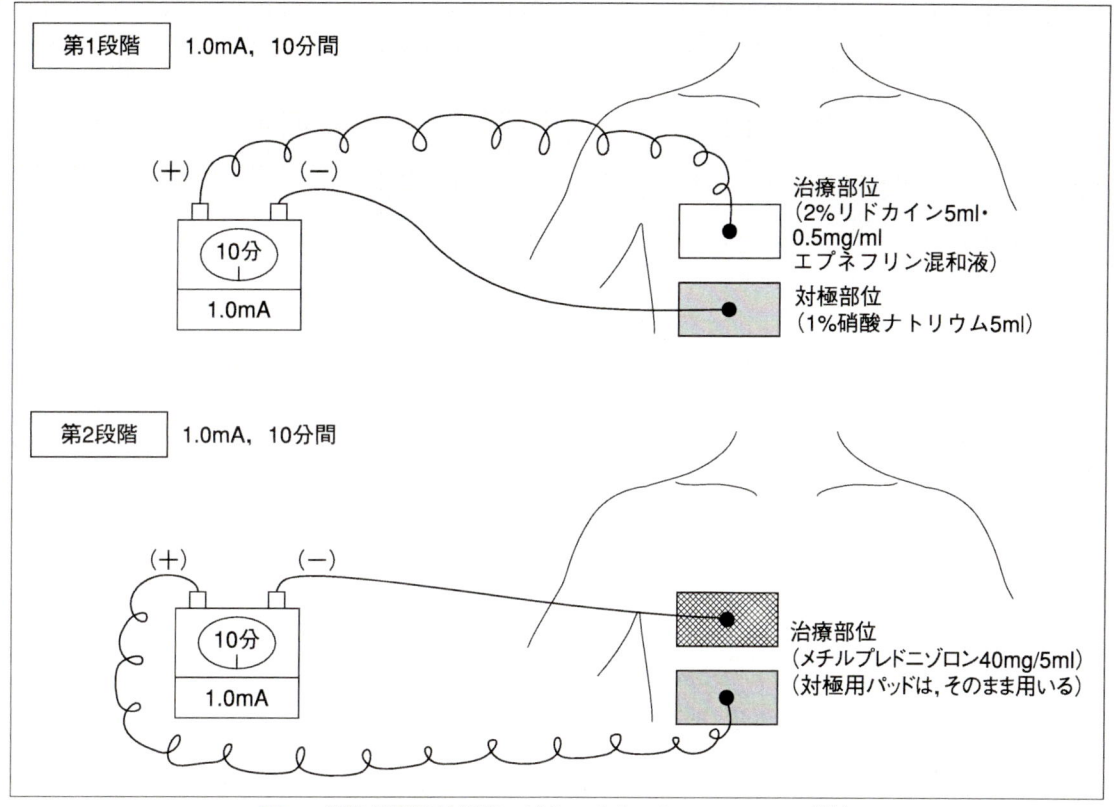

図1 帯状疱疹後神経痛に対するイオントフォレーシス療法
※機器に関する問い合わせ：㈱ビーエスメディカル　TEL03-3299-6425

60.9％)に対する追跡調査により，本治療法の治療効果が持続していることが確認された[6]．

2) 麻薬性鎮痛薬

a. 治療方法

リン酸コデインを制吐薬，緩下薬と併用し，痛みの評価をしながら，リン酸コデイン量を漸増していく．

b. 治療成績

順天堂大学医学部付属病院麻酔科では，36例(平均PHN持続期間18.6か月，平均年齢75.5歳)に治療を行い，半数の症例で著効または有効と評価されている[7]．リン酸コデイン量は最大300～600 mgまでで(通常の鎮静効果発現に必要量は80～120 mg)，副作用としては便秘(30.0％)，眠気(25.0％)が認められている．

2. 治療方針

治療の基本は医学的治療であるが，それと同時に，個々の症例ごとに家族をも含めて，患者の痛みに対するきめ細かな日常生活指導が必要である．

1) 日常生活指導の基本

a. 皮疹治癒後は，速やかに発症前の生活に戻すよう積極的な努力を指導する．

b. 痛みにとらわれない環境作りを家族とともに検討，指導する．

2) 医学的治療

a. 治療の基本

(1) 個々の症例ごとに痛みの状態をできる限り客観的に把握し，治療法を選択する．

(2) 治療時期により，治療法を選択する．

(3) ときには，いくつかの治療法を組み合わせた方法も検討，試行する．

(4) 治療目標は'食事，睡眠，身の周りのこと，日常生活ができる'とする．

(5) 治療の評価を常に行い，患者の訴えるままに漫然と治療することは避ける．

b. 治療の選択

(1) 皮疹治癒後3か月ごろまで：痛みの激しい

場合には，積極的な鎮痛治療を行う．多くの症例では，PHPとしての神経痛があり，時間とともに徐々に軽減していくので，日常生活の様子から対症的薬物療法（NSAIDs，ビタミンB製剤など）を中心に用いる．

（2）皮疹治癒後6か月ごろまで：薬物療法，理学療法の単独または併用療法を試みる．

（3）皮疹治癒後6か月以降：長期治療による副作用に注意しながら，薬物および理学療法を含めた併用療法を試みる．

c. 高齢者における治療

PHNでは高齢者が多く，その治療では以下の注意が必要である．

（1）PHNでいいのか？：帯状疱疹罹患後にみられるすべての痛み，例えば，骨折，変型関節炎，筋肉痛，ときには心疾患，脳循環疾患などをもPHNとしていることも多い．

（2）精神的依存：社会生活からは離脱し，終日痛みのことばかりを考え，精神的依存が高いため，家族をも含めて痛みに対する理解，生活環境の整備が必要である．

（3）痛みの評価：症状の説明，痛みの評価が曖昧なことも多く，診察室での言動，日常生活の把握などから，できるだけ客観的に，総合的に評価する必要がある．

（4）治療への依存性：治療の終了，変更に関しての不安が大きいため，常に客観的な痛みの評価を行い，治療の継続を検討する．特に，無痛的治療ではその傾向が強い．

4 帯状疱疹後神経痛に対する私の工夫

PHNとして我々の施設を受診する症例の多くは，他施設，多くは複数の施設での治療を行った症例が多く，その治療に際しては，①診断，②疾患の説明，③治療の適応，④治療の評価，に重点を置き日常の治療に当たっている．それにより，PHNに起因する痛みではないことが認められたり，PHNとしてもそれ以上の積極的な医学的治療を行わずに，その症状のコントロールが可能となった症例も少なくない．

1. 問診票

診察を始める前に，問診票（表2）の記入を，できるだけ本人自身にお願いする．このことにより，高齢者が多いPHNでは，その訴え，痛みの評価などにおける曖昧な表現を明らかにでき，また，治療歴を書かせることにより本人の病状認識を再確認させることができる．もちろん，これによりPHNの診断でよいかをまず検討する．実際，その症状をPHNと決めつけている（全くの勘違い，他疾患の存在，帯状疱疹後の生活指導の不理解による筋力低下による痛みなど）ことが判明した症例を数多く経験した．PHNと診断できれば，さらに，日常生活の様子を記載させることで，痛みの客観的評価，あるいは治療目標の設定に有用である．また，本人の病状経過を記載させることにより，多くの場合，「説明を聞いてくれない」，「この痛みを分かってくれない」などの不満を解消でき，その後の患者-医師の信頼関係構築にも大いに役立つ．

2. 帯状疱疹，PHNの説明

個々の症例ごとに応じて，分かりやすく，ゆっくりとその原因，経過などについて説明する．かなりの症例で，誤解や過剰な不安により，その訴えが客観的にとらえることが難しいこともあり，これにより，診断，治療に関して，初めて同じ目線での相談，検討ができる．

3. 痛みの観察と評価

問診票の生活状況，痛みに対する自己評価は，その痛みを客観的に把握するためには有用である．特に痛みの自己評価では，急性期の皮疹があるときに比べて，100%のままどころか，ときに

表2 帯状疱疹後神経痛に対する問診票（東海大学医学部付属病院皮膚科）

```
帯状疱疹後神経痛  問 診 票

　診察の前に，あなたの病気の様子についておたずねします．わかる範囲で，次の質問にお答えください．記入が終わりましたら，この用紙を皮膚科の受付に出してから，お名前を呼ばれるまで，待合い室でお待ちください．

1. 皮膚にぶつぶつが出来たのはいつですか？
   昭和・平成___年___月頃

2. どこに出来ましたか？（○を）
   右・左｜顔，肩，腕，胸，背中，おなか，
   　　　｜腰，外陰部，お尻，腿，その他

3. どこの病院にかかりましたか（○を）？
   皮膚科，内科，外科，整形外科，その他
   病院名（　　　　　　　　　　　）

4. 皮膚のぶつぶつが治ったのはいつですか？
   昭和・平成___年___月頃または___カ月後

5. 続いている痛みの治療はしましたか？
   していない，治療した（いつですか？）
   (　)神経ブロック___年___月～___年___月
   (　)針治療　　　　___年___月～___年___月
   (　)レーザー　　　___年___月～___年___月
   (　)その他（　　　　　　　　　　　）
   　　　　　　　　　___年___月～___年___月

6. 今，行っている治療は？（○を）
   神経ブロック，針治療，レーザー治療，
   痛み止めの薬（のみ薬，つけ薬，座薬），
   その他（　　　　　　　　　　）

7. 今の痛みは，皮膚にぶつぶつがあった時を100とすると，いくつ位ですか？_____位

8. 今の痛みはどんな痛みですか？（○を）
   (　) 皮膚の表面が痛い（ぴりぴりなど）
   (　) 深いところが痛い（ずきんずきんなど）
   (　) その他（　　　　　　　　　　　）

9. 日常生活のご様子はいかがですか？（○を）
   食欲　　　　　少ない，普通，ある
   睡眠　　　　　少ない，普通，よい
   身の回りのこと　出来ない，出来る
   外出　　　　　少ない，普通，多い

10. 今，ほかの病気がありますか？（○を）
    ない，高血圧，糖尿病，その他（　　　）
＊＊＊＊＊＊＊＊＊＊＊＊＊＊＊＊＊＊＊＊＊＊＊
なにか問題などありましたらお書きください．
```

は200％，300％などと記載する症例もある．我々の施設では，原則として，第1回目の治療では2～3日間の入院としている．これは，治療による反応を監視するとともに，入院生活の様子から日常生活における痛みの程度を知ることができる．この痛みの評価をできるだけ客観的に行うことが，その治療の選択，効果判定などの際に重要になる．

4. 治療法の適応と臨床成績の説明

症状，治療時期による治療法の適応に関する説明を十分行う．また，その治療成績について十分理解してもらうことが必要である．すなわち，選択する治療で必ずしも完全に緩解しないことがあることをも説明し，過剰な期待を持たせない．

5. 治療方針の説明

先記の1～4を基に，個々の症例における治療方針を検討，説明し，常に治療効果の評価を行いながら治療することの重要性を強調する．

6. 再診の予約

特に高齢者では，医学的治療を行ったときはその評価のためにもちろん，積極的医学的治療が不要な場合（治療適応外なども含む），治療の変更や終了に際しても，次回の診察を決めておくことが，安心感を与え，日常生活に関しても不安を和らげ積極的行動を試みる後押しとなる．

5 帯状疱疹後神経痛の予防

PHNは，帯状疱疹に引き続き起こるため，帯状疱疹の予防は，すなわちPHNの予防につながる．

1. 帯状疱疹の予防

水痘ワクチンが有望視されている[8]．すでに米国では，高齢者の帯状疱疹およびPHNの予防のためのワクチン接種の有効性に関する大規模試験が行われている．その結果，60歳以上を対象とした検討で，帯状疱疹の発症は半減し，発症した場合でも神経痛は60％前後も軽減している．さらには，PHNの発症は1／3にまで激減している．我が国でも，その臨床試験が検討されている．実際，小児科医は水痘罹患児との接触によるブースター効果により，帯状疱疹の発症率が低いとさえ言われている．

2. 帯状疱疹に罹患したら[1]

1）早期の抗ウイルス療法
帯状疱疹に対する早期の抗ウイルス療法により，PHNも発症が半減したとの報告がある．

2）積極的な鎮痛治療
帯状疱疹の神経痛に対して，積極的な鎮痛治療は単なる痛みの軽減だけでなく，それにより体力回復の促進，不安の解消などに有用であり，帯状疱疹の重症化，遷延化を防ぐ．

3）皮疹に対する適切な外用療法
その皮膚症状による適切な外用療法を行い，速やかな痂皮化を促進し，皮疹の拡大，瘢痕化を防ぐ．

4）生活指導
帯状疱疹では，安静，滋養を第一とするが，皮疹治癒後は罹患前の日常生活に戻すような積極的生活を指導する．ときには，リハビリテーションも考える（特に四肢病変）．

6. 帯状疱疹，帯状疱疹後神経痛の予知

我々は，帯状疱疹，PHNにおいて，水痘・帯状疱疹ウイルス（VZV）に対する免疫応答の差異があるかをHLAタイピングおよびマイクロサテライトマーカーを用いた免疫遺伝学的解析により検討した[9,10]．その結果，帯状疱疹患者ではHLA-A*3303を有する症例が多く，PHN発症例ではその相関はさらに強いことが判明した．また，帯状疱疹にならない人ではHLA-B*5101が，PHNを発症しない症例ではHLA-B*4001が負の相関を示した（表3）．さらに，VZVの一部HLA-A33のアミノ酸配列において，その結合部分の類似性も確認されている．このことから，帯状疱疹になりやすい人，さらにはPHNを発症しやすい症例に関して，免疫遺伝学的に予知することの可能性が示唆されている．すなわち，それらの発症予防に関して，ワクチン接種の適応の有用性を免疫遺伝学的見地から検討できるのかもしれない．

表3 水痘・帯状疱疹ウイルスに対する免疫遺伝学的解析

疾患名	関連	HLA
帯状疱疹	感受性	HLA-A*3303
	抵抗性	HLA-B*5101
PHN	感受性	HLA-A*3303
	抵抗性	HLA-B*4001

7. おわりに

PHNでは，現在までのところ，その病態の全容も解明されておらず，決定的な治療法もない．にもかかわらず，PHNによるQOLへの影響は大きく，ありふれた疾患である帯状疱疹に引き続き起こり，高齢社会を迎えた今では，それらの増加が危惧されている．従って，まずは帯状疱疹の予防，適切な治療を行うことが重要である．そして，PHNに対しては，確実な診断と客観的な痛みの評価を基に，症状，病期に合わせて，個々の症例ごとにその治療法を選択し，さらには，常にその臨床効果を評価しながら，根気よく治療することが重要である．

（小澤　明）

●　　●　　●　　●　　文　献　　●　　●　　●　　●

1) Ozawa A：Treatment of herpes zoster. *Asian Med J,*

41：299-311, 1998.
2) Ozawa A：Treatment of postherpetic neuralgia. *Asian Med J*, **47**：529-536, 2004.
3) 宮崎東洋：帯状疱疹後神経痛とは．ヘルペス診療のQ&A(新村眞人編)，臨床医薬研究会，東京，pp196-197, 1993.
4) 宮崎東洋：帯状疱疹痛の考え方に関するアンケート調査報告．帯状疱疹の疼痛管理(宮崎東洋ほか編)，トレーラザール・マッキャン，東京，pp5-10, 1995.
5) 小澤 明ほか：帯状疱疹後神経痛に対するリドカイン，メチルプレドニゾロンを用いたイオントフォレーシス療法．日本医事新報，**3648**：25-30, 1994.
6) Ozawa A et al：Follow-up clinical efficacy of iontophoresis therapy for postherpetic neuralgia(PHN). *J Dermatol*, **26**：1-10, 1999.
7) 井関雅子，田島恵子，宮崎東洋：Postherpetic neuralgia(PHN)の薬物療法 update．第13回ヘルペス感染症フォーラム，札幌，2006.
8) 伊東秀記：高齢者の帯状疱疹の予防．第13回ヘルペス感染症フォーラム，札幌，2006.
9) Ozawa A et al：HLA-A33 and -B44 and susceptibility to postherpetic neuralgia(PHN). *Tissue Antigen*, **53**：263-268, 1999.
10) 小澤 明：ヘルペス治療の展望〜予知は可能か〜．第10回神奈川ウイルス研究会記念大会，横浜，2003.

すぐに役立つ日常皮膚診療における私の工夫

G. ありふれた皮膚疾患のベスト治療と私の工夫

4 肥厚性瘢痕，ケロイド

Abstract

肥厚性瘢痕とケロイドの鑑別が重要である．肥厚性瘢痕は原因を除去すれば平坦化するので，原因の除去が先決である．異物があれば除去，拘縮があれば解除を要する．明らかな原因がなければ保存的治療が第一選択となる．保存的治療としてはスポンジ圧迫，シリコンゲルシートの使用，ステロイドテープ貼付，ステロイド局注などがある．保存的治療で効果が得られない場合は，瘢痕の目立ち具合，治療効果，治療に伴う犠牲など種々の要因を総合的に加味して手術適応が決定される．

ケロイドの保存的治療としてはステロイドの局所注射が第一選択となる．自覚的症状が強い場合や，早期改善を患者が望む場合，術後放射線照射を前提として手術治療を行う．ただし，ケロイドは完治することはほとんどなく，緩解状態の維持が目標なので，患者にもこのことをよく説明のうえ，フォローアップを続け，適宜保存的治療を追加する必要がある．

Key words

肥厚性瘢痕(hypertrophic scar)，ケロイド(keloid)，瘢痕拘縮(scar contracture)，放射線治療(radiation therapy)，手術(surgery)，瘢痕(scar)

1 はじめに

皮膚創傷治癒は瘢痕形成をもって終了する．形成された直後の瘢痕は赤色調を帯びているが，やがて次第に赤色調が薄れ，成熟瘢痕となる．しかし，なんらかの外的要因で炎症が持続すると創傷治癒が遅れ，成熟瘢痕化せず赤色調を保ったまま隆起し肥厚性瘢痕化する．

肥厚性瘢痕は元の瘢痕の範囲を越えて広がることはなく，炎症症状が鎮静化すると，赤色調は薄れ平坦化し成熟瘢痕となる．ただし，肥厚性瘢痕でも高度に肥厚し，容易に平坦化しないものがあり，高度肥厚性瘢痕とも呼ばれ，ケロイドとの鑑別が難しい．

一方ケロイドは，瘢痕という概念を越え，腫瘍的性格を帯びており，元の傷の範囲にとどまらず拡大隆起していく疾患であり，難治性で再発率が高い．外的要因より，いわゆるケロイド体質と表現されている内的要因が主な原因とされる．胸骨部，肩甲部，上腕など特定の部位に好発する．現在種々の研究が行われており[1)2)]，いずれは原因が解明され根本的治療法が見いだされると思われるが，現状では病状をうまくコントロールして緩解状態を維持させるという視点が必要である．

2 肥厚性瘢痕・ケロイドの治療方針

肥厚性瘢痕に対しては，まず炎症を持続させている原因を取り除くことが必要である．拘縮を伴っている場合はこれを解除する，埋没糸などの異物が原因であればこれを取り除くなど外科的治療が選択される．一方このような明らかな原因が見当たらない肥厚性瘢痕は保存的治療が第一選択となる．拘縮を伴わない肥厚性瘢痕であっても，保存的治療で改善が得られない場合，あるいは平坦化後も目立つ瘢痕が残ると判断されれば手術治療の適応になる．

ケロイドはあらゆる治療に抵抗を示し根治は難しい．まずは保存的治療を試みるが，効果発現にはかなり長期間を要する．手術治療を行う場合は，放射線治療の併用を前提とする．

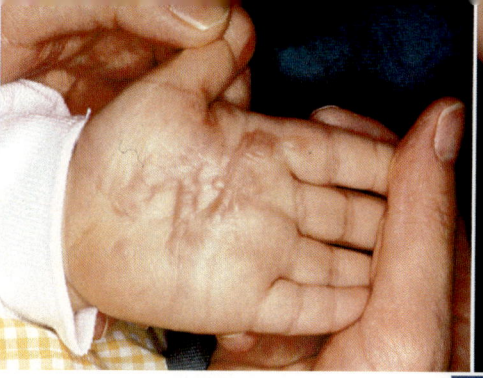

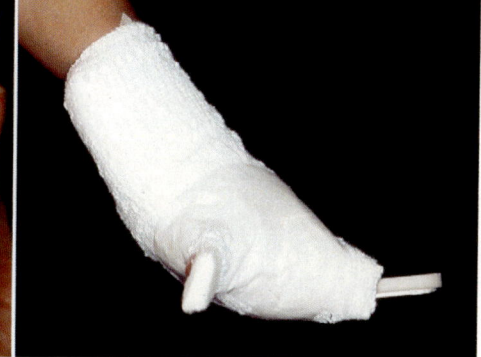

図1
a：1歳男児の手掌部熱傷後の拘縮を伴う肥厚性瘢痕
b：夜間のみ伸展圧迫固定を継続
c：1年半後

3 保存的治療

1. 圧迫固定，局所安静保持など

　肥厚性瘢痕に対しては，炎症を持続させている原因を取り除いた後，圧迫治療を行うことにより平坦化させることができる．ケロイドに対しても，圧迫は有効であるが，肥厚性瘢痕と比べて効果発現は乏しく，圧迫をやめるとすぐに元に戻る．圧迫方法として，接着剤のついた医療用スポンジ（レストン®など）を直接貼付し，上からサージカルテープで固定し押さえる．運動の制限を兼ねるには，スポンジの上に発泡スチロールが貼り合わされたフィックストン®がよい．さらに部位によってはこれらスポンジの上から包帯やサポーターを巻いたり，コルセットを装着させる．関節屈曲面は伸展位固定が望ましい（図1）．

　なお，肥厚性瘢痕化の予防にはサージカルテープで局所の皮膚の緊張を緩めておくだけでも効果的である．

　シリコンゲルシート貼付もケロイド，肥厚性瘢痕の痒みなどの自覚症状の改善に有効である[3]．ただし現時点では保険適応にはなっていない．シリコンゲルシートの作用機序として，保湿効果が言われている．シリコンゲルの代わりにハイドロコロイド被覆材も用いられる．硬い外板を持ったハイドロコロイド被覆材はハイドロコロイドの接着力を活かして固定と圧迫も兼ねることが可能であり，表皮形成後あまり日数を経ていない肥厚性瘢痕に使いやすい．

2. 薬物治療

　ステロイドの局所注射（局注）が代表的である．通常トリアムシノロン懸濁液をエピネフリン入りリドカイン液で希釈し，1回量およそ10 mg以内を2〜4週間ごとに病変の大きさに合わせて高圧注射器またはディスポーザブルのインシュリン皮内注射器にて局注する．局注は痛みが強いのでゆっくりと注入する．毛細血管拡張や皮膚の萎縮，色素脱出などの合併症に注意する．成人女性では月経不順をきたすこともあり，治療期間は妊娠を避けるよう指導する．

　ケロイドに対しても，根気強く1年間以上局注を継続すれば多くの症例で，自他覚症状ともに改善が得られるが，痛みに耐えられないなどの理由で途中挫折する症例が多い．治療は長期間を要するが，継続すればほぼ必ず改善することを患者さんに十分説明したうえで治療を開始する必要がある[4]．ケロイドはいったん平坦化しても再発する

ことは普通であり，その場合局注を再開する．ケロイドは決して完治するわけではなく，緩解の維持が治療目標になる．少しずつ注射間隔を延ばしていくのがこつである．ケロイド手術後の再発に対してもケナコルト局注を行う．

　ステロイド局注の痛みに耐えられない患者には，効果はやや劣るが，ベタメサゾンやフルドロキシコルチドなどのステロイド含有テープ剤を貼付する．テープ剤は圧迫療法と併用することも可能である．さらに熱傷後や採皮創などの広範囲な肥厚性瘢痕ではステロイド軟膏が塗布されるが，局注やテープ剤に比べると，自他覚症状の改善効果は少ない．

　内服治療としてトラニラストが使用される．トラニラストにはサイトカイン，種々のケミカルメディエーターの遊離抑制作用，コラーゲン合成抑制作用が報告されており，瘙痒や疼痛などの自覚症状改善に有効である[5]．ただし，長期間（3か月以上）服用しないと効果発現が得にくい．抗ヒスタミン剤も痒みに対する対症療法として使用される．

3. 放射線治療

　一般に放射線照射はケロイド切除手術後の再発予防に用いられるが，初期の小さなケロイドでは放射線単独照射も行われる．線源，線量などはケロイド手術後の治療と同じであり後で述べる．

4. 色素レーザー治療

　肥厚性瘢痕の治療や予防手段として，最近色素レーザーの照射効果が報告されている[6]．

4 手術治療

1. 肥厚性瘢痕

　機能的な拘縮がない場合でも，潜在的に拘縮が存在していることを念頭に置いて手術計画を立てる．術式は単純切除に拘縮解除および再拘縮予防のための局所皮弁を組み合わせるのが原則である．植皮は採皮部に新たな瘢痕を作ることになるので，やむを得ない場合に限る．

　皺の方向に平行な比較的幅の狭い肥厚性瘢痕は単純切除して縫縮する．瘢痕が皺を横切っている場合は，小さなZ形成をいくつか加えて向きを変える（図2）．瘢痕の切除だけで潜在的な拘縮が解除される場合，延長の必要はないのでZの一辺の長さは1cm未満にとどめる．長いと皮弁先端の血行が悪くなるばかりか，後の瘢痕がかえって目立ちやすい．またなるべく多くのZを入れたほうがよいが，丁寧に縫合しないと凹凸が目立つ．元の瘢痕の糸痕が目立つ場合，W形成術を行って糸痕を切除しながらジグザグ縫合するのも有効である．瘢痕の切除だけでは拘縮が残る場合は，拘縮の程度に応じた大きさのZ形成術で拘縮を解除する．

　瘢痕が広い場合，全切除は難しいが，拘縮を解除してその後伸展位圧迫固定を行えば，肥厚性瘢痕は平坦化し目立ちにくくなる．ただし，平坦化しても瘢痕自体は残るので，拘縮解除手術の際，皮膚に余裕のある範囲内で同時に目立つ瘢痕の可及的切除を行うとよい．そのためには，planimetric Z形成[7]やV-Y形成[8]などの局所皮弁が用いられる．

　あらかじめ肥厚性瘢痕周囲の健常部皮下にティッシュエキスパンダーを挿入しておき，少しずつ生理的食塩水を注入して皮膚を伸展させておいてから，瘢痕切除部を再建する方法も行われる．このようなティッシュエキスパンダーの使用は非常に有用であるが，二期的手術が必要で治療期間が延長すること，稀にエキスパンダーの露出，感染などの合併症が生じることが欠点である．また拘縮を伴った瘢痕を切除すると予想外に広い皮膚欠損が生じるのが普通であり，ティッシュエキスパンダーのみで再建を考える場合は大きい目のものを挿入するようにする．挿入部位，

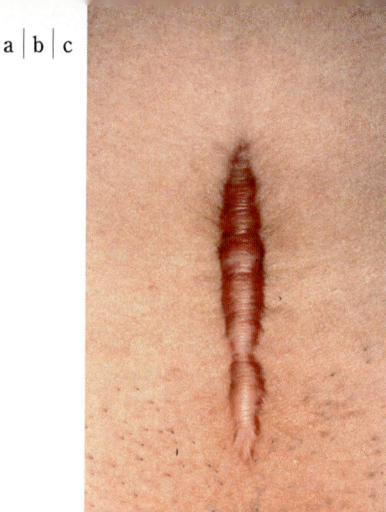

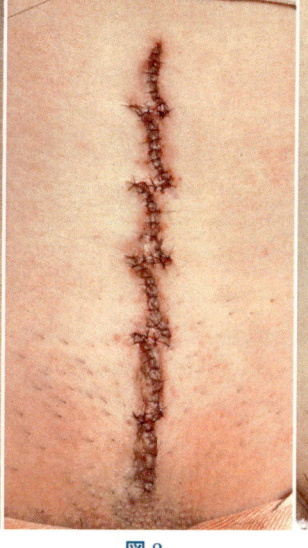

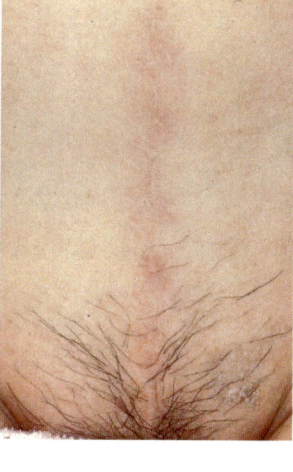

図2
a：37歳，女性．婦人科手術後の下腹部肥厚性瘢痕
b：肥厚性瘢痕を切除後，縫合時小さなZ形成術を数か所入れた．
c：術後1年．肥厚性瘢痕の再発はなく良好な結果が得られている．

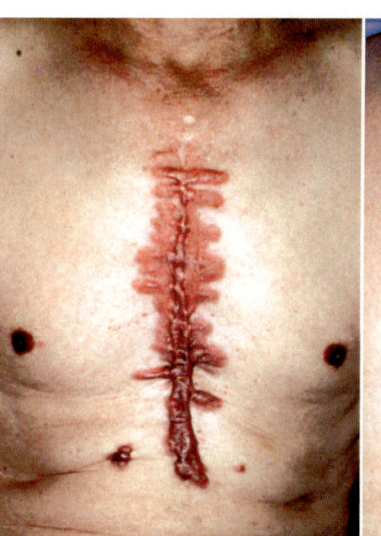

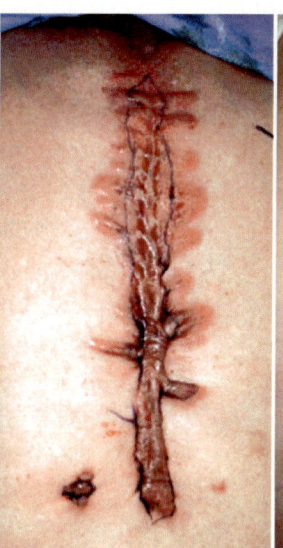

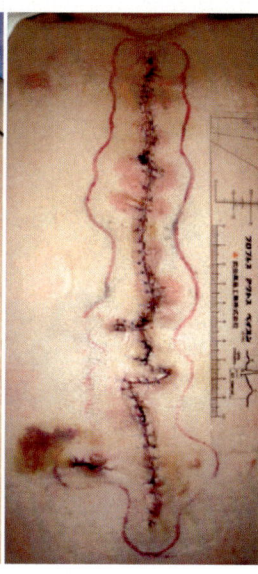

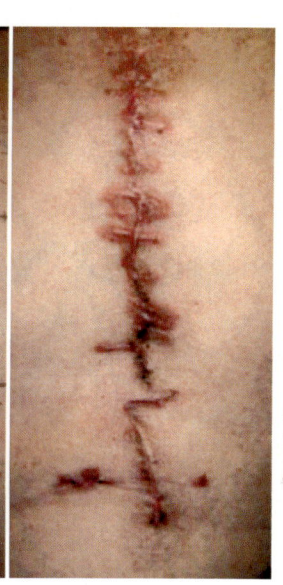

図3
a：74歳，男性．開胸術後のケロイド．手術瘢痕を越えてケロイドが拡大し，痛みが非常に強い．種々の保存的治療が無効のため紹介来院した．
b：下方のケロイドは全切除し，中上方は部分切除として，1か所Z形成術を加えた．
c：術後20Gyのβ線を5分割照射した．
d：術後7か月．自覚症状は全く消失し，満足できる結果が得られている．今後経過観察を続け，再発，増悪傾向が認められれば，ステロイド局注を予定している．

皮膚切開線の決定に当たっても拘縮解除，瘢痕切除後の皮膚欠損の大きさ，位置，形状を想定しておく必要がある．

拘縮が高度の場合は植皮を行わざるをえないが，瘢痕全部を植皮に置き換えるか，拘縮解除により生じた欠損部だけに植皮を行うかは，個々の症例で利点欠点を考慮して決定する．

術後の縫合瘢痕は，成熟するまでは創縁に加わる緊張のため日数の経過とともに少しずつ幅が広がる．この瘢痕幅の開大を予防するために，瘢痕

が成熟するまで3〜6か月間，伸縮性のないサージカルテープによる減張固定を行う．植皮部に関しては伸展させた状態での圧迫固定を厳重に行う．

2. ケロイド

ケロイドは肥厚性瘢痕と異なり，切除しても放射線療法を併用しない限り再発する．従って自覚的，他覚的症状が強く，患者が望む場合，術後の放射線治療を前提として手術を行う．比較的小さく創縁に緊張があまりかからないで縫縮可能な場合は全切除するが，緊張が強くなる場合は周囲のケロイドを残してくりぬき切除を行う(図3)

術後数日後に放射線治療を開始する．線源としてはβ線が主に使用されている．照射量は20 Gy未満では再発率が高く，20 Gyを超えると副作用が増すので，我々の施設では20 Gyを5回に分割して照射している．照射後に色素沈着が生じることがあるが，通常経過とともに軽減する．放射線照射により一定期間ケロイド再発が抑止されるが，日数の経過とともに再発率が高くなる[9]．従って術後2年以上の長期フォローアップが必要である．再発が認められても，早期にステロイドの局注などの保存的治療を行うことで，ケロイドの増悪を食い止めることができ，術前より良好な状態を維持することは可能である．なお，ケロイドの放射線治療により癌発生率が増大したという明らかなエビデンスは報告されていないが，理論的発癌の可能性については否定できないので，先に述べた再発の可能性と併せて，治療開始前に十分なインフォームドコンセントが必要である．

3. 高度肥厚性瘢痕

胸部や下腹部に生じる高度な肥厚性瘢痕は，ケロイドとのボーダーラインに位置するものと思われる．高度肥厚性瘢痕には保存的治療があまり効を奏さないので，切除手術と連続Z形成術を組み合わせる方法で治療するが，普通の肥厚性瘢痕

と比べ再発率が高い．しかし，切除術後放射線治療を行うことで，ケロイドと異なりほぼ完全に再発が予防できる．この場合の照射線量はケロイド手術後に比べ少ない照射線量(16 Gy程度)でも有効である．ただし，放射線治療の併用が必ずしも必須ではないので，その適応は慎重に決められなければならない．

（鈴木茂彦）

文献

1) 鈴木茂彦ほか：ケロイドの発生メカニズム―私たちはこう考える．日皮会誌，**114**：2030-2035, 2004.
2) Naitoh M et al：Gene expression in human keloids is altered from dermal to chondrocytic and osteogenic lineage. *Genes to Cells*, **10**：1081-1091, 2005.
3) Chan KY et al：A randomized, placebo-controlled, double-blind, prospective clinical trial of silicone gel in prevention of hypertrophic scar development in median sternotomy wound. *Plast Reconstr Surg*, **116**：1013-1020, 2005.
4) Muneuchi G et al：Long-term outcome of the intralesional injection of triamcinolone acetonide for the treatment of keloids in Orientals. *Scand J Plast Reconstr Surg Hand Surg*, **40**：111-116, 2006.
5) 難波雄哉ほか：ケロイドおよび肥厚性瘢痕に対するトラニラストの臨床評価．熱傷，**18**：30-45, 1992.
6) Liew SH et al：Prophylactic treatment of deep dermal burn scar to prevent hypertrophic scarring using the pulsed dye laser：a preliminary study. *Ann Plast Surg*, **49**：472-475, 2002.
7) Suzuki S et al：Versatility of Modified Planimetric Z-Plasties in the treatment of Scar with Contracture. *Br J Plast Surg*, **51**：363-369, 1998.
8) Suzuki S et al：Proposal for a new comprehensive classification of V-Y plasty and its analogues：the pros and cons of inverted versus ordinary Burow's triangle excision. *Plast Reconstr Surg*, **98**：1016-1022, 1996.
9) Norris JE：Superficial X-ray therapy in keloid management：a retrospective study of 24 cases and literature review. *Plast Reconstr Surg*, **95**：1051-1055, 1995.

すぐに役立つ日常皮膚診療における私の工夫
G. ありふれた皮膚疾患のベスト治療と私の工夫

5 毛孔性苔癬

Abstract 毛孔性苔癬は，上腕や大腿伸側の毛孔一致性角化性丘疹を特徴とする遺伝性角化症である．小児期に発症し，思春期に最も目立つようになる．尋常性魚鱗癬やアトピー性皮膚炎，顔面毛嚢性紅斑黒皮症をしばしば合併する．最近，本症の汎発例で，責任遺伝子が第18染色体短腕に局在する*LAMA1*であることが示された．*LAMA1*はラミニンを形成するペプチドの一つであるラミニンα1鎖をコードする．ラミニンは毛包を含む上皮組織，血管，神経などの基底膜面に広く分布する．この汎発例では，これらの組織でラミニンα1分子が欠損していた．通常の毛孔性苔癬でも本遺伝子が関与しているか，今後の検索が必要である．毛孔性苔癬の治療は，サリチル酸ワセリンや尿素軟膏など角質軟化剤の外用が基本で，紅斑がみられるときはステロイド薬の外用を併用する．入浴して皮膚を浸軟させ，スポンジでこすって毛孔性角栓を除去することも実際的な方法である．

Key words 毛孔性苔癬(lichen pilaris)，尋常性魚鱗癬(ichthyosis vulgaris)，顔面毛嚢性紅斑黒皮症(erythromelanosis follicularis faciei)，ラミニンα1(*LAMA1*)

1 はじめに

毛孔性苔癬(lichen pilaris)は，上腕や大腿伸側の毛孔一致性角化性丘疹を特徴とする遺伝性角化症である．丘疹の周囲には種々の程度の紅斑を伴うことがある．アトピー性皮膚炎，尋常性魚鱗癬，顔面毛嚢性紅斑黒皮症などを合併することが多い．本症の臨床所見をまとめ，最近明らかになった本症の候補遺伝子について解説する．また，治療と対処法について述べる．

2 臨床所見

四肢伸側に対称性に，毛包一致性の灰白色角化性丘疹を認める(図1)．丘疹は円錐形で，ときに中心に小膿疱を認める．密集した丘疹を触れたときのザラザラした感触は「おろし金様」と形容される．また，これらの丘疹や膿疱の頂点に毳毛を確認できることがある．しばしば，角化した毛孔の周囲に紅斑を認める．紅斑の程度はさまざまであるが，軽度のものが多い(図2)．紅斑が強いものは lichen pilaris rubrum と呼ばれる．通常，自覚症状はないが，ときに軽度の瘙痒を訴える．

上腕伸側と大腿伸側が好発部位で，次いで臀部に好発するが，稀に体幹にもみられる．10歳以前に発症することが多く，10代に入って増悪傾

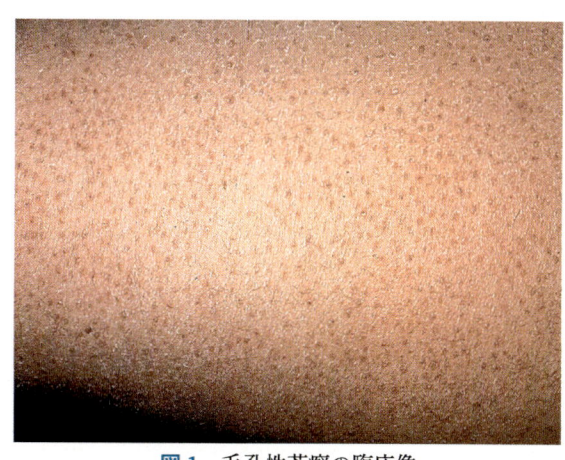

図1 毛孔性苔癬の臨床像
上腕伸側の毛孔一致性角化性丘疹．紅斑を伴わない例

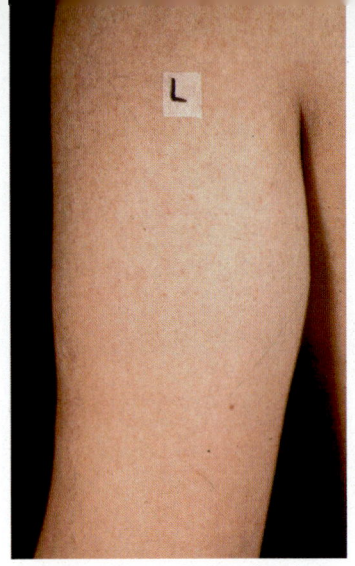

図2 毛孔性苔癬の臨床像
上腕伸側の毛孔一致性角化性丘疹．紅斑を伴う例

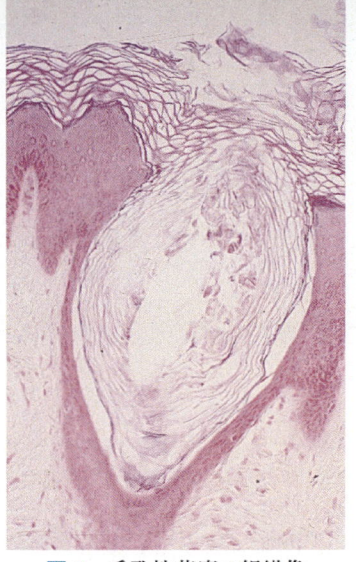

図3 毛孔性苔癬の組織像
尋常性魚鱗癬を合併した例．毛漏斗と毛包内腔の拡大および角栓の形成（HE染色）

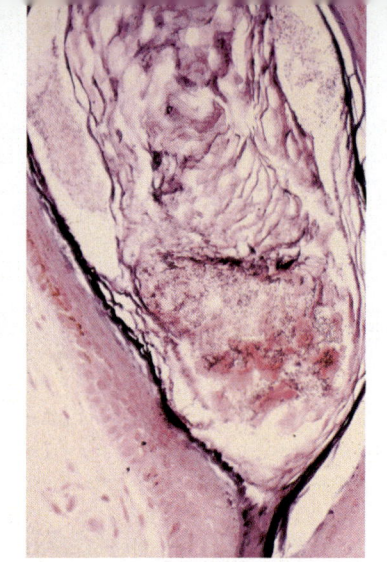

図4 毛孔性苔癬の組織像
毛包内には多数のグラム陽性球菌が認められる（グラム染色）

向を示し，思春期に最も悪化する．20代以降は加齢とともに軽快する．夏季に軽快傾向をみることが多い．

3 病理組織

毛漏斗部と毛孔内部の著明な開大がみられる（図3）．毛囊内には角質を充満し，毳毛を認めることもある．尋常性魚鱗癬を合併する例では，毛包間表皮の角層が肥厚し顆粒層は菲薄化している．毛孔周辺の真皮に軽度の炎症性細胞浸潤がみられる．グラム染色では毛囊内にグラム陽性球菌がみられる（図4）．これは常在菌で，培養では表皮ブドウ球菌が検出されることが多い．

4 病因

常染色体優性遺伝を示すが，浸透率は低いものと思われる．

第18染色体短腕の一部(18p11)の欠失で筋萎縮，手の関節炎，漏斗胸とともに毛孔性苔癬を生じることが知られていた[1]．最近，汎発型の毛孔性苔癬と眉毛瘢痕性紅斑(ulerythema ophryogenes)を合併する例[2]でも18p11.3の欠失が認められ，この部位に局在する遺伝子LAMA1との関連が注目されている．LAMA1はラミニンを形成するペプチドの一つであるラミニンα1鎖をコードする．ラミニンは毛包を含む上皮組織のほか，血管，神経などの基底膜部に広く分布する．この汎発例では，LAMA1遺伝子が欠失し，皮膚組織ではラミニンα1分子の発現がみられなかった[2]．

この汎発例を通常の毛孔性苔癬と同一の範疇に属するものと考えてよいか問題である．この汎発例では四肢のみならず体幹と顔面にも広範に皮疹がみられ，紅斑を伴っていた[3]．顔面と体幹に皮疹が分布していたことは通常の毛孔性苔癬とは異なる．しかし，体幹に毛孔性角化がみられる例は稀ではあるが存在する．また，この例の顔面の皮疹は，両側眉毛部の紅斑を伴う瘢痕と，両耳前部から頬部にみられた紅斑を伴う毛孔性角化性丘疹であった．眉毛部の紅斑を伴う瘢痕は眉毛瘢痕性紅斑と考えられるが，このものは毛孔性苔癬に稀に合併することが知られている．また，耳前部や頬部の皮疹は，我が国ではしばしばみられる顔面毛囊性紅斑黒皮症（図5）によく似ている．すなわちこの汎発例は，毛孔性苔癬とその合併症の特徴を持った汎発型と考えられる．これらのことを勘案すると，この汎発例は毛孔性苔癬の重症型と考えてよいものと思われる．今後の通常の毛孔性苔癬に対する遺伝子解析の結果が期待される．

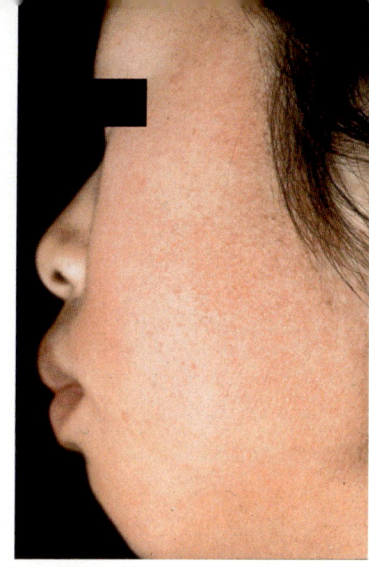

図5　顔面毛嚢性紅斑黒皮症の臨床像
左耳前部から左頬部の色素沈着を伴う紅斑．毛孔一致性角化性丘疹もみられる．

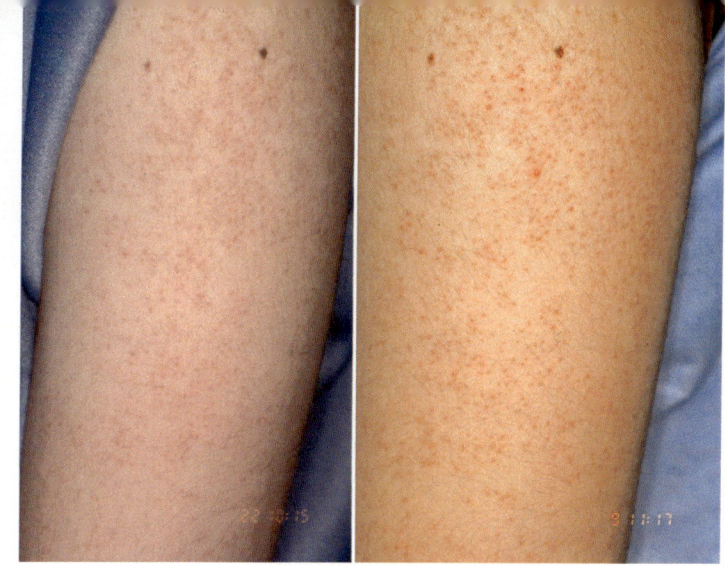

a｜b

図6　毛孔一致性角化性丘疹，上腕伸側
a：活性型ビタミン D_3 外用前の臨床所見
b：活性型ビタミン D_3 外用3週間後の臨床所見
毛孔一致性角化性丘疹の改善傾向を認める．

5 合併症

　毛孔性苔癬はしばしば尋常性魚鱗癬やアトピー性皮膚炎に合併する．また，Noonan症候群（cardio-facial-cutaneous syndrome），腎不全，prolidase欠損症，Down症候群などに合併する．副腎皮質ステロイドやリチウムの全身投与時に発症することもある．

　顔面毛嚢性紅斑黒皮症(図5)を合併することも多いが，顔面毛嚢性紅斑黒皮症は本症が顔面を侵襲したもので，毛孔性苔癬の部分症とする考えもある．しかし，顔面毛嚢性紅斑黒皮症は男児に好発することや，毛孔性苔癬と合併しない例もあることから独立疾患とする考えが妥当と思われる．今後，遺伝子検索が進めば異同が明確になるものと考えられる．

6 治　療

　角質溶解作用を期待して10％サリチル酸ワセリン，10％または20％尿素軟膏の外用を行う．紅斑がみられるときはステロイド薬の外用を併用する．活性型ビタミン D_3 の外用も行われ，ときに有効である(図6)．

　これらの外用治療と並行して，ステロイドの外用で炎症をとった後，入浴して皮膚を浸軟させ，スポンジでこすって毛嚢角栓を除去することが実際的な方法ではないかと考える．最近，ピーリングが有効との話を聞くが筆者自身は確認していない．

（三橋善比古）

文　献

1) Horsley SW, Knight SJ, Nixon J et al：Del(18p) shown to be a cryptic translocation using a multi-probe FISH assay for subtelomeric chromosome rearrangements. J Med Genet, **35**：722-726,1998.
2) Zouboulis CC, Stratakis CA, Gollnick HP et al：Keratosis pilaris/ulerythema ophryogenes and 18p deletion：is it possible that the LAMA1 gene is involved？ J Med Genet, **38**：127-128, 2001.
3) Nazarenko SA, Ostroverkhova NV, Vasiljeva EO et al：Keratosis pilaris and ulerythema ophryogenes associated with an 18p deletion caused by a Y/18 translocation. Am J Med Genet, **85**：179-182, 1999.

すぐに役立つ日常皮膚診療における私の工夫
G. ありふれた皮膚疾患のベスト治療と私の工夫

6 コリン性蕁麻疹

Abstract コリン性蕁麻疹は入浴などの温熱負荷，運動や精神的な緊張など発汗を伴う刺激により誘発される多発性小型膨疹を特徴とする．発汗に伴う膨疹形成にはマスト細胞由来のヒスタミンの関与が推定されているものの，その膨疹形成機序は一様でない．近年，汗成分に対する即時型アレルギーを有し，発汗時の発汗障害により真皮への汗成分の漏出をきたし膨疹を生じると考えられるタイプと，汗アレルギーはないが自己血清中に膨疹形成因子が存在し，発汗がなんらかの機序でこの因子の膨疹形成を誘発すると考えられるタイプを区分することが提唱された．治療の第一選択は抗ヒスタミン薬であるが，多くの場合，特に中等症以上の症例では，抗ヒスタミン薬の効果が不十分である．こうした症例では抗ヒスタミン薬に加えて抗コリン薬あるいはステロイドの併用や，入浴や運動による減感作が奏効する場合がある．

Key words 運動誘発試験(exercise challenge test)，自己汗皮内テスト(autologous sweat-skin test)，自己血清皮内テスト(autologous serum-skin test)，抗ヒスタミン薬(antihistamins)，抗コリン薬(anti-cholinergic drugs)，減感作(desensitization)

1 はじめに

コリン性蕁麻疹は入浴などの温熱負荷，運動や精神的な緊張など発汗を伴う刺激により誘発される蕁麻疹で，通常，紅斑を伴う多発性の小膨疹としてみられる．2005年に作成された日本皮膚科学会の蕁麻疹・血管浮腫の治療ガイドラインでは，コリン性蕁麻疹は「II 特定刺激ないし負荷により皮疹を誘発することができる蕁麻疹」のなかに独立した病型として分類されている[1]．

2 疫学・臨床症状および診断

コリン性蕁麻疹は特発性蕁麻疹，物理性蕁麻疹に次いで頻度が高く，蕁麻疹全体の3.8%を占めるとされる[2]．10～20歳代に最も多くみられ，男女間に大きな差はみられない．有病率については，宮城県下の中学・高校生144,074名に対するアンケート調査では0.13%にコリン性蕁麻疹がみられたとの報告がある[3]．一般的にアトピー性皮膚炎患者に比較的よくみられるとされる．皮疹は年余にわたってみられ，罹病期間は2～30年(平均6年)とされる．

運動や入浴など体温の上昇，発汗に伴い，紅斑を伴う小型の膨疹が主として上肢，体幹に多発する(図1)．熱い食餌や香辛料の摂取による発汗も誘因となる．初対面の人との会話など精神的な緊張も誘因となることがある．通常，膨疹は1～2時間以内に消退するが，運動や入浴など日常生活上不可欠な誘因にて症状が出現するため患者のQOLの低下は大きいと考えられる．また，冬季に症状が悪化し，夏季に症状が軽減する場合をしばしば経験する．

通常は膨疹出現時に痒みを訴えるが，膨疹が多数出現する患者では皮疹の出現前にチクチクした刺激感や灼熱感を訴える．ときに日常生活に支障をきたすほどの刺激感を訴えることもある．眩暈，頭痛，悪心を伴うことがあるが，ショック症状，呼吸困難や腹痛を伴うことは稀である．

コリン性蕁麻疹の診断は，問診により先記のような誘因を聴取すること，臨床的に発汗時に誘発される比較的小型の多発性膨疹を確認すればそれほど困難ではない．発汗を伴う程度の運動負荷にて膨疹を誘発できれば診断は確定する．運動負荷はトレッドミルがよいが，階段の昇降による運動負荷でも十分である．運動負荷により誘発されることから食物依存性運動誘発アナフィラキシーとの鑑別を要すが，食物依存性運動誘発アナフィラキシーでは通常の大型膨疹がみられる点で異なる．また特定の食物負荷後の運動負荷にて発症し，運動負荷のみでは誘発されないことから鑑別できる．コリン性蕁麻疹と運動誘発アナフィラキシーの異同は定かでない．小型の膨疹の形態からはアドレナリン性蕁麻疹との鑑別が必要である．アドレナリン性蕁麻疹では膨疹の周囲に白暈を伴うこと，運動負荷で誘発されないことから鑑別するが，鑑別困難な症例もあると思われる．補助的診断法として，アセチルコリンの皮内投与(50～100 μg/ml を 0.05～0.1 ml)にて投与局所に衛星膨疹を誘発するアセチルコリン誘発試験があるが，この試験の陽性率は必ずしも高くないようである[4]．

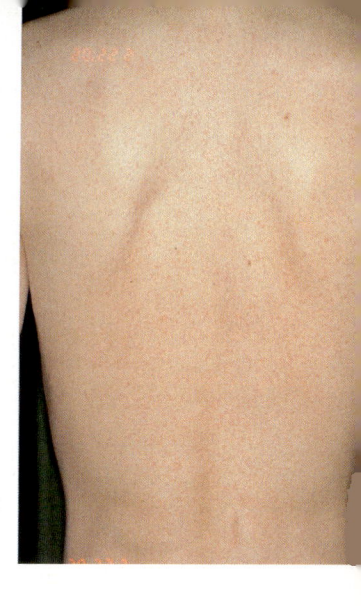

図1 運動負荷にて誘発された多発性小膨疹

3 病態生理と検査

体温の上昇および精神的な緊張など発汗をきたす条件で，発汗に伴い膨疹が誘発されるという臨床的観察から発汗と膨疹の関連が検討されてきた．エクリン汗腺における汗の分泌はコリン作動性神経により誘導されることから，コリン作動性神経のメディエーターであるアセチルコリンがかかわっていると考えられた．実際，アセチルコリンを皮内投与すると約30％の患者で投与部位の周辺に小型衛星膨疹が出現する[5]．この衛星膨疹は発汗部位に一致すると考えられる．この膨疹形成が抗コリン薬により抑制されることは，コリン性蕁麻疹におけるアセチルコリンの関与を支持するものである[5]．一方，皮疹部でマスト細胞の脱顆粒がみられること，皮疹の誘発により血漿中のヒスタミン値の上昇がみられることから，膨疹の形成にはヒスタミンが主要なメディエーターとして関与していることも推定される[6]．アセチルコリンと膨疹の形成の関連に関しては，アセチルコリンがラットマスト細胞からヒスタミン遊離を起こすとの報告もみられ[7]，アセチルコリンが直接マスト細胞を活性化する可能性も考えられる．

発汗が膨疹をきたす機序に関して，Aokiらはコリン性蕁麻疹の患者に汗の皮内投与を行うと膨疹反応がみられる場合が多いことを明らかにし，汗の成分に対する即時型アレルギー反応により膨疹が生じるとする機序を提唱した[8]．また後天性無汗症の患者にコリン性蕁麻疹がみられたとの報告も相次ぎ[9]～[11]，汗の皮膚表面への輸送障害のため汗成分が真皮内に漏出し，抗原として即時型アレルギーを惹起するためと推定されている[12]．

一方，堀川らはコリン性蕁麻疹患者に自己汗を用いた皮内テストと自己血清の皮内テストを行った結果，約半数の症例で自己血清の皮内テストが陽性になること，特に汗に対して即時型アレルギーを示さない患者群で陽性になることを明らかにし，コリン性蕁麻疹はその病態から2つのタイプに分類できることを提唱した[13]．すなわち，汗過敏症を示し，アセチルコリンにより衛星膨疹を認めるタイプと，汗過敏症はないが，自己血清による皮内テストが陽性になるタイプで，前者は毛孔に一致しない膨疹を呈し，後者は毛孔一致性の

表1 コリン性蕁麻疹の治療に用いられる主な抗ヒスタミン薬・抗アレルギー薬

抗ヒスタミン薬（第1世代抗ヒスタミン薬）		
一般名	代表的な商品名	用法
ジフェンヒドラミン	ベナ，レスタミン	内服1日2～3回
クロルフェニラミン	ポララミン	内服1日1～4回
		注1日1回5 mg皮下・筋・静注
ヒドロキシジン	アタラックス	内服1日2～3回
ホモクロルシクリジン	ホモクロミン	内服1日3回
プロメタジン	ピレチア	内服1日1～3回
クレマスチン	タベジール	内服1日2回
シプロヘプタジン	ペリアクチン	内服1日1～3回
メキタジン	ニポラジン，ゼスラン	内服1日2回
抗アレルギー薬（第2世代抗ヒスタミン薬）		
一般名	代表的な商品名	用法
ケトチフェン	ザジテン	内服1日2回
アゼラスチン	アゼプチン	内服1日2回
オキサトミド	セルテクト	内服1日2回
エメダスチン	ダレン，レミカット	内服1日2回
抗アレルギー薬（第3世代抗ヒスタミン薬）		
一般名	代表的な商品名	用法
エピナスチン	アレジオン	内服1日1回
エバスチン	エバステル	内服1日1回
セチリジン	ジルテック	内服1日1回
フェキソフェナジン	アレグラ	内服1日2回
ベポタスチン	タリオン	内服1日2回
オロパタジン	アレロック	内服1日2回
ロラタジン	クラリチン	内服1日1回

膨疹を示すとされる．前者の膨疹形成機序は，汗成分に対する即時型アレルギーが基本にあり，発汗時の発汗障害により真皮への汗成分の漏出をきたしアレルギー反応により膨疹を生じると考えられる．後者の膨疹形成機序は，血清中に膨疹形成因子が存在し，発汗がなんらかの機序でその因子の膨疹形成を誘発すると考えられる．しかし，毛孔一致性膨疹形成の機序は明らかでない．

重症なコリン性蕁麻疹患者の中で，皮疹の誘発時に脳波異常がみられた症例報告があり[14]，中枢神経系の異常がコリン性蕁麻疹の悪化要因として疑われる場合もある．

4 治療

病態生理の項目で述べたようにコリン性蕁麻疹の膨疹形成にはマスト細胞の脱顆粒により遊離されるヒスタミンの関与が推定されているものの，その膨疹形成機序は一様でないことを念頭に病態解析を行い，患者ごとに治療計画を立てることが必要となる．可能であれば運動誘発試験，アセチルコリン誘発試験[4]，発汗テスト[9]，自己汗皮内テスト[4]，自己血清皮内テスト[15]，を実施する．これらの検査により，自己汗アレルギータイプと自己血清因子タイプの判別を行う．重症例では場合によっては脳波検査[14]も必要である．

1. 薬物療法

第1選択薬としては，抗ヒスタミン薬あるいは抗ヒスタミン作用を有する抗アレルギー薬を使用する（表1）．ケトチフェン（ザジテン®）やセチリジン（ジルテック®）の有効性が確認されている[7]．しかし，これらの抗ヒスタミン薬の効果は軽症例では十分みられるものの中等症以上では多くの症例で不十分である．

抗ヒスタミン薬にて効果が十分得られない場合，第2選択薬として抗コリン薬を併用している．抗コリン薬としては硫酸アトロピンや臭化ブチルスコポラミン（ブスコパン®）30 mg/日（分3）の有効例が報告されている[11)16)]．この際，第1世代の抗ヒスタミン薬は抗コリン薬との併用は禁忌であるため，併用には第2世代以降のいわゆる抗アレルギー薬を選択する必要がある．特に汗に対する即時型アレルギーを示し，かつ発汗障害がみられる症例で，抗ヒスタミン薬単独の効果が不十分な症例では試みる価値がある．汗による即時型アレルギーがなく自己血清による皮内テストが陽性を示す重症例で，抗ヒスタミン薬の効果が不十分な場合はステロイドを併用する．プレドニン10〜15 mg/日にて開始し，効果が不十分であればメチルプレドニゾロンの点滴を行うと症状は改善する場合がある．

発汗障害を示す症例では汗孔部の角化がみられるとされており，尿素製剤やサリチル酸外用剤の有用性が指摘されている[11)]．

そのほか，運動が誘因となるコリン性蕁麻疹症例にプロプラノロール（β-blocker）が有効であったとの報告があるが，アドレナリン性蕁麻疹との異同の判定は困難である．極めて重篤なコリン性蕁麻疹患者で発疹誘発時に脳波異常が検出される場合，催眠鎮静剤（ジアゼパム）が症状の軽減に有効であったとの報告がある[14)]．

2. 減感作療法

入浴や運動を負荷する減感作療法が奏効する場合がある．抗ヒスタミン薬を内服併用しながら，入浴時にお湯をかぶったり，軽度の運動をして毎日発汗を促す．汗の成分に対する即時型アレルギーを示す症例では自然な減感作が起こる，あるいは発汗障害に対しては毎日の発汗により発汗障害が改善される可能性が考えられる．

3. 心理的アプローチ

精神的緊張が主たる誘因となる場合は，リラクゼーションを心がけるなど心理的アプローチが症状の軽減につながることも期待される．また，抗不安薬などの内服も試みる価値のある治療法である．

（森田栄伸）

文 献

1) 秀 道広ほか：蕁麻疹・血管性浮腫の治療ガイドライン作成委員会：蕁麻疹・血管性浮腫の治療ガイドライン．日皮会誌，**115**：703-715, 2005.
2) Champion RH：Urticaria：then and now. *Br J Dermatol*, **119**：427-436, 1988.
3) 近江徹広，無江季次，田村 弦ほか：宮城県下の中，高校生におけるコリン性じんま疹の疫学的検討．アレルギー，**33**：447-453, 1984.
4) 堀川達弥，福永 淳：コリン性蕁麻疹における汗アレルギーと自己免疫の関与．臨皮，**58**：39-43, 2004.
5) Black AK, Champion RH：Urticaria. in Textbook of Dermatology, Blackwell Science Publications, 1998.
6) 森田栄伸：物理性蕁麻疹．最新皮膚科学大系第3巻，中山書店，2002.
7) Fantozzi R, Masini E, Blandina P et al：Release of histamine from rat mast cells by acetylcholine. *Nature*, **273**：473-474, 1978.
8) Adachi J, Aoki T, Yamatodani A：Demonstration of sweat allergy in cholinergic urticaria. *J Dermatol Sci*, **7**：142-149, 1994.
9) Kay DM, Maibach HI：Pruritus and acquired anhydrosis：two unusual cases. *Arch Dermatol*, **100**：291-293, 1969.
10) Itakura E, Urabe K, Yasumoto S et al：Cholinergic urticaria associated with acquired generalized hypohidrosis：report of a case and review of the literature. *Br J Dermatol*, **143**：1064-1066, 2000.
11) Kobayashi H, Aiba S, Yamagishi T et al：Cholinergic urticaria, a new pathogenic concept：hypoidorosis due to interference with the delivery of sweat to the skin surface. *Dermatology*, **204**：173-178, 2001.
12) 足立 準：コリン性蕁麻疹．日臨皮会誌，**52**：

106-109, 1997.
13) Fukunaga A, Bito T, Tsuru K et al：Responsiveness to autologous sweat and serum in cholinergic urticaria classifies its clinical subtypes. *J Allergy Clin Immunol*, **116**：397-402, 2005.
14) 原田俊英, 山村有美, 石崎文子ほか：てんかん発作と脳波異常を合併したコリン性蕁麻疹について. *BRAIN and NERVE*, **53**：863-868, 2001.
15) 秀 道広, 亀好良一：慢性蕁麻疹の自己血清皮内テスト. 臨皮, **58**：66-71, 2004.
16) Ujiie M, Shimazu T, Natsuga K et al：Severe cholinergic urticaria successfully treated with scopolamine butylbromide in addition to antihistamines. *Clin Exp Dermatol*, **31**：588-602, 2006.

すぐに役立つ日常皮膚診療における私の工夫
G. ありふれた皮膚疾患のベスト治療と私の工夫

7 凍瘡

Abstract 凍瘡は一般的には'しもやけ'と呼ばれ，かつては冬期に学童に多くみられたが，最近は暖房設備の充実や温水器の普及により減少してきている．原因は凍瘡のできやすい体質があり，外気温が5℃以下で生じやすい．手足が紫紅色に腫れ上がる樽柿型と多型滲出性紅斑型との2つの臨床型がある．前者は小児に多く後者は成人にみられ，瘙痒が強く夜間布団に入ってから痒みが増強する傾向がある．凍瘡の治療は外用薬として皮膚の血液循環を促すヘパリン類似物質がある．全身的にはビタミンEの内服薬と血液循環をよくする漢方薬が使われる．しかし基本的には凍瘡にならないよう予防対策が重要で，保温と寒冷回避の防寒をモットーとし，体質改善に努める．

Key words 凍瘡(pernio, chilblain)，寒冷曝露(cold exposure)，凍傷(cingelatio, frostbite)，防寒(protection against the cold)，末梢循環不全(eripheral circulatory insufficiency)

1 凍瘡の基礎知識[1]

1. 凍瘡とは

初冬から初春にかけて手指や足趾，耳介，鼻の先端など体の末梢部が痛痒さを伴い赤く腫れた状態になる皮膚の末梢循環不全である．進行すると水疱や潰瘍を生じる．年齢的には幼稚園から小，中学生に多く発生し，性別では女性に多くみられる．成人や高齢になってもみられる場合はほかの全身性疾患との鑑別が必要なことがある．氷点下の低温で生じる'凍傷'とは異なり，凍瘡は寒冷のため十分な酸素が皮膚に供給されないための皮膚表面の血流のうっ血状態である．'凍傷'は熱傷と同じで極端な低温により体の組織が破壊されてしまうもので，凍瘡は極端な低温では起こらず，血行障害が治れば元どおりの皮膚に戻る．

2. 凍瘡の背景と誘因

最近は暖房設備が整い生活環境が改善され，凍瘡になる人は減ってきた一方，深刻な凍瘡に悩んでいる人の来院もみられる．外気温が4〜5℃，日較差10℃前後で発症しやすいといわれている．凍瘡にはなりやすい'体質'があり，末梢での血液の循環をうまく調整できない'体質'と考えられ，家族性もみられる．さらに一度凍瘡になると回復に時間がかかり潰瘍などに進展するケースも少なくない．寒冷曝露が第一の原因であるが，寒冷のみで発症するのでなく，その増悪因子として湿気がある．具体的には雪遊び，水遊びなどをしてぬれたままにしていると，その水分の蒸発とともに手の表面の温度を冷やし血行が悪くなる．同様に手足に汗をかいたまま放っておいても水分の気化とともに体温が奪われ凍瘡ができやすくなる．湿気の多い地方では乾燥した地域に比べて凍瘡になりやすいと言われる．

2 凍瘡の症状

寒冷刺激を受けやすい耳介，頬，鼻尖，指趾，手背，足底に好発する浸潤の強い暗紫紅色紅斑を生じる．学童期に多く指趾全体がびまん性に発赤，腫脹する樽型(図1)と思春期以降の小豆大前後の滲出性紅斑が多発する多形滲出性紅斑型とを

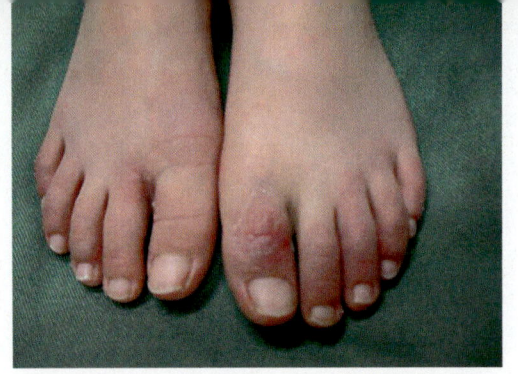

図1　4歳，女児の足の樽型凍瘡

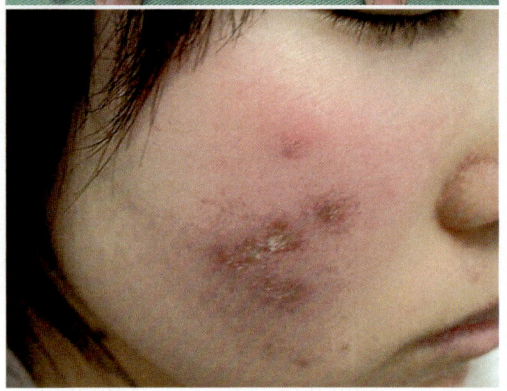

図2　14歳，女子中学生の手(a)と顔面(b)の凍瘡

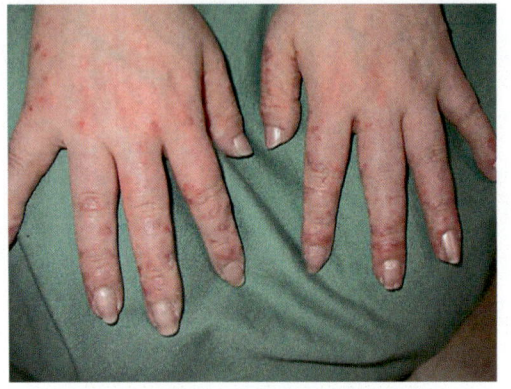

図3　24歳，SLE患者の凍瘡様皮疹

区別する．両者が同時に存在することも少なくない．ときに水疱や浅い潰瘍を形成する(図2)．温めると瘙痒の激しさを増す特徴があり痛みも訴える．

通常成長とともに出現しなくなるが，成人や暖かくなっても治らない季節外れの凍瘡には次に挙げるような別の疾患の可能性がある．念のために自己免疫疾患のスクリーニング検査をしたほうがよい．

3　試みるべき検査

成人の場合，血算，抗核抗体，抗SS-A抗体，γ-グロブリンなどをチェックする[2]．凍瘡はありふれた病気であり，中等症から重症で病院を受診され，膠原病などの採血検査をした患者の多くは問題ないという結果になる．しかし中には，特に高齢の方で鑑別疾患に次に挙げる凍瘡様皮疹をきたす基礎疾患が見いだされる場合もあるので，念のために検査をしたほうがよいと思われる．つまり凍瘡の症状が長引く場合や変な季節にできた場合には皮膚科的に採血検査をするのが肝要である．

4　鑑別診断で想起すべき疾患

凍瘡に似た症状を示す疾患と末梢循環不全をきたす疾患を挙げる．

1．凍瘡様ループス

中年から高齢女性に多く凍瘡の既往もある．冬期に増悪する角化性紅斑で円盤状エリテマトーデス(DLE)の一亜型と考えられる．抗核抗体，RA因子，血沈亢進，γ-グロブリン高値などの所見を呈する．

2．シェーグレン病や全身性エリテマトーデス(SLE)など

冬期にしばしばレイノーを伴い凍瘡様皮疹を生ずる．2月にSLEの活動期でみられた凍瘡様皮疹(図3)を示す．混合結合織病では指のソーセー

ジ様腫脹が特徴的皮疹としてみられる．

3．クリオグロブリン血症

寒冷により点状出血，斑状紫斑ないし手指の浮腫性腫脹，壊疽などを生ずる．血液中クリオグロブリンの証明，血液粘稠度が増している．

4．ループスペルニオ

サルコイドーシスの皮膚病変の一つで，冬期に限らず夏季にも出現する．自覚症状はない．組織学的にサルコイドーシスの所見をみる．

5．血液疾患

骨髄異形成症候群(MDS)に合併する凍瘡様皮疹(図4)．MDSや慢性骨髄単球性白血病などの白血化状態において白血球の異常な増加が血液粘稠度の上昇をきたし，凍瘡様の皮疹の報告が散見される．

6．レイノー症状

寒冷もしくは感情によって誘発される指の再発性虚血性発作で血管のスパズムによる．種々の全身性疾患の部分現象であることが多い．

7．肢端紫藍症

両側四肢末端に，特に手指にチアノーゼの色調と冷感があり慢性に持続する．腫脹感やこわばりを伴うが，痛みや潰瘍形成はない．若い女性にみられ寒い季節に増強することが多い．

5 凍瘡の治療

主たる治療は外用療法である．
(1) 軽症の場合はヘパリン類似物質(商品名：ヒルドイド軟膏，ヒルドイド・ソフト)やビタミンE軟膏(商品名：ユベラ軟膏)を外用する．
(2) (1)の外用だけで不十分の場合には，炎症を抑えるために副腎皮質ホルモン剤外用を併用する．血液循環をよくするビタミンE(ユベラ錠50 mg；1日6錠，分3)や漢方薬(当帰四逆加呉茱萸生姜湯)の併用内服を勧めている．1997年岡山大学で開催されたシンポジウム「西洋医学と漢方の接点」にて，筆者は教室より当帰四逆加呉茱萸生姜湯の使用経験を発表した[3]．その内容は13例の凍瘡患者に使用したところ自他覚的な著明改善4例，改善7例，不変2例であり増悪したものはなかった．薬が苦い，臭い，飲みづらいという感想があったが全体としてなんとなくぽかぽかして温かくなるという意見が聞かれ，ジンジンやシビレに良好な結果であった．レイノー症状にもサーモグラフィーで追跡したところ皮膚温の上昇がみられたことより，筆者は成人の，特に高齢の方の凍瘡には漢方を好んで処方している．
(3) さらに重症で水疱や皮膚潰瘍を形成している場合には，潰瘍治療剤外用をガーゼに塗布して局所の処置を行う．しかしながら本疾患では治療よりも次に挙げる予防に重点がある．

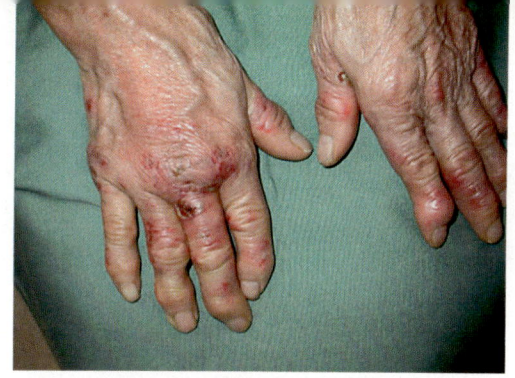

図4 76歳，女性の骨髄異形成症候群にみられた凍瘡様皮疹

6 凍瘡の予防

1．家庭での注意

水仕事は温水で行い，手をぬらしたら乾いたタオルでよくふくようにする．ぬれたままや生乾き

にしておくと，残留する水分の蒸発で手の表面の温度が下がり血行を悪くし凍瘡の誘因となる．入浴時には手足をマッサージし末梢の血流を促す．具体的には2つの洗面器に水とお湯を満たし交互に手や足を2〜5分間浸して自律神経を鍛える方法が役立つ．さらに日ごろから血行をよくするクリームや前述の外用薬で入念なマッサージを習慣とするとよい．しかしながら，凍瘡になってしまってから過激なマッサージをするのはかえって炎症症状を強めてしまうので注意が必要である．

2．保温の心がけ

凍瘡になりやすい'体質'の人は，予防が第一である．寒くなる季節を迎える前から手袋をはめ，靴下を履き，耳当てや帽子，マフラー，靴など工夫して，直接寒冷に曝露されないように気をつける．洋服は厚手のものを1枚着るより，薄手の服を重ね着したほうが温かく，脱いだり着たりがしやすいため体温調節も容易である．下着は毛糸やウールの素材が望ましく，靴下はきつく締めつけるものは血行不良を招くので避ける．また戸外で遊ぶ場合も，雪遊びやスキーなどの際は乾いた布で汗や雪をよくふきとることを勧める．防水の手袋や長靴の中の靴下も湿っているとじきに冷えるので，着替えを用意しまめに取りかえたほうがよい．また外出時は懐炉などを持ち歩き，随時缶コーヒーなどの温かい飲み物をとることで，体温の上昇を心がける．凍瘡になりやすい'体質'はこうした予防でかなり防ぐことができるので，諦めてしまわず積極的に予防に励んでほしい．また小児に対しては身近な大人が気をつけることがポイントとなる．

3．食事のバランス

十分な栄養を取り血行をよくすることも大切であり，食事は蛋白質やビタミンEを含むもの（胚芽米，緑黄色野菜など）をしっかり食べることを心がける．温かいスープなどで体温を保持することも有益だが，アルコールはかえって血流を増し痒みを増強させるので注意を要する．

4．適度な運動

運動能力を高めることも血液の流れをよくすることにつながる．凍瘡の学童も寒いからといって家に閉じこめず，体を動かして遊ばせることが重要である．寒冷曝露時の血流回復能力の低下が凍瘡の原因ではあるが，鍛錬によりこうした体質の改善も期待できる．さらに寒いからといって凍瘡の部分をストーブなどで温めすぎると逆に炎症を強め，症状を長引かせるので注意が必要である．

（妹尾明美）

●　●　●　**文　献**　●　●　●

1) 林　伸和：凍瘡．最新皮膚科学大系16巻，中山書店，東京，pp222-223，2003．
2) 石川　治：凍瘡．今日の皮膚疾患治療指針第3版，医学書院，東京，pp446-447，2002．
3) 妹尾明美：凍瘡，レイノーに対する当帰四逆加呉茱萸生姜湯の有用性．岡山医誌，**109**：76，1997．

すぐに役立つ日常皮膚診療における私の工夫
G．ありふれた皮膚疾患のベスト治療と私の工夫

8 肝 斑

Abstract 肝斑の成因にはいまだ定説がなく，一般的には，症状悪化因子の除去と対症療法が行われているにすぎない．筆者は，皮膚の'こすりすぎ'によるバリア破壊と物理的過刺激による炎症が，肝斑の成因として重要な役割を演じていると考えている．従って，最も本質的な肝斑の治療法は，皮膚を'こすらない'ようにするように患者指導することであると考える．'こすらない'生活習慣が身につけば，その患者の肝斑は二度と再発しない．もちろん，症状悪化因子の除去や対症療法を行うことは有効であるが，もしそれによって患部のバリア破壊がひどくなるようなことがあれば，肝斑は増悪するので，治療上十分な注意が必要である．なお，肝斑には，レーザーやフラッシュライト（IPLなど）治療は原則的に禁忌である．

Key words 肝斑(melasma)，保存療法(conservative treatment)，トラネキサム酸(tranexamic acid)，ダーモスコピー(dermoscopy)，患者教育(patient education)

1 肝斑をめぐる混乱

ある先生は「肝斑には○○が効く」と言う．別の先生は「○○は肝斑には効果がない．△△がよい」と言う．聞いているほうはどういうことなのかさっぱり分からない．同じ疾患の治療に対して，どうして正反対の意見が述べられるのか．この混乱の原因は，肝斑の成因がはっきりしないこと，また，各医師がただ自分の症例の経験を語っているにすぎないことにあると考えられる．肝斑の治療を考える場合には，'肝斑の成因に関する深い理解'と'各治療法の作用機序に対する正しい知識'が必要である．

2 肝斑の成因

1．肝斑の成因と症状増強因子（表1）

肝斑の成因は'こすりすぎ'による慢性過刺激性バリア破壊と物理的過刺激による慢性炎症性色素沈着症と考えられる[1]．だから肝斑は下に硬い骨がある特定部位(頬骨部・前額・上口唇など)に好発する．

また，肝斑は，紫外線やホルモンなどの各種症状増強因子の影響を受けて濃くなる．これらの因子を避けることは重要である．ただし，こうした症状増強因子は，肝斑だけでなく，あらゆる表皮性色素沈着症(雀卵斑・老人性色素斑・炎症後色素沈着など)の症状を増強するので，肝斑に特異的な症状増強因子ではない．また，時間がたって症状増強因子の影響が小さくなると(例えば日焼けがさめてくると)肝斑は薄くなる．これを肝斑の病状が改善したと誤解しないことが重要である．

表1 肝斑の成因と症状増強因子

＜肝斑の成因＞
　慢性バリア破壊と慢性過刺激（こすりすぎ）
　による炎症性色素沈着症

＜肝斑の症状増強因子＞
　日焼け（紫外線）
　妊娠（女性ホルモン）
　など

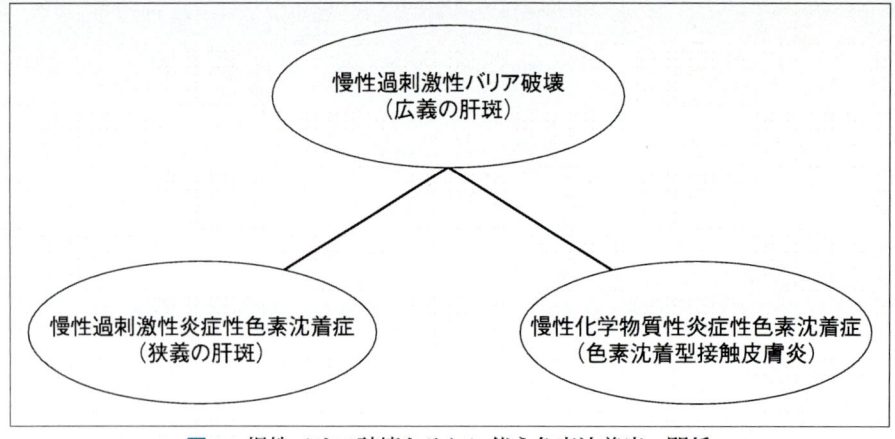

図1 慢性バリア破壊とそれに伴う色素沈着症の関係

2. 慢性過刺激性バリア破壊の概念 (図1)

肝斑と色素沈着型接触皮膚炎の関係が問題となる．ある物質に対するアレルギー反応によって炎症が生じ，その結果色素沈着をきたしたものを，色素沈着型接触皮膚炎と呼ぶが，不思議なことに，その分布範囲は肝斑の好発部位と一致する．ある化粧品が原因物質であるならば，その化粧品を塗った範囲全体に発症しそうなものだが，その発症部位は肝斑と同じ「頬骨部」である．同じ化粧品を塗っても，発症する部分としない部分があり，発症する部位は肝斑と同じく頬骨部であることから，色素沈着型接触皮膚炎には，その成立要件の一つに，慢性過刺激(こすりすぎ)による表皮バリア破壊が存在すると考えられるのである．筆者は図1のように，こすりすぎによる慢性過刺激性バリア破壊(広義の肝斑と呼ぶ)があり，そこに特定の化学物質が作用して炎症を起こして色素沈着をきたしたものが色素沈着型接触皮膚炎であり，単に繰り返しのこすりすぎという物理的刺激によって生じた炎症性色素沈着症がいわゆる肝斑(狭義の肝斑)であると考えている．

3 肝斑の治療

肝斑の治療には，症状増強因子を抑える治療(症状を軽減する治療)と，根本療法(成因をなくす治療)がある点に注意しなければならない．

1. 症状を軽減する治療

1) 遮 光

紫外線は，肝斑を含むあらゆる表皮色素沈着症の症状悪化因子であるから，避けるにこしたことはない．ただし，紫外線は肝斑の疾患としての本質になんら影響を与えているわけではないので，日焼けで悪化した肝斑は日焼けがさめれば元に戻る点を忘れてはならない．また，日焼け止めを強く擦り込んで，またそれをこすって落とすことによって，表皮のバリア破壊が悪化して肝斑が増悪する可能性もあるので，その使用方法には注意を要する．

2) 内服薬

トラネキサム酸(トランサミン®ほか)内服は，肝斑に確実に効果がある[2)3)]唯一の薬剤である．後述のように，筆者もこれを愛好している．そのほかにビタミンC・E[4)]や漢方の内服[5)]が試みられているが，筆者の経験ではその効果は小さい．

3) 外用薬

ハイドロキノンはメラニン生成を抑制するということで，外用剤として広く用いられている．また，トレチノイン(all-trans retinoic acid)は，表皮のターンオーバーを促進することでメラニンの排出を促す[6)]と言われる．しかし，どちらも皮膚に対する刺激性があり，特にバリア破壊の生じている肝斑病変部に塗った場合には，発赤・カサカサ感が出やすいので使いにくい．易刺激性を緩和するために，ハイドロキノンとトレチノインにステ

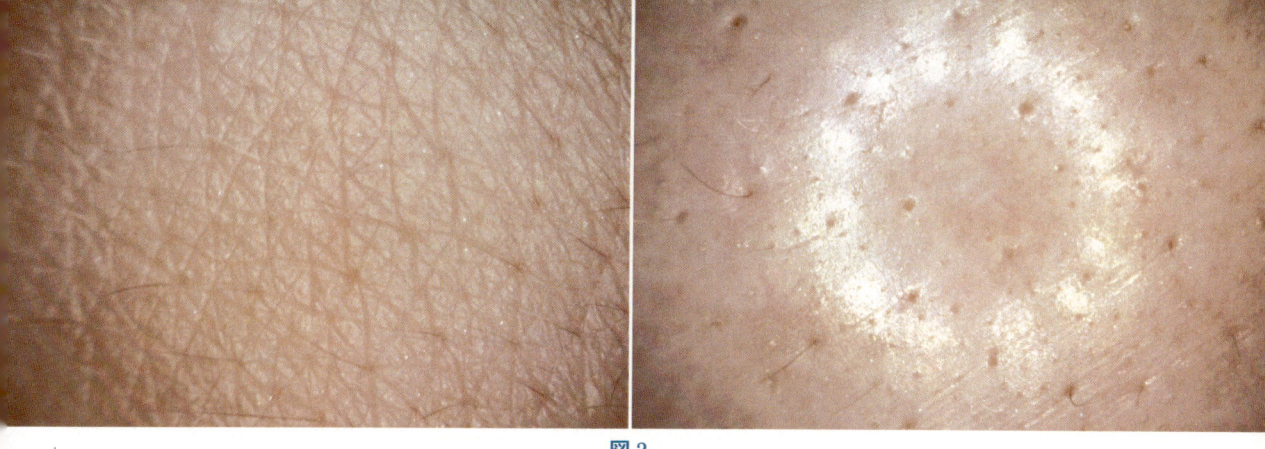

図2
a：正常顔面皮膚のダーモスコピー像（無偏光モード）．皮溝と皮丘が観察される．
b：頬骨部肝斑病変部のダーモスコピー像（無偏光モード）．皮溝と皮丘が消失して平坦化している．照明が反射してリング状に写っている．

ロイドを混合した「3者混合外用薬」が，海外ではよく用いられている[7)8)]が，日本では販売されていない．そのほか，アルブチン[9)]・甘草エキス[10)]・ビタミンCローションなどが用いられるが，それらの効果は限定的である．

　筆者の考えでは，これら外用薬は，使用するのは差し支えないが，あくまでも症状を軽減する対症療法であり，肝斑の病態そのものをなにも変えていない点に十分留意すべきである．また，外用薬の刺激で皮膚の炎症症状が強くなると，色素沈着が生じ，肝斑が悪化する可能性もあるので注意が必要である．筆者は肝斑にはこれら外用薬を一切使用していない．

4）ケミカルピーリング

　ケミカルピーリングの歴史については，松永[11)]，Brody[12)]の文献に詳しい．当初，肝斑にはグリコール酸ピーリング[13)]がよいということで盛んに施行されたが，最近では乳酸[14)15)]の使用が増えてきている．ケミカルピーリングは，メラニン量の増えた表皮を薄くするのであるから，肝斑に対して即時的な治療効果が得られる．しかし，肝斑病変部のバリア破壊を助長してしまう可能性があるので注意を要する．筆者は肝斑患者にピーリングを行うことはない．

5）レーザー・フラッシュライト治療

　レーザーやフラッシュライト（IPLなど）治療は，肝斑に対して禁忌である．いったんは色素の除去効果が得られても，必ず高度の炎症性色素沈着をきたし，治療前よりも症状悪化する．逆に，色素沈着をきたさない程度の弱めの出力で治療すれば，今度は治療効果が得られない．

2．肝斑に対する根本療法

1）肝斑の原因（こすりすぎ）を避けること

　肝斑の根本原因は'こすりすぎ'による表皮のバリア破壊と考えられる．女性は，多数の化粧品を塗りそれを剥ぎ取るという作業を毎日繰り返している．男性に肝斑が少ないのは，この作業を行わないからである．肝斑の病変部位をダーモスコピーで観察すると（偏光モードでなく，無偏光モードのほうが見やすい），顔面の他部位と比べて皮溝・皮丘などの「肌のキメ」が失われてすり減っているのが明らかになる（図2）．この'皮膚がすり減っている'ことを十分患者に認識させたうえで，毎日の洗顔などの手順を一つ一つ丹念に見直していく「患者指導」を行うことが，肝斑の根本療法となる．

2）筆者の方法（葛西式保存療法）

　筆者は，上述の，顔をこすらないように患者指導していくことと，トラネキサム酸内服（1日量500 mg／分2）を組み合わせて，肝斑の治療を行っている．患者には1か月に1回通院してもらい，スキンケアに対するちょっとしたアドバイスを重

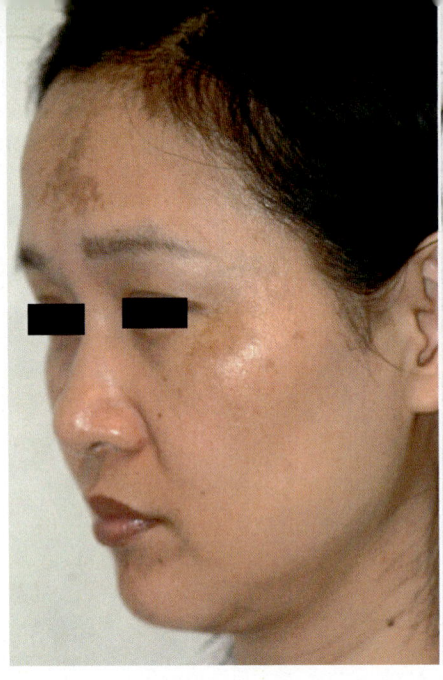

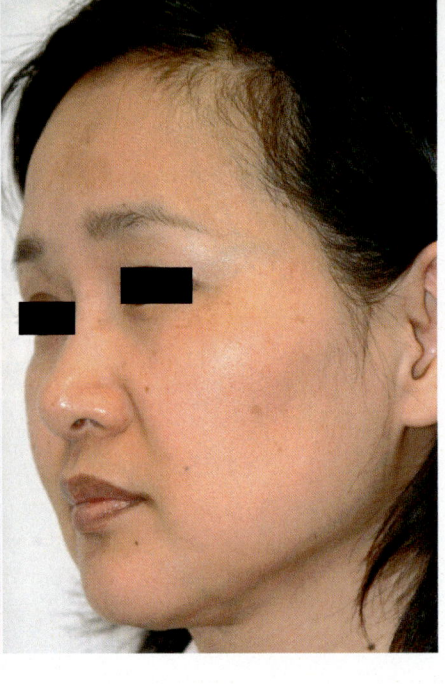

図3 症例1 頬骨部・前額部肝斑
　a：治療前
　b：保存療法6か月

ねながら，正しい皮膚の取り扱いの習慣を身につけてもらうようにしている．通院をしている間に，希望に応じて，老人性色素斑や雀卵斑に対するレーザーまたはフラッシュライト治療を行ったり，皺に対する注入療法やRF（高周波電流）治療を行う場合もあるが，肝斑に対してはあくまでもこの「保存療法」が重要であることを忘れないようにしてもらっている．

筆者の経験では，治療開始1か月目から患者は既に効果を実感でき，6か月目には肝斑は半減する例が多い．治療の継続期間は，患者と医師の話し合いによって自由に決めればよい．治療終了後の再発例はあるが，治療を再開すればまた速やかに症状改善する．治療終了後も，皮膚を愛護的に取り扱う生活習慣が身についていれば，再びバリア破壊をきたして肝斑が再発することはないと考えられる．事実，治療終了後も長期間肝斑の再発をみない患者が多い．本法が肝斑の根本療法と呼べるゆえんである．

4 症　例

1. 症例1

47歳，女性．頬骨部・前額部肝斑（図3-a）．トラネキサム酸内服（1日量500 mg／分2）と，顔をこすらないようにする「保存療法」のみ行い，6か月（図3-b）でかなりの改善を得た．さらに治療中である．

2. 症例2

41歳，女性．頬部肝斑（図4-a）．同様の保存療法を行い23か月（図4-b），肝斑は消失し，治療終了とした．

3. 症例3

40歳，女性．頬部肝斑（図5-a），同様に保存療法を行い35か月（図5-b），肝斑は消失し，治療終了とした．なお，期間中に鼻根部の黒子は炭酸ガスレーザーで1回治療し，ほとんど跡形なく除去された．

5 おわりに

肝斑の治療は，その成因がはっきりしていないこともあり，まだ各治療者が暗中模索を行っている状態で，決定的なものがない．筆者は，'こすりすぎ'による皮膚のバリア破壊が，肝斑の成因

図4
症例2　頬部肝斑
　a：治療前
　b：保存療法23か月

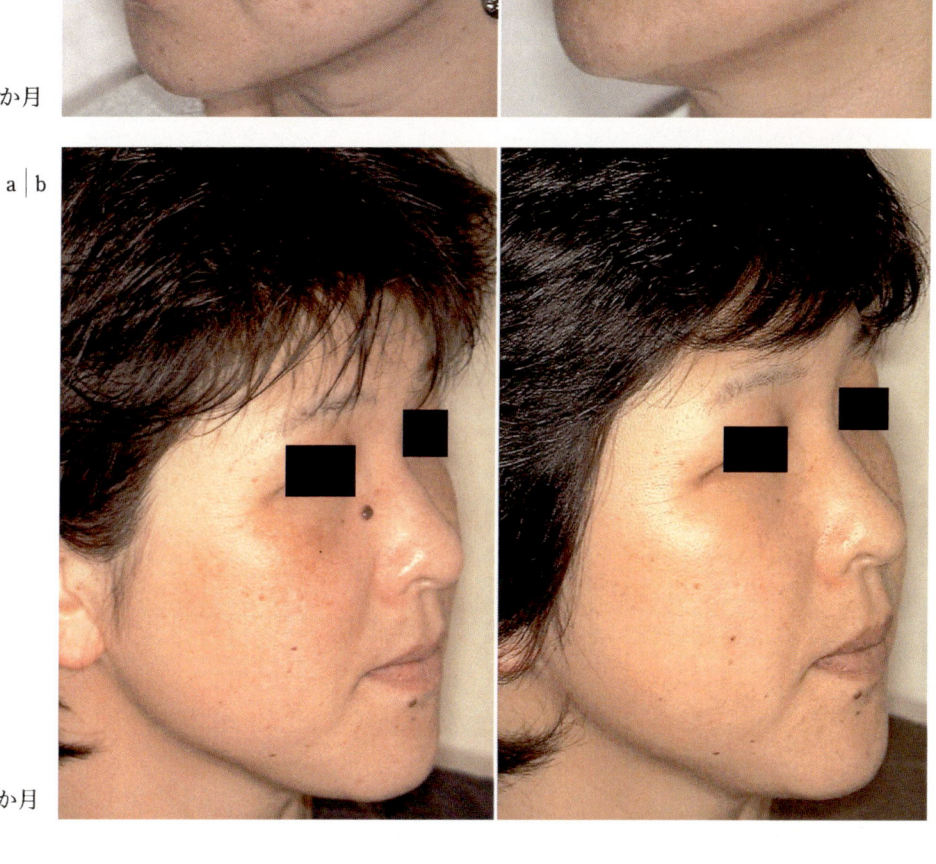

図5
症例3　頬部肝斑
　a：治療前
　b：保存療法35か月

として重要な役割を演じていると考え，トラネキサム酸内服療法に加え，患者に顔を'こすらない'ように生活指導を行うことで，比較的良好な成績をあげている．

（葛西健一郎）

参考図書

1) 葛西健一郎：シミの治療，文光堂，東京，2006.

文　献

2) 松永佳世子：肝斑の治療．皮膚臨床，**44**：1269-1272, 2002.
3) 前田憲寿：トラネキサム酸．*MB Derma*, **98**：35-42, 2005.

4) ビタミンE, C配合剤臨床研究班：顔面色素沈着症に対するビタミンEとビタミンCの配合剤および単味剤の治療効果. 西日皮膚, **42**：1024-1034, 1980.
5) 宮本雅人, 吉田貞夫, 中嶋 弘：補中益気湯による肝斑の治療経験. 新薬と臨床, **44**：213-218, 1995.
6) Kimbrough-Green CK, Goldfarb MT, Ellis CN et al：Topical retinoic acid (tretinoin) for melasma in black patients：a vehicle controlled clinical trial. *Arch Dermatol*, **130**：727-733, 1995.
7) Kligman AM, Willis I：A new formula for depigmenting human skin. *Arch Dermatol*, **111**：40-48, 1975.
8) Torok HM, Jones T, Rich P et al：Hydroquinone 4％, Tretinoin 0.05％, Fluocinolone Acetonide 0.01％：a safe and efficacious 12-month treatment for melasma. *Cutis*, **75**：57-62, 2005.
9) Maeda K, Fukuda M：Arubtin：mechanism of its depigmenting action in human melanocyte culture. *J Pharmacol Exp Ther*, **276**：765-769, 1996.
10) 原本 泉, 溝口昌子：油溶性甘草エキス配合クリームの肝斑に対する臨床評価. 西日皮膚, **57**：601-608, 1995.
11) 松永佳世子：ケミカルピーリングとは. 皮膚科診療プラクティス11 ケミカルピーリングとコラーゲン注入のすべて, 文光堂, 東京, pp2-5, 2001.
12) Brody HJ, Monheit GD, Resnik SS et al：A history of chemical peeling. *Dermatol Surg*, **26**：405-409, 2000.
13) Lim JTE, Tham SN：Glycolic acid peels in the treatment of melasma among Asian woman. *Dermatol Surg*, **23**：177-179, 1997.
14) 畑 三恵子：乳酸. 皮膚科診療プラクティス11 ケミカルピーリングとコラーゲン注入のすべて, 文光堂, 東京, pp41-48, 2001.
15) Sharquie KE, Al-Tikreety MM, Al-Mashhadani SA：Lactic acid as a new therapeutic peeling agent in melasma. *Dermal Surg*, **31**：149-154, 2005.

すぐに役立つ日常皮膚診療における私の工夫
G. ありふれた皮膚疾患のベスト治療と私の工夫

9 血管拡張性肉芽腫

Abstract

血管拡張性肉芽腫は臨床的に比較的多く遭遇する疾患であるが，長径1cmを超える大きいものや，手指，手掌など手術しにくい部位に発生することも稀ではない．今回はステロイド軟膏の外用剤後，腫瘍茎部を結紮する治療法を示す．比較的簡便な方法であるので，特に手指や手掌に生じた場合，臨床的に診断に問題がない症例では極めて有用である．また，血管拡張性肉芽腫は無色素性悪性黒色腫との診断が重要である．肉眼的に診断の困難であった指腹の症例に対して，切除後オープントリートメントを試みた例を供覧した．切除後単純縫縮が困難な手指例では，試みる価値のある治療選択肢の一つと考える．

Key words

手術(surgery)，ステロイド軟膏(steroid ointment)，結紮(ligation)，治療法(therapy)
血管拡張性肉芽腫(granuloma teleangiectaticum)，オープントリートメント(open treatment)

1 はじめに

血管拡張性肉芽腫は小児，青年に多く，外傷を契機に発生することが多い．頭，顔，手(指，掌)に好発し，真の腫瘍というよりも反応性血管増殖による疾患と考えられている[1]．半球状ないし有茎性の結節を呈し，易出血性である．本症は肉眼的に悪性黒色腫やエクリン汗孔腫，エクリン汗孔癌などと紛らわしい臨床像を呈することがある[2)3]．診断の疑わしい例では，切除をして病理学的診断を行う必要がある．

治療法としては，手術療法が再発も少なく，病理組織学的診断も得られるので第一選択肢であるが，腫瘍が大きく単純縫合が困難な場合も多く，手指や手掌では手術による機能障害を起こす可能性がある．本稿では血管拡張性肉芽腫の各種治療について概説し，手指や手掌の血管拡張性肉芽腫に対して極めて有用なステロイド軟膏の外用療法後に茎部を結紮する方法[4]と手術療法(オープントリートメント)を紹介し，その利点および実際のポイントを中心に述べる．

2 血管拡張性肉芽腫の治療と選択

1. ステロイド外用療法

0.2%フルオシノロンアセトニドクリームの1日2回の外用で有用な報告[5]はあるが，1か月以上の外用が必要である．初期病変では強力なステロイド軟膏の密封包帯法が試みられる[1]．しかし，直径1cm以上の大きさになると，腫瘍の増大は抑制できるが，完治させることは困難である．しかし，ステロイドの血管収縮作用により，易出血性はなくなる[5]ので，手術や結紮療法前の補助的療法として有用と考えられる．

2. 液体窒素療法による凍結療法[6]

液体窒素を綿棒に含ませ，凍結を行う治療法である．簡便であるので，臨床診断が確実なら，麻酔が不要なので，乳幼児においては第一選択肢である．しかし，比較的小さいものでも，数回の治療が必要である．ときに治療が刺激になり，かえって増大したり，出血したりすることがあるの

```
デルモベート軟膏®を外用貼付
    ↓約1週間後
局所麻酔後貼付基部に一針かけて結紮
    ↓約1週間後脱落確認後
抜糸
```

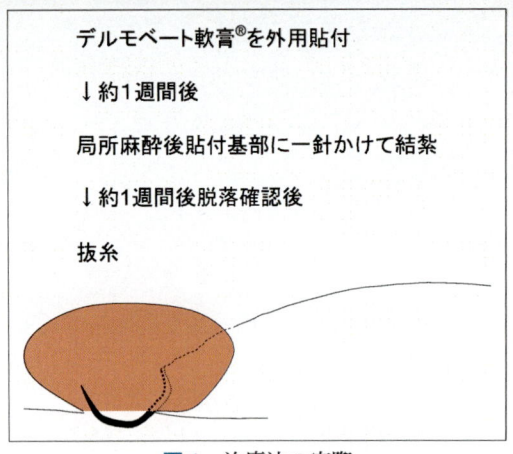

図1　治療法の実際

が難点である．

3. モノエタノールアミンオレイン酸を用いた硬化療法[7]

注射器を用いて腫瘍局所に注入する方法である．量が少なければ問題はないが，硬化剤が病変部表面から漏れた例では，疼痛や病変部の腫脹・知覚低下がみられるので注意が必要で，経験を要すると思われる．

4. 電気メスによる凝固法

腫瘍の隆起部を通常の電気メス焼灼するのは，血管拡張性肉芽腫では出血のコントロールが難しいとされる．しかし，ループ電極などを用いて茎部を削ぐように切除し，残存した茎部はボール電極を用いると再発が少ない[6]．局所麻酔が必要である．

5. 炭酸ガスレーザーによる治療[6]

局所麻酔下に腫瘍表面から腫瘍を蒸散し，必要に応じて茎部の下の真皮内まで蒸散する．深部を蒸散しなければ瘢痕は目立たないが，再発は多いとされる．腫瘍基部を切断してから，残存部を蒸散することも可能である．電気メスによる治療より優れるとされるが，高額な機器が必要である．

6. ステロイド外用後結紮療法（図1）

デルモベート軟膏®を外用貼付約1週間後1%キシロカインで局所麻酔後，茎部に一針かけて3-0ナイロン糸または4-0ナイロン糸で結紮する．

1）具体的な症例（表1）

症例1：初診時，母指基部に12×12×8mm大の結節を認めた（図2-a，b）．

治療経過：デルモベート軟膏®の外用3日後，易出血はなくなった（図2-c，d）．外用9日後，茎部の長径は12mmから9mmに縮小し，有茎性になってきたため（図2-e，f），局所麻酔下に茎部に一針かけて結紮した（図2-g）．

結紮5日後に脱落し，7日後に抜糸を行った．創部は良好である（図2-h，i）．以後，8か月間再燃はみられない．

症例2：初診時，左母指腹側に15×10×5mm大の表面にびらんを伴う鮮紅色の有形性結節を認める（図3-a，b）．易出血性である．

治療経過：デルモベート軟膏®の外用を行ったところ，易出血性はなくなり，5日後に軽度縮小傾向がみられた．10日後にはさらに縮小した（図3-c）．デルモベート軟膏®外用20日後，皮内局所麻酔下に茎部に一針かけて結紮した．5日後には結紮した糸とともに脱落し，抜糸の必要はなかった（図3-d）．以後，6か月間再燃はない．

表1

症例	年齢	性	部位	前治療	初診時の大きさ	外用期間	脱落までの期間
1	58	女	右母指基部	液体窒素	12×12×8 mm	9日	5日
2	54	男	右母指腹側	なし	15×10×5 mm	20日	5日
3	26	男	右母指腹側	デルモベート外用	12×8×5 mm	2日	7日*

*ミイラ化したので基部からハサミでカット

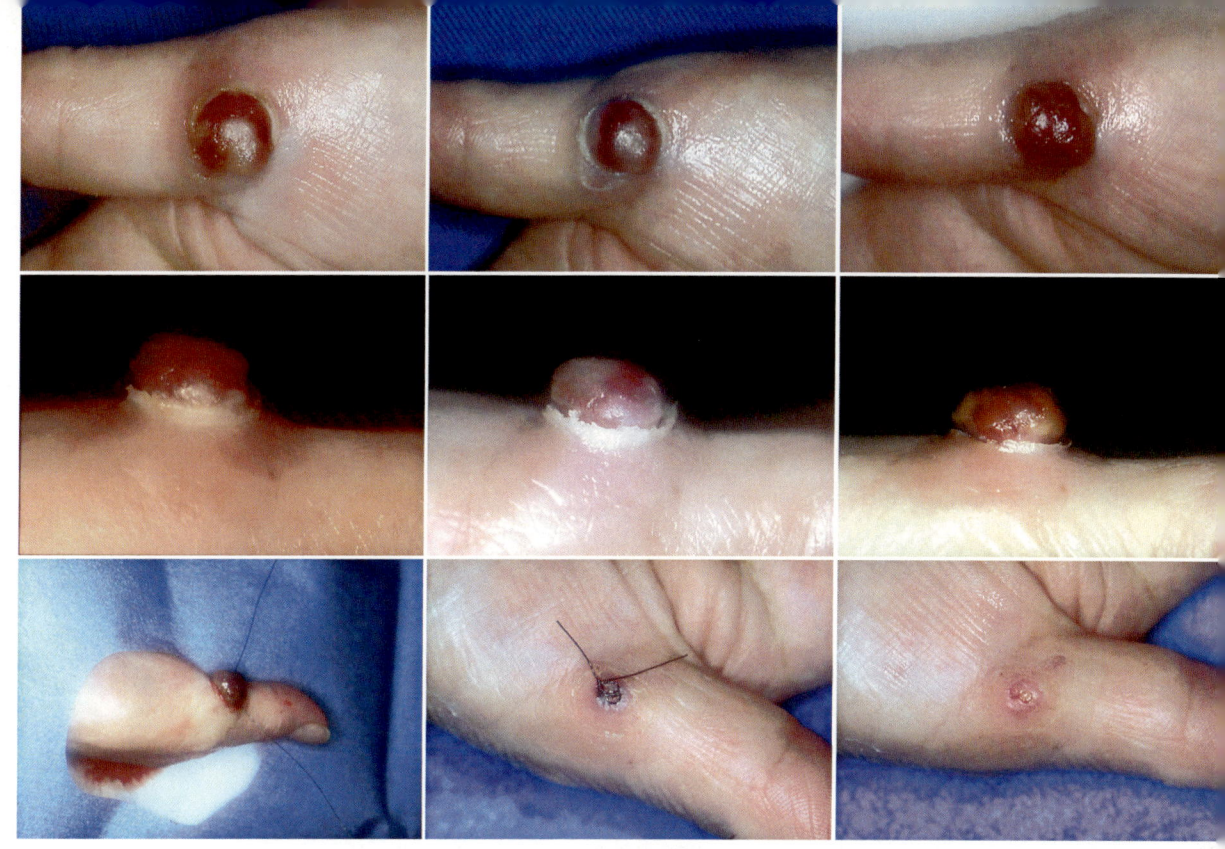

a	c	e
b	d	f
g	h	i

図2　症例1
a, b：初診時
c, d：外用3日目
e, f：外用7日目
g：結紮直後
h：結紮7日後，抜糸前
i：抜糸後

a	b
c	d

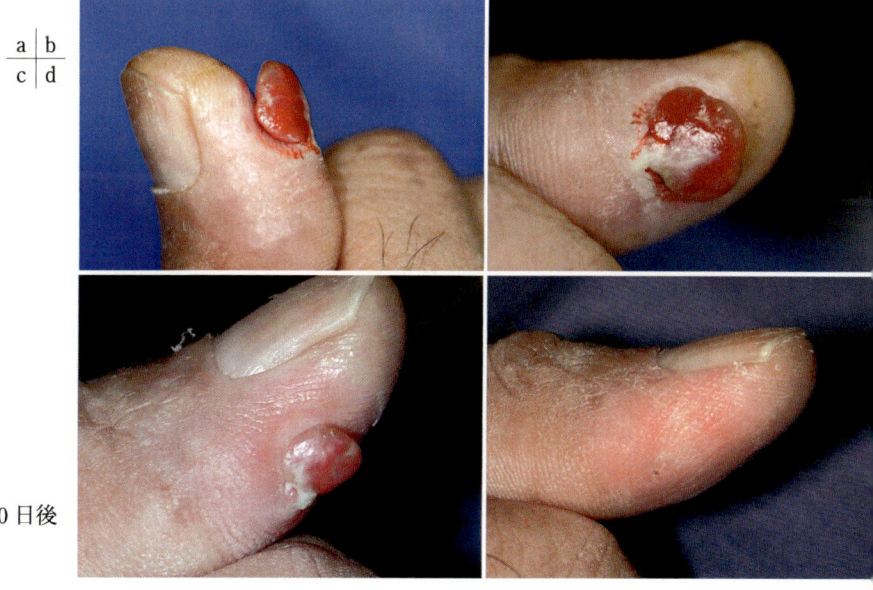

図3
症例2
　a, b：初診時
　c：デルモベート外用20日後
　d：結紮7日後

9．血管拡張性肉芽腫　227

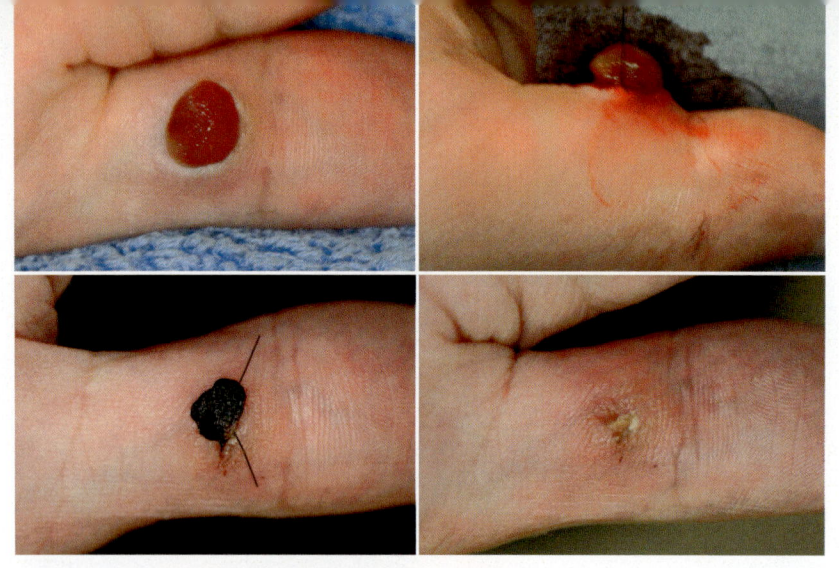

図4
症例3
　a：初診時
　b：結紮
　c：結紮7日後
　d：結紮7日後，抜糸

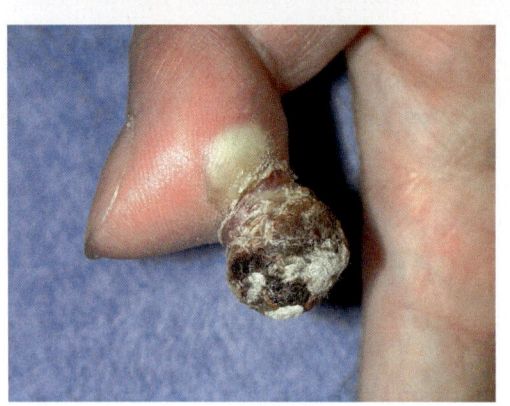

図5　症例4

症例3：右母指腹側に12×8×5 mm大の広基性の鮮紅色の結節を認める（図4-a, b）.

治療経過：既にデルモベート軟膏®を2日間外用していたので，局所麻酔下に茎部に一針かけて結紮した．7日後には結節はミイラ状態となった（図4-c）ので抜糸した（図4-d）.

2）ステロイド外用療法後結紮法についてのまとめ

提示した3例とも，ステロイド外用直後から出血傾向が軽減した．また，結紮は手術療法よりも患者の抵抗も少なく，短時間で済み，術後の自宅での処置も特に必要ない点も利点である．さらに，症例2のように抜糸をしなくても，糸が自然脱落する場合もあり，患者の満足度はかなり高かった．症例3は結紮日当日に腫瘤は紫色となり，翌日には扁平化し，その後乾燥してきたということであった．デルモベート軟膏®外用2日目の結紮であったが，良好な結果だった．このことからするとステロイド外用の期間は比較的短期間でも対応できる可能性が高いと考えた．また，一針かけるので，茎部がある程度太くても，治癒可能で再発も少ないと考えた．

ステロイド外用後結紮療法は，診断が確実で，単純縫合が困難な手指，手掌に生じた場合に有用と考えられる．

7. 手術療法

局所麻酔下にメスにより切除し，縫合する手術療法は一番確実で，病理組織学的診断もできるので，誤診はなく，再発も少ない．単純縫合が困難な例に施行する，皮弁形成や植皮術以外の方法を2つ以下に述べる．

1）人工真皮を用いた方法[8]

局所麻酔を行った後，メスで病変をくりぬくように摘出し，生じた皮膚欠損に合わせて，人工真皮を貼付する．その際，人工真皮がずれないように最小限の縫合固定を加える．その後，厚めのガーゼを当てて，包帯を施す．術後2日目から消毒と抗生剤含有軟膏を塗布し，2週間後に抜糸と人工真皮上のシリコン膜を除去する．その後，創部が上皮化するまでガーゼ交換を行う．特別な手技を必要とせず，短時間でできること，瘢痕拘縮をきたしにくいことが利点である．

2) オープントリートメント

局所麻酔を行った後，メスで病変をくりぬくように摘出し，厚めのガーゼを当てて，包帯を施す．術後2日目から水に5〜10分浸してからガーゼを除去する．以後，フィブラストスプレー®を使用し，上皮化を促す．以下に実際例を提示する．

症例4（オープントリートメント施行例）

現症：左母指腹側に20×20×15 mm大の表面にびらん，痂皮を付着した黒褐色の結節を認める（図5）．茎部は化膿を認める．病理組織学的診断が必要と考え，手術を施行した．

治療経過：1%キシロカインの指神経ブロックにて浸潤麻酔を行った後，11番メスで腫瘍を切除した．縫合は行わず，以後，隔日で処置を行った．術後5日目，15 mm×13 mm大の潰瘍にフィブラストスプレー®を使用した．術後3週間で上皮化し，以後再発はない．肥厚性瘢痕を形成したが，機能障害なく治癒した．

病理組織の結果，血管拡張性肉芽腫であった．

3 おわりに

血管拡張性肉芽腫の治療法について，ステロイド外用後結紮療法を中心に述べた．発症部位，大きさ，臨床像によって，適切な方法を選択する必要がある．ステロイド外用後結紮療法はオフィスでも行える簡便な方法と考えられるが，臨床的に典型でない場合は，迷わず手術療法を選択しなければならない．

（加倉井真樹，出光俊郎）

文　献

1) 今山修平：血管拡張性肉芽腫．最新皮膚科学大系13巻（玉置邦彦編），中山書店，pp132-135, 2002.
2) 大原國章：似たもの同士　目で見る鑑別診断：悪性黒色腫 vs 血管拡張性肉芽．*Visual Dermatology*, **5**：56-57, 2005.
3) 宇宿一成：似たもの同士　目で見る鑑別診断：血管拡張性肉芽腫 vs エクリン汗孔腫．*Visual Dermatology*, **5**：14-15, 2005.
4) 相場節也ほか：血管拡張性肉芽腫のデルモベート軟膏外用後結紮療法について．日皮会誌, **113**：1298, 2003.
5) Kandil E：Treatment of granuloma telangiectaticum with 0.2 per cent fluocinolone acetonide cream. *Acta Derm Venereol*, **50**：140-142, 1970.
6) 田村敦志：頻度の高い皮膚良性腫瘍の扱い．*MB Derma*, **81**：121-125, 2003.
7) 松本和也ほか：血管拡張性肉芽腫に対する硬化療法の工夫．臨皮, **58**：681-683, 2004.
8) 飯田直成：人工真皮を用いた手指の血管拡張性肉芽腫の治療経験．皮膚臨床, **43**：935-937, 2001.

すぐに役立つ日常皮膚診療における私の工夫
G. ありふれた皮膚疾患のベスト治療と私の工夫

10 口囲炎・口唇炎

Abstract 落屑性口唇炎の頻度は高いが，カンジダ性口唇炎，接触性口唇炎，扁平苔癬，開口部形質細胞症，慢性円盤状エリテマトーデス，光線性口唇炎，および肉芽腫性口唇炎を除外した後に診断に至る疾患である．

Key words 落屑性口唇炎，カンジダ性口唇炎，接触性口唇炎，扁平苔癬，慢性円盤状エリテマトーデス，光線性口唇炎，肉芽腫性口唇炎

1 はじめに

　口囲炎・口唇炎は皮膚科の外来診療で患者さんから相談にあずかることが多い疾患である．そのうち頻度の高いものは落屑性口唇炎（剥脱性口唇炎）と思われる．口唇部に落屑性変化が再発性あるいは持続性に生じる疾患で，しばしば口角炎（perlèche），舌炎，口内炎を合併する．これの診断に至る前に鑑別するべき疾患として，カンジダ性口唇炎，接触性口唇炎，扁平苔癬，開口部形質細胞症，慢性円盤状エリテマトーデス，光線性口唇炎，および肉芽腫性口唇炎が挙げられる．診断が間違えば治療も誤った方向に進む．すなわち落屑性口唇炎は除外するべき近縁疾患を除外した後に診断するものであることを銘記するべきである．

2 カンジダ性口唇炎

　カンジダ菌は口腔内の常在菌であるが，これが病的に繁殖するのはなんらかの局所性あるいは全身性の免疫不全の存在を示唆している．膠原病や自己免疫性水疱症などに対するステロイド治療中に口腔内を診察するとカンジダ性口内炎・舌炎の確率が高いことに気づく．カンジダ性口唇炎の多くはその延長で考えることができる．その多くは口角炎を合併する．担癌患者の経過中も注意を欠かすことができない．明らかな免疫不全がなくとも入院患者で経口摂取ができない，お茶も飲めない，うがいができない，あるいは歯磨きができないなどの悪条件が重なってカンジダ菌が繁殖する場合がある．アフタ性の口内炎に対し安易にステロイド含有剤を常用する患者に，これが発症することも多い．特殊な例として乳児の舌，口角にカンジダの繁殖を認めることがあり，多くの場合は一過性で出産のときに経産道的に感染したものであるが，慢性に持続する場合は好中球機能の先天性異常である慢性皮膚粘膜カンジダ症を考慮する必要がある．

　臨床症状として，口腔内の偽膜，舌の白色苔あるいは黒色苔，口角部の亀裂，ひび割れ状のびらん，浸軟性変化，膜様あるいはチーズ様の白色鱗屑の付着などに注意する（図1）．口唇部が冒されるときは一様な紅斑としてみられることが多い．あるいは白板症に類似する臨床型をとることもある[1,2]．重症例では口腔内のカンジダ症が，頬粘膜，歯肉部，口蓋部，口腔底，舌，さらには咽頭，喉頭部，食道粘膜へと及ぶ．あるいは顔面の

皮膚に膿疱，カンジダ性毛包炎，カンジダ肉芽腫が認められることがある．手指のカンジダ性爪甲爪郭炎の有無を確認する必要がある．偽膜部，あるいはチーズ様の変性物を苛性カリ法で溶解し，直接鏡顕で確認することで診断が確定する．フォルマリン固定した組織標本から確認するときはPAS染色が有効である．培養にてカンジダ菌が分離されてくるだけでは常在菌と病原菌の区別はできない．

治療としてまずは口腔内の洗浄，歯磨き，うがいの励行と同時に外用抗真菌剤を用いる．口腔用ミコナゾール製剤もある．アンフォテリシンB注射液5〜10 ml を，うがい用に500 ml 精製水に希釈して同時に用いることもある．全身性に抗真菌剤を投与するときは，ケトコナゾール，フルコナゾール，イトラコナゾールが用いられる．

先天性慢性皮膚粘膜カンジダ症，悪性腫瘍患者，ステロイドや抗免疫剤を使用する膠原病あるいは臓器移植患者，HIV陽性患者[3]，糖尿病患者のように，全身の免疫不全が背景因子としてある場合は，治療に難渋する．

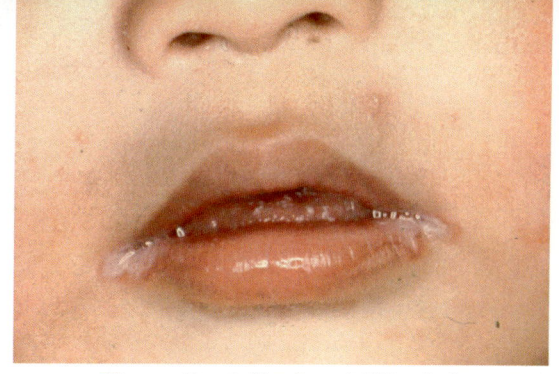

図1　9歳，女児．カンジダ性口角炎

3 接触性口唇炎

接触性皮膚炎の場合と同じように一次性刺激性あるいはアレルギー性接触性の機序が，口唇部を中心として働くことによって生じる．一次性刺激となりうる物質が多種知られ[4)5)]，歯磨き剤などに含まれる．アレルギー性接触源となる物質も多様で，口紅[6)]，食物[7)]，口腔内衛生用品[8)9)]，歯科用品，金属などを含む．原因として報告されているものでは口紅をはじめとする口唇に塗る種々の外用製品によるものが圧倒的に多い．紅色染料であるエオジン，アゾ系色素，カルミン，ラノリン，香料，アズレン，ステアリル酸化合物などが原因物質となる．通常リップと呼ばれる口紅以外の口唇部に外用する口唇保護材などが含有するラノリン[10)]，サリチル酸フェニル，抗生物質なども原因物質となり，またメントールの頻度も高い．口腔内洗浄剤および歯磨き剤に含まれるペパーミントオイル，シナモンオイル，スペアミントオイル，クローブオイル，プロポリスなどはしばしば接触源となる．近年口唇に外用するサンスクリーン剤による本症も知られる．歯科治療に用いる水銀やオイゲノールは口唇炎をしばしば引き起こす．また冠（クラウン）あるいは橋（ブリッジ）を作製する際の仮充填剤も口唇炎を引き起こす．

食事では，ペパーミント，カルボン，スペアミント，柑橘類，アーティチョーク，ナッツ類，パイナップル，マンゴー，アスパラガス，シナモンオイルなどが口唇炎を引き起こすものとして知られる．さらに，金管楽器，木管楽器（図2），あるいはいろいろな癖により，鉛筆，爪の塗料，ヘアークリップなどさまざまなものが原因となりうる．

原因物質に対し，患者はほとんどの場合接触源として認識していないため生活習慣にかかわる多角的な詳細な問診が重要である．病歴から原因が推察できる場合は診断にさほど困難はないが，慢性に経過するわずかのひび割れ，落屑などが臨床症状の場合，診断に困難を伴う．疑わしい物質を含む歯磨き，うがい用品，リップ製品などの除去試験を行うことによって適切な診断に近づく．

確定診断のためには，パッチテスト，光パッチテストを，製品のまま（as is）あるいは成分ごとに行う．背部そのほかの角質の発達した皮膚でパッチテストを行う場合は，化学物質の角質透過性の差を考慮し，スクラッチパッチテストを併せて行う．

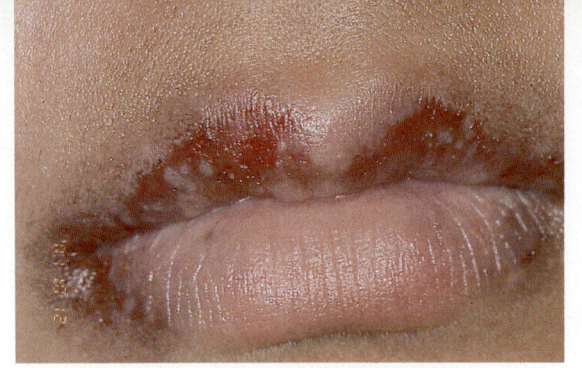

図2　16歳，女性．接触性口唇炎
クラリネットによる．（最新皮膚科学大系 第17巻，pp240-241に収載の症例と同一症例）

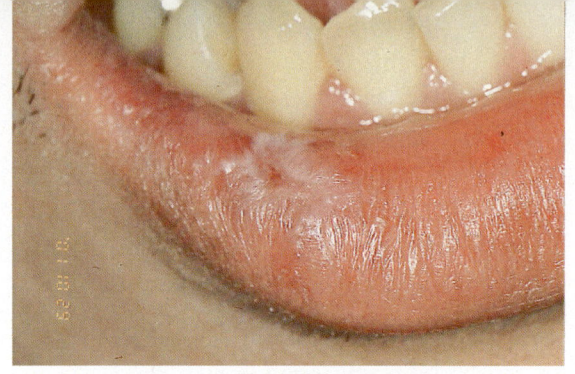

図3　83歳，男性．扁平苔癬
口腔粘膜にも病変あり．生検病理学的に確認

4 扁平苔癬，および開口部形質細胞症

　口唇に生じる紅斑，びらん，白板症として現れ，頬粘膜に白色レース状を呈する異所性角化性変化を伴うとき扁平苔癬を疑う．あるいは口腔粘膜，頬粘膜，歯肉部，口蓋部にまで及ぶ同様の紅斑，びらん，白苔を付着する潰瘍としてみられることがある（図3）[11]．身体のほかの部位に扁平苔癬の皮膚病変が認められるときには診断に迷うことはあまりない．しかしながら頬粘膜にレース状の変化がみられず，身体のほかの部位に扁平苔癬の皮疹がみられないときは診断に迷う．口唇部あるいは頬粘膜の生検を行うとしばしば形質細胞浸潤が密にみられる[12]．口唇をはじめとする開口部は生理的に形質細胞が多く認められる部位であり[13)14]，扁平苔癬に形質細胞浸潤が伴ったものか，あるいは形質細胞浸潤に一次的な病的意義を認めるかによって，扁平苔癬と診断するか開口部形質細胞症と診断するかが分かれる．開口部形質細胞症ではそのほかの開口部，すなわち口腔，頬，口蓋，歯肉，舌，喉頭，大陰唇，陰茎などにも相同の病変が生じうる[15)16]．身体開口部という共通性のある部位に発症する反応性，炎症性，局所性の形質細胞増殖と解される．臨床的にも，また病理組織学的にも扁平苔癬と類似し，開口部形質細胞症を扁平苔癬の一型ととらえる解釈がある．本症が真の独立疾患であるかどうかをも含め，今後さらに検討されなければならない．

　局所治療として，ステロイド外用が始めに試みられることが多い．軽快するものもあるが，多くは再発を繰り返す．ステロイド（トリアムシノロン）局注もしばしば行われる．しかし多くは慢性，再発性である．

5 慢性円盤状エリテマトーデス

　口唇部にも慢性円板状エリテマトーデスが生じ，扁平苔癬などと類似の臨床を示す．鼻背，頬部，耳介などに典型的な円盤状の皮疹が認められるときに診断に迷いはないが，口唇部にのみ皮疹が生じる場合はときに見落とす．紅色びらんの辺縁が過角化し，白板症を呈する扁平苔癬様の変化が口唇部あるいは口唇から隣接する皮膚に及んで認められる[17)18]．光線の関与が疑われる例も多く，上口唇に生じるときはバーミリオン部（赤唇部）を越えて病変が皮膚にも及ぶことが多い（図4）．

　診断には生検を必要とする．免疫組織学的検査によりループスバンドが陽性である．治療には一般の慢性円板状エリテマトーデスに準ずるが，遮光を十分に考慮する必要がある．

6 光線性口唇炎

　日光曝露部の皮膚に生じる光線角化症（日光角化症，老人性角化症）と同一の機構が口唇粘膜に生じたものである[19]．

　若・壮年期に屋外活動の多かった主として50

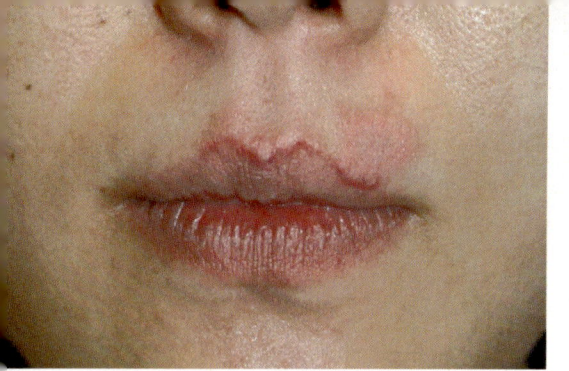

図4 25歳，女性．播種状慢性円盤状エリテマトーデスの患者にみられた上口唇の皮疹
この患者は後に多量の日光照射を受けて急性全身型へ移行したが，現在寛解

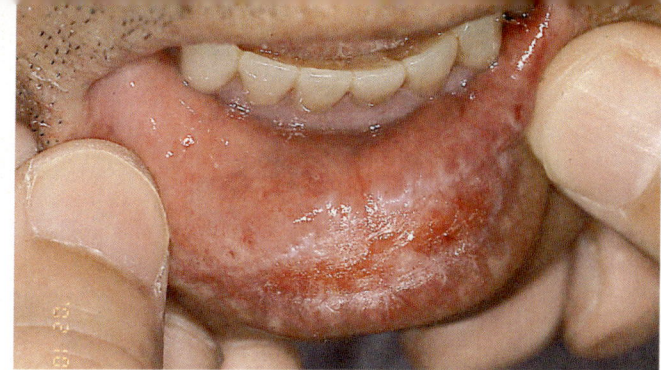

図5 67歳，男性．光線性口唇炎
生検にて確認後，電気焼灼を行い寛解し，長期経過観察中である．

歳以上の男性の下口唇に好発する[19)20)]．Kaugarsら[20)]の152例のまとめによると，平均年齢は61.8歳，男女比は約8:2，下口唇に生じたものが96.6％，上口唇は3.4％と報告されている．慢性の紫外線刺激による口唇粘膜上皮に対するDNA障害が長年蓄積し，一種の前癌状態に至るものと考えられる[21)]．最近増加しているという印象を筆者は持っている．

下口唇に過角化性・乾燥性・固着性の白色調を呈する鱗屑が付着する局面を形成し，病変の辺縁は境界明確または不明確，面上に萎縮性紅斑，びらんあるいは潰瘍を混じることがある．粘膜面の過角化が強く白色に浸軟するときは白板症となる．経過中，潰瘍が消長するうちに，病変が次第に増大し，浸潤を触知するようになり，結節あるいは腫瘍になる．

生検を行うと粘膜上皮の萎縮あるいは肥厚，過角化，不全角化，潰瘍化がみられる．有棘層肥厚と過角化の程度は上皮細胞の異型と相関性が高い．基底層に存する異型を伴う角化細胞が下方へ増殖し，つぼみ状にふくらみ異型細胞が認められる．粘膜固有層では結合織が好塩基性に染まり，光線性弾性線維症が顕著に認められる場合が多い．細胞浸潤は潰瘍の認められる場合に特に顕著である．形質細胞が多いのは，部位的特色である．

病変が小さい場合はバーミリオン部(赤唇部)の内部で切除縫合を行うのが整容的によいとされている．しかしながら，中等度以上に病変が進行する際には，粘膜および皮膚移行部を越えて切除せざるをえない．電気焼灼[22)]あるいは冷凍凍結療法などの報告もある．最近炭酸ガスレーザーによる治療が整容的な面と治療期間の短縮にとってよいと報告されている．一方，電気焼灼と治療期間の差があるものの，治療効果に違いはないのでむしろ経済的な方法を選ぶべきとする報告もある[23)]．いずれにしても，診断ならびに病変の悪性度，浸潤の深さを生検で十分検討・確認後，これらの方法を用いるべきである(図5)．

既に光線性角化症すなわち前癌状態の時期を過ぎ，有棘細胞癌として増殖を進めるときは，安静を保ちにくい部位的特徴から局所の浸潤，所属リンパ節への転移，あるいは遠方への血行性転移の率が比較的高いことを考慮して治療方針を決定する．有棘細胞癌の成分が結合織内に存在する可能性を見逃さないためには，生検部位の選択も重要であり，辺縁の一部を採取するのみでは不十分である．病変の中心部，潰瘍を形成する場合は潰瘍の中央を含めて，浸潤を触知する場合はその浸潤部を含めて採取する必要がある．

病変が増大し，有棘細胞癌と診断され，広範囲に切除する必要がある場合は，それに応じた大きな手術となる．病変の広がりを知る目的ならびに定期的経過観察のために種々の画像診断を積極的に利用するべきである．

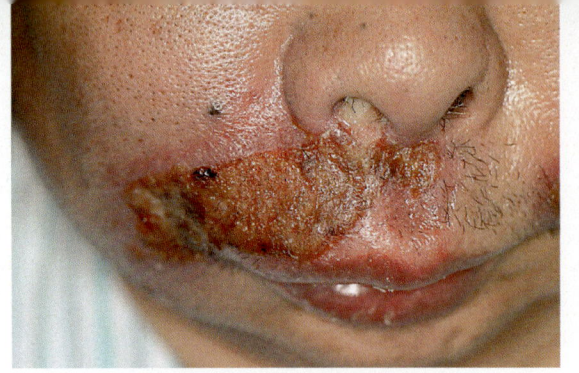

図6 60歳，男性．肉芽腫性口唇炎
歯科病変に続発し，その後現在に至るまでコントロール不良である．

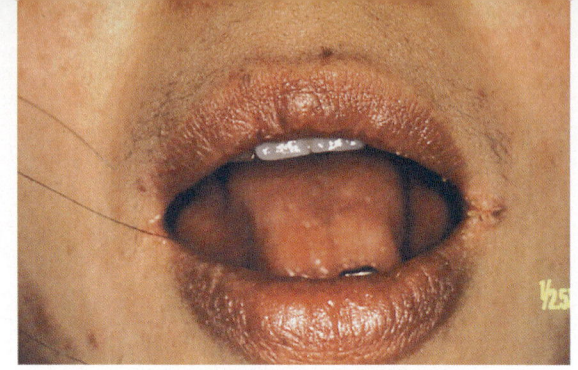

図7 45歳，女性．口唇炎
口角炎，舌炎を全身型の脂漏性皮膚炎に合併し，リボフラビンとピリドキシン投与でいずれも改善した．

7 肉芽腫性口唇炎

　慢性あるいは再発性に持続性の口唇腫脹を示し，経過するうちに次第に肉芽腫性変化を起こす，多病因性の症候群である[24]．同様の機序が舌，歯肉部，頬部，眼瞼部[25]あるいは陰部で生じることがあり，同一系統の疾患と解釈される．肉芽腫性口唇炎のための顔面腫脹，巨舌または皺襞舌，顔面神経麻痺の3主徴をもってメルケルソン-ローゼンタール症候群と言う．

　原因不明のリンパ浮腫にT-リンパ球と組織球浸潤が持続性に生じ，次第にサルコイド様の肉芽腫形成に至ると考えられる．誘因あるいは要因として西山は，リンパ管の先天的，後天的な異常，局所ないし近傍の慢性化膿性病巣からの，アレルギー性，中毒性の刺激，頭部外傷や局所の微細な外傷に基づく血管神経性の障害を挙げている．そのほか，さまざまな感染刺激，金属アレルギー，齲歯，単純疱疹，クローン病などが関係する要因として挙げられている．個々の症例によって吟味する必要がある．

　始めは単に浮腫である．クインケ浮腫（血管神経浮腫）様の持続性の比較的硬くふれる真皮中下層の浮腫が生じる．上口唇あるいは下口唇に偏側性に生じることが多い．再発を繰り返し，さらに持続性となり，浮腫の範囲が拡大し，次第に硬く触知するようになる．頬，舌，口腔粘膜など近傍へ拡大する[26]．初期の病理組織学的変化は真皮中層から深層の著明な浮腫と，リンパ管の拡張と，円形細胞浸潤である．真皮上層から表皮にかけて浮腫が強くみられることもある．病変が完成するとサルコイド結節とほとんど差のない非乾酪壊死性の類上皮細胞肉芽腫を形成し，異物型あるいはラングハンス型巨細胞もみられる．

　治療として，ステロイド外用，局注あるいは全身投与が試みられるが，その効果は多くの場合一時的である．メトトレキセート経口投与が試みられた例がある．クロファジミンが有効であったという報告がある．ミノサイクリン，DDS，トラニラスト，シクロスポリンなども試みられるが，いずれの場合も試行の域を出ない．難治症例に遭遇することもある（図6）[26]．

8 落屑性口唇炎

　口唇に生じる先述の種々の疾患を除外して診断する．口角炎を伴うことが多く（図7），舌炎やアフタ性口内炎も合併する．落屑性口唇炎は頻度は高いが，近年落屑性口唇炎（剥脱性口唇炎）の原因として，人工的刺激，すなわち気にして手指でこする，むく，ちぎるなどの不要な外力，あるいは，舐める習慣などが強調されている．従って，これらがないかについてよく問診を行う必要がある．かなりの例で人工的刺激による口唇炎（factitious cheilitis）が見いだされるが，しかしこれですべてを説明しえないと考える（idiopathic type）．

そのうえで生活習慣すなわち食事，間食，飲酒，喫煙，睡眠，過労などについてよく問診をすると，多くの例で不規則で不健康な食生活と過労・ストレスが見いだされる．栄養不良の時代ではビタミン欠乏症に伴う口唇炎，口内炎，口角炎が問題であった．特にニコチン酸（ナイアシン，ビタミンB_3）の欠乏症であるペラグラ（pellagra）は下痢（diarrhea），皮膚炎（dermatitis），知能障害（dementia）を3主徴とするが，口唇の発赤，落屑，亀裂を生じ，口内炎，舌炎を伴うことが有名であった．あるいは，ビタミンB_2（リボフラビン）欠乏，ビタミンB_6（ピリドキシン）欠乏の際にも脂漏性皮膚炎の症状に加えて，口唇の落屑，亀裂性変化が生じることがよく知られていた．実際に口唇炎・口角炎の患者を診察する際には，有毛部の粃糠疹，顔面，特に鼻周囲の脂漏状態に気づくことが多い．現在本邦では真のビタミン欠乏症は稀と考えられるが，若年層の食生活習慣の混乱は我々の想像以上であり，今後再び文明社会における深刻な栄養問題が取り上げられる時期があると予測される．少なくとも我々が日常の外来で経験する事象において，治療上ビタミンB_2およびB_6の内服は症状の改善に有効である．この効果に対しては，相対的欠乏症状の改善とする考え方と，高用量ビタミン剤の薬理学的作用であるとする考え方とがある．なお，亜鉛欠乏症の際に，開口部に脂漏性皮膚炎様症状をきたすことが知られている．高度の口唇周囲炎を診察するときは，特に，経静脈人工栄養中および下痢を伴う場合などにはビタミン欠乏症に加えて，亜鉛欠乏症について考慮する必要がある．今後ビタミン・栄養学的問題をもう一度取り上げなければならない時代がくると思われる[29)30)]．

なお，舐める，むしるなどの人工的刺激が原因の落屑性口唇炎（剥脱性口唇炎）の場合には，精神身体医学的アプローチを考えて治療に当たる必要がある．

(伊崎誠一)

文献

1) Pereyo NG, Lesher JL Jr.：Candidiasis. In Clinical Dermatology (Demis DJ ed), Unit 17-16, 1-22 Lippincott-Raven, Philadelphia, 1997.
2) Appleton SS：Candidiasis：pathogenesis, clinical characteristics, and treatment. *CDA J*, **28**：942-948, 2000.
3) Reichart PA, Weigel D, Schmidt-Westhausen A et al：Exfoliative cheilitis (EC) in AIDS：associaition with Candida infection. *J Oral Pathol Med*, **26**：290-293, 1997.
4) Burton JL, Scully C：Contact cheilitis. In (Champion RH et al eds), Textbook of Dermatology 6th ed, vol III, Blackwell Sci Ltd., Oxford, pp3131-3133, 1998.
5) 早川律子：口唇炎：口紅，歯磨き粉．皮膚病診療，**21**：123, 1999.
6) Asai M, Kawada A, Aragane Y et al：Allergic contact cheilits due to glyceryl monoisostearate monomyristate in a lipstick. *Contact Dermatitis*, **45**：173, 2001.
7) Guin JD：Rosemary cheilitis：one to remember. *Contact Dermatitis*, **45**：63, 2001.
8) Francalanci S, Sertolli A, Giorgini S et al：Multicentre study of allergic contact cheilitis from toothpastes. *Contact Dermatitis*, **43**：216-222, 2000.
9) Holmes G, Freeman S：Cheilitis caused by contact urticaria to mint flavoured toothpaste. *Aust J Dermatol*, **42**：43-45, 2001.
10) Sugai T, Higashi J：Hypersensitivity to hydrogenated lanolin. *Contact Dermatitis*, **1**：146-157, 1975.
11) Rogers RS, Bekic M：Diseases of the lips. *Semin Cutan Med Surg*, **16**：328-336, 1997.
12) Baughman RD, Berger P, Pringle WM：Plasma cell cheilitis. *Arch Dermatol*, **110**：725-726, 1974.
13) White JW Jr., Olsen KD, Banks PM：Plasma cell orificial mucositis. Report of a case and review of the literature. *Arch Dermatol*, **122**：1321-1324, 1986.
14) 服部 瑛：Verruciform xanthoma：稠密な形質細胞の浸潤を伴った症例．臨床皮膚，**50**：253-255, 1996.
15) Lubow RM, Cooley RL, Hartman KS et al：Plasma-cell gingivitis：report of a case. *J Periodontol*, **55**：235-241, 1984.
16) 島美登里，窪田泰夫，溝口昌子：外陰部に発症した開口部プラズマ細胞症の1例．皮膚臨床，**38**：909-912, 1996.

17) Callen JP : Lupus erythematosus. In Clinical Dermatology, ed. by Demis DJ, Vol 1, Unit 5-1 : 1-30, Lippincott-Raven, Philadelphia, 1997.
18) Guillet G, Constant-Desportes, Cales D et al : Cheilitis and labial lesions of lupus in French Indies. *Int J Dermatol*, **24** : 66-67, 1985.
19) Picascia PD, Robinson JK : Actinic cheilitis : a review of the etiology, differential diagnosis, and treatment. *J Am Acad Dermatol*, **17** : 255-264, 1987.
20) Kaugars GE, Pillion T, Svirsky JA et al : Actinic cheilitis : a review of 152 cases. *Oral Surg Oral Med Oral Pathol Oral Radiol Endod*, **88** : 181-186, 1999.
21) deRossa I, Staibano S, Lo Muzio L et al : Potentially malignant and malignant lesions of the lip : role of silver staining nucleolar organizer regions, proliferating cell nuclear antigen, p53, and c-myc in differentiation and prognosis. *J Oral Pathol Med*, **28** : 252-258, 1999.
22) Laws RA, Wilde JL, Grabiski WJ : Comparison of electrodessication with CO_2 laser for the treatment of actinic cheilitis. *Dermatol Surg*, **26** : 349-353, 2000.
23) Laws RA, Wilde JL, Grabki WJ : Surgical pearl : scroll-shaped electrode for electrodesiccation of actinic cheilits. *J Am Acad Dermatol*, **42** : 827-828, 2000.
24) Rhodes EL, Stirring GA : Garnulomatous cheilitis. *Arch Dermatol*, **92** : 40-44, 1965.
25) Heinz C, Weinmann I, Heiligenhaus A et al : Bilateral conjunctival lesions in Melkersson-Rosenthal syndrome. *Br J Ophthalmol*, **85** : 1267-1268, 2001.
26) 田中雅子, 後藤佳子, 小松威彦ほか：診断, 治療に苦慮している重症再発性口唇炎. 日本皮膚病理組織学会誌, **11** : 2-5, 1995.
27) Burton JL, Scully C : Exfoliative cheilitis. In Champion RH, Burton JL, Burns DA et al eds. Textbook of Dermatology, 6th ed. Vol III : 3141-3142, Blackwell Sci Ltd., Oxford, 1998.
28) Taniguchi S, Kono T : Exfoliative cheilitis : a case report and review of the literature. *Dermatology*, **196** : 253-255, 1998.
29) 吉川邦彦：ビタミンと皮膚疾患. 日本臨床, **57** : 2385-2389, 1999.
30) Panizzon R : Skin symptoms in disorders of vitamin and mineral metabolism. *Ther Umsch*, **52** : 257-263, 1995.

すぐに役立つ日常皮膚診療における私の工夫

G. ありふれた皮膚疾患のベスト治療と私の工夫

11 口囲皮膚炎

Abstract

口囲皮膚炎は，鼻唇溝から顎にかけて，口唇を取り巻くように小丘疹が生じる特徴のある皮疹である．若い女性例がほとんどで，ステロイドの長期外用が皮疹の形成を促していると考えられている．しかし，外用を始めるきっかけになった皮疹が，始めから特異的な'口囲皮膚炎'なのか，脂漏性湿疹のような一般的な皮膚炎なのかについては統一見解がない．フソバクテリア(FB)は口腔内に生息する特徴のある嫌気性菌であるが，形態的にFBと考えられる細菌が，口囲皮膚炎病変部の生毛毛幹の表面にも高頻度で見つかる．一方，正常やそれ以外の皮疹では少数しか確認できない．口囲皮膚炎の診断，治療を具体的に述べるとともにFB原因説の合理性も紹介する．

Key words

口囲皮膚炎(perioral dermatitis)，脂漏性湿疹(seborrheic dermatitis)，フソバクテリア(fusobacteria)，マラセチア(malassezia)，ミノサイクリン(minocycline)

1 はじめに

口囲皮膚炎は，微小な丘疹と丘疹状膿疱からなる持続的な紅色皮疹が，口周囲に生じる疾患である[1]．皮疹は鼻唇溝から上口唇，顎部にかけ，左右対称性に紅唇を取り巻くように分布し(図1-a)，典型例の診断は容易である．顔面の皮疹に対し，強いステロイド外用剤(ス剤)がたいした注意も払われず使用されていたころに患者が多発した．ス剤連用が難治の口囲皮膚炎を誘導することは間違いないと思われるが，きっかけとなった皮疹が，始めから病因的・臨床的に独立した'口囲皮膚炎'なのか，始めにありふれた皮膚炎(脂漏性湿疹や接触皮膚炎など)があって，ス剤連用によって症状が変わってしまったのかについての解釈は統一されていない．筆者自身の経験では，ス剤の副作用が強調されるようになって以後，患者数はかなり減少しているように思える．しかし，治癒するまでに時間がかかること，ステロイドを使用していた患者では中止に伴う増悪がみられること，使用していない例では抗生物質療法の効果が劣ることなど，依然，治療や患者の取り扱いに難渋する疾患である．本稿ではその診断と治療について，殊にフソバクテリア(fusobacteria；FB)との関係を重視しながら私見を交えて概説する．

2 疫学と歴史

口囲皮膚炎が急増し，世界中の皮膚科医の注意を引いたのは，比較的強力なス剤が開発され，広く用いられた1960年後半から1970年代である[2)3]．英国での12年間にわたる統計的調査[3]によると，患者は女性例がほとんどで，年齢はピークが20〜30代前半にあり，30代後半〜40代にある酒皶より若い．少数例を除き，長期間ス剤を外用しており，中止すれば悪化するので再び使用，という病歴があったが，共通した要因は特定できなかった．結局，ス剤連用で酒皶のような皮膚変化が生じ，外用剤，化粧品，環境因子に対する被刺激性の亢進と種々の微生物の出現を招いた病態，と結論された．ス剤を塗布するきっかけとなった疾患(状態)の60%以上が，"para-oral dermatitis"，"paranasal dermatitis"と記載されている．これらの'皮膚炎'がどのような性格を有するものなのか定義が明瞭でないが，前者は女性の顎にみ

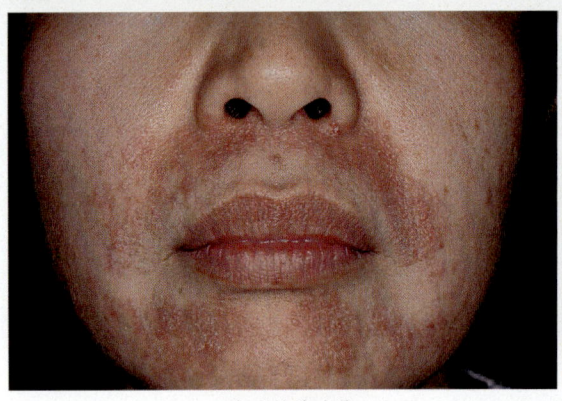

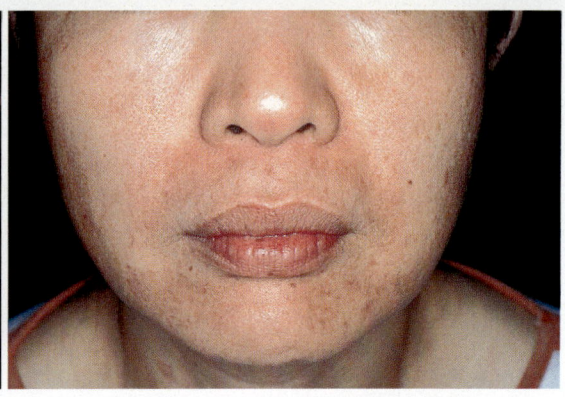

a. 定型的臨床像　　　　　　　　　　b. ミノサイクリン内服3週後の同症例

図1　口囲皮膚炎

られる痤瘡様皮疹，後者は脂漏性湿疹のvariantと推定された．一方，ス剤が増悪因子であることは同意するものの，ドイツのグループは，原因は口腔内に常在する嫌気性菌FBの毛包内増殖であるとする説を唱えた[4)5)]．ス剤を塗布する前の皮膚炎状態として，一般の顔面の皮膚炎のほか，kleinpapulose Seborrhoid（小丘疹性類脂漏）という状態を記載している．両論文ともに，鼻唇溝や口囲などの脂漏部位に生じた小丘疹が主体で，脂漏性湿疹と似て異なる病変（variantあるいはSeborrhoid）が，前駆病変の一つとして記載されていることは興味深い．

一方，発生要因を夜間の油性化粧品塗布に求める多数例の調査報告[6)]もある．確かに患者は中年までの，化粧する女性に多いのはよく経験されるが，別の調査報告[7)]では，保湿剤やファンデーションとの関連は希薄としている．なお，本症には小児のサブタイプとでも言える群も報告されている．この群では男児も多く（図2-a），また口囲だけでなく，鼻，眼瞼にも皮疹が生じやすいとされる[8)]．

3 診断と検査

上述の病歴や臨床的特徴から定型例の診断は容易である．軽い掻痒を訴える例が多いが，程度は症例により異なる．長期ス剤を塗布し続けた例では，鼻の傍らを経て下眼瞼まで皮疹が及び，紅色丘疹のサイズも大きくなって酒皶性痤瘡に近い皮疹を生じる例もある（図2-b）．しかし，ときにス剤を全く，あるいは短期にしか使っておらず，口囲のごく一部だけに皮疹がみられる初期例，つまり"paranasal dermatitis"や"kleinpapulose Seborrhoid"と考えうる症例に遭遇する（図2-c）．

鑑別疾患としては，接触皮膚炎や脂漏性湿疹が挙げられる．接触皮膚炎では皮疹分布がこれほど特異的ではなく，また紅斑要素も強い．丘疹要素はルーペで観察すると，口囲皮膚炎のように毛孔に一致していない．脂漏性湿疹は口囲の病変のみについて言えば，口囲皮膚炎と部位が同じであるので間違えやすい．しかし元来，紅斑・落屑だけで丘疹要素はなく，被髪頭部，眉毛部や耳介などの好発部位にも皮疹がみられることが多い．

検査的には一般血液検査や，表面擦過による細菌培養では特異的な所見は見いだせない．パッチテストの結果もさまざまである．しかしテープストリッピングトルイジンブルー染色法（TSTB法）[9)]で形態的な角層・微生物の検査を行うと，簡単にして有用，かつ保存可能な情報が得られる．具体的には，①スライドグラスの片面に，ガラスの長さより少し短く切った透明両面テープ（3MのScotchTM665-1-18など）を貼る．②対象部位をアルコール綿で清拭して脱脂し，乾燥させた後①のテープ面を皮面に強めに押し付けて剥がす．生毛が採取できていない場合に備え，標本は数枚採取しておく．③1%トルイジンブルーO水溶液で10分間染色．④水洗乾燥後，レジン溶液とカバーグラスで型どおり封入し，油浸（1,000倍）で検鏡．

標本には，角質細胞のほか，正常被験者でも紫

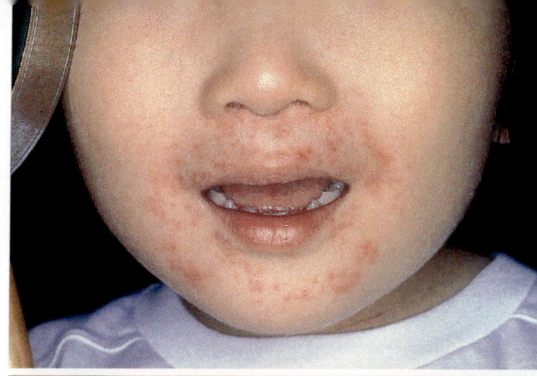

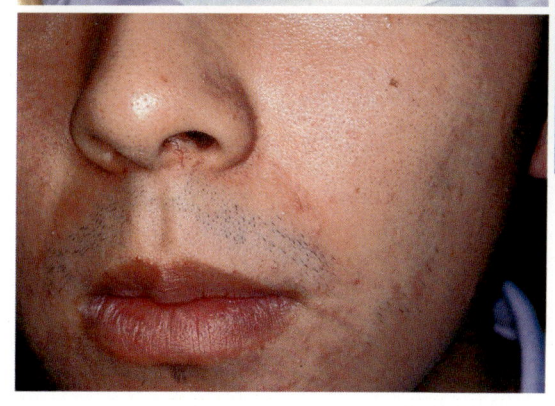

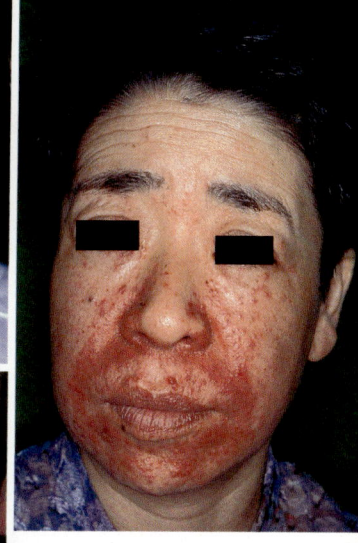

図2
非定型的な口囲皮膚炎
　a：小児例
　b：ステロイド長期外用例．下眼瞼に丘疹波及
　c：初期例．ステロイド外用はごく短期

に染色された球菌やマラセチア胞子を散見する場合が多い．これに加えて1枚の標本には，たいてい10本以上の生毛が採取されている．その毛幹部分の毛根側をつぶさに観察すれば，口囲皮膚炎の病変部では，採取された生毛の約3割程度に，紡錘形，葉巻形あるいはミミズ状の大きな桿菌が多数接着，あるいは取り巻いているのがみられる．よくみると菌体の内部が部分的に点状に濃い紫色に染まって，あたかも'えんどう'の豆粒，あるいは染色体地図を思わせる（図3-a, b）．マラセチア胞子や，ほかの球菌・桿菌は形状や大きさの違いから容易に鑑別できる（図3-c, d）．この特徴的な形態をした桿菌は，かつてBuckとKalkoff[4]が口囲皮膚炎の原因と考えたFBの形態に一致し，口囲皮膚炎の典型例ならほぼ全例で観察できる[9)10)]．一方，ほかの皮膚炎や痤瘡ではFBの陽性率は少ない．殊に，鼻唇溝や口囲にも皮疹のある定型的な脂漏性湿疹では，FBは滅多に観察されず，代わって全例でマラセチア胞子が毛幹に付着しているのが観察される．ただし正常人でもかなりの高率でマラセチアが，またFBも少数例で観察される．興味深いことに患者，正常人を問わずFBとマラセチアが同時に陽性であったとしても，両者が同一の毛に同時にみられることは極めて稀で，あたかも毛を違えて棲み分けているようにさえみえる[10)]．

口囲皮膚炎の生検では表皮内浮腫と小膿瘍，毛囊炎・毛囊周囲炎[11)]から，毛囊の破壊を伴った肉芽腫の形成[12)]までさまざまに記載されているが，この疾患に特異的な所見は見いだせない．組織標本中にFBを思わせる細菌が確認された報告はない．しかし，通常の組織標本では毛囊はたかだか2, 3しかみえず，毛は抜け落ちているか，わずかな断面しかみえない．これで生毛の深部に付着するFBを確認するのは困難と思える．またFBは通常は口腔，特に歯肉溝を主な生息部位とするフローラの一員であり，歯周炎の原因となりうるグラム陰性の偏性嫌気性菌である[13)]．

TSTB法でも，生毛の根部表面（十分に嫌気的な部位である）にしか確認できない．このため，皮膚表面の擦過培養では細菌は採取できず，かつ嫌気培養でないと生育しない．ドイツのグループは小さな膿疱様小結節（pustelähnlichen Knötchen, あるいはPseudopusteln）からのスメアを検鏡し，さらに簡易培養した結果からFBと考えたが，厳密な同定はなしえていない．筆者らも2名の患者

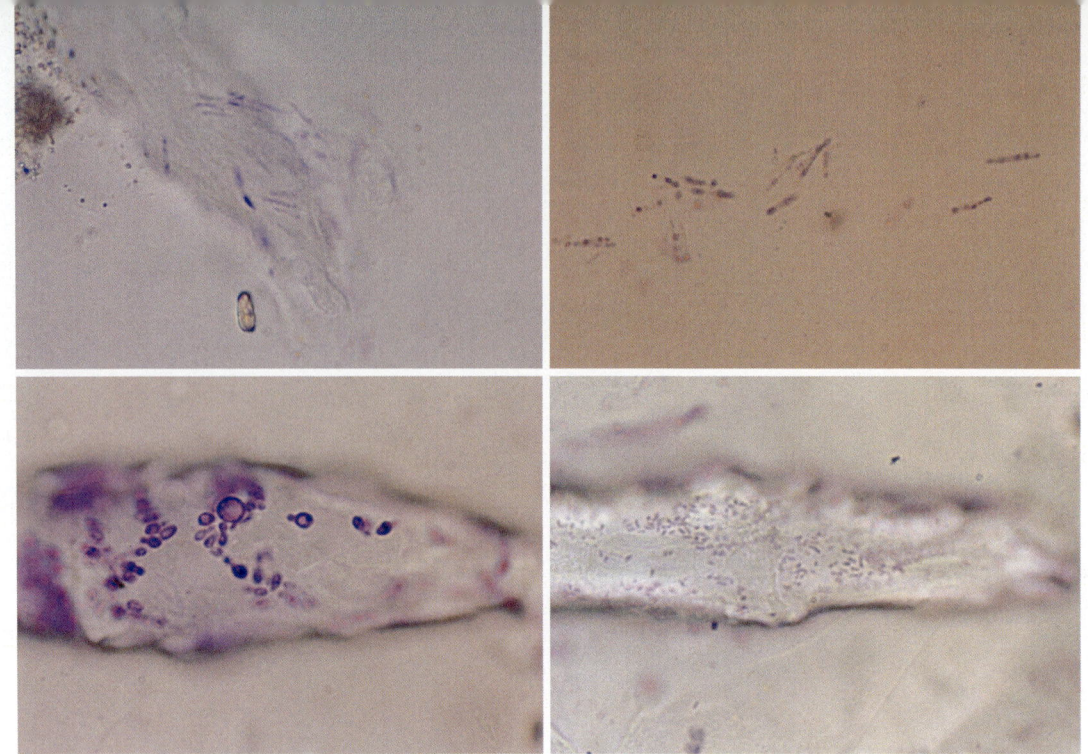

図3 生毛にみられる微生物．すべて同倍率（1,000倍油浸）
　　a：フソバクテリアの集塊（毛根部）
　　b：毛幹の近辺に遊離したフソバクテリア
　　c：マラセチア胞子
　　d：一般細菌（写真は球菌）

a	b
c	d

の生毛を数本抜去して嫌気培養を試みたが成功しなかった．従って TSTB 法でみられる，この特徴のある細菌が本当に FB か否かは不明で，あくまで培養で同定されてから論じるべきであるが，まだ成功した報告はない．本稿でも一応 FB と推定したうえで論述した．なお，成因としてカンジダや毛包虫を重視した報告もあるが少数例である．

4 治療

患者は女性がほとんどなので，'毛穴'を塞ぐのは本症を悪化させることを伝え，メイクはきちんと落として，夜間に油性のクリームを塗布するのは避けさせる．ス剤を長期使用している症例では，これを中止させ，ミノサイクリン 100〜200 mg を内服する．通常の体格の女性例では開始量 100 mg で十分と思われる．ふらつき感が強い場合は，ドキシサイクリン 100 mg に変更する．ス剤の塗布歴が長い患者では，抗生剤を併用してもリバウンド症状が現れる可能性が高く，中止後 2 週間ほどは悪化し，ほてり感や刺激感，瘙痒，発赤が増悪する．稀に腫脹することもあるが，それ以後は落ち着いてくることを予告し，内服は漸減しながらも 1〜2 か月は続ける必要があることを十分に説明しておく．ス剤使用，軽快，中止，悪化，再使用という，これまでの悪循環を自覚している患者はたいてい納得して軽快するまでがんばれる．リバウンドの急性期に蟻走感や灼熱感が強くて我慢しづらい場合は，症状が落ち着くまで冷湿布を継続させるとよい．外用剤は原則として使う必要はないが，鱗屑が多い場合や，患者が外用剤を希望する場合，筆者は白色ワセリン（ごく薄く塗布）を処方しているが，それでも刺激感を訴える場合が少なくない．なお，ハイドロコーチゾンのような弱いス剤を用いて良好な結果を得ている報告もある[7]．ミノサイクリン内服開始後 1 か月前後でたいていの皮疹は略治し（図 1-b），酒皶

性痤瘡でス剤を離脱したときにしばしば経験する強い色素沈着も残らない．FBはこの時点で減少しているものの，まだ検出される例は多い．つまりFBの有無は，病変の程度や治療効果をある程度反映するものの，治癒判定のマーカーとはならない．なおFBは，多種類の抗生物質に感受性があるが，特にテトラサイクリン，クリンダマイシン，メトロニダゾールの抗菌性が強い[12]．テトラサイクリン系以外の抗菌療法としては，エリスロマイシン[14]や，メトロニダゾールの外用・内服が有効であった小児例[7)15]が報告されている．

一方，ス剤を使ったことがないか，ごく少量しか使っていないような症例は，ミノサイクリンの効果を'いまひとつ'と感じる例が多い．筆者の経験では，4週間してなお，丘疹が残っているような例ではミノサイクリンを併用しながら，あえて弱いス剤を数日〜1週間ほど使ってみると好結果が得られる．軽快したらス剤は中止するが，ミノサイクリンはさらに1〜2週は継続しておくと，再燃に至らない．

5 考　案

我が国では一般に，口囲皮膚炎はス剤の副作用，つまり他疾患あるいは美容目的でス剤を長期間塗布し続けることで，続発してくる皮疹（ステロイド皮膚症，酒皶様皮膚炎）の一型と理解されている場合が多く[16]，ス剤を塗布するきっかけになった原因として，脂漏性湿疹がしばしば挙げられている[17]．脂漏性湿疹との関連についての海外での調査結果はさまざまであるが，密接な関係を否定している論文もあり[3)7]，筆者もその意見に賛成である．周知のように，精神科病院では脂漏性湿疹が多く，ス剤を断続的に長期塗布している患者が多い．筆者はそこで十数年，皮膚病診療に従事したが，脂漏性湿疹に口囲皮膚炎が続発した例を経験したことはなく，むしろ脂漏性湿疹は口囲皮膚炎を生じにくいと感じている．また，部分的あるいは初期の口囲皮膚炎として間違いないと思われる症例で，外用剤を塗布した既往がないと陳述する患者をときに経験する．さらに口囲皮膚炎がようやく治癒し，ス剤はその後外用していないのに，1〜2年後に再発して受診する例もある．このため筆者は，口囲皮膚炎は最初から口囲皮膚炎として発症し（殊にFBが多い人に），安易なス剤の使用がこれを修飾して難治化させるのではないかと考えている．もし初診医が初期例を口囲皮膚炎と診断できなければ，脂漏性湿疹や顔面皮膚炎，接触皮膚炎などと診断をつける確率が高い．筆者が後医となった患者の調査でも，前医は脂漏性湿疹と診断している場合が最も多かった．この結果ス剤を処方して悪循環に陥らせ，定型的な口囲皮膚炎ができるのかもしれない．

FB説が本邦で知られていないのは，原著がすべてドイツ語論文であること，英米の学者がほとんどこの説を検討していないこと，1件ながら否定的な実験結果[18]があること，TSTB法による口囲皮膚炎でのFB再発見の英語論文[9]が，PubMed未収載で（創刊直後の雑誌であったため）検索してもヒットしない，などの理由によるものであろう．しかし，TSTB法は簡単である．鏡検に慣れた皮膚科医なら，百聞は一見にしかず，典型的な口囲皮膚炎を対象として自分の眼で特徴的なFBを確かめられることをお勧めする．FBは正常人の口囲でも約8%に検出されるので[10]，口囲皮膚炎＝FB感染症というわけではない．口囲皮膚炎の原因・誘因であるという考えも成り立つが，逆に口囲皮膚炎が発症した結果，FBが増殖しやすくなったのかもしれない．またFBが増殖するような皮膚の環境が，口囲皮膚炎が発症しやすい環境なのかもしれない．そのように考えれば，マラセチアとFBの'棲み分け'は，マラセチアの増殖するような皮膚の環境ではFBが増えにくく，その結果，脂漏性湿疹患者がス剤を使っていても口囲皮膚炎を続発しにくいのだ，という推論も成り立つ．ともあれ，FBの存在は口囲皮膚炎の十分条件ではないが，必要条件の一つであるとは言えるだろう．またFBが口腔内に住む嫌気性菌であ

るという事実も，なぜ皮疹が口囲だけに生じ，抗菌療法が効くのか，という理由を考えるうえで説得性があるように思われる．

（滝脇弘嗣）

● ● ● 文　献 ● ● ●

1) Berth-Jones J：Rosacea, perioral dermatitis and similar dermatoses, flushing and flushing syndromes. Rook's Textbook of Dermatology, Blackwell, 2004.
2) Sneddon I：Perioral dermatitis. *Br J Dermatol*, **87**：430-434, 1972.
3) Wilkinson DS, Kirton V, Wilkinson JD：Perioral dermatitis：a 12-year review. *Br J Dermatol*, **101**：245-257, 1979.
4) Buck A, Kalkoff KW：Zum Nachweis von Fusobakterien aus Effloreszenzen der prioralen Dermatitis. *Hautarzt*, **22**：433-436, 1971.
5) Kalkoff KW, Buck A：Zur Pathogenese der perioralen Dermatitis. *Hautarzt*, **28**：74-77, 1977.
6) Malik R, Quirk CJ：Topical application and perioral dermatitis. *Australas Dermatol*, **41**：34-38, 2000.
7) Cochran REI, Thomson J：Perioral dermatitis：a reappraisal. *Clin Exp Dermatol*, **4**：75-80, 1979.
8) Manders SM, Lucky AW：Perioral dermatitis in childhood. *J Am Acad Dermatol*, **27**：688-692, 1992.
9) Berardi P, Benvenuti S, Genga A et al：Demonstration of fusobacteria in eruptions of perioral dermatitis using the tape stripping toluidine blue (TSTB) method. *J Eur Acad Dermatol Venereol*, **3**：495-499, 1994.
10) Takiwaki H, Tsuda H, Arase S et al：Differences between intrafollicular microorganism profiles in perioral and seborrhoeic dermatitis. *Clin Exp Dermatol*, **28**：531-534, 2003.
11) Marks R, Black MM：Perioral dermatitis. A histopathological study of 26 cases. *Br J Dermatol*, **84**：242-247, 1971.
12) Ackermann AB：Folliculitis and perifolliculitis. Histologic Diagnosis in Inflammatory Diseases. Lea & Febiger, 1978.
13) 浜田茂幸，天野敦雄，中川一路：口腔嫌気性グラム陰性桿菌，病原菌の今日的意味（改訂3版），医薬ジャーナル社，2003.
14) Hafeez ZH：Perioral dermatitis：an update. *Int J Dermatol*, **42**：514-517, 2003.
15) 梶田　哲，橋本喜夫，飯塚　一：Metronidazoleが奏功した口囲皮膚炎の1例．皮膚臨床，**29**：1393-1396, 1987.
16) 諸橋正昭：皮膚附属器の疾患．標準皮膚科学第6版，pp266-283, 2001.
17) 高安　進：日経メディクイズ（皮膚），日経メディカル **6**：83-84, 1997.
18) Pembroke AC, Houang E：Perioral dermatitis. *Clin Exp Dermatol*, **5**：113-114 (letter), 1980.

すぐに役立つ日常皮膚診療における私の工夫
G. ありふれた皮膚疾患のベスト治療と私の工夫

12 掌蹠多汗症

Abstract　掌蹠多汗症はありふれた疾患ではあるが，患者にとっては大きな苦痛になっている．掌蹠多汗症の治療には外用剤治療，水道水イオントフォレーシス治療，A型ボツリヌス毒素皮内注射法，胸腔鏡下交感神経遮断術がある．多汗の重症度，患者の年齢・職業・生活環境，患者がどの程度の治療を欲するかなどを総合的に判断して治療法を選択する必要がある．
　通常は，まず塩化アルミニウム液外用治療を行う．効果が十分でないときは水道水イオントフォレーシス治療を行う．水道水イオントフォレーシス治療でも効果が十分でない場合は，A型ボツリヌス毒素皮内注射法あるいは胸腔鏡下交感神経遮断術を行う．

Key words　塩化アルミニウム液(aluminum hydrochloride), 水道水イオントフォレーシス(tap water iontophoresis), A型ボツリヌス毒素(botulinum toxin A), 胸腔鏡下交感神経遮断術(endoscopic thoracic sympathectomy)

1 発汗

　汗腺は体表面に分布して汗を分泌する腺組織である．人汗腺にはエクリン汗腺，アポクリン汗腺，アポエクリン汗腺の3種類が存在する．3種類の汗腺は分布，構造，機能においてそれぞれ異なっている[1]．

　エクリン汗腺は体の全表面に分布している．エクリン汗腺の分布密度は体の部位により異なる．手掌・足底はエクリン汗腺の密度が高く，胸や背中は密度が低い[2]．アポエクリン汗腺は腋窩に存在し多量の汗を分泌する．

　エクリン汗腺からの発汗を誘導する要因から温熱性発汗，精神性発汗，味覚性発汗に分類される[1]．温熱性発汗では体温の上昇が発汗を誘導し，発汗は全身に出現する．精神性発汗は精神的緊張により誘導され，手掌・足底・腋窩に認められる．味覚性発汗は顔面に認められ，辛いものを食べたときに出現する．

　エクリン汗腺の主な働きは水分の多い汗を分泌して体温調節を行うことである[1]．エクリン汗腺から分泌される汗は低張の塩化ナトリウム液である．成人1日のエネルギー消費量は2,500〜3,000 kcalで，その大部分は熱として失われる．エクリン汗腺から分泌される汗は気化熱を奪い，体温を低下させる．手掌・足底の発汗は皮膚表面に適度な湿り気を与えて，摩擦抵抗を増加させる作用もある．

　エクリン汗腺からの汗分泌には中枢神経が重要な働きをしている[1]．視床下部の視索前野には温度の変化に反応して活動が変化する温度感受性ニューロンが存在する．深部体温の上昇は温度感受性ニューロンを刺激し発汗を誘導する．皮膚表面温度上昇による体表面知覚受容体からの求心性インパルスも発汗を誘導する．深部体温上昇のほうが皮膚表面温度上昇よりも強い発汗誘導刺激になる．発汗刺激は視床下部から延髄，脊髄を経て交感神経節に伝えられる．交感神経節後線維の神経終末からはアセチルコリンが分泌されてエクリン汗腺のムスカリン受容体に結合して汗分泌が起きる．

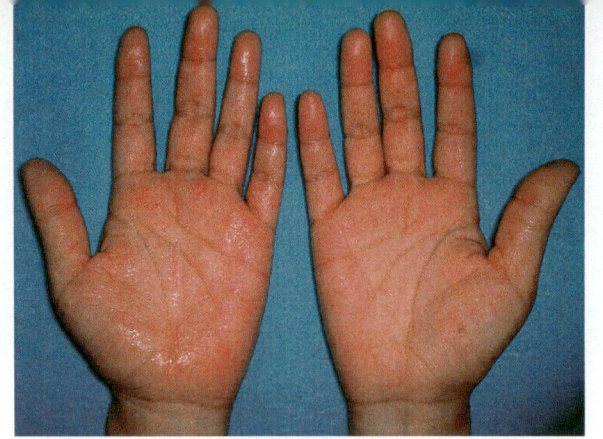

図1 掌蹠多汗症患者の手掌
表面は汗でぬれている．触れると冷たい．

2 多汗症

　体温調節に必要な量を超えて発汗があり，日常生活や職業上障害を生じている状態を多汗症という．多汗症はエクリン汗腺の機能亢進により発汗量の多くなる状態で，中枢神経，脊髄神経，末梢神経，エクリン汗腺などに原因があり発症する[2]．

　多汗症には全身性多汗症と局所性多汗症がある．全身性多汗症では中枢神経疾患や内分泌疾患が関与することがある．局所性多汗症は神経疾患や皮膚疾患に合併する場合，腫瘍の浸潤や外傷による神経障害による場合などがある．しかし，最も多いのは手掌・足底・腋窩に発症する特発性局所多汗症である[2,3]．

3 掌蹠多汗症

　手掌・足底・腋窩は精神性発汗の部位であり，精神的緊張に伴って発汗量が多くなる．手掌・足底の発汗は温熱の影響を受けていない．情動に影響されるため，緊張時には発汗が強くなる．精神性発汗では大脳皮質の活動が低下する睡眠中の発汗は停止している．掌蹠多汗症は青年期の患者が多く，成長とともに自然に軽快することが多い．手掌・足底・腋窩の多汗症は特に病気がなく，それ以外には健康な人に発症する．

　掌蹠多汗症患者の手足は湿って冷たく，ときに紫紅色調を帯びている．重症な場合は汗がしたたり落ちるほど発汗が多いこともある．湿った手足は真菌や細菌の感染を起こしやすい．手掌多汗症の患者は触れるものが汗でぬれて変質しやすく，持った物が滑りやすくなり，社会生活や職業上大きな障害になる．掌蹠多汗症の患者は劣等感を感じて精神的に悪影響を与えている場合もある．重症な局所多汗症は乾癬，アトピー性皮膚炎，Darier病，Hailey-Hailey病よりも患者のQOLを低下させる[4]．

4 掌蹠多汗症の診断

　問診では発症時期，家族歴，重症度，基礎疾患の有無を聞く．患者が掌蹠の多汗にどの程度困っているかも聞きだす．これは侵襲的治療を行うかどうかを決定する際の判断材料になる．

　視診，触診を行うと掌蹠多汗症の患者の手は湿って冷たく，汗滴が見えることもある（図1）．末梢循環障害や掌蹠角化症などの合併症の有無も確認する．

　掌蹠の多汗の確認にはヨード紙が適している[5]．手掌の汗をペーパータオルでぬぐい，一定時間，例えば1分間，手掌をヨード紙に圧抵する（図2）．ヨード紙は治療効果の判定にも役立つ．

　ヨード紙は自分で簡単に作ることができる．乾燥させた複写用紙をヨードとともに1週間密封保存して複写用紙にヨードを吸着させる（図3）．作製したヨード紙を密封瓶に移して保存する．インスタントコーヒーの容器は，大きさの点でも，密封性が高い点においてもヨード紙作製と保存用の容器に適している．複写用紙には澱粉が含まれているために，汗の水分が存在するとヨード澱粉反応を起こして紫色になる．接触時間を一定にすることにより発汗量を半定量的に測定することもできる．発汗を記録したヨード紙を放置しておくと水分が蒸発し色が薄くなるので，写真を撮るかあるいは複写機でコピーを撮り保存する．発汗記録後のヨード紙をサランラップ®で包んでおけば数日間保存できる．

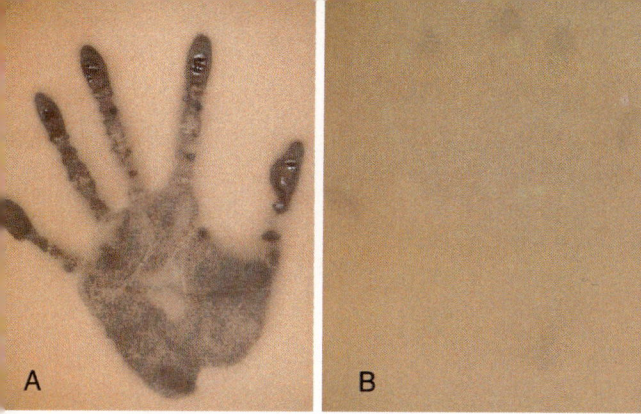

図2 ヨード紙による多汗症の診断
多汗症患者(A)では対照健常者(B)に比較してヨード紙が濃く反応している．

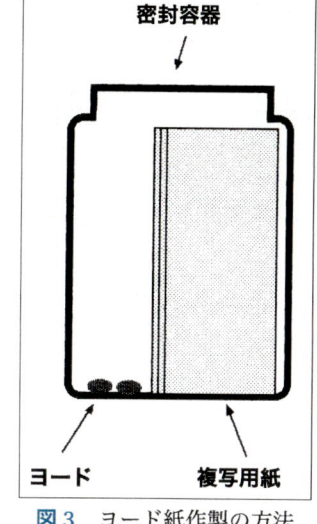

図3 ヨード紙作製の方法
乾燥した複写用紙を100gに対し1gの割合でヨードを加え，密封容器内で保存する．1週間後に複写用紙は淡黄色になり，使用可能になる．

5 掌蹠多汗症の治療

1. 外用療法

1) 塩化アルミニウム液

塩化アルミニウム水溶液あるいはアルコール溶液が，長い間局所多汗症の治療薬として用いられている[3)6)]．塩化アルミニウム液の外用法は，就寝前に汗をぬぐってから，多汗部位に塗布し，翌朝洗い流す．毎晩外用して治療効果が得られたら外用回数を減らす．

2) 塩化アルミニウム―サリチル酸ゲル

塩化アルミニウム液は腋窩多汗症には有効性が高いが，掌蹠多汗症に用いた場合は有効性が劣る．サリチル酸を加えることにより，塩化アルミニウムの角層透過性が向上すると考えられている．また，サリチル酸自体にも発汗抑制作用がある．塩化アルミニウム液が無効であった掌蹠多汗症に塩化アルミニウム―サリチル酸ゲルが有効であったと報告されている[7)]．

3) そのほかの外用剤

サリチル酸，タンニン酸，フォルムアルデヒド，グルタールアルデヒドなどが掌蹠多汗症の外用治療に用いられてきた[6)]．これらの薬物は治療効果が十分でなかったり，望ましくない作用が強いという欠点があったりして，現在では用いられることが少ない．グルタールアルデヒドは塗布部位が褐色に着色するので手掌の治療には適していないが，足底多汗症の治療には用いることができる．通常2～10%濃度のグルタールアルデヒドが治療に用いられる．濃度が高いほど有効性が増すが，着色も濃くなる．フォルムアルデヒドには着色はないが，グルタールアルデヒドよりも治療効果が劣り，接触過敏の頻度が高い．

2. 水道水イオントフォレーシス

水道水イオントフォレーシス(tap water iontophoresis)は安全で有効な掌蹠多汗症の治療方法である[3)6)8)]．水道水イオントフォレーシスでは多汗部位を水道水に浸し直流電流を流す．主な治療部位を陽極側電極で，イオントフォレーシスを行う．例えば，手掌を主に治療するときは手掌側を陽極にし，足底を陰極にする(図4)．電極の上にスポンジを乗せ，手掌を密着させる．手足が水に沈んでしまわない程度に，水道水を入れる．陽極槽と陰極槽を並べて配置し，両槽にまたがるように治療部位を水道水に浸す治療装置が市販されている[9)]．

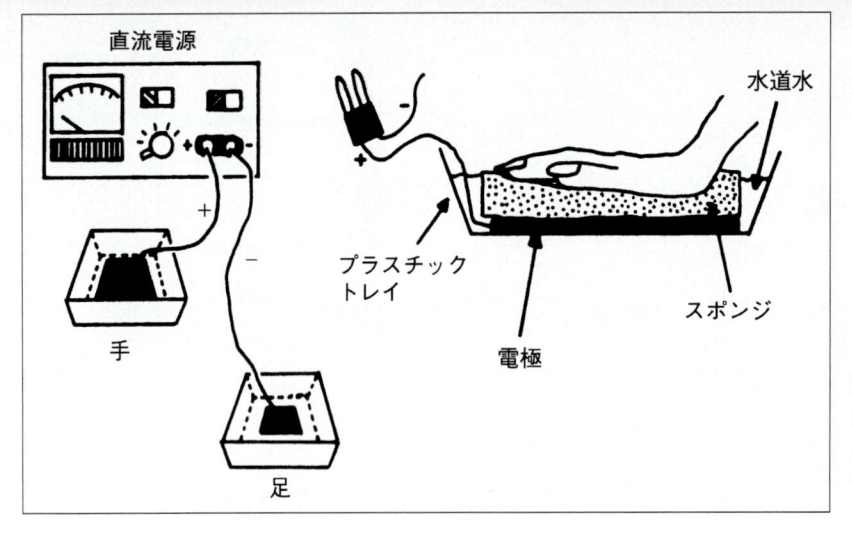

図4 水道水イオントフォレーシスの模式図（佐藤賢三博士原図）

水道水イオントフォレーシスの標準的治療法としては，耐えられる最大の電流（10〜20 mA）で1回30分間，毎日あるいは1日おきに，十分な治療効果が得られるまで（通常1〜3週間）初期治療を行う．それ以後は週1回の維持療法を行う．治療部位に金属（指輪など）や創傷部位などがあると，局所的に過電流が流れ熱傷を起こすことがあるので注意が必要である．

水道水イオントフォレーシスの作用機序に関しては，皮膚を流れる直流電流により表皮が非特異的障害を受けて角化異常が起き，表皮内汗管が閉塞するため発汗が減少すると考えられていた．その後の研究により，イオントフォレーシスはエクリン汗腺分泌部にも作用して，汗の産生を抑制することが明らかになった[10]．陽極側で電気分解により生じたH^+が，なんらかの機序でエクリン汗腺分泌部に作用して，発汗を低下させると考えられている．

3. A型ボツリヌス毒素皮内注射法

A型ボツリヌス毒素は神経終末からのアセチルコリンの遊離を阻害する．エクリン汗腺周囲の交感神経終末からは，アセチルコリンが遊離してエクリン汗腺の発汗を誘導する．A型ボツリヌス毒素を多汗部位に注射すると4〜9か月間程度の発汗抑制が得られる[11]．片方の手に対して165単位注射する．手の軽い筋力低下が生じることがある．手掌に注射する場合は疼痛が強いので冷却，神経ブロック，局所静脈麻酔などの疼痛軽減処置を行う必要がある．

A型ボツリヌス毒素は眼瞼痙攣，片側顔面痙攣，痙性斜頸の治療に使われている．A型ボツリヌス毒素は表情筋の緊張を緩和し，シワを目立たなくする効果があり，美容皮膚科の分野でも使われている．

4. 胸腔鏡下交感神経遮断術

外用治療やイオントフォレーシス治療に抵抗性の手掌多汗症に対しては，胸腔鏡下胸部交感神経遮断術が有効である[12]．この方法では長期間にわたって，手掌は無汗状態になる．全身麻酔下に胸腔鏡を挿入して交感神経節（T2, T3）を焼灼する．胸膜癒着がある場合は行うことができない．

胸部交感神経遮断術には気胸，Horner症候群，神経痛，横隔神経麻痺，代償性多汗などの種々の副作用が合併する危険がある．なかでも代償性多汗は頻度が高く，患者を苦しめることが多い．代償性多汗とは体のほかの部位に発汗が増加する現象である．一部の患者では交感神経遮断術を受けたことを後悔するほど，重症の代償性多汗が出現する．性機能に対する障害が発生するので，腰部交感神経遮断術を足底多汗症に対して行うことはできない．

6 掌蹠多汗症治療の私の工夫

　塩化アルミニウム液で治療を行ったことのない患者は，まず塩化アルミニウム液の外用治療を試みる．塩化アルミニウム液外用で治療効果が十分でない場合は，密封療法を行うことにより治療効果が増す．塩化アルミニウム液は皮膚刺激作用があり，皮膚炎を起こす場合がある．外用間隔を空けることにより皮膚炎の発症を防ぐことができる．皮膚炎を起こしたときはステロイド剤を外用する．塩化アルミニウム液よりも有効性が高いとされている塩化アルミニウム―サリチル酸ゲルを院内製剤として作製して，有効性を検討しているところである．

　水道水イオントフォレーシスは初期治療では週に3回以上治療を受ける必要がある．通院して病院で治療を行うことは患者にとっては大きな負担になる．筆者はDrionic®イオントフォレーシス治療装置を患者に1か月程度貸し出し，家庭でイオントフォレーシス治療を試みてもらっている．治療効果の現れた患者には，Drionic®イオントフォレーシス治療装置を購入することを勧めている．

　Drionic®イオントフォレーシス装置はインターネット上のDrionic®のホームページから直接購入することができる．なお，この装置は専用の乾電池を使う仕様になっている．我々は市販の9V積層乾電池を使えるように改造して使っている．改造は9V積層乾電池電池ホルダーの陽極側と陰極側の線を特殊電池ホルダーの陽極側接点と陰極側接点にそれぞれハンダ付けする簡単なものである．改造の具体的方法はインターネットを検索すると載っている．当然，改造は自己責任で行わなければならない．

　水道水イオントフォレーシスを行うと治療部位がヒリヒリとした刺激を感じ，治療後に軽い紅斑が出現することがある．治療前にワセリンを治療部位に薄く外用することで予防することができる．ワセリンを外用することにより，電流が表皮部位を通過しにくくなり，汗孔を集中的に流れるためと考えている．

7 掌蹠多汗症のベスト治療

　治療前にそれぞれの治療法の具体的方法，長所，短所をよく説明する．治療歴のない患者にはまず塩化アルミニウム液外用治療を行う．塩化アルミニウム液で十分な効果が得られないときは水道水イオントフォレーシスを行う．

　水道水イオントフォレーシス治療で効果が十分でない場合は，A型ボツリヌス毒素皮内注射法を行う．永続的治療を希望する場合は胸腔鏡下交感神経遮断術を行う．胸腔鏡下交感神経遮断術の適応になるのは，多汗が重症であり，職業や社会生活において大きな障害になっている場合である．胸腔鏡下交感神経遮断術を行う場合は，代償性多汗が出現する可能性があることを術前に十分説明しておく必要がある．

　　　　　　　　　　　　（嵯峨賢次，佐藤牧人）

文　献

1) Sato K, Kang WH, Saga K et al：Biology of sweat glands and their disorders. I. Normal sweat gland function．*J Am Acad Dermatol*, **20**：537-563, 1989.
2) Sato K, Kang WH, Saga K et al：Biology of sweat glands and their disorders. II：disorders of sweat gland function．*J Am Acad Dermatol*, **20**：713-726, 1989.
3) Hornberger J, Grimes K, Naumann M et al：Recognition, diagnosis, and treatment of primary focal hyperhidrosis．*J Am Acad Dermatol*, **51**：274-286, 2004.
4) Swartling C, Naver H, Lindberg M：Botulinum A toxin improves life quality in severe primary focal hyperhidrosis．*Eur J Neurol*, **8**：247-252, 2001.
5) 佐藤賢三，武村俊之，嵯峨賢次：皮膚科医のための発汗および汗腺機能の検査法．臨皮, **43**：889-896, 1989.
6) 嵯峨賢次：掌蹠多汗症の治療．皮膚臨床, **37**：

1151-1155, 1995.
7) Benohanian A, Dansereau A, Bolduc C et al：Localized hyperhidrosis treated with aluminum chloride in a salicylic acid gel base. *Int J Dermatol*, **37**：701-703, 1998.
8) Leung AKC, Chan PYH, Choi MCK：Hyperhidrosis. *Int J Dermatol*, **38**：561-567, 1999.
9) 嵯峨賢次：多汗症. 最新皮膚科学大系第17巻 付属器・口腔粘膜の疾患, 中山書店, pp167-170, 2002.
10) Sato K, Timm DE, Sato F et al：Generation and transit of pathway H^+ is critical for inhibition of palmar sweating by iontophoresis in water. *J Appl Physiol*, **75**：2258-2264, 1993.
11) Lowe N, Campanati A, Bodokh I et al：The place of botulinum toxin type A in the treatment of focal hyperhidrosis. *Br J Dermatol*, **151**：1115-1122, 2004.
12) Malone PS, Cameron AE, Rennie JA：The surgical treatment of upper limb hyperhidrosis. *Br J Dermatol*, **115**：81-84, 1986.

すぐに役立つ日常皮膚診療における私の工夫
G. ありふれた皮膚疾患のベスト治療と私の工夫

13 尋常性白斑

Abstract

尋常性白斑は境界明瞭な完全脱色素斑を特徴とする後天性色素異常症である．疫学的には人口の0.1〜2%に発症し，10〜20歳代に好発し，人種差はないとされる．皮疹の分布により，古賀A型(広範囲の白斑)とB型(神経支配領域に一致する白斑)の分類がある．尋常性白斑の病態は，いまだ不明であるが自己免疫説が有力であり，鑑別疾患には限局性白皮症，脱色素性母斑，貧血母斑，単純性粃糠疹，老人性白斑，癜風などがある．治療法は活性型ビタミンD_3外用・局所免疫抑制薬外用・短波長紫外線ランプ(NBUVB)・紫外線波長レーザー(xenon chloride excimer laser)を用いた段階的治療が一般的になりつつあるが，自家吸引水疱蓋移植や培養メラノサイト移植を含めた外科的治療も改良されつつある．しかしながら治療無効例に関しては，ファンデーションなどの使用を避けることはできず，患者のニーズに沿ったさまざまな対応と選択肢の提示が必要とされる．

Key words

尋常性白斑(vitiligo vulgaris)，活性型ビタミンD_3(calcipotriol)，局所免疫抑制剤(tacrolimus)，ナローバンドUVB(narrow band UVB)，エキシマーレーザー(excimer laser)，吸引水疱蓋移植(suction blister roof grafting)

1 はじめに

尋常性白斑(俗名，シロナマズ)は日常皮膚診療にて比較的よくみられる疾患で，境界明瞭な完全脱色素斑を特徴とする後天性の色素異常症である．疫学的には人口の0.1〜2%に発症するとの報告がある[1]．発症年齢はさまざまであるが，10〜20歳代に好発するため，対人関係形成や社会生活を営むうえで大いに障害を受ける患者も多い．発症頻度に人種や経済面での差異はないとされるが，正常部位の色調が濃い患者のほうがより精神的ストレスは大きいと思われる．尋常性白斑は皮疹の分布により，汎発型(generalized)，四肢末端型もしくは四肢末端顔面型(acral or acrofacial)，限局型(localized)および分節型(segmental)の4型に分類される．汎発型が最も一般的で，左右対称に脱色素斑が分布し，分節型が頻度では最も少なく，デルマトームに一致した分布をし，特に三叉神経に好発する．緩徐であるが拡大傾向にあるものが多い．本邦では，古賀A型(神経支配領域に一致しない広範囲の白斑)と古賀B型(神経支配領域に一致する白斑)との分類も一般的である[2]．本稿では，尋常性白斑の病態，鑑別疾患，評価法について最近の知見を含めて概説した後に，治療法について言及する．

2 病態

尋常性白斑の病態は，結論的には，いまだ解明されていない．非メンデル形式の複雑な遺伝様式を持つ疾患であるが，HLA-DR4, Dw7, DR7, DR1, B13, Cw6, DR53, A19のHLAハプロタイプと関連するとされている[3]．また染色体1p31上のAIS1遺伝子や2p16上のVIT1遺伝子との関連性も取りざたされている[4]．病態では自己免疫説が現在も有力ではあるが，神経障害説も根強く，ほかに生化学的機序説，酸化ストレス説およびウイルス説もある．自己免疫説の根拠は，ほかの5自己免疫疾患(橋本病およびグレーブス病を

表1 色素脱失症

先天性	白皮症（眼皮膚白皮症；OCA） 限局性白皮症（ぶち症，まだら症；piebaldism） Waardenburg症候群 脱色素性母斑 貧血母斑 無色素性色素失調症（hypomelanosis of Ito） 結節性硬化症（Pringle病；tuberous sclerosis）
後天性	尋常性白斑 Vogt-小柳-原田症候群 老人性白斑 Sutton母斑 白色粃糠疹（単純性粃糠疹，はたけ） 癜風 海水浴後白斑 炎症後白斑 梅毒性白斑 偽梅毒性白斑 強皮症の色素脱 硬化性萎縮性苔癬

1. 先天性色素脱失症との鑑別について

　白皮症（眼皮膚白皮症：OCA）は，OCA1〜4，Griscelli症候群などに分類される常染色体劣性遺伝の疾患群である．OCA1とOCA3とは，それぞれメラニン合成に必要な酵素であるチロシナーゼとTRP-1との遺伝子変異が原因であり，OCA2とOCA4とは，それぞれメラノソーム膜蛋白構成遺伝子であるpinkeyedとMATPとの変異が原因である．尋常性白斑との鑑別点は，眼振などの眼症状の有無・分布・発症時期・色調で区別可能と思われる．またOCAの特殊症例としての出血症状（血小板ライソソーム障害）を伴うか（Hermansky-Pudlack症候群），感染（白血球ライソソーム障害）を伴うか（Chediak-Higashi症候群），も鑑別診断に重要となる．限局性白皮症（ぶち症，まだら症；piebaldism）は，90％に前額部に菱形白斑（white forelock）を認める常染色体優性遺伝の疾患で，胎生期メラノブラストの遊走障害が原因である．尋常性白斑とは，境界明瞭で完全脱色素斑である点で共通であるが，white forelockの存在と先天性であることと拡大傾向がないことで鑑別する．Waardenburg症候群は，MITF（microphthalmia associated transcription factor；小眼球症遺伝子）関連遺伝子の変異による常染色体優性遺伝疾患であるが，神経性難聴を伴うことと前頭部白髪を特徴とする．脱色素性母斑は生下時より単発性・片側性に存在する不完全脱色素斑で，帯状・線状・斑状・網状・渦巻状を呈するが，尋常性白斑とは，生下時より大きさ不変であることと日焼けで目立たなくなる点で鑑別できる．貧血母斑は生下時より存在する大きさ不変の不完全脱色素斑であるが，思春期になり，初めて自覚症状として受診することも多い疾患である．交感神経に対する過敏反応が病因とされ，入浴・摩擦にて皮疹が目立つことが特徴である．葉状白斑を呈する結節性硬化症は，Vogtの3徴（顔面血管線維腫・癲癇・知能障害）や爪囲線維腫・腎血管筋脂肪腫・大脳皮

中心とした甲状腺疾患・全身性エリテマトーデス・悪性貧血・アジソン病・炎症性腸疾患）との関連性である．すなわちサイログロブリン抗体・抗甲状腺ペルオキシダーゼ抗体・抗核抗体・抗胃壁細胞抗体（anti gastric parietal cell antibody）が陽性となる尋常性白斑患者が多いことがよく報告されている[5]．筆者はCBC，FT3，FT4，TSH，抗核抗体の検査を患者が希望する，もしくは疑わしい所見があれば施行している．患者末梢血中のsIL-2R，IL-6，IL-8の増加や，白斑組織中のIL-2，TNFα，IFNγおよびCD8陽性リンパ球の増加とGCSF，bFGFおよびSCFの減少も報告されている[6]．後述するタクロリムス外用が奏効することは自己免疫説の裏づけとなるが，ビタミンD_3外用が有効な治療となる事実はT細胞活性化を抑制するとの報告はあるものの，この説では解釈が難しいと思われ，今後のさらなる基礎的研究の必要性が示唆される．

3 鑑別疾患

　尋常性白斑は後天性色素脱失症に分類されるが，幼児期より発症することも多いため先天性色素脱失症との鑑別も必要になる（表1）．

質結節・脳室上衣下結節・網膜過誤腫などを特徴とするので鑑別できる．無色素性色素失調症（hypomelanosis of Ito）は，帯状・線状・渦巻状の特徴的な分布を示す不完全脱色素斑を特徴とし，中枢神経症状・眼症状・筋骨格症状・染色体異常を伴う．

2. ほかの後天性色素脱失症との鑑別について

不完全脱色素斑が後天性に出現する疾患としては，小児や10歳代では白色粃糠疹（顔面単純性粃糠疹，はたけ；pityriasis alba），成人では癜風と老人性白斑が挙げられる．白色粃糠疹は，多くの場合アトピー素因を有することと粃糠様鱗屑を伴うことが特徴で，境界がやや不鮮明で周囲の色素増強がないことから鑑別可能である．癜風は白色を呈することもあり，検鏡にてスパゲッティ・ミートボール様の *Malassezia furfur* を確認することが重要だが，その際に Holbelspan phenomenon として知られる予想より多くの鱗屑が採取される特徴を有する．老人性白斑は尋常性白斑より頻度の高い疾患であり，有病率は20歳代でも6%，50歳代では約70%である．特徴は直径が1cm以内で，融合傾向がなく，境界不明瞭である不完全脱色素斑が体幹・四肢に散在することであるが，周辺部位の老人性色素斑や光線性花弁状色素斑との混在も鑑別のうえで指標となる．本邦独特の名称であり，欧米では露出部に散在するとされる idiopathic guttate hypomelanosis がそれに近いと思われている．経過中に尋常性白斑を合併する率が比較的高い疾患として，サットン母斑が考えられる．体のどこかにサットン現象を伴う色素性母斑がないか問診・視診し，ABCDルール（A；asymmetry, B；border, C；color, D；diameter）に則った皮膚悪性黒色腫との鑑別が必要となる．ただし，母斑切除の是非は結論が出ていない．Vogt-小柳-原田症候群は，髄膜刺激症状を前駆に，眼症状（ぶどう膜炎・脈絡膜炎・視神経炎）・内耳症状（耳鳴・難聴・平衡失調）が出現し，白毛や脱毛に加えて，尋常性白斑と区別できない白斑が皮膚症状として発病後3週～3か月に出現する疾患である．好発年齢は20～40歳代で，治療としては大量ステロイド投与が選択される．そのほかとして，強皮症にも硬化局面を伴う色素脱失が認められることがある．硬化局面で白色の光沢を伴い萎縮（フィルムを貼ったような皮膚表面に細かい皺を伴う局面）を認めるものに硬化性萎縮性苔癬（LSA；lichen sclerosus et atrophicus）がある．

4 評価法

患者初診時および治療効果の経時的な評価法としては，写真撮影，画像のコンピュータ解析，分光測色計を用いた解析，VASIスコアによるものなどが挙げられる．写真はできるだけ一定の条件（場所の明るさ・背景・部位・角度）で撮影することが望ましいが，色バンドを含めて写真撮影すると，画像解析する際に補正できる．またハレーションを未然に防ぐことが重要であり，絞りを何種類か変えて撮影することも重要である．写真をカルテに貼る際には，患者の了承を得ることを第一優先とすべきである．取り込んだ画像は，ScionイメージやNIHイメージを用いた解析も可能である．分光測色計を用いた L*a*b*（CIELAB）表色系による測定を皮疹部に対して直接施行して，治療評価することも可能である．乾癬で用いるPASIスコアに類似したVASI（vitiligo area scoring index ＝ Σ[hand units]×[residual depigmentation（0～100%）]）スコアによる評価も報告されている[7]．治療効果の判定にはさまざまな評価の組み合わせが最良と思われる．

5 治療法

ステロイド外用や内服PUVA・外用PUVA療法や皮膚移植術は以前より多数論文報告を認める．賛否両論はあるものの，ステロイド外用に関して

は，痤瘡や皮膚萎縮や毛細血管拡張の副作用を避けるため，発症後数か月の症例や瘙痒感を訴える場合に短期間に限って筆者は使用している．前医から長期間使用され続けている際は，十分説明した後に薬剤を変更するようにしている．またPUVA療法は日焼けが起こりやすく，コントラストを気にする患者も多いため，筆者は使用を極力控えるようにしている．本邦ではセファランチン(cepharanthine)内服およびフロジン液(carpronium chloride；furosine)外用も施行されているが，海外文献報告(PubMedによる)は現時点(2006年7月)では認められない．ただし治療の選択肢としては挙げ，効果の程度を十分説明したうえで患者の希望があれば処方している．最近(この7, 8年で)報告がよくなされている治療法に焦点を絞り概説する．

1. 活性型ビタミン D_3 外用

活性型ビタミン D_3 は本邦ではcalcipotriol(商品名，ドボネックス)，maxacalcitol(オキサロール)，tacalcitol(ボンアルファ)の3種類が使用されているが，尋常性白斑に対する治療の報告は現時点のPubMedでは，各々29, 0, 3文献である．calcipotriolとclobetasol(デルモベート)との併用で83%の患者で95%の色素が戻ってきたとの報告がある[8]．大量に活性型ビタミン D_3 外用を必要とする場合には，血中カルシウム濃度の測定が必要となる．

2. 局所免疫抑制薬外用

局所免疫抑制薬は本邦ではtacrolimus(プロトピック)のみが使用されているが，尋常性白斑に対する治療の報告は現時点のPubMedでは30文献が挙がっている．2002年Grimesらにより6人中5人で50〜100%の改善が認められたとの報告が最初になされた[9]．その後89%の患者で白斑の改善が認められ，68%で75%以上の改善が認められたとの続報がある[10]．そのほかの報告では，20人の小児患者の白斑部の41%の改善が平均して認められたようである[11]．対照となったclobetasolでは49%であった．本邦では発売されていないpimecrolimus(Elidel)も同様の報告がPubMedで6例あり，両者とも露光部での効果がより高いようである．Tacrolimusに関しては，全身に与える免疫抑制はないとされ，リンパ腫を含めた皮膚癌発症頻度も上がらないとの報告がある[12]．

3. 短波長紫外線ランプ

内服PUVAによる光毒性や胃腸症状や眼に与える影響に加え，周辺正常皮膚の著しい日焼けによるコントラストをできるだけ最小限に抑える目的で，311 nm波長のナローバンドUVBによる治療が開発された(尋常性白斑とナローバンドUVBではPubMedにて30例ある)．主な作用機序は局所免疫抑制・メラノサイト刺激ホルモン産生刺激・メラノサイトの増殖と機能亢進が挙げられる．60人の東洋人のうち，42%で50%以上の改善を認めたとの報告[13]や，51人の小児患者のうち，53%で75%以上の改善を認め，82%で26%以上の改善を認めたとの報告[14]がある．最大の問題点とされる皮膚癌発生の危険性もp53を用いた臨床研究から否定的とされている[15]．

4. 紫外線波長レーザー

レーザーを用いた照射は，白斑部位のみに焦点を絞り，かつ高いエネルギーの照射が可能となる特徴を有する(尋常性白斑とexcimerレーザーではPubMedにて22文献ある)．308 nm波長のexcimerレーザー治療を，週3回，6回以上行った場合57%に有効であり，12回照射された場合87%に有効であった[16]．ほかの報告では，92%の患者で50%以上の白斑部に色素沈着を認め，49%で75%以上の改善を認めたとある[17]．Tacrolimusとexcimerレーザー24回照射との併用にて，50％の部位に75％以上の色素沈着回復を認めたとの報告もある[18]．この併用に関するほかの報告では，70％に75％以上の色素回復を認めたともある[19]．Excimerレーザーは1回照射は比較的高価であるが，安価なものにtargeted UVB phototherapyがある．しかも尋常性白斑に有効であったとの報告論文が数件認められるが，今後の臨床結果報告が待たれる．

5. 外科的治療

外科的治療には，自家吸引水疱蓋移植術，パンチグラフト，分層植皮術，自家培養メラノサイト移植および単一植毛などがある．効果は吸引水疱蓋移植と分層植皮が優れているとの報告があり，成功率は90％とされる[20]．外科治療に向く患者は20歳より若い症例で分節型がよいとされている．最近120人の患者に対して，炭酸ガスレーザーにて表皮剥離した後，培養メラノサイト移植したところ，84％の限局型尋常性白斑で90％以上の色素回復を認めたとの報告がある．活動性のある汎発型尋常性白斑では14％しか良好な結果は得ることができなかったものの，症状の落ち着いた汎発型白斑では54％で90％以上の改善を認めた[21]．筆者の経験からは培養細胞の活動性には現時点では信頼をおくことができず，外科治療はもっぱら吸引水疱蓋移植術を施行している．ただし先記1.～4.の治療に抵抗性で，移植片と周りとの色合いが合わないことも多い点などを含めた十分な説明の後に施行している．30年以上前の大型の吸引ポンプを用いた，吸引水疱蓋を作製しての治療からは大幅な進歩を遂げている．シリンジと三方活栓とを用いて容易に水疱蓋は作製でき，採皮部位の傷も最小限に抑えることができるという利点がある．移植片の体積が少ないため生着も良好であるが，炭酸ガスレーザーを用いて恵皮部位を炭化させるよりも吸引水疱にて表皮剥離を施行することでさらに生着を良好なものにしている．

6. 治療法のまとめ

先記の治療は副作用が比較的少ないと思われる順に並べて概説した．当然治療の選択肢も1.から順に進めていくのが妥当と思われる．現時点では，calcipotriolとtacrolimusとの併用が有効であったとの海外文献は存在しておらず，今後の臨床研究報告が待たれる．ただし，紫外線治療（内服PUVAおよびナローバンドUVB）との併用の報告は両者とも存在する．さまざまな既存の治療手段を組み合わせて，ある程度の効果は期待できるものの，ほぼ完治を望めるような治療法開発に向けて今後のさらなる基礎研究が必要と思われる．ただ幸いなことに，隆起や陥凹病変でないため，メイクを用いて白斑を隠すことを姑息的に行うことは可能である．ジヒドロキシアセトンを主成分としたダドレスは安価であるが，色が1種類であるので周辺の色と適合しないことも多く，酸化ストレスが色素再生によくないとの学会報告もある．ファンデーションの延長であるカバーマークは高価であるが，周辺の色調との補正が可能であり，若年女性には好評である．また周辺部色調を取り除くための美白剤（ハイドロキノンなど）の使用も行われることがある．

（山口裕史，片山一朗）

文　献

1) Grimes PE：New insights and new therapies in vitiligo. *Jama*, 293：730-735, 2005.
2) Koga M：Vitiligo：a new classification and therapy. *Br J Dermatol*, 97：255-261, 1977.
3) Le Poole IC, Wankowicz-Kalinska A, van den Wijngaard RM et al：Autoimmune aspects of depigmentation in vitiligo. *J Investig Deramtol Symp Proc*, 9：68-72, 2004.
4) Fain PR, Gowan K, LaBerge GS et al：A genome-wide screen for generalized vitiligo：confirmation of AIS1 on chromosome 1p31 and evidence for additional susceptibility loci. *Am J Hum Genet*, 72：1560-1564, 2003.

5) Alkhateeb A, Fain PR, Thody A et al：Epidemiology of vitiligo and associated autoimmune disease in Caucasian probands and their families. *Pigment Cell Res*, **16**：208-214, 2003.
6) Moretti S, Spallanzani A, Amao L et al：Vitiligo and epidermal microenvironment：possible involvement of keratinocyte-derived cytokines. *Arch Dermatol*, **138**：273-274, 2002.
7) Hamzavi I, Jain H, McLean D et al：Parametric modeling of narrowband UV-B phototherapy for vitiligo using an novel quantitative tool：the Vitiligo Area Scoring Index. *Arch Dermatol*, **140**：677-683, 2004.
8) Travis LB, Silverberg NB：Calcipotriene and corticosteroid combination therapy for vitiligo. *Pediatr Dermatol*, **21**：495-498, 2004.
9) Grimes PE, Soriano T, Dytoc MT：Topical tacrolimus for repigmentation of vitiligo. *J Am Acad Dermatol*, **47**：789-791, 2002.
10) Grimes PE, Morris R, Avaniss-Aghajani E et al：Topical tacrolimus therapy for vitiligo：therapeutic responses and skin messenger RNA expression of proinflammatory cytokines. *J Am Acad Dermatol*, **51**：51-62, 2004.
11) Lepe V, Moncada B, Castanedo-Cazares JP et al：A double-blind randomized trial of 0.1% tacrolimus vs 0.05% clobetasol for the treatment of childhood vitiligo. *Arch Dermatol*, **139**：581-585, 2003.
12) Kang S, Lucky AW, Pariser D et al：Long-term safety and efficacy of tacroliums ointment for the treatment of atopic dermatitis in children. *J Am Acad Dermatol*, **44**：S58-64, 2001.
13) Natta R, Somsak T, Wisuttida T et al：Narrowband ultraviolet B radiation therapy for recalcitrant vitiligo in Asians. *J Am Acad Dermatol*, **49**：473-476, 2003.
14) Njoo MD, Bos JD, Westerhof W：Treatment of generalized vitiligo in children with narrow-band(TL-01) UVB radiation therapy. *J Am Acad Dermatol*, **42**：245-253, 2000.
15) Schallreuter KU, Behrens-Williams S, Khaliq TP et al：Increased epidermal functioning wild-type p53 expression in vitiligo. *Exp Dermatol*, **12**：268-277, 2003.
16) Spencer JM, Nossa R, Ajmeri J：Treatment of vitiligo with the 308-nm excimer laser：a pilot study. *J Am Acad Dermatol*, **46**：727-731, 2002.
17) Leone G, Iacovelli P, Para Vidolin A et al：Monochromatic excimer light 308 nm in the treatment of vitiligo：a pilot study. *J Eur Acad Dermatol Venereol*, **17**：531-537, 2003.
18) Kawalek AZ, Spencer JM, Phelps RG：Combined excimer laser and topical tacrolimus for the treatment of vitiligo：a pilot study. *Dermatol Surg*, **30**：130-135, 2004.
19) Passeron T, Zakaria W, Ostovari N et al：Efficacy of the 308-nm excimer laser in the treatment of mycosis fungoides. *Arch Dermatol*, **140**：1291-1293, 2004.
20) Njoo MD, Westerhof W, Bos JD et al：A systematic review of autologous transplantation methods in vitiligo. *Arch Dermatol*, **134**：1543-1549, 1998.
21) Chen YF, Yang PY, Hu DN et al：Treatment of vitiligo by transplantation of cultured pure melanocyte suspension：analysis of 120 cases. *J Am Acad Dermatol*, **51**：68-74, 2004.

すぐに役立つ日常皮膚診療における私の工夫

G. ありふれた皮膚疾患のベスト治療と私の工夫

14 慢性痒疹

Abstract 痒疹は瘙痒性の孤立性丘疹性発疹(痒疹丘疹)を主徴とする反応性皮膚疾患であり，急性痒疹，亜急性痒疹，慢性痒疹の3型に分類される．しかしながら，後2者の境界は必ずしも明確ではなく，臨床においても両者の鑑別は必ずしも判然としない．また，本症はその名のとおり激しい痒みを伴う疾患であり，抗ヒスタミン剤あるいは抗アレルギー剤の内服やステロイド剤の外用などで治療しても奏効しないことが多い．14員環マクロライドは抗菌作用以外にも抗炎症作用などの種々の作用を有することが知られている．また，慢性痒疹に対しても奏効することがあるので，治療に難渋する場合は患者の同意を得た後に試してみるとよい．なお，その作用機序としてはサブスタンスPをはじめとする神経ペプチドへの直接的な影響を想定している．

Key words 慢性痒疹(chronic prurigo)，治療(treatment)，14員環マクロライド(14-membered ring macrolides)，止痒効果(anti-itching effect)，神経ペプチド(neuropeptide)

1 はじめに

痒疹は瘙痒性の孤立性丘疹性発疹(痒疹丘疹)を主徴とする反応性皮膚疾患である．漿液性丘疹あるいは蕁麻疹様丘疹から始まり，搔破によって頂点に小びらん，血痂を乗せるドーム状の丘疹ないし結節を形成する(図1)．また，急性痒疹，亜急性痒疹，慢性痒疹の3型に分類されることが多く，急性痒疹では小児ストロフルス，亜急性痒疹では亜急性単純性痒疹，慢性痒疹では多形慢性痒疹，結節性痒疹がその代表とされる．しかしながら，後2者の境界は必ずしも明確ではなく，臨床においても両者の鑑別は必ずしも判然としないことが多い[1]．

2 慢性痒疹の治療

最も一般的な治療としては，抗ヒスタミン剤あるいは抗アレルギー剤の内服やステロイド剤の外用ないし局注などが行われており，それら以外にもさまざまな全身的あるいは局所的治療が報告されている[1]~[3]．しかしながら，裏を返せば診療現場ではこれといった決め手のない，なかなか厄介な皮膚病である[4]．なお，ここで言う'慢性痒疹'とは，虫さされ後の急性痒疹や，色素性痒疹，黒色痒疹，妊娠性痒疹，pruritic papules and plaques of pregnancyなどを除いた亜急性もしくは慢性痒疹，すなわち'いわゆる慢性痒疹'のことであって，そのなかには糖尿病や腎不全などの全身性疾患に伴うデルマドロームとしての痒疹，あるいは多形慢性痒疹ないし集合性痒疹なども含まれる[4]．

3 14員環マクロライドを用いた慢性痒疹の治療

天理よろづ相談所病院では，通常の治療に抵抗する難治性の慢性痒疹に対して，患者の同意を得た後に14員環マクロライドのロキシスロマイシン(RXM：ルリッド®など)あるいはクラリスロマイシン(CAM：クラリシッド®，クラリス®など)を用いている．また，これまでの経験では多くの場合，内服翌日から数日の間に瘙痒の軽減を認めた[4][5]ので，開始1週間で止痒効果がなければ無効と判定し，それ以上の投与は行っていない．な

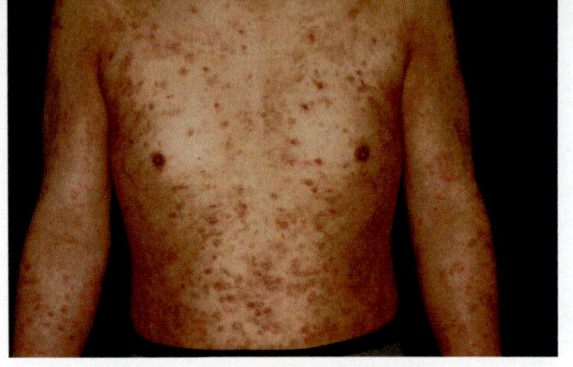

図1 39歳，男性．結節性痒疹
漿液性丘疹あるいは蕁麻疹様丘疹から始まり，搔破によって頂点に小びらん，血痂を乗せるドーム状の丘疹ないし結節をみる．

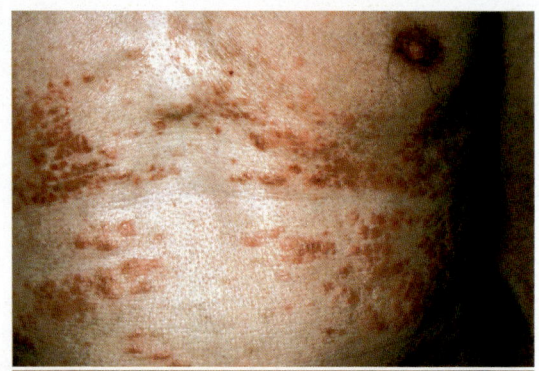

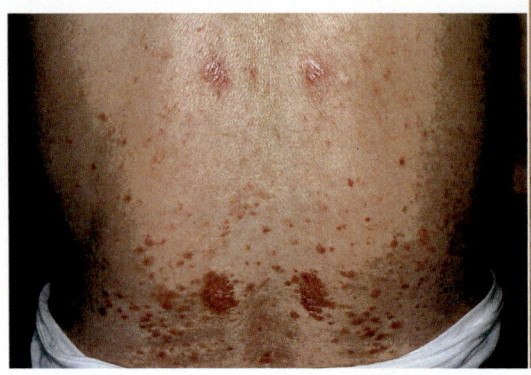

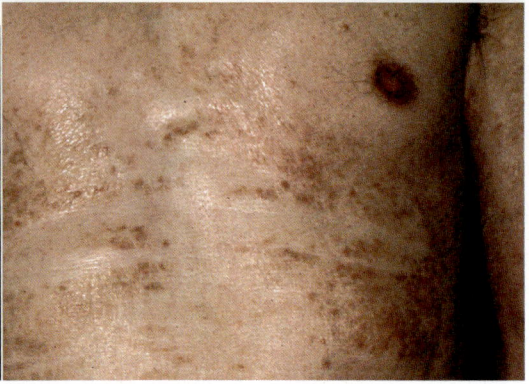

図2 74歳，男性．多形慢性痒疹ないし集合性痒疹
a：治療前，胸部
b：治療前．腰部
c：14員環マクロライド内服1か月後

お，例えばロキシスロマイシン無効例には再度患者の同意を得た後にクラリスロマイシンを投与し，それでも効かない症例にはPUVA療法などで対処しているが，14員環マクロライドの投与順序を決めているわけではない．

次に，14員環マクロライドが奏効した代表症例を示す．

症例1：74歳，男性
主　訴：全身の搔痒を伴う紅色丘疹
家族歴：特記すべきことはない．
既往歴：特記すべきことはない．
現病歴：半年前より体幹・四肢に強い搔痒感を伴う紅色丘疹があった．近医で治療を受けたが軽快しなかったため，当科を紹介受診した．
現　症：ほぼ全身に激痒を伴う褐色から紅色調の丘疹が集簇してみられ，いわゆる多形慢性痒疹ないし集合性痒疹の像を呈する(図2-a, b)．

臨床検査所見：血液一般検査に異常なく，生化学的検査ではLDHの軽度上昇をみるのみである．

治療および経過：痒疹の診断の下，それまで用いていた抗アレルギー剤内服とステロイド外用剤に加えてロキシスロマイシン300 mg／日を投与したところ，1週間後の再診時には瘙痒感の軽減を認めた．その後も内服を続け，1か月後には痒疹結節は消失し色素沈着が主となった(図2-c)．また，その後は150 mg／日に減量したが，瘙痒の再燃はなく順調に経過している．

症例2：73歳，女性
主　訴：全身の瘙痒を伴う紅色結節
家族歴：特記すべきことはない．
既往歴：60歳時に慢性C型肝炎．また，63歳時に甲状腺機能低下症を指摘されている．
現病歴：1年前より体幹・四肢に強い瘙痒感を伴う紅色結節を認めた．近医皮膚科にて種々の治

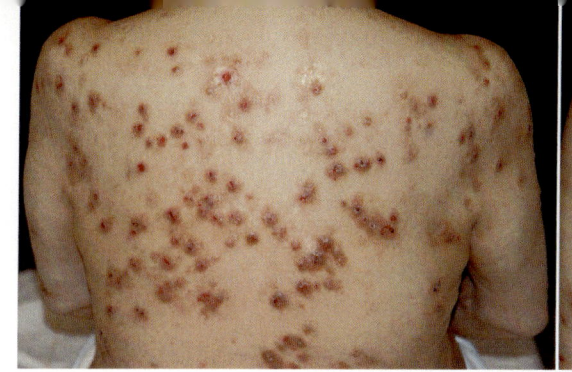

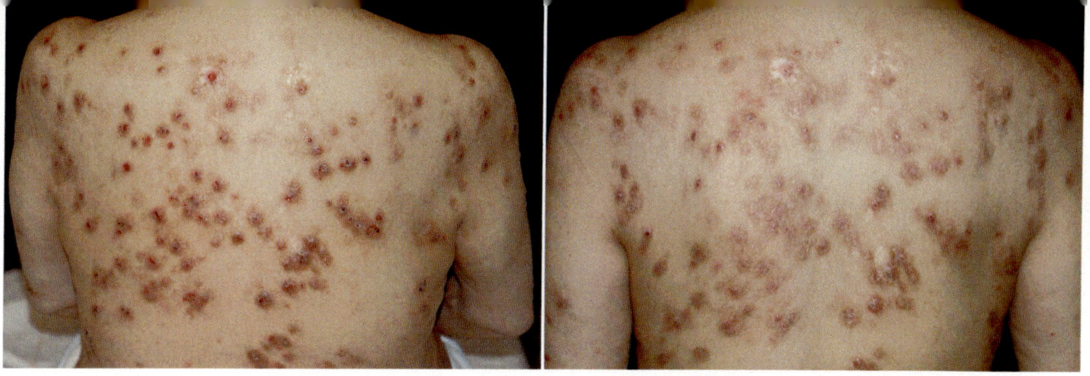

a．治療前　　　　　　　　　　　　b．14員環マクロライド内服1か月後
図3　73歳，女性．結節性痒疹

療を受けたが完治しなかったため，当科を紹介受診した．

現　症：全身，特に背部と下肢伸側に強い瘙痒を伴う示指頭大の紅色結節を多数認め，搔破痕が著明であった（図3-a）．

臨床検査所見：血液一般検査で血小板低下と肝機能異常を認めた．また，腹部エコー検査で肝に径3 cmの結節を認めた．

治療および経過：結節性痒疹の診断の下，それまで行っていたステロイド外用剤に加えてロキシスロマイシン300 mg／日の内服を開始したところ，3日目には瘙痒感は減少し次第に搔破痕も軽快していった（図3-b）．また，以前よりC型肝炎で治療を受けていたが，ダイナミックCT所見から肝細胞癌と診断され腫瘍摘出術を受けた．

症例3：55歳，男性
主　訴：全身の瘙痒を伴う紅色局面および結節
家族歴：特記すべきことはない．
既往歴：糖尿病
現病歴：8年前より体幹・四肢に強い瘙痒感を伴う紅色丘疹を認めた．近医にて抗アレルギー剤の内服およびステロイド剤の外用などで治療を受けていたがよくならなかったため，当科を紹介受診した．
現　症：ほぼ全身に激痒を伴う紅色調の苔癬化局面と痒疹結節を認め（図4-a），特に手背，下腿などではその痒疹結節が集簇して特異な外観を呈する（図4-b）．
臨床検査所見：血液一般，生化学的検査に異常はなかったが，血糖値は374 mg／dl，HgA1cは9.2％と上昇している．

治療および経過：ステロイドの内服（プレドニゾロン換算：20～10 mg／日）で症状の軽減をみるが糖尿病の増悪を生じたため，シクロスポリン（100～200 mg／日，体重60 kg）に変更してなんとか小康を得ることができた．しかし，シクロスポリンによる全身倦怠の訴えが強いため，中止してステロイドの内服（プレドニゾロン換算：5 mg／日）を再開するとともにロキシスロマイシン300 mg／日を開始したが，瘙痒は治まることなく皮膚症状の再燃をみた．そこで，ロキシスロマイシンからクラリスロマイシン200 mg／日に変更したところ，瘙痒の軽減を認めるとともに皮膚症状も徐々に軽快していった（図4-c, d）．その後，クラリスロマイシンを減量，中止したところ瘙痒と皮膚症状の再燃を生じたので，100 mg／日を再開し，その後は症状の小康を保っている．

4 14員環マクロライドと皮膚疾患

近年，ロキシスロマイシンやクラリスロマイシンなどの14員環マクロライドが有している抗菌作用以外の新作用が注目されており，びまん性汎細気管支炎，副鼻腔炎，気管支拡張症などに臨床応用されている．また，ロキシスロマイシンでは，保険適応外ではあるが色素性痒疹，尋常性乾癬，好酸球性膿疱性毛包炎，掌蹠膿疱症などに有効であったとする報告[6)~8)]，あるいは，アトピー性皮膚炎，尋常性乾癬，掌蹠膿疱症などの瘙痒に奏効したという報告がある[9)]．痒疹に対しては，同じ14員環マクロライドのエリスロマイシンが有効だったとするJorizzoらの報告[10)]があり，そ

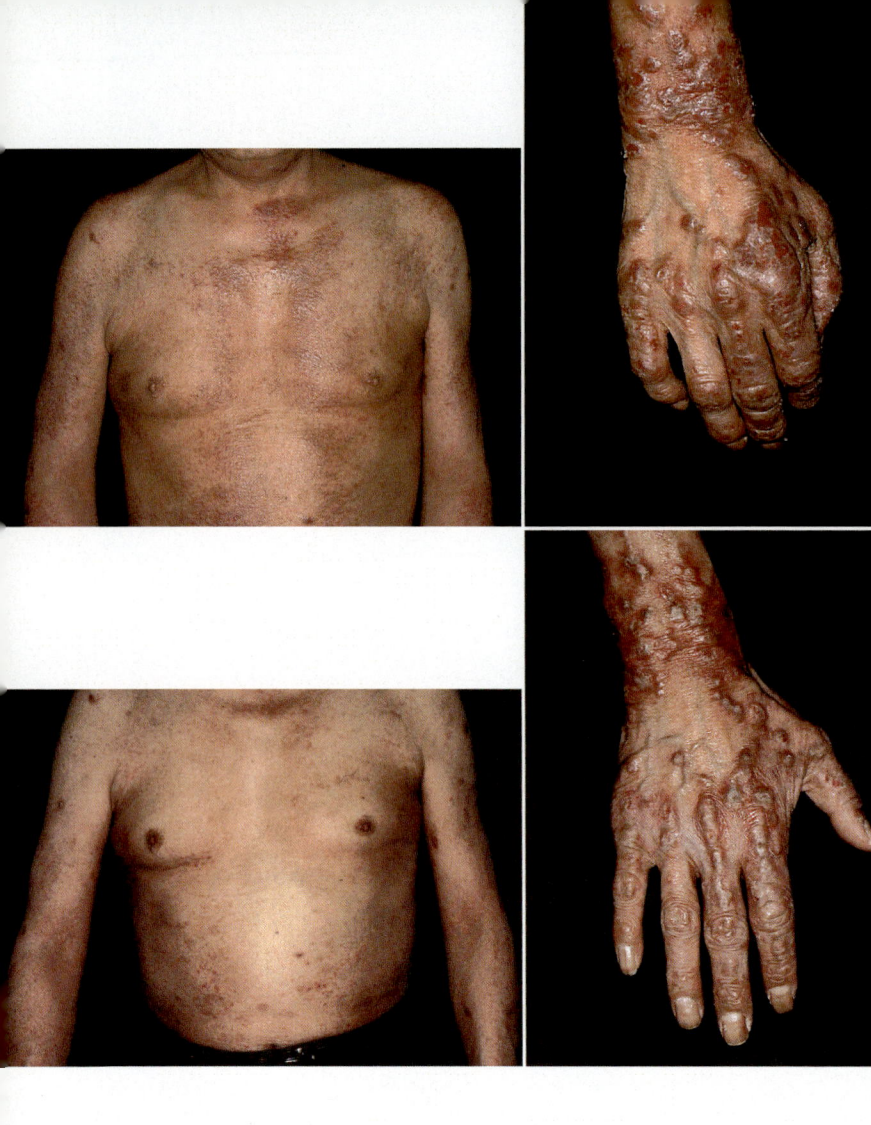

図4
55歳，男性．結節性痒疹
　a, b：治療前（a：胸腹部，b：手背）
　c, d：14員環マクロライド内服1か月後（c：胸腹部，d：手背）

の後我々もロキシスロマイシンの有効例を報告している[4)5)]．

　このような疾患に対する作用機序を考えた場合，ロキシスロマイシンが有する，例えば抗炎症作用，もしくは抗バイオフィルム作用，血管新生抑制作用，免疫調整作用など[11)〜14)]が，尋常性乾癬，色素性痒疹，好酸球性膿疱性毛包炎，掌蹠膿疱症もしくは痒疹に奏効したものと思われる．あるいは，本剤が持つ次のような作用が影響を及ぼしているのかもしれない．例えば，好中球の遊走能，貪食能，活性酸素の産生能を抑制し，IL-8の産生遊離も抑制する．リンパ球のIL-2，IL-3，IL-4産生を抑制し，単球・マクロファージ系のTNF-α産生やIL-8産生を抑制する．好酸球においてはIL-8の遊離抑制あるいは好酸球の細胞死を誘導するとともに，肥満細胞からのヒスタミン産生を抑制する．さらには，表皮細胞の抗原提示能を抑制するとともにTNF-α，IL-1もしくはNGFの産生を抑制し，また，代表的な神経ペプチドであるサブスタンスPを抑制する（表1）．

5　14員環マクロライドの作用機序

　慢性痒疹の代表である結節性痒疹の発生機序として，表皮細胞から放出されるTNF-αもしくはIL-1などのサイトカインやNGF（神経成長因子）などによって，痒疹の病態，すなわち真皮の炎症反応の遷延化，組織肥満細胞の増殖，末梢神経の増生などを引き起こす可能性が既に指摘されている[2)]．また，痒疹においては，その名のごとく非

表1

標的細胞ないし器官	作用
好中球	遊走能，貪食能，活性酸素産生能を抑制(?) IL-8の産生遊離を抑制
リンパ球	IL-2, IL-3, IL-4の産生を抑制
単球/Mφ	TNF-α産生，IL-8産生を抑制
好酸球	IL-8遊離を抑制，アポトーシスを誘導
肥満細胞	肥満細胞株MMC34からのヒスタミン産生を抑制
表皮細胞	抗原提示能を抑制，TNF-α，IL-1，NGFの産生を抑制
神経ペプチド	サブスタンスPを抑制

常に痒いのが特徴である．一方，瘙痒を引き起こす代表的な神経ペプチドのサブスタンスPにより，リンパ球からのIL-2の産生亢進，単球・マクロファージからのIL-1もしくはIL-6，TNF-α，INF-αの産生亢進，表皮細胞からのIL-1やGMS-SFの産生亢進，あるいは，肥満細胞からのTNF-αの産生亢進などが生じることが指摘されている[15]．

これら表皮細胞由来のサイトカインもしくは神経ペプチドなどが痒疹の病態に関与しているものと考えるが，それらに対する作用として14員環マクロライドのロキシスロマイシンについてこれまでに分かっているものには，表皮細胞からのTNF-α，IL-1もしくはNGFの産生抑制，あるいは，サブスタンスP自体の抑制，リンパ球からのIL-2の産生抑制，単球・マクロファージへのTNF-αの抑制などがある(表1)．また，それらがどのように関与して痒疹に奏効したかは不明であるが，これまでの経験[4)5)]では皮疹に対する効果より止痒効果のほうが早かったことから，おそらくは細胞からのサイトカインに及ぼす14員環マクロライドの作用よりサブスタンスPをはじめとする神経ペプチドに及ぼす効果のほうが優位であろうと推測している．

6 ロキシスロマイシンとクラリスロマイシン

ともにエリスロマイシンと同じ14員環マクロライドであり，同様の抗炎症作用，あるいは，抗バイオフィルム作用，血管新生抑制作用，免疫調整作用などを有するとされる．また，14員環マクロライドのなかではロキシスロマイシンの抗炎症作用が一番強いとされる[14]．しかしながら，ロキシスロマイシン無効例にクラリスロマイシンが有効なこともあり，神経ペプチドに対する効果には違いがあるのかもしれない．もちろん，その反対にクラリスロマイシン無効例にロキシスロマイシンが有効なこともある．

難治性の痒疹に対するロキシスロマイシンの奏効率を40％程度[5)]と報告したが，ロキシスロマイシンとクラリスロマイシンを合わせた14員環マクロライドの奏効率は約60％まで上がるようである．また，痤瘡，あるいは，びまん性汎細気管支炎，副鼻腔炎，気管支拡張症などでは，長期に用いても比較的安全な薬剤であるので，慢性痒疹治療の有力な選択肢になりうるように思われる．

7 おわりに

難治性の慢性痒疹患者に対し抗菌薬の14員環マクロライドが奏効することがある．また，その作用機序として，奏効するまでの時間を考慮するとそれらが有する抗炎症効果より止痒効果の方が優位という印象を受ける．従って，今後はサブスタンスPをはじめとする神経ペプチドなどへの14員環マクロライドの作用機序を解明することが重要であり，そのことが難治性の慢性痒疹をはじめとする瘙痒性皮膚疾患に対する有効な治療法の確立に結びつく．

なお，本稿で示した症例1，3は文献4)，また，症例2は文献5)のなかで紹介した症例である．

（立花隆夫）

文献

1) 中村章一郎,寺木祐一：痒疹.最新皮膚科学大系第3巻(玉置邦彦ほか編),湿疹痒疹瘙痒症紅皮症蕁麻疹.中山書店,東京,pp97-118,2002.
2) 中村 敬,玉置昭治：痒疹と瘙痒症の痒みと治療.*MB Derma*, **30**：7-13, 1999.
3) 三原基之：蕁麻疹,痒疹,皮膚瘙痒症.医学と薬学, **41**：1085-1091, 1999.
4) 立花隆夫：慢性痒疹：困ったときに試す治療法.*MB Derma*, **101**：39-44, 2005.
5) 岡野星子,奥中麻起子,島田英幹ほか：ロキシスロマイシンにより瘙痒の軽減した難治性痒疹の3例.皮膚の科学, **3**：156-159, 2004.
6) 小宮根真弓,玉置邦彦：尋常性乾癬,色素性痒疹,好酸球性膿疱性毛包炎に対するマクロライドの効果.*Jpn J Antibiotics*, **54**(Suppl. A)：100-102, 2001.
7) 松永義孝, Bae Sangiae,片山一朗：掌蹠膿疱症に対するマクロライド療法の臨床応用と表皮角化細胞のケモカイン産生に与えるロキシスロマイシンの影響についての検討.皮膚の科学, **1**：46-49, 2002.
8) 宮根真弓,玉置邦彦：皮膚疾患に対するマクロライド療法とその作用機序.皮膚の科学, **1**：50-56, 2002.
9) Tamaki K：Antipruritic Effect of Macrolide Antibiotics.*J Dermatol*, **27**：66-67, 2000.
10) Jorizzo JL, Gatti S, Smith EB：Prurigo：a clinical review.*J Am Acad Dermatol*, **4**：723-728, 1981.
11) Plewig G, Schöpf E：Anti-inflammatory effects of antimicrobial agents：an in vivo study.*J Invest Dermatol*, **65**：532-536, 1975.
12) Agen C, Danesi R, Blandizzi C et al：Macrolide antibiotics as anti-inflammatory agents：roxithromycin in an unexpected role.*Agents Actions*, **38**：85-90, 1993.
13) Scaglione F, Rossoni G：Comparative anti-inflammatory effects of roxithromycin, azithromycin and clarithromycin.*J Antimicrob Chemother*, **41**(Suppl. B)：47-50, 1998.
14) Ianaro A, Ialenti A, Maffia P et al：Anti-inflammatory activity of macrolide antibiotics.*J Pharmacol Exp Therap*, **292**：156-163, 2000.
15) 豊田雅彦：アトピー性皮膚炎のかゆみと神経因子.医学のあゆみ, **197**：610-611, 2001.

すぐに役立つ日常皮膚診療における私の工夫
G. ありふれた皮膚疾患のベスト治療と私の工夫

15 マダニ刺咬症

Abstract マダニは山林・草原に住む吸血動物である．しかし，公園や庭，生垣など土と緑があれば市街地でも棲息しうるので，意外と身近な存在である．肉眼視可能な虫なので，診断は容易であるが，吸血すると黒変しホクロと誤認しやすい．虫体を除去する際，口器を皮内に残さぬように注意する．刺咬初期であれば虫体を潰さぬように緩く保持し，ゆっくり引くと取れる．数日たっている場合や周囲に発赤がある場合は，局部麻酔のうえ切除し，ペニシリン，ミノサイクリンなど抗生剤を1週間程度投与する．刺咬部周囲に紅斑が広がってきた場合(遊走性紅斑)は，ライム病を考えペニシリン，テトラサイクリン系薬剤を2〜3週間投与する．刺咬の2〜8日後に頭痛，発熱，悪寒戦慄，紅斑をみたら日本紅斑熱を，また，刺咬後3〜7日で悪寒，波状熱，頭痛，筋肉痛，リンパ節腫脹などの症状をみた場合は，野兎病の続発を考慮する．

Key words マダニ(tick)，マダニ刺咬症(tick bite)，ライム病(Lyme disease)，日本紅斑熱(Japan spotted fever)，野兎病(tularemia)

1 マダニの種類

マダニ(tick)は節足動物門クモ形綱ダニ目に属し，ほかのダニ一般(mite)が直径1 mm以下なのに比して体長が2〜10 mm程度と大きく，肉眼視可能なダニである．マダニ類には硬い外皮を持ったマダニ科と，柔らかい外皮のヒメダニ科があり，それぞれhard tick，soft tickと呼ばれる．本邦ではマダニ科にはマダニ属，チマダニ属，キララマダニ属，カクマダニ属の4属44種，ヒメダニ科にはヒメダニ属，カズキダニ属の2属4種，合計48種のマダニが知られている[1]．このうち，ヒメダニ科のダニはコウモリや鳥類を宿主に選ぶ傾向があり，従ってヒトを刺咬するマダニはマダニ科が主である．

ヒトに刺咬するマダニの種類には，ある程度の地域差がみられる．山口は文献例，および，同定依頼で送られてきたマダニ刺咬例708例につき検討した結果，中部地方より東と北ではマダニ属が，近畿以西ではキララマダニ属とチマダニ属が刺咬症起因種として多いとしている[2]．

2 マダニの生態と刺咬

マダニは卵から孵化して幼虫→若虫→成虫と成長するが，その発育環のすべてで吸血を必要とする．自然界では鳥類や哺乳類が主な吸血対象(ホスト)である．マダニは両側第1脚末節背面にハーラー器官という感覚器官を持ち，これでホストの出す振動，呼気の炭酸ガス，体温の輻射熱などを感知し，草や枝の先端に登って待機し，通りかかったホストに乗り移る．一般に幼虫，若虫は地面近くで待機するので小動物に寄生する．大動物であるヒトに咬着するマダニは多くが成虫である．

ホストに乗り移ったマダニは，皮膚面を移動して頭皮，耳介など皮膚の薄いところを選び刺咬部と決めると，頭部先端にある口器のうち，一対の鋏角で皮膚を切開し，そこから口下片を差し込む．口下片には多数の鈎がついているうえ，マダニはさらにその周囲にセメント物質を出して固定するので，簡単には抜けない仕組みになっている(図1)．このように強固な吸血態勢を整えたうえ

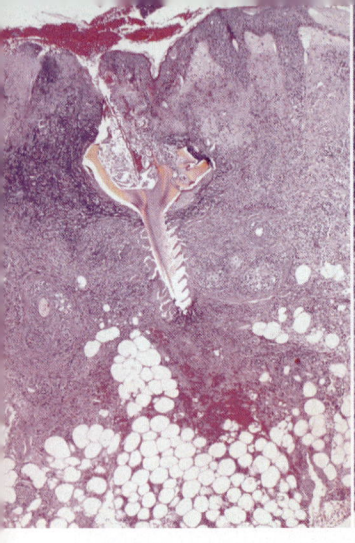

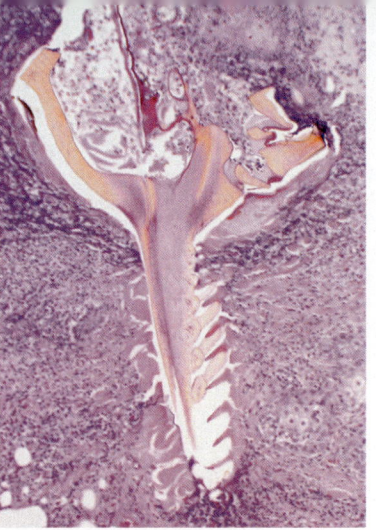

図1 真皮内の口下片(72歳，女性)
a：3日前，左こめかみ部に虫体を見つけ，引きちぎった．1日前から同部が発赤，腫脹してきたため来院．口器遺残と考えて切除．真皮深くまで達した口下片を認める．周囲には強い炎症性細胞浸潤あり．
b：aの拡大像．口下片には数本の鉤がついている．口下片周囲にはエオジンに好染する無構造のセメント物質がある．

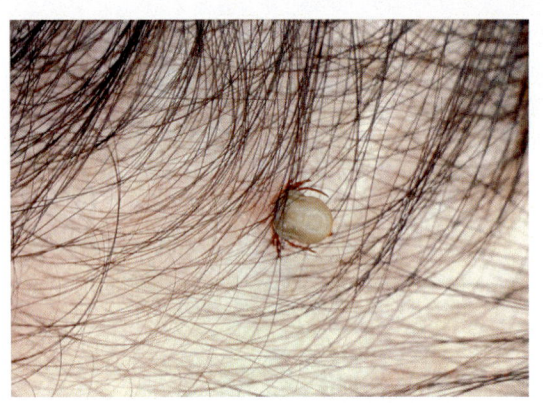

図2 発赤軽度のマダニ刺咬(1歳，女児)
3日前，草地で遊び受咬．周囲の紅斑はごくわずかである．ピンセットで頭部をつまみ，ゆっくり引っ張ったところ，完全に取れた．

で，マダニは5〜10日程度吸血するが，その結果，吸血量は身体の100倍にも達し，体長も1 cmを超えるようになる．

吸血に際しマダニは吸った血液を濃縮し，余った水分を唾液とともにホストに戻し，また吸血を繰り返す．この過程は，唾液腺や腸管に寄生していたさまざまな病原体を唾液とともにホストに注入することになるため，マダニは種々の疾病を伝播する媒体となりうるのである．

3 マダニ刺咬症の頻度

マダニは肉眼視が容易であるため，ヒトに刺咬しても速やかに発見，除去される．特に山間部の住人にとって，マダニ刺咬は日常のことなので自分で処理し，来院しないことが多い．しかし，近年ライム病，日本紅斑熱など，マダニ伝播感染症が広く報道されるようになったためか，病院を訪ねるマダニ刺咬症患者が多くなった．ちなみに筆者[3]が1959〜1972年の14年間に文献的に蒐集しえた本邦マダニ刺咬報告例は7例にすぎなかったが，その後，1995〜2006年6月の12年間に当科を18例の患者が受診している．橋本らは1995〜2000年の間で，北海道内だけで700例を集積した[4]．

受咬機会としては，山菜採り，キャンプ，ハイキング，河川敷で遊んでなどが一般的だが，街内の民家で生垣の手入れをしていて刺された例もある．

4 臨床症状

刺咬初期には一般に自覚症状はなく，発赤などの他覚症状もない．患者はたまたま虫体を見つけ，びっくりして来院する(図2)．

吸血を開始するようになると，マダニ唾液中の生理活性物質のため，紅斑，浮腫が出現する(図3)．吸血が進むとマダニ体部が大きくなり，血液のため黒ずんでくるので，ほくろと間違えることがある(図4)．また，虫体をむしり取って皮内に口器が残ると，膿瘍を形成したり，痒みのある異物肉芽腫を残したりする(図5)．

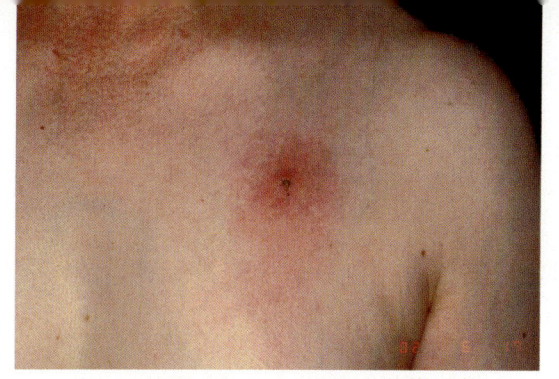

図3 発赤著明なマダニ刺咬(61歳，女性)
山菜採りの5日後，前胸左の赤黒色結節に気づいた．ホクロと思って放置していたが，周囲が発赤してきたため8日後来院．刺咬部を中心に手掌大の発赤を認める．切除し，ペニシリンを2週間投与

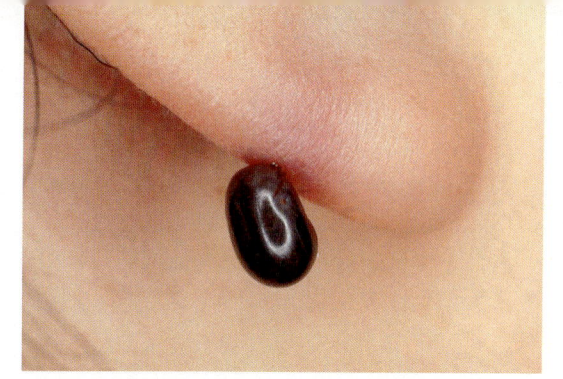

図4 飽血して黒変したマダニ(36歳，女性)
右耳朶

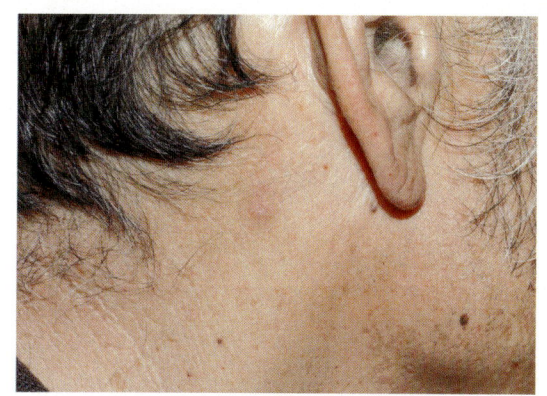

図5 マダニ刺咬後の瘙痒性結節(67歳，男性)
5か月前，マダニの刺咬を受け，自分でむしり取った．組織は異物肉芽腫

5 治療

マダニ刺咬症の治療に当たっては，マダニ口器を皮内に残さず，虫体を除去することが肝要である．刺咬初期で周囲に発赤のない時期なら，虫体頭部をピンセットで緩くつまみ，ゆっくり引き上げると容易に離脱させることができる．しかし，周囲に強い発赤があるか，あるいは刺咬後数日を経ている場合は，口下片がセメント物質で固められており，引っ張っても取れない．かかる場合は，局所麻酔のうえ周囲皮膚を含めて切除する．さらにライム病，紅斑熱などの予防にミノサイクリン，ペニシリンなど抗生剤を1週間ほど投薬する．Winerら[5]はマダニ気門にグリセリン，軟膏などを塗ると酸欠状態となり，マダニが皮膚から離れると報告しており，筆者も数例に追試したが，効果はなかった．

6 本邦でマダニ刺咬症に続発しうる感染症への配慮

1．ライム病

本症はマダニが伝播する *Borrelia burgdorferi* 感染症である．マダニ刺咬後，2～3日で周囲に紅斑が出現し環状に拡大する，いわゆる遊走性紅斑が初発症状となる．確診は紅斑部生検皮膚からのボレリア培養陽性であるが，結果が出るまで1か月は必要である．また，ボレリア抗体価の上昇も刺咬後4週間はかかるので，いずれも初期診断には間に合わない．刺咬部周囲の紅斑が5 cm以上ではライム病の遊走性紅斑と考え[4]，その治療を行う．治療にはペニシリン，テトラサイクリン系抗生剤を2～3週間投薬する．

2．日本紅斑熱

本症は *Rickettsia japoneca* 感染症である[6]．マダニ刺咬の2～8日後ごろに頭痛，発熱，悪寒戦慄，紅斑をみたら本症の続発を考える．診断は血清抗体価の上昇確認によるが，これは各県衛生試験所がしてくれる．治療にはミノサイクリンが卓効する．

3. 野兎病

本症は *Francisella tularensis* 感染症である．マダニ刺咬後3〜7日で悪寒，波状熱，頭痛，筋肉痛，リンパ節腫脹などの症状をみたら本症を考える[7]．確定診断はPCRによる菌遺伝子確認，ないし抗体価の上昇確認による．ストレプトマイシンが第一選択となる．

(真家興隆)

● ● ● 文　献 ● ● ●

1) 高田伸弘：病原ダニ類図譜．金芳堂，東京，pp112-113, 1990.
2) 山口　昇：マダニによる人体刺咬症例の概要．ダニと疾患のインターフェイス(SADI 組織委員会編)，YUKI 書房，福井，pp16-23, 1994.
3) 真家興隆，大隅　毅ほか：マダニの皮膚寄生．臨皮，**26**：929-931, 1972.
4) 橋本喜夫，木ノ内基史ほか：北海道のマダニ咬刺症－ライム病発症との関連．日皮会誌，**112**：1467-1473, 2002.
5) Winer LH, Strakosch EA：Tick bites-Dermacentor variabilis (SAY). *J Invest Derm*, **4**：249-258, 1941.
6) Uchida T, Tashiro F et al：Isolation of a spotted fever group rickettsia from a patient with febrile exanthematous illness in Shikoku. *Japan Microbilo Immunol*, **30**：1323-1326, 1986.
7) 岡部俊一，豊島俊光，菅谷　彪：マダニによる野兎病．臨皮，**35**：1155-1160, 1981.

すぐに役立つ日常皮膚診療における私の工夫

G. ありふれた皮膚疾患のベスト治療と私の工夫

16 ムカデ咬症

Abstract　ムカデは有毒の肉食動物である．一般に，山林の落ち葉の間，木の洞などに棲息し，昆虫などの小動物を餌にしている．しかし，住宅地でも庭の隅や植木鉢の陰などに潜み，ときにはゴキブリなどを追い，家屋内にも侵入する．ムカデは生き物に触れれば，対象が何であれ反射的にかみつき，毒液を注入する．ヒトがかまれた場合，咬部に発赤・腫脹・疼痛をきたすが，それも多くは数日で消退する．しかし，ときにはハチ刺症と同様，アナフィラキシーショックを起こしたり，多臓器障害で死亡したり，また，眼瞼をかまれて失明した例など，重篤な例も多数報告されている．予後を楽観視しないことが肝要である．

Key words　ムカデ(centipede)，ムカデ咬症(centipede sting)，アナフィラキシーショック(anaphylactic shock)，死亡例(dead case)

1 ムカデの種類と形態

　ムカデ(百足；centipede)は多足上綱，ムカデ綱に属する節足動物の総称である．これには本邦ではゲジ目，イシムカデ目，ジムカデ目，オオムカデ目の4目約140種(世界では5目約2,800種)が知られている[1]．

　ムカデ類の体は頭部，頸部，胴部からなる．頭部には一対の触角と口器があり，頸部には一対の顎肢(毒牙)がある．それに続く胴部は種によって決まった数の体節があり，各体節ごとに一対の歩肢がある．歩肢の数は15対から177対まで，種類によって異なる．最後の体節には一対の曳航肢がある(図1)．ムカデ成体の身長は，ジムカデの3 mmからガラパゴスオオムカデの40 cmまでさまざまであり，日本の最大種はオオムカデ科オオムカデ属オオムカデで20 cmほどになる．

2 ムカデの行動

　ムカデ類は夜行性，肉食性で，昼間は森林土壌や住宅周囲の落ち葉の間，石の隙間などに潜んでいる．夜になると，はい出して昆虫など小動物を襲い，多数の歩肢で捕まえて顎肢でかみつき，毒を注入して麻痺させてから捕食する．

3 ヒト咬症を起こすムカデ

　ムカデはいずれも有毒であるが，小さな個体は顎肢も小さく，毒量も少ないので，かまれても影響は少ない．

　ヒト咬症で問題となるのはオオムカデ科オオムカデ属のムカデである．日本ではトビズムカデ，アオズムカデ，アカズムカデ，オオムカデ，およびタイワンオオムカデの5種が知られている．これらはいずれも21対の歩肢を持っている．

　トビズムカデ(鳶頭百足；scolopendra subspinipes mutilans)：頭頸部背面が鳶色(茶褐色)，胴部背面が暗緑色，歩肢は黄色で，本州以南に分布する．家屋内にも入り込み，最も咬傷を起こす頻度の多い種である[2]．体長15 cm.

　アオズムカデ(青頭百足；scolopendra subspinipes japonica)：頭部から胴部背面は暗緑色，

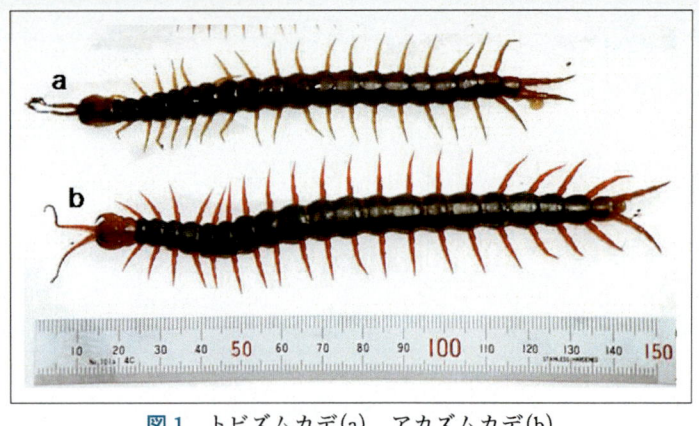

図1　トビズムカデ(a)，アカズムカデ(b)
(原図，有限会社サプラズ提供)

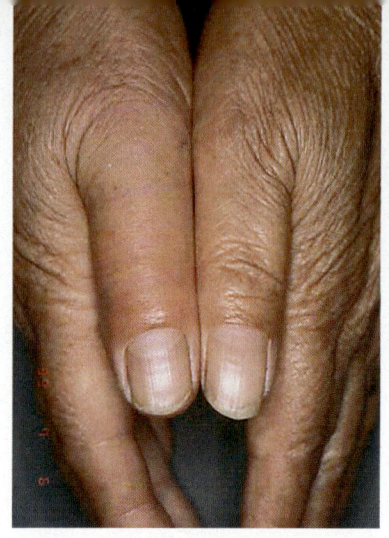

図2　71歳，女性
台所で掛けてあったふきんを取った瞬間，それに付いていたムカデに右母指腹背をかまれた．3日後の臨床像であるが，いまだ腫脹を認め，痛みを訴える．

歩肢は暗黄色．日本固有種である．名古屋周辺で普通にみられるという[3]．体長10 cm．

アカズムカデ(赤頭百足；scolopendra subspinipes multidens)：頭部背面と歩肢が赤褐色，胴部背面は緑褐色を呈する．強毒である．本州，四国，九州に産する．体長12 cm．

オオムカデ(大百足；scolopendra subspinipes subspinipes)：頭部は黄褐色から赤褐色，胴部背面は茶褐色，歩肢は黄白色．体長20 cmと日本の最大種．沖縄産．現在，個体が減少傾向にある[4]．

タイワンオオムカデ(台湾大百足；scolopendra morsitans)：頭部は鳶色，胴部背面は黄褐色で各背板後縁に暗緑色の横帯のあるのが特徴．沖縄から熱帯地方に分布．体長12 cm．

4 症　状

ムカデ咬傷は一般に，農作業，土木作業，庭や植木の手入れなどに際して起こる．また，ムカデは夜行性で，ゴキブリなどを求めて屋内に入り込むため，夜に室内でかまれることも多い[5]．

局所症状：咬傷部位には激痛を感じ，間もなく発赤・腫脹を生じる．軽症の場合，疼痛，発赤は2日程度で納まるが，重苦しい痛みと腫脹は1週間程度続く(図2)．ときには紅斑，浮腫が広く拡大する例もみられる[5)6)]．

全身症状：ハチ刺症と同様，ムカデ咬症でもアナフィラキシーショックが報告されている[7)8)]．また，ムカデ咬傷後に多臓器不全で死亡した例[9]もあり，油断できない．さらにムカデ咬傷後，ギラン・バレー症候群様症状を呈した例[10]，上眼瞼をかまれて失明した例[11]，咬傷後に限局性強皮症となった例[12]など，重篤な合併症もある．

5 治　療

受咬直後なら，毒を吸い出す．口で吸っても，また，市販のpoison removerを使うのもよい．局所療法としては副腎皮質ホルモン剤軟膏を外用し，発赤・腫脹が強いなら，冷湿布を行う．本症ではときに重篤な後遺症や死亡に至る可能性があるので，予後を楽観視しないことが肝要である．不穏状態，蕁麻疹の出現などをみた場合は，速やかに血管確保して副腎皮質ホルモン剤点滴など，ショック対応を心がけるべきである．

6 予　防

室内でムカデを見たら手を出さず，ハエたたきなどでたたき潰す．山や湿地帯が近い所では，ムカデの家屋内侵入を防ぐため，網戸の設置，流し周りの密封化を行う．

(真家興隆)

文献

1) 田辺　力ほか：ムカデ・ヤスデ・エダヒゲムシ・コムカデ類．日本臓物大百科第8巻，平凡社，東京，pp38-43, 1996.
2) 児玉貴光ほか：舳倉島におけるムカデ咬傷の20例．地域医学，**17**：237-240, 2003.
3) 名古屋市衛生研究所：身の回りの『むし』たち．
4) 沖縄県文化環境部自然保護課：レッドデータおきなわ―動物編―．
5) 岡田善胤ほか：ムカデ咬傷の6例．皮膚科の臨床，**33**：565-567, 1991.
6) 大滝倫子ほか：ムカデ咬症，皮膚科の臨床，**27**：576-577, 1985.
7) 望月　聡ほか：ショックを呈したムカデ咬傷の五例．日救医会誌，**12**：578, 2001.
8) 池田哲哉ほか：ムカデ咬傷後に生じた全身性蕁麻疹　アナフィラキシーショックの2症例．皮膚科の臨床，**46**：619-622, 2004.
9) 石井智子ほか：多臓器不全で死亡したムカデ咬傷の1例．日救医会誌，**2**：405, 1991.
10) 城戸知子，城戸美和子：ムカデ咬傷後にギラン・バレー症候群様の症状を呈した1例．臨床神経学，**45**：173, 2005.
11) 岡部泰史ほか：失明に至った上眼瞼ムカデ咬傷，眼科臨床医報，**96**：812, 2002.
12) 末吉富美子ほか：ムカデ咬傷後に発症した小児限局性強皮症の1例．西日本皮膚科，**66**：413, 2004.

すぐに役立つ日常皮膚診療における私の工夫

H. ちょっと手こずる外来治療

1 液体窒素治療が無効な尋常性疣贅

Abstract 尋常性疣贅は皮膚型のヒト乳頭腫ウイルス(human papillomavirus；HPV)感染症である．感染症なので免疫学的機序で自然治癒することがある．特に小児では自然治癒が多くみられる．しかし成人例や免疫不全がある例ではしばしば難治であり，液体窒素治療にも抵抗する．保険診療で認められている治療法には限りがあり，難治な疣贅の治療には医師と患者の信頼関係を基本としたいろいろな'工夫'が必要なのが現状である．

Key words 尋常性疣贅(verruca vulgaris)，液体窒素治療(cryotherapy)，接触免疫療法(contact immunotherapy)

1 はじめに

　液体窒素治療は簡便であること，瘢痕を残さずに治療できることなどの利点があるが，疼痛を伴うという問題がある．足底の角化が強い疣贅や多発例ではなかなか治癒に至らず，しばしば難渋する(図1)．なにかもっといい方法はないものかというのが多くの患者の気持ちであろうし，また皮膚科医の本音でもあろう．そこでいろいろな工夫を施すのであるが，なかなかこれという決め手がないのが現状である．保険適応がある治療法が限られている一方で，保険適応のない治療法は数多く報告されていて，それらを幅広く紹介する単行本も刊行されている[1]．疣贅は感染症なので，欲を言えば免疫学的機序で治癒に導くのが理想である．ここで紹介する方法のなかには，疣贅あるいはヒト乳頭腫ウイルスに対する免疫反応を誘導するのを目標としているものもあるが，残念ながら確実な方法はない．確実に免疫反応を引き起こすことができない反面，いろいろなきっかけで免疫反応が起こり，疣贅は治癒する．暗示療法，プラセボ効果と言ってしまえばそれまでであるが，科学的根拠など皆無な民間療法でもしばしば疣贅を治癒せしめることができる．ここでは'私の工夫'ということで保険診療やエビデンスにとらわれずに，いろいろな方法を紹介したい．

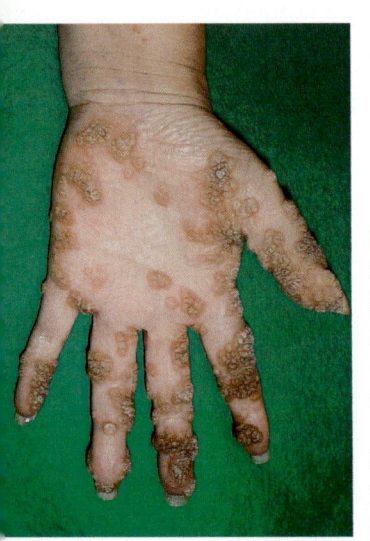

図1
免疫抑制患者に生じた多発性尋常性疣贅
血小板減少性紫斑病のためプレドニンを1日5 mg内服している．食肉業であることも手に多発した理由と考えられる．液体窒素治療を受けていたが難治

2 外科的治療

　液体窒素以外の外科的治療として切除，炭酸ガスレーザー[2]やパルス色素レーザー[3]などがある．外科的に切除，縫縮することは瘢痕を残すこと，創部からの疣贅の再発の可能性を考えると推奨で

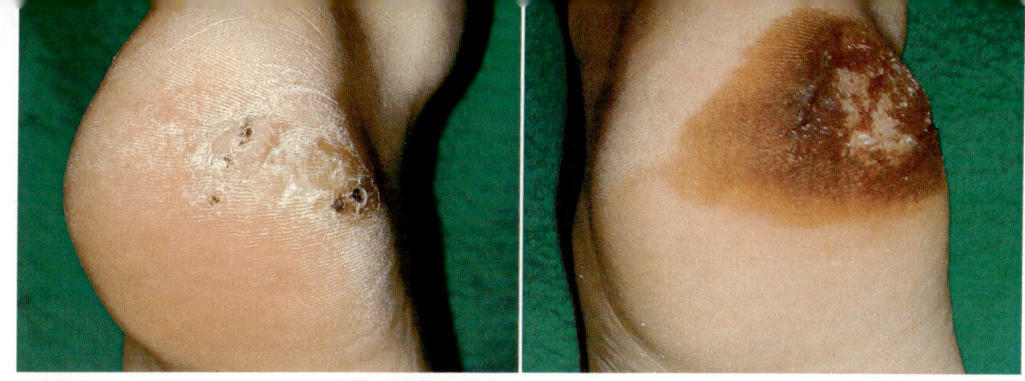

図2 足底疣贅に対するグルタールアルデヒド塗布療法
a：塗布していない状態
b：グルタールアルデヒド塗布後，褐色に着色している．

きない．

炭酸ガスレーザーでは角化が強い足底疣贅の深部まで蒸散することはなかなか困難で，深く蒸散しすぎると瘢痕を残し，浅すぎると再発する．パルス色素レーザーは疣贅の乳頭腫状になった病変部に入り込んでいる血管をターゲットにしており，有効性が報告されている．ほかに photodynamic therapy が有効との報告[4]もある．江川は疣贅を局麻下で下床ぎりぎりで shave する方法を「いぼ剝ぎ法」と呼称している[5]．深すぎると瘢痕を残し，浅すぎると再発するのは炭酸ガスレーザーの蒸散と同様であるが，肉眼で確認しながら上手に行うと，瘢痕も最小限で済み，再発もない．

個人的には，疣贅の治療に大げさな機械を用いることに暗示効果以上の優位性があるようには思えず，外科的治療は「いぼ剝ぎ法」で十分なように感じている．

3 薬物療法

1．ブレオマイシン局注療法

足底，手掌など角化の強い部位の疣贅では直下へのブレオマイシン局注が有効である[6]．ブレオマイシン 5 mg を生理食塩水 10 ml に溶解し，疣贅直下に 1 か所につき 0.2〜0.5 ml 程度局注する．真皮表皮境界部に水疱を作るような感覚で，浅すぎても深すぎても効果は得られない．適切な深さに入ったときは注射時に激しい疼痛を伴う．疣贅直下に血腫を形成し，2 週間もすると疣贅を凝血塊とともに取り除くことができる．間質性肺炎などの副作用については，使用量が癌に用いる数十分の一であることもあり，問題になることはまずない．抗癌剤の適応外使用の問題もあるが，足底疣贅ではときとして極めて有効である．爪母に局注すると非可逆性の爪甲変形をきたすことがあるので注意が必要である．

2．グルタールアルデヒド塗布療法

グルタールアルデヒド（ステリハイド®）塗布療法[7]は疼痛を伴わず，簡便な治療であるが，頻回に塗布する必要があることや褐色に着色する点がやや問題となる（図2）．角化の強い疣贅によい適応で，褐色に硬くなった時点で削っていく．ある程度削ったら液体窒素凍結治療と併用してもよい．グルタールアルデヒドは，通常医療器具の消毒や電子顕微鏡標本の固定に用いられる．疣贅の治療に有効な理由としては，個人的には抗ウイルス効果ではなく，角化細胞の固定（変性によって出血させることなく削ることができるようになる）が第一で，次に感作作用による接触免疫の惹起と考えている．

3．サリチル酸製剤

サリチル酸製剤は古くから疣贅の治療に用いられており，欧米では今でも疣贅治療に頻用されている[8]．我が国ではスピール膏®が鶏眼，胼胝に

用いられている．角化の強い足底や手掌の疣贅にも有効であるが，ふやけた範囲に疣贅が拡大することもあり，注意を要する．5-FU軟膏や液状フェノールなどを塗布した上に密封療法（ODT）としてスピール膏を貼布するような工夫もなされている．

4. トリクロロ酢酸，モノクロロ酢酸，フェノール外用療法

角質が厚い疣贅の蛋白を変性，腐食させる外用薬としてクロロ酢酸[9]や液状フェノールが用いられる．濃度によりその腐食強度はある程度コントロールできるが，液状フェノール原液であっても厚い角質全層まではなかなか腐食させることができない[10]．深部まで効果を行きわたらせる工夫として，スピール膏でODTとする方法もある．一方，健常皮膚に付着した場合は容易に化学熱傷，壊死を引き起こすので注意が必要である．個人的には，患者に渡して自分で塗布してもらうのは危険で，あくまで外来で医師が注意深く塗布するのがよいと考えている．週に1回程度の頻度で塗布する必要がある．

5. 活性型ビタミン D_3 軟膏外用療法

近年，掌蹠角化症に有効な活性型ビタミン D_3 軟膏が疣贅の治療に奏効したとの報告が散見される[11)12)]．現実には，かなりの施設で疣贅の治療に活性型ビタミン D_3 軟膏が用いられていると思われるが，その奏効率はまだはっきりしていない．すべての例で効果がみられるわけではないが，塗布していた疣贅のみが消褪したなどの現象が確認されているので，プラセボ効果だけではなさそうである．角質の厚い足底疣贅などの場合，単純に塗布しているだけでは不十分で，ODTが望ましい．ODTにスピール膏を用いる工夫で奏効した報告[13)]もある．今後症例が蓄積されると，その効果や有用性についての評価が定まってくるものと期待される．

6. 接触免疫療法

疣贅の部位に接触アレルギーを引き起こすことで，疣贅組織に浸潤してくるTリンパ球を介した免疫学的機序で治癒に導く方法である[14)]．感作物質として squaric acid dibutylester（SADBE）[15)]や diphenylcyclopropenone（DPCP），dinitrochlorobenzene（DNCB）が用いられるが，DNCBは発癌性のため現在は用いない．SADBEについては0.5％ in acetoneで感作し，感作成立を確認後，0.001％から始めて炎症反応の程度に応じた濃度のSADBEを週2回〜2週に1回病変部に塗布する．足底など角化が強い部位では吸収が悪く，炎症反応がなかなか惹起されないことも多い．全身的な免疫変調が起こり，感作だけで疣贅が治癒したりすることもある反面，5か月目に治癒する症例が一番多かったとの報告もあり，根気がいる治療である．

7. ヨクイニン内服療法

ヨクイニンはハトムギから調製される漢方薬で，古くから疣贅に有効とされている．免疫賦活作用や抗腫瘍効果がその作用機序として提唱されているが，疣贅に対してプラセボ効果以上の効果があるかどうかは，はっきりしたエビデンスがない．疣贅に保険適応があり，安全な薬剤なので治療の選択肢の一つとして有用である．

8. シメチジン内服療法

近年，シメチジン内服が非特異的免疫変調療法として疣贅に有効との報告[16)17)]が多くみられるが，二重盲検試験でその有効性は確認できなかったとの報告[18)]もあり，現在もその有効性は定まっていない．胃炎や胃潰瘍に対する常用量では効果が乏しく，高用量の投与が必要との報告[19)]もある

が実際は副作用の点などから高用量は用いにくい．疣贅に対する内服療法の一つとして考えてみてもよい治療であろう．

9. そのほかの非特異的免疫変調療法

グリチロン，セファランチンの内服，パスパート，ピシバニール，ノイロトロピンの注射などが試みられているが，これらの治療効果は不確実である．

4 おわりに

ウイルス性疣贅の治療法のエビデンスは，概して質が低く，エビデンスがあっても，その有効率や治療期間は決して満足できるものではない．治療法の評価にはできる限りプラセボ効果を取り除いた，客観的な態度が必要である．しかし医師と患者の一対一の関係においては，治療にエビデンスがあるかどうかより，実際に治るかどうかが重要なのは言うまでもない．ウイルス性疣贅は自然治癒がありえ，暗示効果が期待できる疾患なので，実際の診療の場ではこの暗示効果も最大限に利用して疣贅を治癒せしめるのが'疣贅治療の名医'であろう．そのために重要なのは医師と患者の信頼関係で，「この医者に任せればいぼが治る」と思ってもらうのがその第一歩である．治療法の内容うんぬんより，知識と経験を総動員して自信を持って治療に当たること，患者さんの希望をよく聴いて適切な治療法を選択することで信頼を得ていくことが重要だと思っている．

(石地尚興)

文献

1) カラーアトラス疣贅治療考(江川清文編)，医歯薬出版，東京，2005.
2) Logan RA, Zachary CB：Outcome of carbon dioxide laser therapy for persistent cutaneous viral warts. *Br J Dermatol*, **121**：99-105, 1989.
3) Ross BS, Levine VJ, Nehal K et al：Pulsed dye laser treatment of warts：an update. *Dermatol Surg*, **25**：377-380, 1999.
4) Schroeter CA, Pleunis J, van Nispen tot Pannerden C et al：Photodynamic therapy：new treatment for therapy-resistant plantar warts. *Dermatol Surg*, **31**：71-75, 2005.
5) 江川清文：尋常性疣贅―よい治療法はないですか？―．皮膚科診療プラクティス 10 治療にてこずる皮膚疾患(橋本公二ほか編)，文光堂，東京，p82-87, 2000.
6) Bremner RM：Warts：treatment with intralesional bleomycin. *Cutis*, **18**：264-266, 1976.
7) Allenby CF：The treatment of viral warts with glutaraldehyde. *Br J Clin Pract*, **31**：12-13, 1977.
8) Parish LC, Monroe E, Rex IH Jr：Treatment of common warts with high-potency(26％) salicylic acid. *Clin Ther*, **10**：462-466, 1988.
9) Steele K, Shirodaria P, O'Hare M et al：Monochloroacetic acid and 60％ salicylic acid as a treatment for simple plantar warts：effectiveness and mode of action. *Br J Dermatol*, **118**：537-543, 1988.
10) 平田靖彦：フェノールによる疣贅・軟属腫・アクロコルドンの治療．日皮会誌，**111**：1607, 2001.
11) Egawa K, Ono T：Topical vitamin D3 derivatives for recalcitrant warts in three immunocompromised patients. *Br J Dermatol*, **150**：374-376, 2004.
12) Labandeira J, Vazquez-Blanco M, Paredes C et al：Efficacy of topical calcipotriol in the treatment of a giant viral wart. *Pediatr Dermatol*, **22**：375-376, 2005.
13) Inaba H, Suzuki T, Adachi A et al：Successful treatment of warts with a combination of maxacalcitol ointment and salicylic acid sticking plaster. *J Dermatol*, **33**：383-385, 2006.
14) Buckner D, Price NM：Immunotherapy of verrucae vulgares with dinitrochlorobenzene. *Br J Dermatol*, **98**：451-455, 1978.
15) Ishiji T, Kawase M, Niimura M：Contact immunotherapy to verruca vulgaris-a comparison between DNCB and SADBE-. *Environmental Dermatology*, **4**：212-217, 1997.
16) Orlow SJ, Paller A：Cimetidine therapy for multiple viral warts in children. *J Am Acad Dermatol*, **28**：794-796, 1993.
17) Glass AT, Solomon BA：Cimetidine therapy for re-

calcitrant warts in adults. *Arch Dermatol*, **132**：680-682, 1996.
18) Yilmaz E, Alpsoy E, Basaran E：Cimetidine therapy for warts：a placebo-controlled, double-blind study. *J Am Acad Dermatol*, **34**：1005-1007, 1996.
19) Mitsuishi T, Iida K, Kawana S：Cimetidine treatment for viral warts enhances IL-2 and IFN-gamma expression but not IL-18 expression in lesional skin. *Eur J Dermatol*, **13**：445-448, 2003.

すぐに役立つ日常皮膚診療における私の工夫
H. ちょっと手こずる外来治療

2 皮膚寄生虫症妄想

Abstract 皮膚寄生虫症妄想は，自らの皮膚に，ある種の'虫'が寄生しているという訂正不能な，誤った確信を持つ状態である．'虫'と称してごみやふけなどを持参する傾向がある．搔破痕や自傷痕を有することが多いが，皮疹を認めないこともある．原因は不明であるが，退職や家族との別離を誘引として中年以降の女性に発症することが多い．症候性の場合は麻薬中毒，アルコール中毒，脳血管障害，肝障害，糖尿病，甲状腺疾患などに伴って発症することがある．また，統合失調症やうつ病に伴う例もある．治療としては，患者の訴える'虫'の存在を否定せず，傾聴，共感したうえでピモジドを主体とした薬物療法を行う．本症は基本的には精神科領域の疾患であるが，'虫'に関連した訴え以外には異常が認められないことが多く，精神科の受診を嫌うため，皮膚科医が診療に当たらざるをえない．

Key words 皮膚寄生虫症妄想(delusion of cutaneous parasitosis)，ピモジド(pimozide)，ドクター・ショッピング(doctor shopping)

1 はじめに

皮膚寄生虫症妄想は，自らの皮膚に，ある種の'虫'が寄生しているという誤った確信を持つ状態であり，それは訂正不能である．本症は比較的稀な疾患であるが，中年以降の女性に発症しやすい傾向がある．あらゆる社会階層の人間に生じるが，芸術家や教師，医療従事者など，文化程度の高い人や知的な職業人も少なくない．

病名としては，従来「皮膚寄生虫妄想」と呼ばれてきたが，本症患者は寄生虫に寄生されている状態(寄生虫症)を妄想しているとの観点から，近年では「皮膚寄生虫症妄想」とされている[1,2]．

本症は基本的には精神科領域の疾患であるが，'虫'に関連した訴え以外には異常が認められないことが多く，精神科の受診を嫌うため，皮膚科医が診療に当たらざるをえないのが実情である．ここでは本症について概説するとともに具体的な症例を紹介し，本症の診療に役立つ治療の工夫についても述べる．

2 原因

皮膚寄生虫症妄想は基本的には原因不明である．誘引として，家族との離別(離婚や死別など)や退職，ストレスなどが関与する例が多い．実際に疥癬や虫刺症を生じたことがきっかけで発症する例もある．症候性の場合は麻薬中毒，アルコール中毒，脳血管障害，肝障害，糖尿病，甲状腺疾患などに伴う場合がある．統合失調症やうつ病に伴うものもあるが，精神病との関連については議論があり，統合失調症やうつ病の一型である，という考え方や，初老期の皮膚の異常知覚が妄想に発展した，という考え方もある[3]．

3 臨床的特徴

1. 患者の訴え

身体のいずれかの部位に'虫'が寄生するという訴えは執拗であるが，基礎疾患の認められない純粋な皮膚寄生虫症妄想では，それ以外の日常生活

は全く普通に送ることができるのが特徴である．寄生部位としては頭部が多く，頭髪内や鼻腔内，外耳道などに虫がいると訴える．そのほか，皮膚のどの部位にでも虫が寄生すると訴えるが，ときには皮下組織，血管やリンパ管内を移動する，と述べる場合もある．

医療機関の受診までに種々の自己治療を行ったり，家屋内の徹底的な殺虫・燻煙処置を行う，あるいは専門の害虫駆除業者に依頼する，などの行動をとっていることが多い．

自分が採取したごみや糸くず，ふけ，毛髪などを'虫'と称して持参することが多い．稀に，患者の持参した'虫'のなかに小型の昆虫を含むこともあるが，通常は皮膚を刺咬するものではなく，単なる家屋害虫である．

2. 皮膚症状

本症では，通常は特異的な皮疹を認めないが，特定の部位に搔破痕や傷を認めることがある．ときには'虫'を除去するために激しい自己損傷を加えて潰瘍が多発する例もある．

また，不適切な自己治療薬による接触皮膚炎を併発する例がある．

3. 感応

ときには患者の配偶者や友人に，同じ症状が'伝染'する場合があり，「感応」と呼ばれている[4]．夫婦間での感応が多いが，家族や親しい友人に感応する例もある．これは患者からしつこく身辺の'虫'についての訴えを聞かされているうちに，自らも'虫'の存在を信じ，妄想に発展したものと思われる．

4 対応上の注意

患者は'虫が皮膚に寄生している'ことをしつこく訴えるが，病識は全くなく，精神科の受診を極端に嫌うことが多い．「虫はいない」と訴えを否定すると必ずドクター・ショッピングをして，虫の存在を認めてくれる医師や研究機関を探す．だれも相手にしないと自ら死を選ぶ可能性があるので注意が必要である．そのため，本来は精神科領域の疾患であるが，実際には皮膚科医が対応せざるをえない．

そこでまず，話をじっくり真剣に聞き，'虫'の存在を肯定したうえで「虫を追い出す薬で気長に治療しましょう」と説得する必要がある．また，これまでの苦しみや辛さに共感したうえで，同様の症例がほかにもあることを説明し，皆この病気で悩んでいるが，薬の内服で改善していることを述べて安心させることもよい方法である．

5 治　療

ブチロフェノン系抗精神病薬のピモジド(オーラップ®)を用いる．通常は1日1〜3 mgとして，症状に応じて増減する．本剤の副作用(パーキンソン病様の症状)の予防のため塩酸トリヘキシフェニジル(アーテン®)を併用する．なお，ピモジドは相互作用のため併用禁忌薬があるので注意が必要である．

それ以外にはスルピリドやペロスピロン，チアプリド，ハロペリドールなども有効とされる[2〜6]．

6 本症の治療でよく遭遇する問題と対応

(1) 薬剤を処方した際に，患者自身がその内容を自分で調べて，精神疾患用の薬剤であることを知って激怒することがある．

対応:「実は，この薬は人間の神経に作用するので精神安定剤としての作用もあるが，寄生している虫の神経系にも作用して，皮膚から離れやすくする作用があるので，それを利用している．このことは教科書や薬剤解説書には書いていません」とあらかじめ説明する．

(2) '虫'の存在を肯定して「はい，確かに虫がいます」と説明すると，「では何という名前の虫がいるのか？」と虫の種名を質問してくる．

対応：「特殊なダニの一種だが，この領域の研究者が少なく，まだ正式な分類ができていないので，名称が決まっていない」と説明する．

(3) 「'虫'が家族や友人に伝染しないか心配である」と患者が困惑する．

対応：「基本的には，相性の合う特定の人にだけ寄生する虫なので，周囲の人に感染することはない」あるいは「一時的にほかの人の体に付着しても，多くの場合は短時間で離れていくので心配不要である」と説明する．

7 予　後

薬物療法によって症状は軽快するが完治しにくいため，気長に治療を継続する必要がある．また，いったん軽快しても投薬の中止により再燃することもある．社会的・心理的要因がきっかけとなって発症した場合は，問題が解決すれば「あれは気のせいだったように思います」と言って治癒に至る例もある．

症候性に発症した場合は基礎疾患の治療を行わねばならないが，麻薬や覚醒剤などの薬物中毒にも注意する必要がある．また，通常の治療で軽快しない場合，統合失調症の可能性があり，専門的治療を要する．

8 症例呈示

1. 症例1

患　者：64歳，女性，主婦

初　診：2005年1月28日

現病歴：2004年6月ごろから両下腿に虫刺されを生じた．部屋を殺虫剤で燻煙したが，畳に白い虫が多数いた．10月ごろから頭に痒みを生じ，黒い虫や白い虫が落ちてきた．ダニ専門業者に虫を鑑定してもらったが，虫はいないと判定された．皮膚科を受診したが全く相手にされず，光を照射してステロイド外用剤を処方されただけだったため，当科を受診した．なお，2004年4月に引っ越しをした．夫には症状はないが，飼い犬の耳には自分と同じ虫がいる，とのこと．

既往歴：特記すべきことなし．

初診時現症：特に皮疹を認めない．

患者が持参した虫（図1）：セロハンテープに貼付されていたものはすべてごみくずであった．患者が持参した「家屋害虫検査報告書」（害虫駆除業者が作成）によると，セロハンテープに固定された異物はほとんどが植物片やそのほかの無生物であることが記されている．

対　応：ある種の'虫'がいるが，'虫'を駆除するのではなく，体から追い出す必要があることを説明し，内服薬を処方した．

治　療：オーラップ　2錠
　　　　アーテン　　2錠　分2（朝夕食後）

経　過：内服を開始して2週間後には症状はかなり改善したとのこと．ただし内服で頭が少しボーッとするので，内服量を1日1回程度に減らして経過をみている．

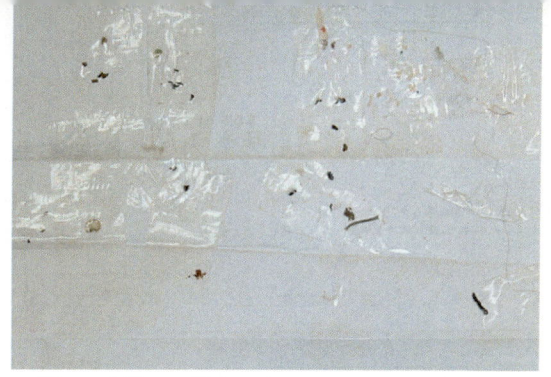

図1　症例1の持参したセロハンテープに貼付された'虫'（すべてゴミである）

2. 症例2

患　者：57歳，男性，小学校の教師

初　診：2004年7月23日

現病歴：約1年前から頭髪に'虫'がついて，ポロポロと落ちてくるようになった．皮膚に'虫'が

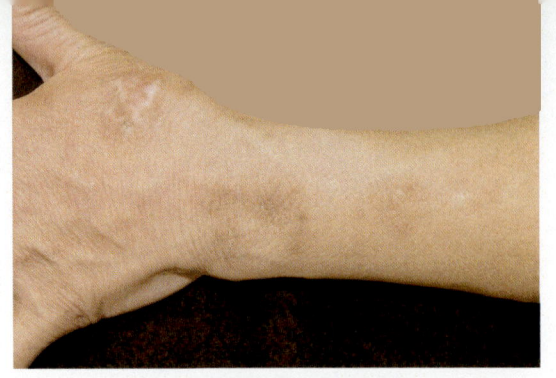

図2 症例3の左手と手首
手背に'虫'がいるとのことで激しく搔破している．手首にも搔破痕を認める．

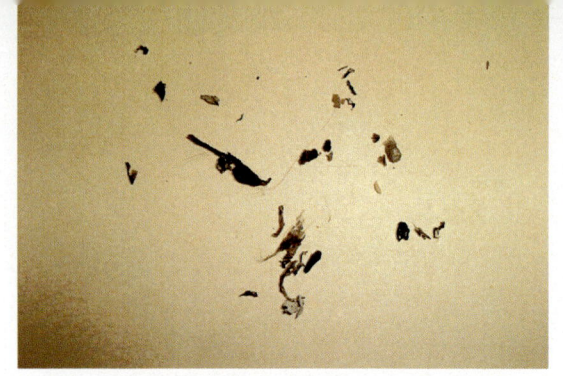

図3 症例3の持参した'虫'（すべてごみである）

かんだ跡があり，痒みを伴う．衣類や室内を徹底的に消毒したが虫は減らなかったとのこと．皮膚科を何軒も受診したが'虫'を見せてもすべて'ふけ'と言われた．某病院皮膚科では精神科を紹介されたが，行かなかった．東京の病院を受診したところ，当科を紹介された．

既往歴：特記すべきことなし．

初診時現症：特に皮疹を認めない．

患者が持参した虫：ほとんどはごみくずであるが，なかにはゾウムシの一種も混在していた．

対　応：'虫'は確かにいるので，体に付いた虫の神経系に作用して体から追い出す薬を飲む必要がある，ということを説明し，内服薬を処方した．衣類や室内の消毒は不要であることも併せて説得した．

治　療：オーラップ　2錠
　　　　　アーテン　　2錠　分2（朝夕食後）

経　過：内服を開始して1か月後には首から下の虫がいなくなった，とのこと．ただし，まだ顔や頭には少ないながら残存しているとのことで内服を継続中である．

3．症例3

患　者：54歳，女性，看護助手

初　診：2004年12月24日

現病歴：約2年前に介護の仕事をしていて，患者から疥癬をうつされた．それ以来，両前腕に虫が取り付いている．そのため，皮膚科を受診し，これまでに12軒の皮膚科を受診したが治らないため，当科を受診した．

また，イオウ・サリチル酸チアントール軟膏や安息香酸ベンジルなどを自己判断で外用し，ムトーハップ入浴を1回2～3時間，毎日2回続けていたが，症状は全く軽快しなかった．

なお，飼いネコにも虫が付いていると考え，獣医でイベルメクチンシロップを処方してもらって自分も内服したが症状は軽快しなかった．

既往歴：特記すべきことなし．

初診時現症：左手背の拇指基部に瘢痕と苔癬化を認める（図2）（患者はここに'虫'が住みついていると考え，激しく搔破している）．そのほか，左手首，右前腕に搔破痕を認めるほかは皮疹を認めない．

患者が持参した'虫'（図3）：すべてごみであった．

対　応：「持ってきていただいた虫はある種のダニです．この虫は特定の人の皮膚に定着する特徴がありますが，基本的には他人には感染しません．この虫を追い出すための薬（忌避剤）を内服すれば少しずつ虫が減って，治っていきますよ」と説明したところ，「某皮膚科診療所では『虫なんかいるはずがない！』と言われ，某病院皮膚科では『虫でもないのにムトーハップ入浴しても意味はない！』と言われたが，だれにも分かってもらえず，辛かった」と言って号泣し，「ようやく分かってもらえる人にめぐり会えた」と感激していた．

治　療：
(1) オーラップ　3錠
　　　アーテン　　3錠　分3（毎食後）

(2) オイラックス　適宜外用(虫を殺す薬と説明)

経　過：内服を開始して1か月後には'虫'の数は5,000匹から200匹程度に減少したとのこと．その後，内服を継続して虫の数は徐々に減少し，4か月後には10〜50匹になった．虫は最初は1cmくらいの大きさだったが，最近は1mmになっている，とのこと．現在もわずかながら'虫'が残存するため，内服を継続中である．

4. 症例4

患　者：54歳，女性，主婦．症例3の友人
初　診：2005年2月1日
現病歴：2004年秋ごろより全身に痒みが出現した．痒い部分から虫が出てきたので疥癬と思って皮膚科を受診した．しかし持参した'虫'は'ごみ'と言われて肌荒れ用の外用剤を処方されたが，症状は改善しなかった．オイラックスやイオウ・サリチル酸チアントール軟膏を自分で購入して外用していたが軽快しなかったので，友人(症例3)から勧められて当科を受診した．
初診時現症：特に皮疹は認めなかった．
対　応：ティッシュペーパーにくるんだ'虫'を持参したが，すべてごみであった．しかし「特殊な虫ですね」と説明し，虫を追い出す薬を飲む必要があることを納得させた．
治　療：
(1) ドグマチール(50)　3カプセル　分3(毎食後)
(2) オイラックス　適宜外用

経　過：内服を開始して2週間後には虫がほとんどいなくなった，という状態に改善し，その後もさらに軽快しているため，少しずつ服薬数を減らしながら内服を継続して経過観察中である．症例3から感応して発症したものと思われる．

9 おわりに

皮膚寄生虫症妄想について述べたが，本症の患者がまず受診するのは皮膚科医であることが多い現状を考えると，皮膚科での対応が必要な疾患であると言えよう．適切な治療を施さないと，ドクター・ショッピングを繰り返すだけでなく，自分の訴えをだれにも信じてもらえない現状を悲観して自殺に至る例もある．ただし，患者が覚醒剤乱用者であったという症例もある[7]ので注意を要する．

本症の診療においては傾聴，共感が必須であるため，診察にかなりの時間がかかり，薬物療法の際にも工夫を要する．しかし，適切な対応，治療によって改善する可能性の高い疾患であり，本症に遭遇したらぜひとも治療を担当していただきたい．本稿がその参考になれば幸いである．

(夏秋　優)

●　　●　　●　　文　献　　●　　●　　●

1) 三好功峰：皮膚寄生虫妄想．老年精神医学雑誌，**4**：553-555，1993．
2) 大滝倫子：寄生虫症妄想．節足動物と皮膚疾患，東海大学出版会，1999．
3) 大滝倫子：皮膚寄生虫症妄想．*Visual Dermatology*, **4**：495-497，2005．
4) 大滝倫子：寄生虫妄想の94例．日皮会誌，**101**：439-446，1991．
5) 向井泰二郎，人見一彦：「皮膚寄生虫妄想」の1例—薬物療法に注目して—．総合病院精神医学，**10**：137-142，1998．
6) 谷口章雄，田中　信：チアプリドが著効した皮膚寄生虫妄想の1例．臨皮，**51**：924-926，1997．
7) 伊豆邦夫，島内隆寿，戸倉新樹：トコジラミによる皮膚炎を合併した皮膚寄生虫妄想．*Visual Dermatology*, **4**：584-585，2005．

すぐに役立つ日常皮膚診療における私の工夫

H. ちょっと手こずる外来治療

3 汗疱状湿疹患者の金属摂取制限法

Abstract 金属アレルギーには金属接触アレルギーと全身型金属アレルギーがある．後者は食品中や歯科金属などに含まれる微量金属が全身的に吸収されて皮疹が惹起されるもので，さまざまな形態の発疹がみられるが，最も頻度が多いのは汗疱状湿疹である．診断にはパッチテスト，および可能な場合，金属内服テストを併用して金属アレルゲンを検索する．治療はその金属との接触の回避を徹底するのみならず，該当金属を含有する食品の摂取制限，もしくは該当金属を含有する歯科金属の除去を行う．ただしパッチテスト陽性すなわち全身型金属アレルギーではないこと，厳格な金属制限食は微量元素欠乏をきたすことがあるので避けること，無効な場合速やかに金属制限食を中止することなど注意が必要である．ミノサイクリンやアンタビュース併用による金属のキレートや，クロモリグ酸ナトリウム併用による腸管での吸収抑制などの薬物療法も有効な場合がある．

Key words 金属接触アレルギー（metal contact allergy），全身型金属アレルギー（systemic metal allergy），金属制限食（metal elimination diet），歯科金属（dental metal），汗疱状湿疹（pompholyx）

1 手の病変が汗疱状湿疹であるか否かの見極めが最初のポイントである

難治性の手湿疹を診察した場合，まず手に直接触れる植物，毛染め，ゴム加工剤，職業上の接触物中のアレルゲンに対する遅延型アレルギー機序による接触皮膚炎を想定する．また洗剤などによる一次刺激性皮膚炎による手湿疹も考える．ラテックス手袋や，小麦粉や魚介類などの食品を職業や家事において常に接触する患者の中には，これらを触った直後に激しい痒みを訴えるとともに手湿疹が増悪し，接触を回避すると軽快する患者もいる．このような患者では，ラテックス蛋白抗原や食品中の蛋白抗原に対する特異的IgEを検出したり，プリックテストが陽性を示したりすることが多く，protein contact dermatitisと呼ばれている．ただし即時型or遅延型，もしくはアレルギー性or一次刺激性の差はあれ，経皮接触するものによる皮膚炎は，直接の接触部位である指腹などの症状が激しい特徴がある．

それに対してこの稿で述べる汗疱状湿疹の特徴的分布は，手掌・拇指球・小指球・指側縁が主体であることが多く，これは汗腺の分布と相関があるとされている．

2 汗疱状湿疹の原因検索

汗疱状湿疹の原因もさまざまである．扁桃腺や歯根尖病巣など病巣感染を有する症例の感染アレルギーによる手皮膚炎では，汗疱状湿疹と同一の分布を示すことがあり，注意が必要である．また汗中に含まれるアレルゲンの中には，金属のみならずシナミックアルデヒド・オイゲノールなどの香料も関与している可能性がある．免疫グロブリン大量投与でも副作用として汗疱状湿疹が生じることがある．汗疱状湿疹イコール金属アレルギーという考え方は短絡的である．

3 金属接触アレルギーと全身型金属アレルギー

アクセサリー，コイン，時計などに含まれる金属が皮膚に直接接触し皮膚炎を起こす金属接触ア

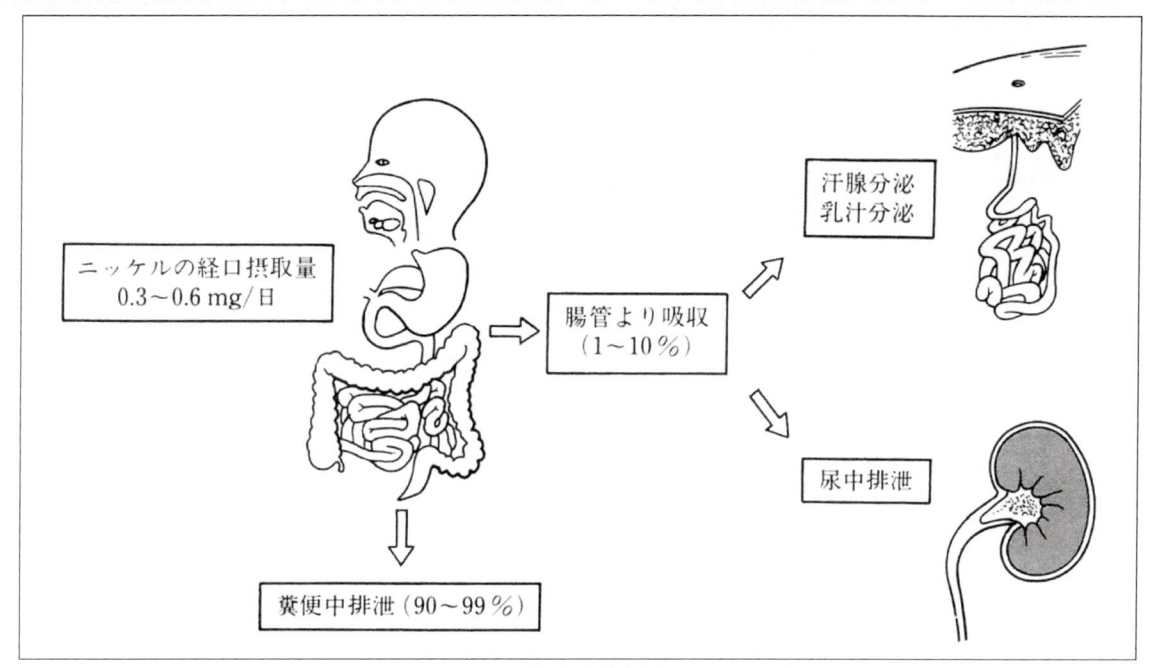

図1 ニッケルの体内動態（文献3より引用）

レルギーを目にする機会は多い．しかしそれ以外に，食品中や歯科金属などに含まれる微量金属が口腔粘膜や腸管などから全身的に吸収されて皮疹が惹起されるタイプがある．Fisher の systemic contact-type dermatitis[1]は接触感作が成立した個体にそのアレルゲンが経皮的以外の経路で体内に吸収されて発症すると定義されている．しかし，ときに金属パッチテストが陰性であるにもかかわらず，金属の内服テストが陽性の症例の報告もあり[2]，正確な意味での systemic contact-type dermatitis ではない．そこで我々は全身的に摂取された金属により皮疹が惹起される症例を接触感作の有無にかかわらず，全身型金属アレルギーと呼ぶことを提唱してきた[3]．これらの金属は経皮，経粘膜，経腸管あるいは経気道経路で吸収され，汗，乳汁，涙，尿そして糞便中に排泄される（図1）．全身型金属アレルギーを有する患者では，その金属が生体内に吸収されることにより，汗疱状湿疹，掌蹠膿疱症，扁平苔癬，貨幣状湿疹，pseudo-atopic dermatitis，亜急性痒疹，多形慢性痒疹，紅皮症などさまざまな発疹を発症もしくは増悪し，その摂取制限により軽快する[2〜5]．このようなさまざまな発疹型のなかで最も頻度が多いのが汗疱状湿疹である（図2）．さらに体幹，四肢に亜急性痒疹（図3），多形慢性痒疹が存在する症例のほとんどが掌蹠の汗疱状湿疹を合併している[3]．我々は全身型金属アレルギーを示す患者のニッケル内服負荷により誘発された体幹の紅色丘疹より皮膚生検を施行し，その病理組織像および真皮レベルでの組織横断面の検討より，病変の主体は真皮内汗管周囲の細胞浸潤であることを示した[3]．掌蹠は人体中で汗器管が最も密に分布し，しかも汗に含まれる金属の濃度が最も高い部位である[6]．このことは全身型金属アレルギーの皮疹好発部位として掌蹠が重要であることと関連があると考えられる．

4 全身型金属アレルギーの診断

金属接触アレルギーでは，パッチテストは必要かつ十分な診断法である．しかし全身型金属アレルギーでは一部にパッチテスト陰性を示す症例があること[2]，逆にパッチテスト陽性を示す症例のうち，全身型金属アレルギーを示す症例は一部のみであることから，パッチテストは全身型金属アレルギーの検査方法として最善の診断法とは言えない．しかし安全かつ簡便なスクリーニング方法として，パッチテストが第一選択である．

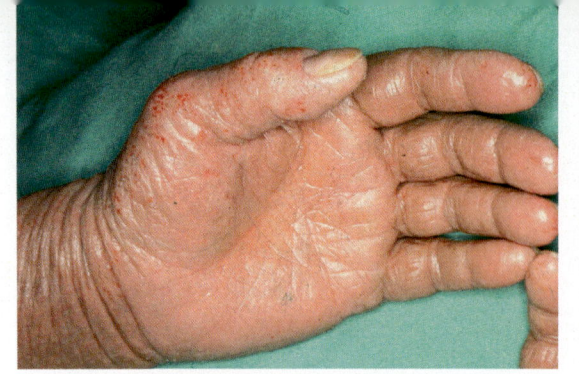

図2　全身型金属アレルギー患者にみられた汗疱状湿疹（文献3より引用）

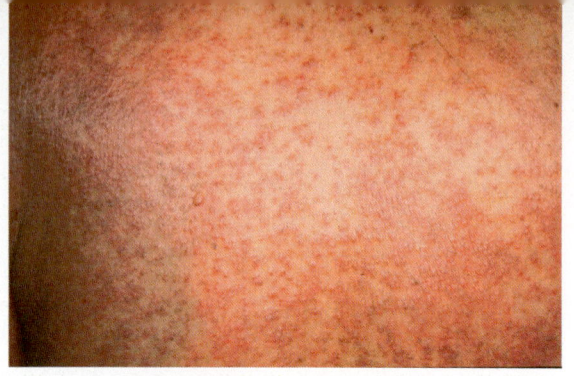

図3　全身型金属アレルギー患者にみられた亜急性痒疹

1. パッチテスト

　日本接触皮膚炎学会スタンダードシリーズ，鳥居社製金属アレルゲンシリーズなどを用い背部にクローズドパッチテストを施行，48時間後に剥がした後，原則的には1時間後（Day 2），24時間後（Day 3），120時間後（Day 7）に判定する．Day 3にICDRG基準1＋以上示すものを陽性と診断するが，Day 7に初めて陽性を示す症例もあるため，Day 7までの判定が必要である．紛らわしいものについては，再度パッチテストを施行したり，同一金属について他社製のアレルゲンなど複数のアレルゲンのパッチテストを施行したりして確認をする．

2. 金属内服テスト[7]

　本来，全身型金属アレルギーの確定診断には金属内服テストが必要であるが，施行不能な場合が多い．金属はニッケル，コバルト，クロム，銅，鉄，亜鉛，マンガンなどの必須金属と，金，水銀，ヒ素，白金，鉛，カドミウム，アンチモンなどの汚染金属に分類される．汚染金属は人体に有害で，スズ以外は食事中にほとんど含有されず，全身投与テストの報告はほとんどなく施行は困難である．必須金属は食品中にも含有され，内服テストが可能であるが，摂取量が多すぎると有害となるため厳重な注意が必要である．また一定量の金属を内服しても，腸管からの吸収量はわずかで，個人差があるとともに食事による影響を受けやすく一定しない．金属内服テストには1日食事中の金属量の10倍程度が必要とされるが，この量は中毒量には全く至らないものの，胃腸症状を訴える症例はある．内服テストの量決定は，慎重に行う必要がある．

　汗疱状湿疹の患者に金属塩を負荷する代わりにオートミール，大豆シチュー，チョコレートなど平均食の5倍量相当の金属を含有する食事を4日連続負荷することで，血液中および尿中ニッケル濃度の上昇を認めるとともに皮疹誘発をみたとする報告もある[8]．食品には金属以外の食物抗原も含まれているため，その関与を完全に否定する必要があるが，手軽で安全性が高く患者の理解も得やすい方法である．我々も，チョコレート，豆，貝など金属を多く含む食品を多量に摂取することにより汗疱状湿疹が増悪するか，逆に一定期間摂取を制限することにより軽快するかを繰り返してみることにより，全身型金属アレルギーの診断をすることが多い．金属を多く含む食品を摂取することにより汗疱状湿疹が増悪すること，摂取制限により汗疱状湿疹が軽快することを患者自身とともに皮膚科医も体験することは，今後の汗疱状湿疹治療上の重要なポイントと考える．

3. リンパ球幼若化試験

　In vitroのリンパ球幼若化試験や金属によるリンパ球よりのサイトカイン産生の増加をみる方法は，金属そのものにリンパ球を刺激する作用があり[9]，擬陽性が多いことや，施行可能な施設が限

表1 金属とその感作源一覧表

金属	感作源
アルミニウム	歯科用セメント，化粧品，香料，医薬品，農薬，歯磨き，絵具，クレヨン，顔料，塗料，皮なめし，ガラスエナメル，陶磁器，セメント混合剤，焼きみょうばん，ベーキングパウダー，写真，メッキ，灯油，軽油，繊維
金	歯科用，貴金属装飾品，貴金属回収作業，メッキ
スズ	歯科用，合金，医薬品，顔料，感光紙，缶製品，衣類
鉄	化粧品，医薬品，消毒剤，農薬，塗料，印刷インキ，黒インキ，絵具，クレヨン，皮なめし，製革，写真合成樹脂，建材(セメント瓦，スレート，アスベスト床，建材の着色顔料)，製紙，陶磁器，道路，ゴム
白金	歯科用，貴金属装飾品，貴金属回収作業，メッキ
パラジウム	歯科用，眼鏡フレーム，腕時計，電気製品
インジウム	歯科用
イリジウム	歯科用
亜鉛	歯科用セメント，化粧品，医薬品(亜鉛華デンプン，亜鉛華絆創膏，亜鉛華軟膏)，医薬部外品(脱臭剤，アストリンゼン，脱水剤)，塗料，印刷インキ，絵具，顔料，錆止め顔料，陶磁器うわぐすり，ガラスアクリル系合成繊維
マンガン	特殊合金，ステンレス，医薬品，肥料，塗料，染料，ほうろう，織物，マッチ
銀	歯科用，装身具，メッキ，貨幣，飾り物，鏡，医薬品，食器
クロム	クロムメッキ工業，印刷業(青色)，試薬，塗料(ペンキ，ニス)，媒染剤，陶磁器うわぐすり，皮なめし
コバルト	メッキ，合金工業，塗料(エナメル，ラッカー)，染着色(青色系)，顔料，陶器うわぐすり，乾湿指示薬ハエ取紙，粘土，セメント，ガラス工業，乾燥剤
銅	メッキ，冶金(合金製造)，顔料，農薬(稲，麦，果樹)，媒染剤，皮革，皮なめし，人絹染料人絹工業(銅アンモニア法)，乾電池，木材防腐剤
水銀	スズ亜鉛合金，冶金，漂白クリーム，化粧用クリーム剤(保存剤として稀に含有)，消毒剤，農薬(水銀製剤)防腐剤，分析試薬，イレズミ(赤色)，金属うわぐすり，染料，皮革，皮なめし，フェルト，木材防腐(亜鉛，スズ)有機合成触媒(塩化ビニールなど)，乾電池および鏡の製造，写真工業，アルミニウム電気版，印刷業
ニッケル	ニッケルを含む種々の合金製装身具(バックル，ガーター，腕時計，時計バンド，イヤリング，ネックレスなど)，ニッケルメッキ，ニッケル触媒，媒染剤，塗料(ペンキ，ニス)，陶磁器，セメント，電気製品，乾電池，磁石

られていることなど，解決すべき多くの問題点が残されている．

5 全身型金属アレルギーの治療

先記の検索で陽性となり原因と疑われた金属アレルゲンとの接触や体内吸収の制限が必要である．

1．接触の制限　　　　　　　　（表1）

パッチテストで陽性を示した金属を含有する製品との接触回避が必要である．金属はありふれたアレルゲンでパッチテスト陽性率も高い．日本接触皮膚炎学会が1994年度に施行したスタンダードパッチテストシリーズの陽性率本邦集計($n=1592$)でも，1位塩化コバルト(17.3％)，2位硫酸ニッケル(13.5％)，4位重クロム酸カリウム(9.2％)，5位塩化水銀アンモニウム(7.3％)と上位5位中に4種の金属が挙がっていた[10]．最近の

ニッケル，コバルト陽性率の上昇は女性に著明で，ピアスをはじめとするアクセサリー着用頻度の増加を反映しているとされている．クロムは皮革のなめし剤として使用されており，クロムアレルギーの際の皮革製品の使用禁止も重要である．革靴より経皮吸収されたクロムに対するアレルギーにより，全身にアトピー性皮膚炎(AD)様の発疹を起こした症例を，Shanonはpseudo-atopic dermatitisとして報告している[11]．

2．金属の経消化管摂取の制限

金属との接触の徹底的な回避のみで1か月間観察し軽快しない症例には，食品中や歯科金属より経消化管的に吸収される金属の摂取を制限し観察する．ニッケル，クロム，コバルトなどはほとんどの食品に含まれているが，なかでもチョコレート，ココア，豆類，香辛料，貝類，レバー，胚芽などに特に多く含まれる．我々は金属アレルゲンの種類により表2に基づいて摂取制限をしてい

表2 金属制限食指導表(金属を多く含む食品)

	Ni	Co	Cr	Mn	Zn	Cu
豆類	すべて	すべて		すべて	すべて	すべて
木の実	すべて	すべて		すべて	すべて	すべて
穀類	玄米,ソバ オートミール			玄米 小麦	玄米,小麦 小麦胚芽	
野菜	ホウレン草,レタス, カボチャ,キャベツ	キャベツ	ジャガイモ タマネギ	ワラビ,パセリ, レンコン		
キノコ	マッシュルーム		マッシュルーム	シイタケ	シイタケ	シイタケ
海草	すべて			ノリ	ノリ	
肉類		肝臓		肝臓	肝臓,牛肉	肝臓
卵					卵黄	
魚介類	カキ,サケ,ニシン	ホタテ貝			カキ,カニ, タコ,干し鱈	
香辛料	すべて	すべて	すべて	すべて	すべて	すべて
飲み物	紅茶,ココア,ワイン	紅茶,ココア, ビール,コーヒー	紅茶,ココア	紅茶,日本茶	日本茶	紅茶,日本茶
菓子	チョコレート	チョコレート	チョコレート	チョコレート	チョコレート	チョコレート
嗜好品	タバコ					
薬剤	大黄末					

1. 水道水は流し始めの1分間は使用しないこと
2. 缶詰食品,缶詰飲料は摂取しないこと
3. 調理器具にステンレス製品やメッキ製品の使用は避けること
4. 必須金属も含まれるため,必ず医師の指導の下に制限食を行うこと

る.Haudrechyら[12]は人工汗中に$100\mu g/cm^2/week$の溶出がみられるニッケルメッキや$1.5\mu g/cm^2/week$の溶出がみられるresulfurized grades($S > 0.1\%$)のステンレスはニッケルアレルギーの患者は避けるべきであるのに対し,low-sulfur grades($S \leq 0.03\%$)のステンレスは溶出が$0.03\mu g/cm^2/week$以下でニッケルアレルギーの患者でも安全に使えると報告している.調理器具にも注意が必要である.内服薬や注射剤に含まれるビタミンB_{12}はその構造式中にコバルトを含むため,コバルトアレルギーの患者では避けるべきである[13].

我々は生活用水中の金属が全身型金属アレルギー患者に与える影響を考慮し,家庭用水道水,湧き水,各社のミネラルウォーター中の金属濃度を測定した.その結果,集合住宅の水道水は一戸建て住宅に比し金属濃度が高いこと,湧き水やミネラルウォーターの金属濃度は水道水よりも低いこと,経時的に測定すると,長時間の無使用後の朝一番の水道水中の金属濃度が高いことが示された.調査件数が少ないためさらなる検討が必要であるが,我々は金属制限食の指導の際に,朝一番の水道水は1分以上流してから使用することを勧めている.

金属制限食は患者に不便な生活を強いることが多いため,金属制限食を1か月間続けても無効であれば速やかに中止すべきである.また金属制限食が有効で継続する場合においても,厳格すぎると微量元素欠乏症をきたすことがあるので避けなければならない.診察時によく観察をし,生活・食事の状態を聴取しながら,適切な緩めの指導をしていく必要がある.

一方,歯科金属はパラジウム,金,水銀,スズなどを含有することが多く,ときにニッケル,クロム,コバルトなども含む.患者の口腔内に歯科金属が入っている場合,歯科を受診させ,歯科金属中に患者自身がアレルギーを有する金属が含有されているか否かにつき問い合わせる.該当金属が歯科金属中に明らかに含有されている症例では,その歯科金属の除去の必要性を患者に説明し,患者の同意が得られた症例では歯科金属の除去を歯科に依頼する.また歯科金属は歯周囲の酸や細菌の付着により,腐食溶解が進むと言われており,虫歯予防,歯磨き励行が大切である.

3. 経皮および経消化管摂取以外の体内の金属について

骨接合金属[14]や血管内ステント[15]より溶出する金属に対するアレルギーも報告されており、注意が必要である．

4. 薬物療法

金属の食事制限もしくは歯科金属除去が患者の事情により施行できない場合、もしくは施行するも効果が不十分である場合、以下の薬物を併用すると有効な場合がある．

1) クロモリグ酸ナトリウム（インタール，DSCG）

DSCGは腸管より吸収されず、腸管のmast cellを安定化し腸管粘膜の透過性を抑えることにより、アレルゲンの吸収を抑制する．金属の制限食が煩雑なためDSCG内服のほうがより効果的であるとの報告があり[16]、自験例でも有効な症例があった[3]．

2) 金属キレート剤

金属のキレート剤であるdisulfiram[17]（アンタビュース，TETD）が効果的との報告もみられる．TETDは体内に入ると2分子に分かれ、組織中の金属をキレートし血中に遊出させるため、一時的に血中濃度が上昇する．よって開始1〜2週間後は一過性に増悪を認めるが、その後尿中から体外に排泄されるため、有効であると言われている．しかし悪心、嘔吐や肝機能障害の報告もあり、使用しやすい薬剤とは言えない．

テトラサイクリンは実験的には金属をキレートすることから有効性が示唆される．我々はニッケル内服テスト後の増悪期にミノサイクリン200 mg/日を開始したところ軽快を示した[3]．試みてよい薬剤と考える．

3) 経口減感作療法

少量の金属を継続摂取する経口減感作療法が効果的であったとの報告もみられ、作用機序として2とおり考えられている．1つは金属アレルギーは続いているものの少量を継続摂取することにより吸収が減少するというものである[18]．もう1つはトレランスが誘導されるというものであり[19]、パッチテストの減弱がその論拠となっている．

以上、全身型金属アレルギーにより惹起された汗疱状湿疹における金属除去療法の方法について述べた．

（足立厚子，堀川達弥）

文献

1) Fisher AA : Systemic contact-type dermatitis. Contact Dermatitis (Fisher AA ed), 3rd ed, Lea & Febiger, Philadelphia, pp119-130, 1986.
2) Veien NK, Hattel T, Justesen O et al : Oral challenge with metal salts. (I). Vesicular patch-test-negative hand eczema. *Contact Dermatitis*, **9** : 402-406, 1983.
3) 足立厚子，堀川達弥：全身型金属アレルギー 食餌制限の有効性について．臨皮，**46**：883-889, 1992.
4) Nakayama H, Nogi N, Kasahara N et al : Allergen control : an indispensable treatment for allergic contact dermatitis. *Dermatol Clin*, **8** : 197-204, 1990.
5) Adachi A, Horikawa T, Takashima T et al : Mercury-induced nummular dermatitis. *J Am Acad Dermatol*, **43** : 383-385, 2000.
6) 環境汚染物質の生体への影響 3 ニッケル（米国研究協議会編），東京化学同人，東京，pp1, 1977.
7) Adachi A, Horikawa T : The significance, problem and method of oral provocation test in metal allergy. *Environ Dermatol*, **6** : 74-82, 1999.
8) Nierlsen GD, Jepsen LV, Jorgensen PJ et al : Nickel-sensitive patients with vesicular hand eczema, oral challenge with a diet naturally high in nickel. *Br J Dermatol*, **122** : 299-308, 1990.
9) Cederbrant K, Hultman P, Marcussen JA et al : *In vitro* lymphocyte proliferation as compared to patch test using gold, palladium and nickel. *Int Arch Allergy Immunol*, **112** : 212-217, 1997.
10) Adachi A : JSCD research group study result of patch tests with standard allergen series of the research group of the Japanese Society for Contact Dermatitis in 1994 and annual variations of patients with pigmented contact dermatitis of lichenoid type in 1993. *Environ Dermatol*, **3** : 140-150, 1996.

11) Shanon J：Pseudo-atopic dermatitis. Contact dermatitis due to chrome sensitivity simulating atopic dermatitis. *Dermatologica*, **131**：176-190, 1965.
12) Haudrechy P, Mantout B, Frappaz A et al：Nickel release from stainless steels. *Contact Dermatitis*, **37**：113-117, 1997.
13) 鷲尾文郎，足立厚子，近藤真史ほか：ビタミンB_{12}製剤による薬疹，臨床的特徴およびコバルトアレルギーの関与について．皮膚病診療，**16**：597-600, 1994.
14) Thomssen H, Hoffmann B, Schank M et al：Cobalt-specific T lymphocytes in synovial tissue after an allergic reaction to a cobalt alloy joint prosthesis. *J Rheumatol*, **28**：1121-1128, 2001.
15) Koster R, Vieluf D, Kiehn M et al：Nickel and molybdenum contact allergies in patients with coronary in-stent restenosis. *Lancet*, **356**：1895-1897, 2000.
16) Pigatto PD, Gibelli E, Fumagalli M：Disodium cromoglicate versus diet in the treatment and prevention of nickel-positive pompholyx. *Contact Dermatitis*, **22**：27-31, 1990.
17) Kaaber K, Menne T, Tjell JC et al：Antabuse treatment of nickel dermatitis. Chelation- a new principle in the treatment of nickel dermatitis. *Contact Dermatitis*, **5**：221-228, 1979.
18) Santucci B, Cristaudo A, Cannistraci C et al：Nickel sensitivity：effects of prolonged oral intake of the element. *Contact Dermatitis*, **19**：202-205, 1988.
19) Sjoval P, Christensen OB, Moller H：Oral hyposensitization in nickel allergy. *J Am Acad Dermatol*, **17**：774-778, 1987.

すぐに役立つ日常皮膚診療における私の工夫

H. ちょっと手こずる外来治療

4 下痢便が続く肛門周囲のスキンケア

Abstract 下痢便による一次刺激性皮膚炎は，臨床ではよく遭遇する皮膚障害であるが，軟膏やクリームなどの外用剤による治療を施行しても，根本原因である排泄物の接触を断つことができず，なかなか改善が図れない．そこで，ET / WOC ナースが行っている原因を除去することを重点としたスキンケア方法について紹介する．

Key words 一次刺激性皮膚炎(contact dermatitis)，粉状皮膚保護剤(skin barrier powder)，緩衝作用(buffering action)，撥水効果，パウチング(pouching)

1 はじめに

下痢便が皮膚に与える影響は，排泄物そのものが皮膚に接触して引き起こす化学的刺激と，オムツの装着により密閉された皮膚が過剰に浸軟して，皮膚が本来備えているバリア機能を損なうことである．そのほかの影響としては，下痢ごとの頻回洗浄によって，皮膚に繰り返し機械的刺激が加わり(こすりすぎ)，さらに皮脂が過剰に奪われて，スキンケアによって皮膚障害を助長してしまうことである．

よって，下痢便が続く肛門周囲のスキンケアの基本は，下痢便の接触を防ぐこと，皮膚の浸軟を予防すること，そして洗浄時の機械的刺激(洗いすぎ，こすりすぎ)を避けることである．

ET / WOC ナースは，下痢便による肛門周囲の皮膚障害のケアやその予防ケアに，ストーマケアに用いる皮膚保護剤を用いることがある．まず，その皮膚保護剤の特性について述べる．

ストーマとは，消化管や尿路を人為的に体外に誘導して造設した開放孔であり，造設されると，排泄を自分でコントロールできなくなり，失禁状態となる．よってストーマ周囲の皮膚は便や尿の接触による化学的刺激や，装具交換による機械的刺激を受けやすく，さらに装具貼付面が密閉環境にあることで皮膚生理機能が障害されやすい状況にある．そのため皮膚障害を起こさないように予防的スキンケアが重要であり，皮膚保護剤付きストーマ装具を用いて管理することが通説となっている．皮膚保護剤とは，排泄・分泌物の皮膚接触を防止し，皮膚を生理的状態に保つ作用がある吸水性粘着剤である．皮膚保護剤の特徴的作用には，皮膚とほぼ同じ弱酸性を有し，尿や汗などアルカリ物質には酸性として，強酸性の物質に対してはアルカリ性として作用して，常に皮膚表面のpHを弱酸性に近づける緩衝作用と，細菌が繁殖しにくいpH環境に保つ細菌繁殖阻止作用，皮膚の不感蒸泄を吸水する作用などがある．

これらの皮膚保護剤の特性を理解し応用することで，下痢便の一次刺激によって生じた皮膚障害を治癒させ，ひいては予防方法がある．

2 スキンケアの実際

1. 排泄物の接触を防ぎ，皮膚の浸軟を予防する

1) パウチング法(図1)
持続的に水様性もしくは泥状の下痢が認められ

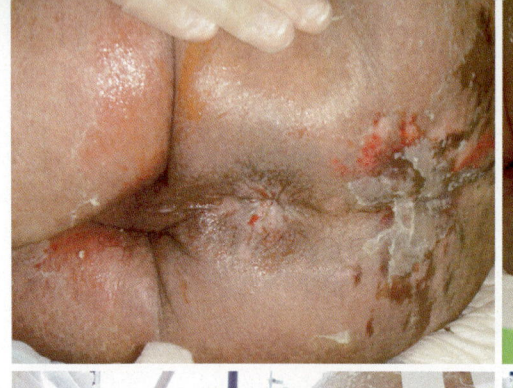

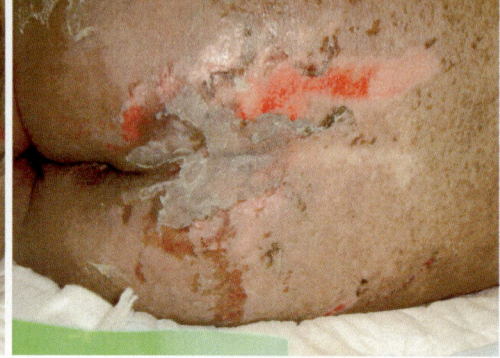

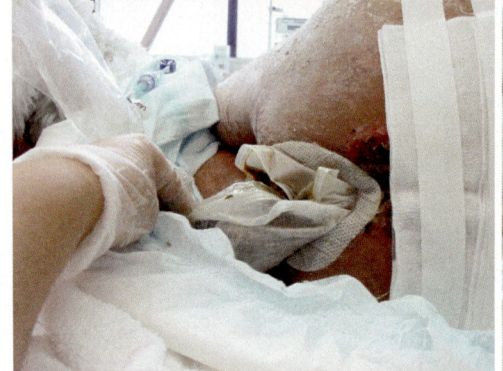

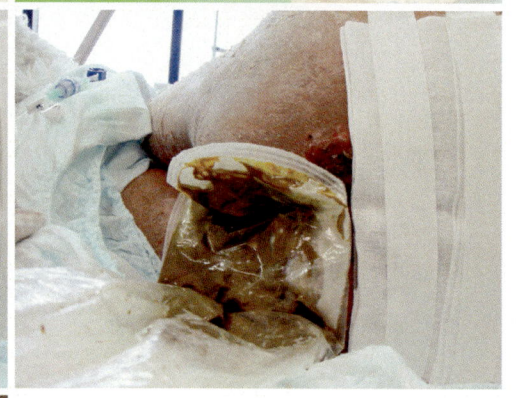

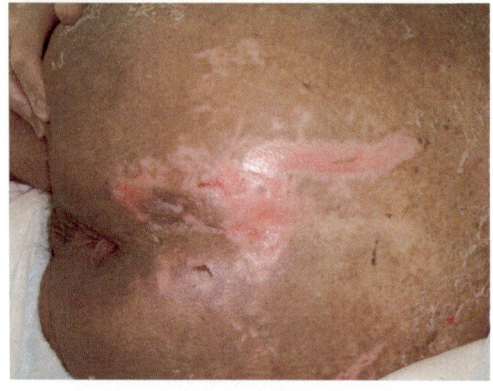

図1
a, b：持続的下痢便により，肛門周囲びらんと仙骨部褥瘡を生じた．
c, d：消化器用ストーマ装具を肛門部に貼付した．
e：貼付4日後に肛門周囲皮膚障害と仙骨部褥瘡は治癒した．

る場合には，ストーマケアの応用として皮膚保護剤を有するストーマ装具を肛門に貼付（パウチング）して，排泄物から皮膚をまもる方法がある．パウチングには，薄く柔らかい皮膚保護剤のワンピース装具が適している．筆者は，肛門周囲に密着しやすいように切り込みを入れて，臀裂部を伸ばして貼付している．さらに，水様便の場合には，高分子吸収シートや凝固剤を袋内に挿入して，中で水様便を凝固させるようにして，適宜，便破棄する．装具の排出口は，軽く輪ゴムで止めるか，開放のままオムツを当てて，排ガスが排出できるようにする．うまく装着できれば，2〜3日に1度程度の交換で管理が可能である．もし，うまく密着できず，1日に数回交換を要するよう

であれば，皮膚保護剤の剥離刺激による皮膚障害を生じる可能性があるので，パウチング法は適さない．また意識がしっかりしていて，装着不快感がある場合や体動が激しい場合にも不適である．いずれにしても，肛門へのパウチングは技術を要するので，可能であればET/WOCナースにコンサルテーションするとよい．

2）肛門バッグ（フレキシシール®）の使用（図2）
シリコン製のチューブを肛門に挿入し，下痢便を回収する肛門バッグを使用する方法である．これは，主に重症の熱傷患者で肛門付近に創傷を持つ場合に有効であるが，高価な製品であるため，適応を見極めて使用する必要がある．またこの方法は，便が水様便でないと有効でない．

3）失禁用（下痢・尿）専用綿（スキンクリーンコットンSCC）の利用（図3）
スキンクリーンコットンSCCは，水分を透過する非吸収性繊維のポリエステル綿で，下痢便の水分を拡散させることなくオムツにすばやく吸収

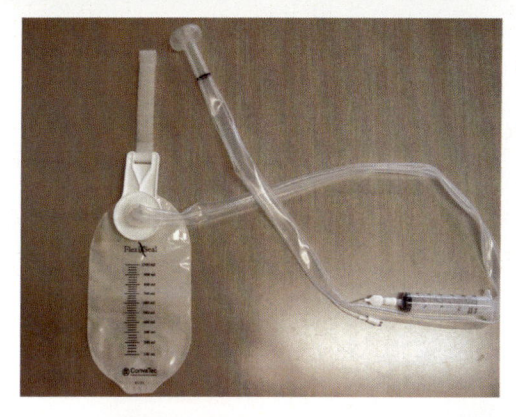

◀図2 フレキシシール®（コンバテック社）

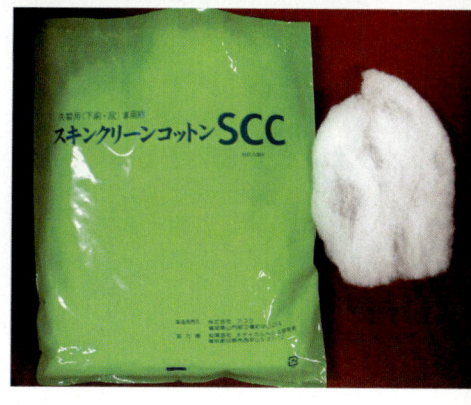

図3▶ スキンクリーンコットンSCC®

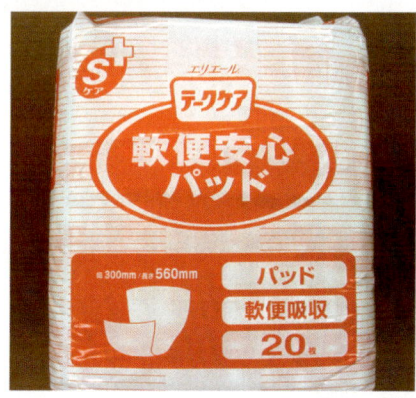

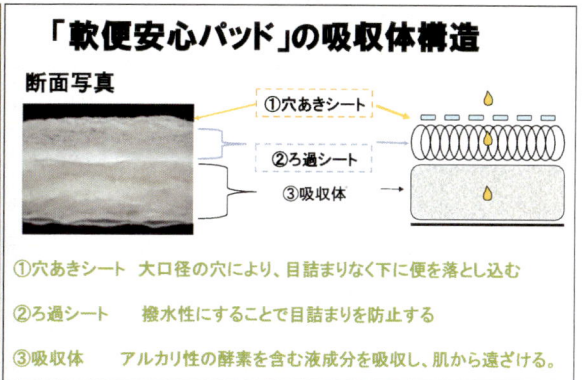

図4 軟便安心パッド（エリエール）

させ，排泄物の皮膚への接触を減らすことで浸軟を防ぐことができる．オムツ装着前に，臀裂部で挟み込むようにしてずれないようにして，臀部から尾骨部にSCC綿を広げ，その上からオムツを装着する．1回の使用量の目安は，袋内の1/3程度切り取り，約7×10 cm，厚さ約3 cmを目安に失禁用専用綿を広げて使用する．オムツ交換時に一緒に交換するだけであり，簡便な方法である．この方法は，水様便でないと，失禁用専用綿に便が停滞してしまい有効でない．

4）下痢便対応パッド（軟便安心パッド®）の使用（図4）

従来のパッドでは，下痢便がパッドの表面で目詰まりして中に入っていかなかったため，便の皮膚への付着，臀部の汚染，オムツからの便の漏れなどを引き起こしていた．このパッドは，表面シートに3×4 mmの穴を開けることで目詰まりなく下に便を落とし込む．その下のろ過シートでは，便の液体成分と固形成分を分離し，便の液体成分は下層の吸収体で吸収されるしくみになっている．このように，従来のパッドより，便をしっかり吸収体中に落とし込むことで，皮膚への便の付着，パッドからの便漏れ，皮膚の浸軟を防ぐ．

5）撥水効果のあるスキンケア用品の使用（図5）

排便ごとに，撥水効果のあるスキンケア用品を臀部皮膚へ塗布して，下痢便の付着を防ぐ．1日数回の限られた下痢便であれば，撥水効果のあるスキンケア用品にて予防的ケアが可能である．

皮膚皮膜剤（キャビロンスプレー®，リモイスコートスプレー®など）：皮膚に噴霧すると皮膚の上に皮膜をつくり，皮膚呼吸を妨げず，撥水効果を発揮する．

皮膚保護オイル（ソフティ®）：ポリエーテル変性シリコンが配合され，皮膚への吸着が優れており，長時間の撥水効果が期待できる．また，水分ははじくが水蒸気は透過させるため，オイル下の皮膚は浸軟することがない．

皮膚保護クリーム（セキューラPO®）：ワセリンがベースで各種の皮膚コンディショニング剤が配合された撥水クリームである．

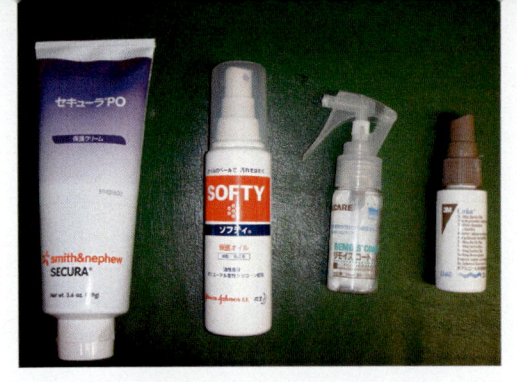

図5 撥水効果のあるスキンケア用品
左からセキューラ PO®（スミスアンドネフュー社），ソフティ皮膚保護オイル®（ジョンソンエンドジョンソン社），リモイスコートスプレー®（アルケア社），キャビロンスプレー®（3M社）

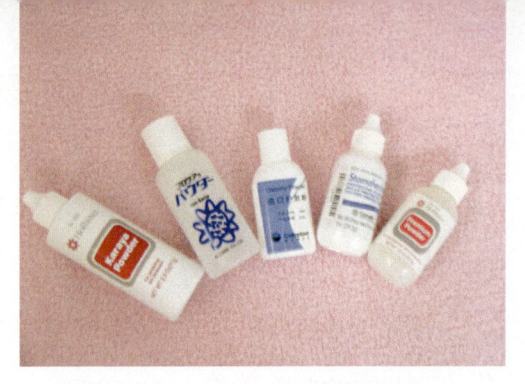

図6 ストーマ用品の粉状皮膚保護剤
ストーマ装具を扱う代理店で購入可能．価格は1本約1,500円前後．保険材料ではない．

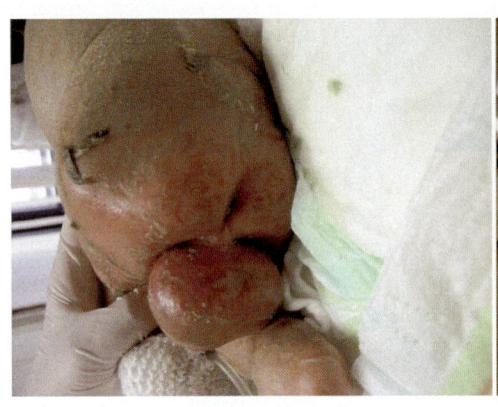

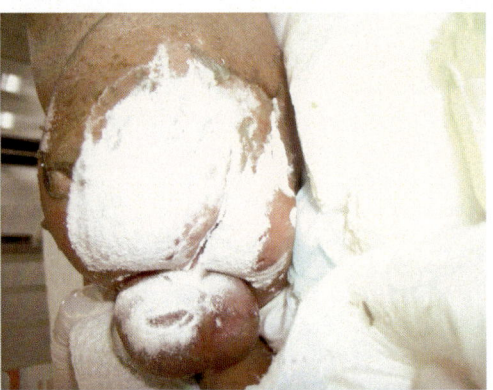

図7　　　　　　　　　　　　　　　　　　　a|b
a：下痢便による一次刺激性皮膚炎，肛門周囲皮膚が広範囲にびらん
b：肛門周囲皮膚に粉状皮膚保護剤を直接塗布したところ

6）粉状皮膚保護剤（バリケアパウダー®，プレミアム皮膚保護パウダー®など）の利用（図6）

粉状皮膚保護剤とは，親水性ポリマーの素剤そのものであり，下痢便に含まれる消化酵素のアルカリ刺激を緩衝する作用があるので，この作用を利用する．

既にびらんや潰瘍を生じて滲出液を伴う場合には，びらん面に直接塗布すると密着する．しかし，表皮に欠損がなければ，密着せずにこぼれ落ちてしまうので，皮膚に密着保持できるよう，軟膏に粉状皮膚保護剤を練り込んで使用する．筆者は安価で練り込みやすい，アズノール軟膏やワセリンをよく用いる．水様の下痢が頻回な場合は亜鉛華軟膏（サトウザルベ®）に練り込むと流れにくく有効である．軟膏の薬効に期待しているのではなく単なる基剤として用いるので，粉状皮膚保護剤が十分皮膚に保持できるように練り込んで，皮膚にバリアとして分厚く塗布する．スキンケアは，下痢の度に頻回洗浄すると皮脂が奪われバリア機能が失われてしまうので，ベビーオイルや肛門清拭剤（サニーナ®）をコットンにつけて汚れた部位を軽くぬぐい取り，上から粉状皮膚保護剤含有軟膏を追加塗布する．オムツに付着してロスも多いので，分厚く塗布するようにする．下痢便の回数が増し，撥水効果のあるスキンケア用品で皮膚障害を防ぎきれないときに有効である（図7）．

先記3），4）の失禁専用綿や下痢便対応のパッド使用と，5），6）の撥水ケアを併用するとさらに予防効果が期待できる．

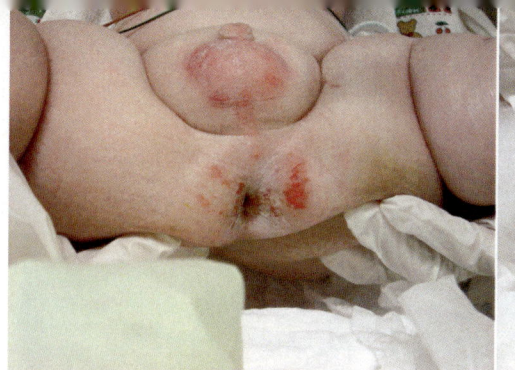

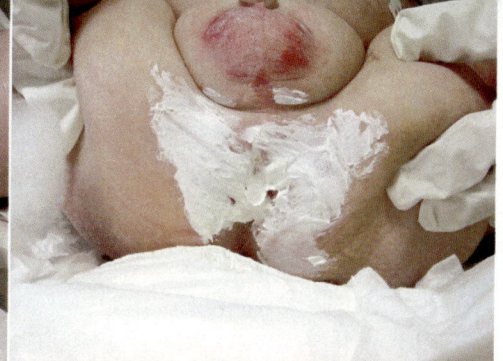

図8
　a：下痢による肛門周囲皮膚びらん
　b：亜鉛化軟膏（サトウザルベ®）に粉状皮膚保護材を混ぜて塗布
　c：スキンクリーンコットンSCCを当てているところ

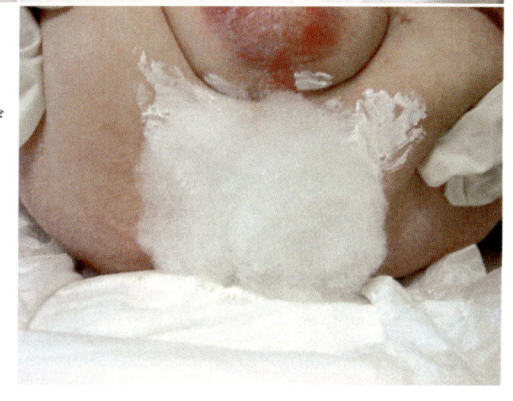

2. 機械的刺激を避ける

　スキンケアは，下痢の度に頻回洗浄すると皮脂が奪われ，バリア機能が失われてしまう．また，清拭や洗浄で皮膚をこすりすぎることで，皮膚障害を助長してしまう．下痢時は，洗浄は1日1～2回にとどめ，せっけんはよく泡立ててから，強くこすらずに洗浄する．それ以外の汚染時は，ベビーオイル，肛門清拭剤（サニーナ®），泡状清拭剤（スキナクリン®）などをコットンなどの柔らかいものに含ませ，汚れた部位を軽くぬぐいとり，摩擦を加えないようにする．粉状皮膚保護剤や亜鉛化軟膏（粉状皮膚保護剤含有）は，皮膚に固着してしまうことがあるが，無理に除去せず，その上から新たに重ね付けするとよい（図8）．

　こうして排泄物の付着や物理的刺激を除去すると，皮膚障害は速やかに改善する．また，下痢が生じた際に予防的に行うと，なお効果的である．

3 おわりに

　現在，皮膚保護剤のような緩衝作用を有する外用剤はなく，また撥水効果を有するスキンケア用品は保険適応剤料ではないため，皮膚科医にはなじみのない方法かもしれない．しかし，対症療法ではなく，一次刺激性接触皮膚炎の原因を断つためのさまざまな方法について知っていただき，ぜひ，活用していただきたい．

（三富陽子）

文　献

1) 三富陽子：ストーマのスキンケアに学ぶ．WHAT'S NEW in 皮膚科学 2006-2007，メディカルレビュー社，2006.
2) 皮膚保護剤とストーマスキンケア（穴澤貞夫，大村裕子，吉川隆造編），金原出版，1998.
3) 小児ストーマ・排泄管理の実際（溝上裕子，山崎洋次編），へるす出版，2003.
4) 溝上裕子：カラー写真とイラストで見てわかる！創傷管理，メディカ出版，2006.
5) スキンケアガイダンス（日本看護協会，認定看護師制度委員会，創傷ケア基準検討会編），日本看護協会出版会，2002.

すぐに役立つ日常皮膚診療における私の工夫
H. ちょっと手こずる外来治療

5 女性の壮年性脱毛

Abstract 近年，女性の男性型脱毛症（FAGA），加齢変化と原因不明の慢性休止期脱毛（chronic telogen effluvium；CTE）を併せて，female pattern hair loss（FPHL；女性型脱毛症）と総称することが提唱された．女性の壮年性脱毛症は男性型脱毛症と同義語ではなく FPHL と同様に 3 種類のびまん性脱毛症を含んでいると考えることが妥当であると考えられる．診断には鑑別疾患を理解することがまず重要である．治療に当たっては，薬物療法のみならず，生活指導やメンタルケアも重要であることを認識していただきたい．

Key words 女性のびまん性脱毛症（female pattern hair loss），女性の男性型脱毛症（female androgenetic alopecia），臨床分類（clinical classification），治療（treatment）

1 はじめに

「若いときから髪のことで悩んでいたが，病院では取り合ってもらえないのではないかと不安でした」「髪が薄いことを悩んでいることが恥ずかしくて，だれにも相談できませんでした」「3年前から脱毛症外来があることは知っていたのですが，やっと決心がついて受診しました」などなど，一大決心をして，潤んだすがるようなまなざしで診察室に入っていらっしゃるびまん性脱毛に悩む患者は少なくない．

女性のびまん性脱毛に注目する医師，研究者は近年増加し，学会でも取り上げられることが多くなっているが，発症メカニズム，臨床分類，治療などは明確になっていない．そのため，毛髪ビジネスが盛んに女性をターゲットとしており，トラブルが増加している．

そこで，診察を担当する先生諸氏に，女性のびまん性脱毛症の分類，多様な原因，現在の治療の選択肢について，再確認していただければ幸いである．

2 毛器官の構造

すべての毛器官は胎生期に形成され出生後に新しくできることはない．第二次性徴期に発毛する腋毛・髭・陰毛などの体毛の毛包も胎生期に作られている．毛包の下端部の毛球部において，毛乳頭細胞の作用により毛母細胞が産生する硬ケラチンが積み重なり毛幹となる．毛の成長をコントロールすると考えられる毛幹細胞（hair bulge）は，皮脂腺開孔部下方の立毛筋が付着する毛隆起に存在すると考えられている．

3 毛周期（ヘアサイクル）

毛は同じ毛包において，一定周期で成長と退縮を繰り返す．毛母細胞の分裂が活発で毛の伸びる成長期から，毛母細胞の活動が停止する移行期に移り，毛包が萎縮し毛の抜ける休止期となり，また成長期に戻る．頭髪では成長期は 2〜6 年と言われ，毛周期は毛幹細胞（hair bulge）が制御していると考えられているが，詳細は明らかではない．

毛周期を繰り返すうちに，胎児期の細く短く色

のない生毛はわずかに色のあるやや太い軟毛に変わり，頭髪では出生後1年ほどで太く色の濃い硬毛になる．この変化を生理的転換と呼ぶ．

4 脱毛の種類

脱毛は，①生理的脱毛と，②病的脱毛(表1)に大別できる．

①生理的脱毛

正常な毛周期で生じる脱毛．頭髪では1日50〜60本は脱毛し，平均して100本以内の脱毛は生理的脱毛と考える．

②病的脱毛

毛周期を逸脱した脱毛．表1に示すように病的とは言いがたい体質的な個人差のある脱毛(男性型脱毛症，老人性疎毛症，出産後脱毛など)と，病的で治療対象となる脱毛(円形脱毛症，全身性疾患に伴う脱毛，皮膚疾患に続発する脱毛，薬剤性脱毛，そのほか治療に随伴する脱毛など)に分けて考えてもよいであろう．

5 女性のびまん性脱毛症の臨床分類

①男性型脱毛症(FAGA)，②休止期脱毛(急性・慢性びまん性・慢性)，③加齢変化に大別される．

1. 女性の男性型脱毛症(FAGA)

男性型脱毛症とは思春期以降に増加する男性ホルモンの作用により，女性では頭頂部を中心に成長期が短縮し，休止期毛の割合が増加する．さらに毛包がミニチュア化し，毛の細小化が起きる(軟毛化現象)．長年の変化で毛包が萎縮し線維化するので，症状の後期には非可逆性の脱毛となる．すなわち毛包周囲に線維化が生じない症状初期には可逆性の変化と考えられる．本質的には体質的な加齢による生理的変化であり病的脱毛ではないが，頭髪の変化による精神的動揺や QOL が低下することも少なくないため，治療対象の症状

表1 脱毛症の臨床分類(小川)

1. 男性型脱毛症
2. 円形脱毛症
3. 老人性疎毛症(加齢による脱毛)
4. 先天性脱毛症
5. 代謝異常あるいは全身性疾患に随伴する脱毛
   内分泌異常，膠原病，栄養障害，休止期脱毛，持続性高熱，出産，外科的ショック，精神的ストレスなど
6. 続発性脱毛症
   扁平苔癬，白癬，熱傷，外傷，円板状エリテマトーデス，限局性強皮症，梅毒，腫瘍，湿疹，放射線障害など
7. 薬物性脱毛症
   抗腫瘍剤，経口避妊薬など

と考えられる．

発症病態は血中のテストステロンが毛乳頭細胞に入り，毛乳頭細胞中の5α還元酵素によって活性の強力なジヒドロテストステロン(dihydrotestosterone；DHT)に変換され，核内の男性ホルモン受容体に作用して毛成長を抑制する蛋白成分(TGF-β1など)が産生され，毛母細胞の細胞分裂を抑制すると考えられている．一方，第二次性徴後に発毛する体毛の毛乳頭細胞では，男性ホルモンは毛成長を促進する IGF-1 を産生することが知られており[1]，毛の部位別の男性ホルモン作用の差異については明らかではない．ただし，これらの研究はすべて男性から採取した毛包から得られた結果である．

発症時期は一般的には30歳ぐらいから，さらに高年である．また出産後脱毛を契機に男性型脱毛症が進行することがあると知られている．性ホルモンの分泌が著しく変化する閉経前後でも，男性型脱毛症が目立つようになるが，加齢に伴う疎毛との鑑別は難しい．臨床の進行度分類は Ludwig 分類(図1)[2]がある．Ludwig 分類は簡便である一方で主観的で，3段階にしか分類されていないため，評価者によって診断が一定しない点が問題となる．そこでクリスマスツリー分類[3]や，フォトトリコグラム法と毛直径測定を組み合わせた総合的な客観的評価方法[4]などが報告されている．

ほかの原因の女性のびまん性脱毛症と比較すると視診上は側頭部や後頭部の毛髪密度の低下はないが，視診上の診断はしばしば困難である．では，血液検査ではどうかというと，男性型脱毛症

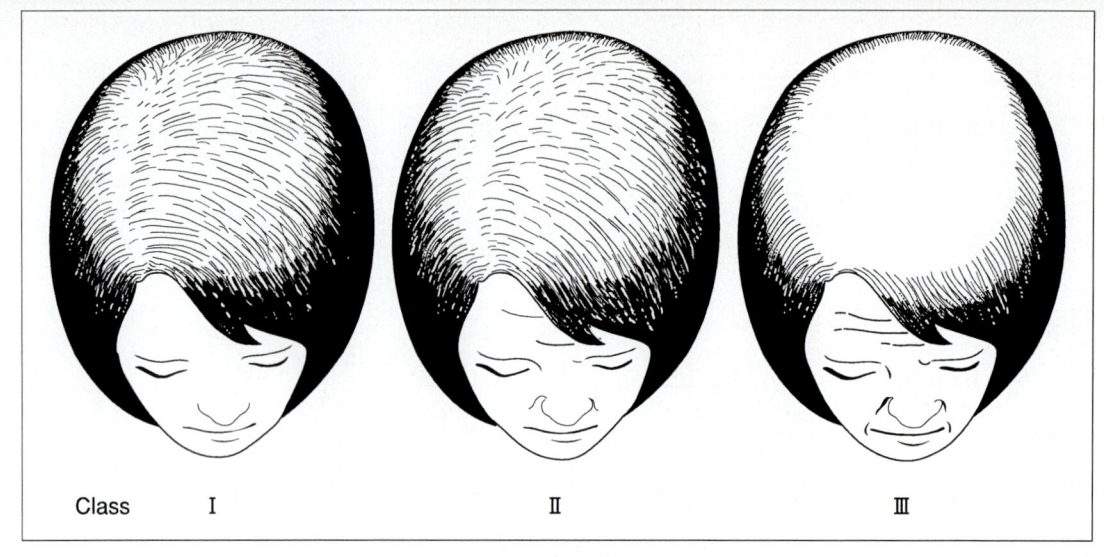

図1 Ludwig 分類（文献2より引用）

を生じる日本人女性の場合，血清中のフリーテストステロン値の上昇を認めることはほとんどないため，今のところFAGAを血液検査で鑑別することはできない．卵巣の男性ホルモン産生腫瘍や多囊胞性卵巣や薬剤性に男性ホルモン産生が高まる場合は血清中の男性ホルモン値が高値となる．このような男性ホルモンが増加する疾患や状態を有している場合，生理不順や多毛，重症痤瘡が併発していることが多いので，初診時に問診と頭髪以外の皮膚症状の確認が検査を進めるうえで重要である．しかし，びまん性脱毛を訴える女性において，生理不順や多毛，重症痤瘡を認めず，フリーテストステロンが正常値でも，DHEASが軽度上昇している症例もみられ，DHEASと毛成長の関連については今後の検討課題である．

さらにFAGAの鑑別では，更年期女性の前頭部生え際から耳前部にかけて，緩やかに進行する帯状の脱毛 postmenopausal frontal fibrosing alopecia（PFFA）がある．PFFAは毛孔性扁平苔癬に属する瘢痕性脱毛症と考えられるが[5]，症状の発現部位や年齢からFAGAと誤って診断されることが少なくない．治療方法は確立されていないが，今までの報告からは，女性ホルモン補充療法は効果がなく，病初期は炎症性の変化が毛包周囲に生じることから，ステロイドによる治療が効果を有すると考えられる．

2. 休止期脱毛症（telogen effluvium ; TE）[6]

休止期に，毛根が棍棒状になり，正常範囲を逸脱して易脱毛性を生じる．休止期脱毛はさらに，急性休止期脱毛，慢性びまん性休止期脱毛，慢性休止期脱毛に分類されている．

1）急性休止期脱毛（acute telogen effluvium）

成長期が急激に休止期に移行するために生じる脱毛であるので，易脱毛性が著明である．精神的ストレス，高熱，外科手術，大量出血，栄養不良，出産などが契機となり，数か月後までに脱毛が生じる．

出産後脱毛は急性休止期脱毛に含まれ，分娩後2～3か月目にびまん性に脱毛が生じる．脱毛の発症機序は明らかではないが，妊娠中はさまざまなホルモンの影響で成長期から休止期へ移行せずに，成長期が延長しているが，分娩後，ホルモンの状態が徐々に妊娠前の状態に戻っていくことと，毛成長抑制作用のある乳汁刺激ホルモンの増加などが休止期への移行を促進する可能性が考えられている．Schiffら[7]は，早いものでは出産後3日目に脱毛に気づき，66.6％は出産後4～6か月で脱毛数が正常に回復すると報告している．出産後脱毛の背景因子の検討[7,8]では，出産した児の性別，出産方法（正常分娩，鉗子分娩，帝王切開など），分娩時の麻酔法，授乳の有無，出産回数

は出産後脱毛症の発症とは因果関係がないと報告された．日本人女性3例において，出産後4か月の毛成長をフォトトリコグラムで評価した結果[9]を，同年代の非妊娠女性の毛成長と比較すると，出産後は成長期毛率が低下し，短毛が減少していた．出産後脱毛が著しい例では，密度の減少や成長速度の低下が目立つ．しかし頭髪密度が多く，平均毛直径が太く，硬毛率が高い例もあり妊娠中に抜けにくいために増加した頭髪が4か月目ではまだ抜けずに残っているために非妊娠女性群に比べ高値になると考えられた．

2) 慢性びまん性休止期脱毛(chronic diffuse telogen effluvium)

6か月以上かけて進行する脱毛で，頭頂部にとどまらず頭部全域に脱毛が及び，疎毛となる．原因として表1に示すような内臓疾患などがあり，早期に原因を発見し治療することによって，回復する可能性のある脱毛である．

鉄欠乏性貧血によるびまん性脱毛は慢性びまん性脱毛症に分類される緩やかな脱毛であるが，極度の貧血に至ると栄養障害性の変化となり易抜毛性を示す急性休止期脱毛となることがある．図2は，50歳，女性．1か月前から発症した全頭に及ぶ脱毛を主訴に受診．前医では円形脱毛症の急性期の診断を受けていた．全頭に易抜毛性を認め所々に脱毛巣を認めたが，折れ毛や感嘆符毛，黒点毛などの円形脱毛症に特徴的な病的毛は存在しなかった．血液検査で，ヘモグロビン値 5.0 g/dl の極度の貧血が判明した．他疾患の合併はなく，健康食品による鉄吸収障害が判明し，当該健康食品の摂取を中止し，鉄剤の内服治療により3か月で脱毛，貧血ともに改善した．

3) 慢性休止期脱毛症(chronic telogen effluvium)

中年女性に生じる，少なくとも6か月以上をかけ，軟毛化を伴わない，両側頭部にも疎毛がみられる原因不明の脱毛である．多くの場合は10年単位の極めて緩やかな脱毛であり，抜け毛が多かった時期の自覚は乏しい．いつの間にか毛量が減ってきたという訴えが多い．FAGAとは側頭部

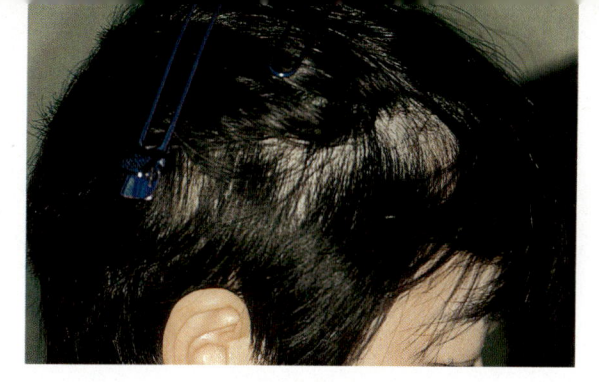

図2 鉄欠乏性貧血による急性休止期脱毛

の疎毛の有無で鑑別するが，実際には視診上の鑑別は難しい．Whiting[10]によると，正常毛，男性型脱毛症，慢性休止期脱毛症の鑑別は，頭頂部毛包の水平断組織像によって可能であると報告している．

3. 加齢変化

老人性疎毛症という呼び方もある．病的な変化ではない．男性でも女性でも高年になってから生じるびまん性脱毛である．高年になると，休止期毛の割合が増加し，毛成長速度が低下し，毛周期が変化すると考えられる．そのため頭部全域での頭髪密度の減少と，毛の細小化が生じる．さらに高年になると皮脂分泌が減少し，髪のつやが失われやすくなる．女性の場合，性ホルモンが著しく変化する閉経前後で脱毛数の増加に気づくことも少なくないが，軽度ならば性ホルモンの加齢変化に伴う毛髪の加齢変化と考えてよいであろう．

ところで，男性の壮年性脱毛症は男性型脱毛症とほぼ同義語であると考えられるが，女性の壮年性脱毛症は男性型脱毛症(female androgeneric alopecia；FAGA)と同義語とは言えない．近年，FAGA，加齢変化と原因不明の慢性休止期脱毛(chronic telogen effluvium；CTE)を併せて，female pattern hair loss(FPHL；女性型脱毛症)と総称するようになってきた．女性の壮年性脱毛症はFPHLと同様に3種類のびまん性脱毛症を含んでいると考えることが妥当であろう．

6 治療

　二次的な脱毛では，早期ならば回復する可能性があるので，原因となる疾患の有無を検索することが重要である．男性型脱毛症も早期であれば可逆性の脱毛であるが，晩期になると毛包は瘢痕化し非可逆性の瘢痕性脱毛になる．

　治療に際し，頭髪に関する生活指導も薬物療法と同等に重要である．さまざまな外用育毛剤の治験データから，プラセボ群において毛成長の客観的データでは劣っていても，使用後の満足度がそれほど劣っていないことが少なくない．このことから，定期的に受診する度に実施された生活や頭皮ケアの指導が効果をもたらしていることが示唆され，生活指導も治療には重要な役割を有すると考えられる．

1．生活の点検

　洗髪の間隔や，肌質に合ったシャンプー剤を使用しているか．バランスよく食事をしているか．バランスよく食べていても，適切な量を摂取していないこともある．健康な睡眠が取れているか．禁煙の指導など，健康な髪の成長には，全身の健康管理が重要であることを認識できるように指導する．

2．薬物療法

　生活の改善を前提に，薬物療法を実施する．
1）外用療法
　女性のびまん性脱毛の治療の主体は外用療法である．
　外用剤は，
　(a)毛成長の環境を整えるタイプ：血管拡張作用，皮脂抑制作用など
　(b)毛成長機序に直接働きかけるタイプ：毛成長に直接関連することが明らかな因子を含んでいる薬剤
　に大別される．治療効果として求められていることは，①成長期の延長，②休止期の短縮，による頭髪密度の増加と太毛化である．そこで，毛周期に対して，成長期を維持するシグナル，休止期に移行するシグナルを抑制するもの，成長期を開始するシグナルなどが創薬の対象となり，毛成長制御機構の解明が進むとともに開発されつつある．また，男性型脱毛症に対しては，男性ホルモンの毛構成細胞への作用を抑制する薬物が効果的と考えられる．

　現在のところ，女性に対して最も効果が明らかなものは，(a)と(b)の両方の作用を有するミノキシジル溶液で第一選択の治療薬である[11]．海外では2％，本邦では2005年に1％ミノキシジル溶液が女性用OTCとして承認発売されている．血管拡張作用と毛乳頭細胞や毛母細胞への直接的な細胞分裂活性作用を有し，休止期から成長期への移行促進作用と成長期維持作用によって頭髪密度と毛直径が改善される薬剤である．性ホルモンにかかわる作用はない．このほかに，毛周期に関連した因子(FGF-7)の産生を増加する成分(アデノシン)を含み太毛化が期待できる薬剤や，男性ホルモンの作用で毛乳頭に産生される因子(TGF-β1)を抑制する成分(t-フラバノン)を含んだ薬剤などが既に発売されている．また，抗真菌剤のケトコナゾールが男性ホルモン抑制作用を有し男性型脱毛症に効果があるとの報告もある[12]．

2）内服療法
　保険適応のある確立された内服療法はない．外用剤の使用で効果が得られない場合に検討する．副作用に抗男性ホルモン作用を有する薬剤として，スピロノラクトン，シメチジン，デキサメサゾン，経口避妊薬，女性ホルモン補充療法，cyproterone acetate(欧州のみ)が知られているが，いずれも主作用による健康被害(不正出血や不整脈，乳癌など)を生じないように用いなければならない．また，日本人女性に適当な用量や投薬方法なども確立されていない．

漢方薬に関しては，毛成長への影響が客観的な方法で評価されていないが，加味逍遥散，桂枝加竜骨牡蠣湯，当帰芍薬散，補中益気湯などが外用剤と併用した場合に有効であることが見受けられる．

なお，2005年12月に発売された男性型脱毛症の内服治療薬であるフィナステリド（プロペシア®：万有製薬）は，男性型脱毛症を生じる領域の毛乳頭細胞に存在する，男性ホルモンの細胞内での活性を高める5α還元酵素2型を抑制する作用がある．女性の服用は副作用から避けるべきで，また更年期女性への有効性はなかった[13]．最近，FAGAと診断された閉経前女性に対する効果の検討を実施した海外の論文報告もあるが，まだ実験的で，安全な投与方法は今後の検討課題である．

3）カモフラージュ・外科的療法

女性の場合，疎毛の程度は軽度でも範囲が男性に比べ広範囲であることが多く，将来の脱毛領域の予想が困難であるため外科的療法は不適当なことが多いと思われる．義髪，付け毛，パーマ，カラーリングなどでのカモフラージュがより適当であろう．

4）メンタルケア

人の第一印象は視覚が重要となるため，洋服などで隠せない頭髪の影響は大きい．さらに頭髪は自己表現の場であるなど，現代人が社会生活を送るうえで重要な部位である．頭髪の変化によって，日常の活動が消極的になったり，著しく精神状態が不安定になってしまったり，美醜へのこだわりや老いることへの不適応が病的に強く表現される場合は，精神科による治療も早期に考慮すべきである．頭髪の変化は治療をしても改善まで時間がかかったり，改善が望めずに受け入れなければならない場合もあるため，診療の初期に，患者の訴えを傾聴し信頼関係を築くことはメンタルケアの面でも重要と考える．

7 おわりに

女性の毛成長は複雑で多様な脱毛を生じるが，脱毛の作用機序については解明が進んでいない．男性の男性型脱毛症の内服治療ができるようになった現在，女性の脱毛症が次の毛髪産業の大きな市場として考えられている．多忙な日常診療において，さまざまな思いを診察室でぶつけてくる患者さんの診療は容易ではないが，不安をあおる広告などに惑わされないように，患者さんを導くことも皮膚科医の役目と考える．

（植木理恵）

文 献

1) Inui S, Fukuzato Y, Nakajima T et al：Androgen-inducible TGF-1 from balding dermal papilla cells inhibits epithelial cell growth：a clue to understand paradoxical effects of androgen on human hair growth. *FASEB J*, 10：1096／fj02-0043fje. 2002.
2) Ludwig E：Classification of the types of androgenetic alopecia(common baldness) occurring in the female sex. *Br J Dermatol*, 97：247-254, 1977.
3) Olsen EA：The midline part. An important physical clue to the clinical diagnosis of androgenetic alopecia in women. *J Am Acad Dermatol*, 40：106-109, 1999.
4) Ueki R, Tsuboi R, Inaba Y et al：Phototrichogram analysis of Japanese female subjects with chronic diffuse hair loss. *JID Symposium Proceedings*, 8：116-120, 2003.
5) Whiting DA：New look at scarring alopecia. *Arch Dermatol*, 136：235-242, 2000.
6) Kligman AM：Pathologic Dynamic of Human Hair Loss. I. Telogen Effluvium. *Arch Dermatol*, 83：175-198,1961.
7) Schiff BL, Kern AB：Study of postpartum alopecia. *Arch Dermatol*, 87：609-611, 1963.
8) Skelton JB：Postpartum alopecia. *Am J Obst & Gynec*, 94：125-129, 1966.
9) 植木理恵：出産後の脱毛症．*MB Derma*, 23：41-43, 1999.

10) Whiting DA : New Look at Scarring Alopecia. *Arch Dermatol*, **136** : 235-242, 2000.
11) Olsen EA, Messenger AG, Shapiro J et al : Evaluation and treatment of male and female pattern hair loss. *J Am Acad Dermatol*, **52** : 301-311, 2005.
12) Jiang J, Tsuboi R, Kojima Y et al : Topical application of ketoconazole stimulates hair growth in C3H/HeN mice. *J Dermatol*, **32** : 243-247, 2005.
13) Price VH, Roberts JL, Hordinsky M et al : Lack of efficacy of finasteride in post-menopausal women with androgenetic alopecia. *J Am Acad Dermatol*, **43** : 768-776, 2000.

すぐに役立つ日常皮膚診療における私の工夫

H. ちょっと手こずる外来治療

6 顔面の夏みかん様毛孔開大を気にするとき

Abstract 角層から毛漏斗に固着している角質をSA-PEGピーリングで剥離除去することで毛孔閉塞はなくなる．表皮および毛孔内に固着，堆積した角質が除去され，かつピーリングにより繊細に配列する角層が新生されるため，皮膚は柔らかいtextureを獲得し，毛孔開大は目立たなくなる．しかし，既に毛孔開大をきたしている組織変化は復元できない．今後は幼少時から思春期にかけての脂腺増大に着目して'キメの細かい肌'が獲得できるような治療法をEBMに基づいて志向していきたい．

Key words サリチル酸マクロゴールピーリング（SA-PEG peeling），毛孔開大（dilatation of pores），脂腺（sebaceous gland），17-ケトステロイド（17-ketosteroid），微小面皰（micro comedo）

1 はじめに

古来より'永遠の美肌'を求めて努力を続けてきた．美容皮膚科の治療分野は今，EBM（evidence based medicine）に基づき'若い肌の維持'さらに'若返り'も可能な時代となり，美容皮膚科学は大きな転機を迎えている．今後さらにこの分野が学問に裏付けられて大きく羽ばたけば，「赤ちゃんの肌に戻りたい」と願い続けてきた'夢の実現'への予感すら感じられるのである．

2 赤ちゃんの肌

「若々しい肌を保ちたい」，「赤ちゃんの肌に戻りたい」．これまで柔らかい弾力性のあるキメの細かい皮膚を保持するために人類は多くの努力をしてきた．

皮膚老化の80％は紫外線によることが明らかとなり，皮膚の老化を最小限にするために子供の時代から紫外線を防御することが最も重要であるという認識は，皮膚科医をはじめとして一般の人々にもほぼ定着してきた．皺・しみ・くすみ・硬い皮膚など，主として紫外線障害によって老化した皮膚はケミカルピーリング，レーザーなどで改善できるようになった．

筆者らは皺，肌のキメを検討する目的で，老人ホーム入居高齢者44名（平均83歳：70歳代12名，80歳代29名，90歳代3名）を調査した[1]．'皺'は20歳前に紫外線をよく浴びた人に多くみられる（図1）．また，若いころ紫外線をあまり浴びておらず，かつ20歳以降はファンデーション・粉など紫外線防御と考えられる化粧をした人々のみが皺の少ないグループに属した．しかし'赤ちゃんの肌'というときには，'肌のキメ'が細かいと表現される毛穴の目立たない肌も重要である．同じ調査で肌のキメは紫外線障害とは関係ないという結果を得た（図2）．80歳代の女性29名を比較した場合，肌のキメは細かくても皺の多い人（図3），キメは荒くても皺の少ない人（図4），キメも細かく皺も少ない人（図5）に分類されることが分かった．

3 肌のキメ

一般的に皮表にみられる皮膚表面の陥凹は'皮溝'・'皺'と呼ばれている．それは細い線状陥凹により作り出された凹凸の紋様であり'皮溝'は幼児期より体表のあらゆる部分に存在し，'皺'は局在

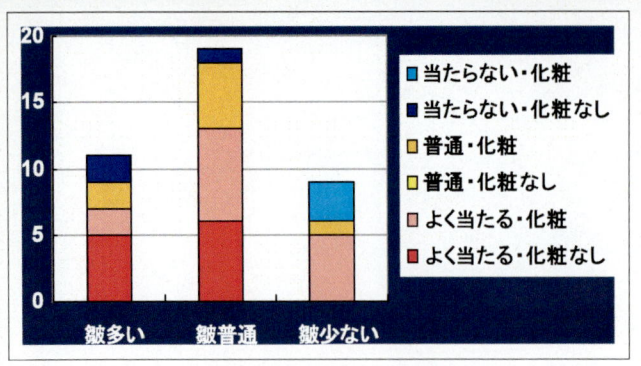

図1 皺・日光・化粧

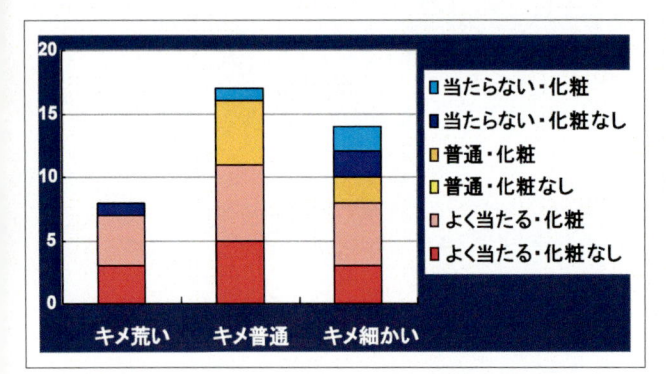

図2 肌のキメ・日光・化粧

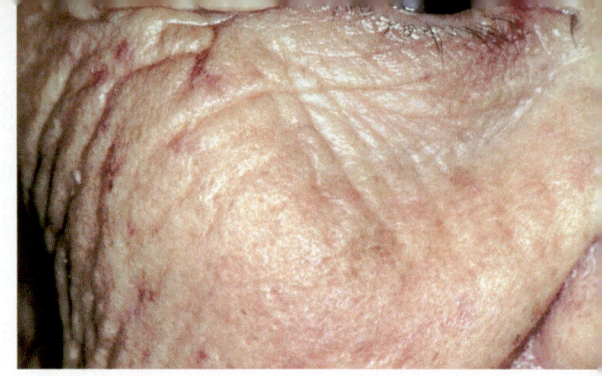

図3 肌のキメは細かいが皺は多い

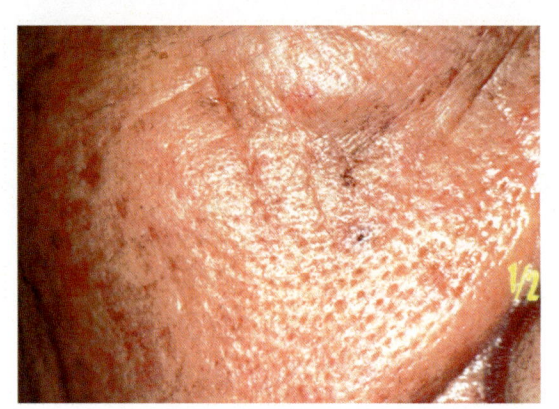

図4 肌のキメは荒いが皺は少ない

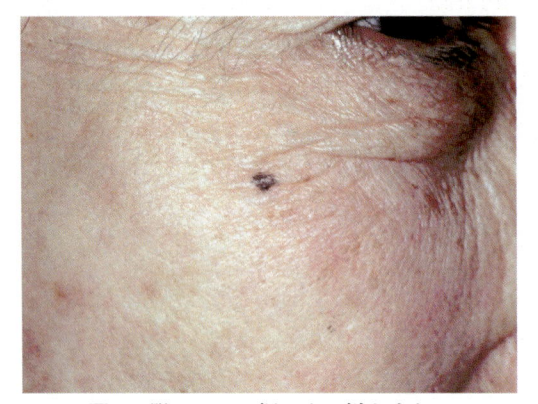

図5 肌のキメは細かく，皺も少ない

した部分に現れ，老化に伴って増える．'キメ'は'皮溝'によりその大部分が決定され，皮溝と皮丘により作り出される皮野を一般的には'キメ'と呼ぶ．幼児期より体表のあらゆる部分に存在する皮溝によって決定される[2]．筆者の印象として'キメ'が細かい肌と言われる人の毛穴は目立たない．キメの荒い人は毛穴も目立つ．特に下眼瞼下部から頬骨，鼻唇溝にかけて毛口が大きく顕著である．しかし，顔面の'キメ'が荒くても躯幹の皮膚の'キメ'は細かい．このような観点から，'キメ'と毛囊の関係に注目してみた．

4 毛孔開大と脂腺機能

　肌のキメはいつ決定されるのだろうか？'キメ'というとき，皮丘にある毛口の大きさと皮丘の状態に関係がある．'赤ちゃんの肌'には顕著な毛孔開大はみられない．小児期にもみられない．10歳ぐらいから思春期にかけて大きな分岐点があると思われる．筆者は脂腺の年齢による形態変化および年齢と性ホルモン，さらには皮脂分泌と関係があるのではないかと推測し，文献的考察を加えてみた．

　10歳ごろから脂腺細胞が急激に発達して脂腺の体積が大きくなり[3,4]，かつ皮脂分泌が盛んになるときに[5]，肌のキメが決定されるのではないかと筆者は考えている．まず脂腺が水平方向に発達し，次に垂直に発達するとされている[3,4]．脂腺導管は毛漏斗と毛狭部の間のレベルで毛管腔に開口し，その上皮は外毛根鞘に連続している．導

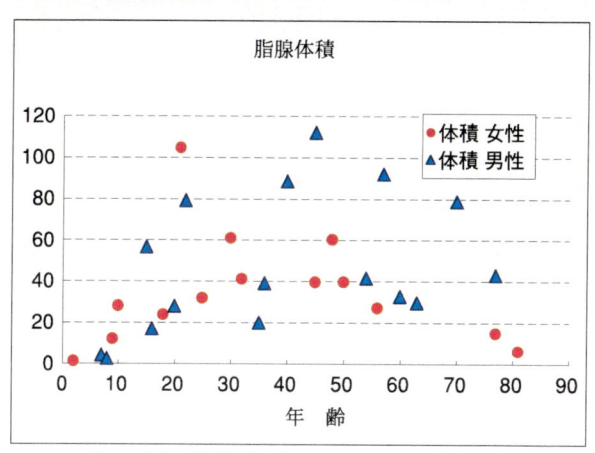

図6 脂腺(脂腺体積)の年齢による形態変化
（文献3, 4より引用，改変）

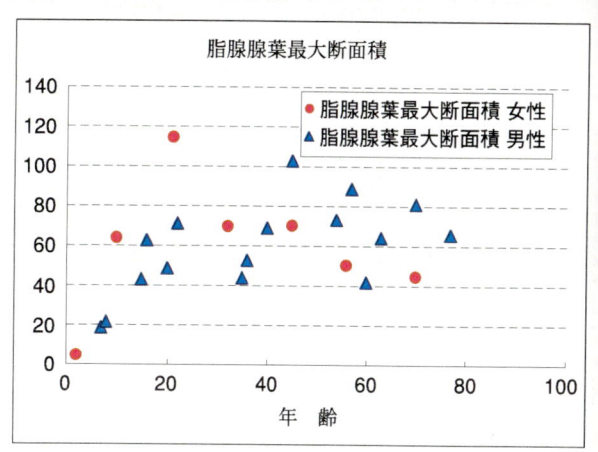

図7 脂腺(脂腺腺葉最大断面積)の年齢による形態変化
（文献3, 4より引用，改変）

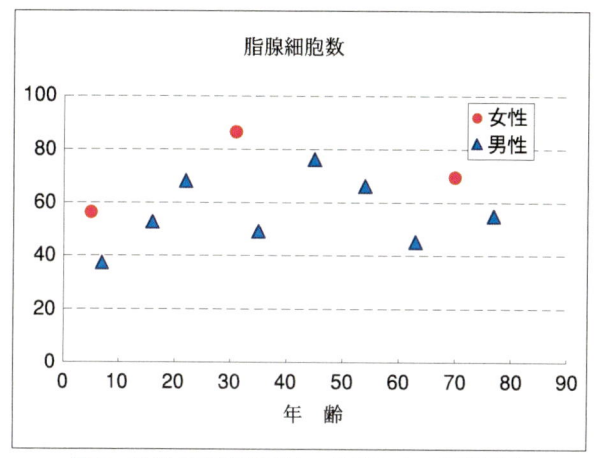

図8 脂腺(脂腺細胞数)の年齢による形態変化
（文献3, 4より引用，改変）

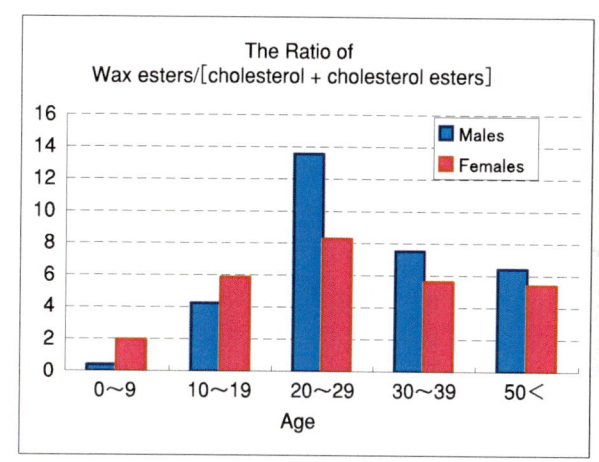

図9 皮脂分泌の年齢的変化
（文献11より引用，改変）

管上皮は，表皮や毛漏斗外毛根鞘と同じにケラトヒアリン顆粒や層板顆粒を産生して角化する重層扁平上皮であり，深部に向かうにつれてケラトヒアリン顆粒は減少して脂腺小葉に移行する．小葉辺縁で脂腺細胞は扁平な1層の細胞層を形成し，未分化細胞と呼ばれ脂腺細胞の母細胞層となる．ここで分裂した娘細胞が細胞内に脂質を作りながら小葉内上方に移動し，脂質滴で充満し，細胞が崩壊してホロクリン分泌により皮脂が導管内に分泌される[6]．Itoによれば脂肪滴を形成している脂腺細胞を分化細胞と呼び，脂肪滴で充満した脂腺細胞では細胞死が急に起こる．この現象は表皮角質細胞の角化と類似のものと考え，細胞死に陥った脂腺細胞を終末分化細胞と呼んでいる[7)8]．また，脂腺細胞において100時間で小葉辺縁の約3層の細胞層がリニューアルされ，また中等度の大きさの脂腺では脂腺細胞のターンオーバーは21～25日であるとされている[9]．脂腺細胞の増殖は20歳代で平均値としては大きいが，個体によるばらつきが大きく，また同じ個体でも増大する脂腺とあまり増大しないものがある[3)4]（図6，7）．小児や老人の脂腺は小さく，個々の脂腺細胞が作る脂質滴も明らかに少ない[3)4]．増大した脂腺では脂腺細胞が多いばかりでなく[3)4]（図8），個々の脂腺細胞が産生する皮脂量も多いと考えられる[5]（図9）．アンドロゲンは脂腺の発達と皮脂の合成を促進する[10]．副腎皮質に由来する主なアンドロゲン(17-ケトステロイド)はデヒドロエピアンドロステロンスルフェート(DHEA-S)，デハイドロエピアンドロステロン(DHEA)，アンドロステンジオンがあり，皮脂の分泌亢進に重要な役割を果たしていると考えられている[11]（図10）．皮脂分

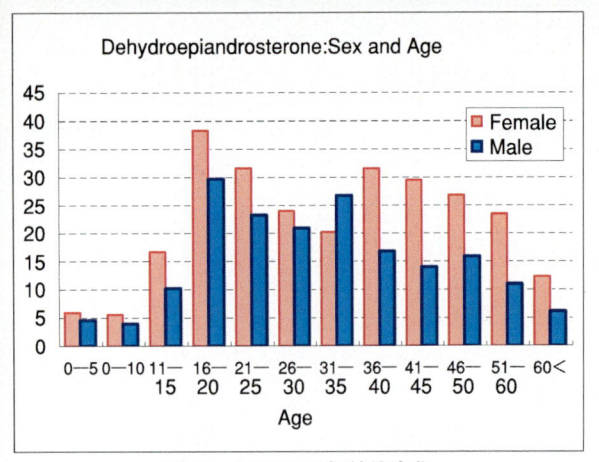

図10 DHEAの年齢的変化
（文献11より引用，改変）

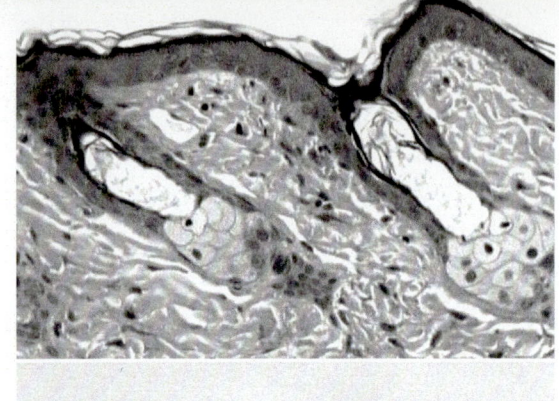

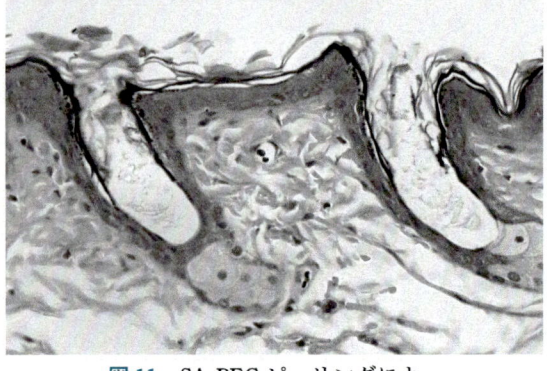

図11 SA-PEGピーリングによる角層剥離効果（マウス）
a：Before，b：24 hr

泌量と脂腺の形態とアンドロゲンの加齢変化は明らかな相関があると思われた[6]．また，Ito[6]によれば女性は早期に副腎アンドロゲンが増加するために男性より早期に分泌量が増え，男性では思春期に副腎アンドロゲンに加え，性腺テストステロンの著明な上昇により分泌量は女性を大きく上回る．40歳代以降もテストステロンの現象が緩やかなため，男性では皮脂分泌量の減衰の程度が低いとされている[12)13)]．

しかし，四肢の脂腺は増大しないで，顔面のみが著明に増大している．新生児にきびの鼻の毛口は目立っているが，一時的である．個々によって顔面の脂腺がほとんど思春期以前の状態と変わらない人もいる．特定の個人の顔面脂漏部の皮脂腺のみが，ホルモン受容体が発達してその人の'肌のキメ'が荒くなるというEBMも筆者は知らない．確かににきび瘢痕を形成すると'肌のキメ'は荒くなる．しかし，にきびのできている人を観察してみて，一般的には'肌のキメ'の荒い人もいるが細かい人もいる．

'肌のキメ'が荒くなるのは脂腺性毛囊において毛漏斗の真皮部分が急速に水平に発達するため皮丘が顕著になるのかもしれない．思春期の脂腺導管から多量に排出される終末分化細胞は毛漏斗と毛狭部の間のレベルに蓄積し，毛口の拡大に関与しているかもしれない．また，思春期の一部の人には肉眼的に見えなくても毛漏斗部にはにきびがみられるような微小面皰のごとき組織変化が起こっているのかもしれない．これらが将来判明すれば，すべての人の皮膚の'キメ'を美しくできるかもしれない．

5 サリチル酸マクロゴール（SA-PEG）ピーリングの現状

筆者らの紫外線照射マウスの実験では，SA-PEGピーリングを施術したマウスの角層は毛漏斗まで剥離され[14)～16)]（図11，12，13），1回の施術2週後および4週後の角層は規則正しい繊細な配列が観察された[15)]（図14）．また，紫外線照射により肥厚した表皮厚は施術3日目，28日の薄くなっている[16)17)]（図15）．また，表皮のフィラグリン発現もピーリング3日目に減少し，28日に回復し均一な分布を呈し[16)]，ロリクリン発現は28日後には密で規則正しい分布を示すようになる[16)]．このようにSA-PEGピーリング施術による正常皮膚へのリモデリングが観察された[16)]（図16）．ヒトのCE（cornified envelope）の成熟度の観察でもピーリング3〜4週で未熟CEの減少が観察され角層は正常な分化をしていることも判明し

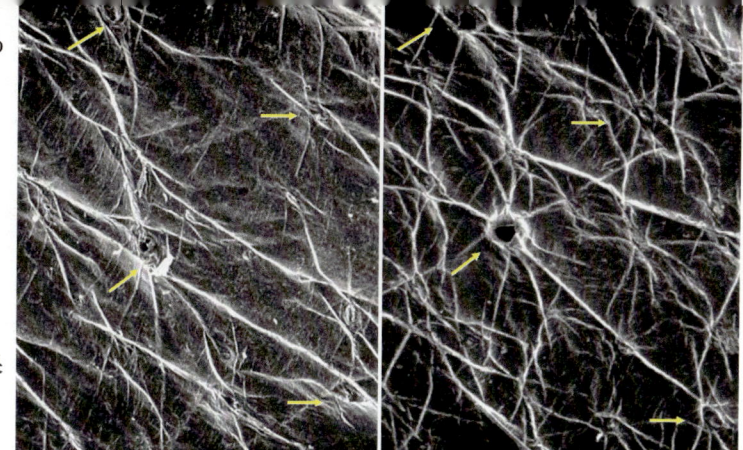

図12
SA-PEGピーリングによる角層剥離効果
（走査電顕像：83歳，女性）
　a：Before
　b：1w after

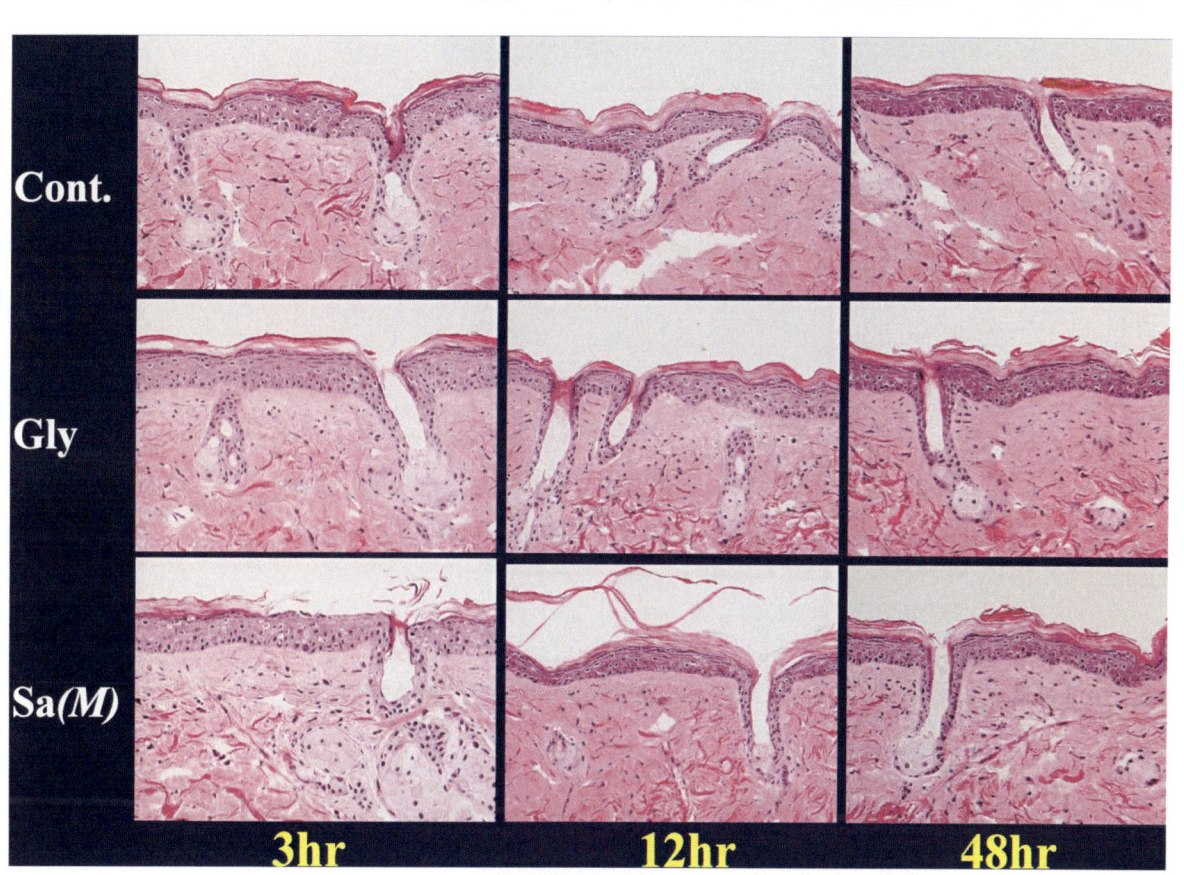

図13　ピーリング剤の角層剥離効果比較：SA-PEGとグリコール酸

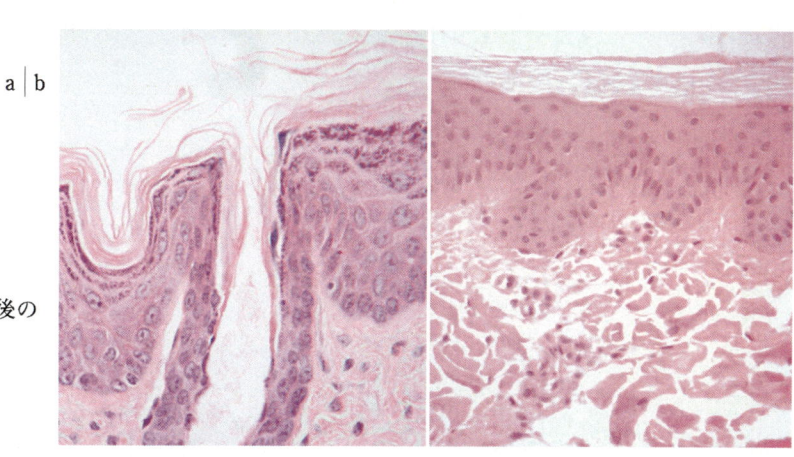

図14
SA-PEGピーリング後の
新生角層
　a：2週後
　b：4週後

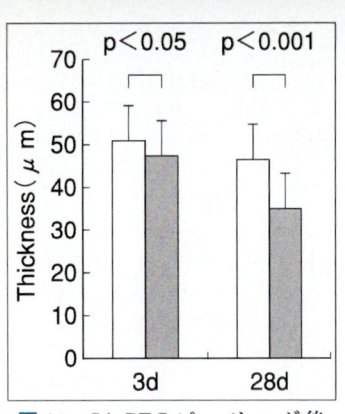

図15 SA-PEGピーリング後の表皮厚

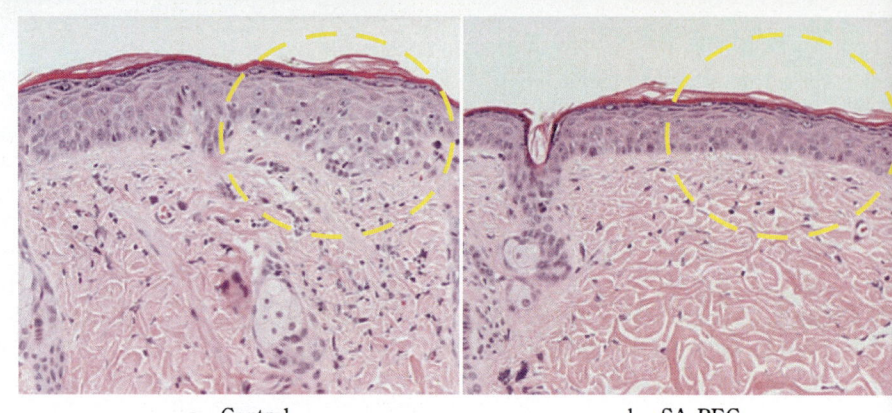

図16 ピーリング4週間後の組織変化（マウス）
基底層配列は改善し表皮肥厚は抑制されている．
a． Control
b． SA-PEG

CE成熟度に及ぼす影響

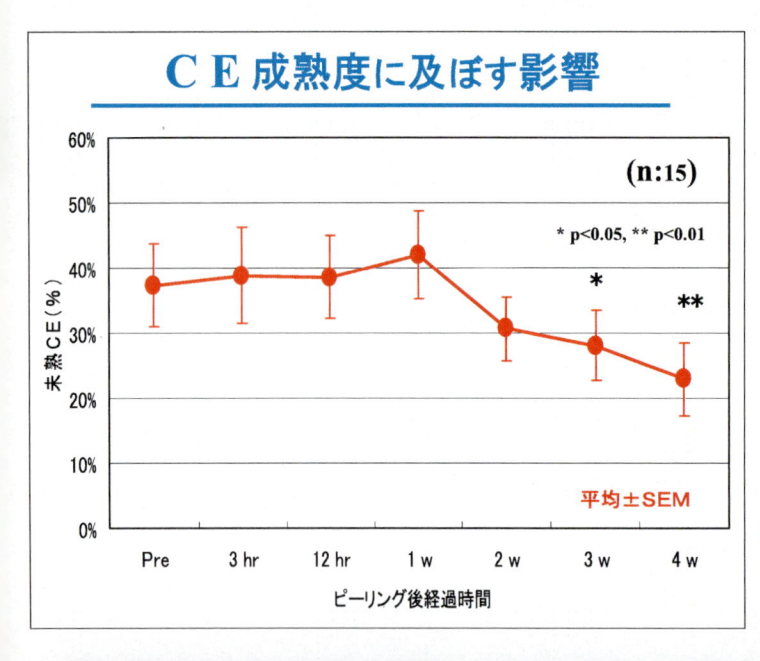

図17
SA-PEGピーリング後3～4週において未熟CEの減少が認められた．

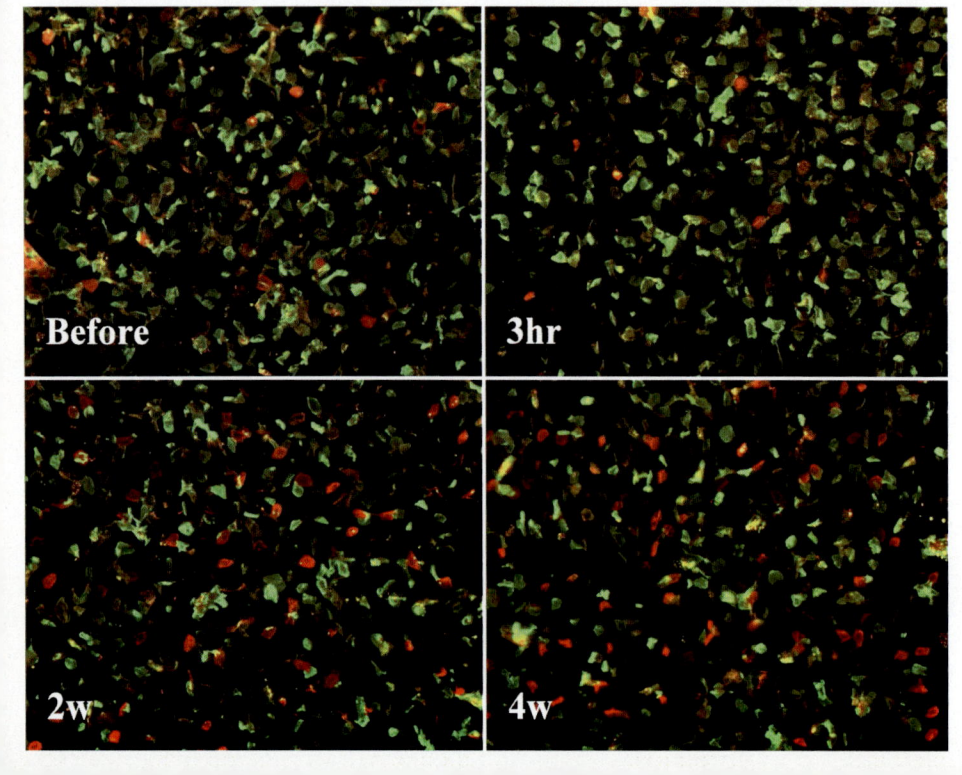

図18
SA-PEGピーリング後3～4週において未熟CEの減少が認められた．

図19
a：ピーリングなし
b：SA-PEG 1回後

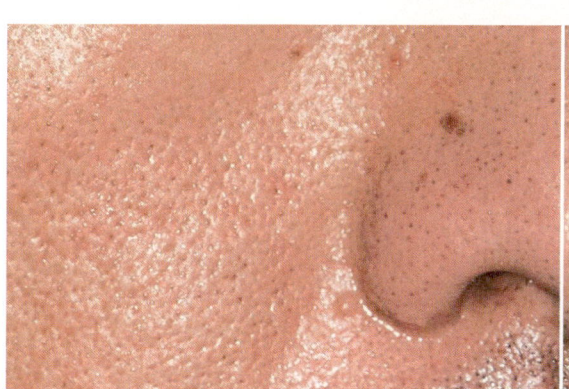

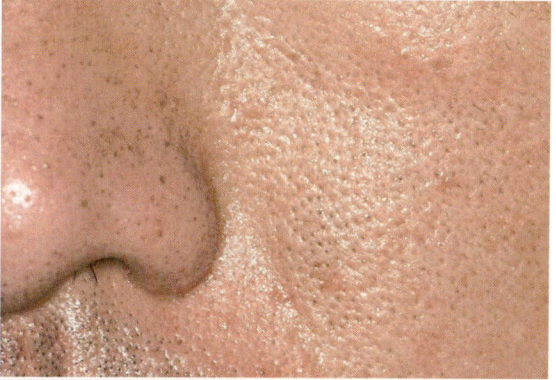

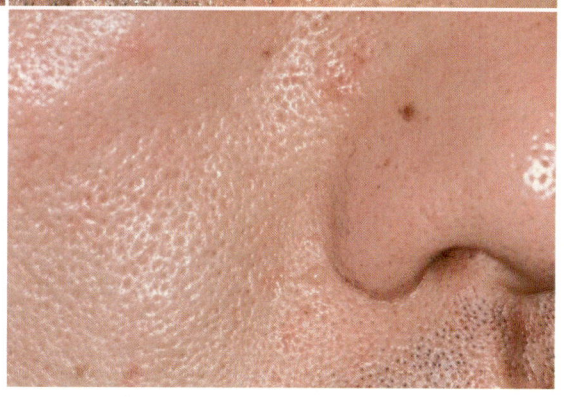

図20
a：SA-PEG 2回後
b：ピーリングなし
c：SA-PEG 4回後

た[16]（図17，18）．

　安全性の高いSA-PEGピーリング[18]で紫外線損傷皮膚からの若返りは可能になり，黄色くてゴワゴワした硬い皮膚はピンク色のポチャポチャした柔らかい皮膚になる[15]．しかし，現状では毛口の拡大した夏みかん様の皮膚は桃にはならない．

　夏みかん様の皮膚の患者では，1回のピーリングでも毛孔角栓がなくなり[19]（図19），柔らかく毛穴も引き締まる．さらに脂ぎったぎとぎとした肌はさらさらの肌になる．しかし，ピーリング後2～3週間目には再び毛孔の角質の詰まりを自覚し，また肌も脂ぎった感触となる．ただし，ピーリングを繰り返していると毛孔角栓は生じなくなり，同時に毛孔開大は目立たなくなる．肌の脂ぎった感触もなくなる[19]（図20）．つまり，肌は柔らかく，凹凸は目立たなくなる．夏みかん様の肌は温室みかんの肌になる．毎月1回ピーリングをしているとその状態は保たれ，次第に2～3か月はその状態が維持できるようになる[19]．しかし，3年もブランクがあるとまた，毛孔には角栓が認められるようになる．ただし，初回ピーリング時より再開ピーリングでは良好な皮膚の状態になる経過は迅速である．

6．顔面の夏みかん様毛孔開大を気にするとき

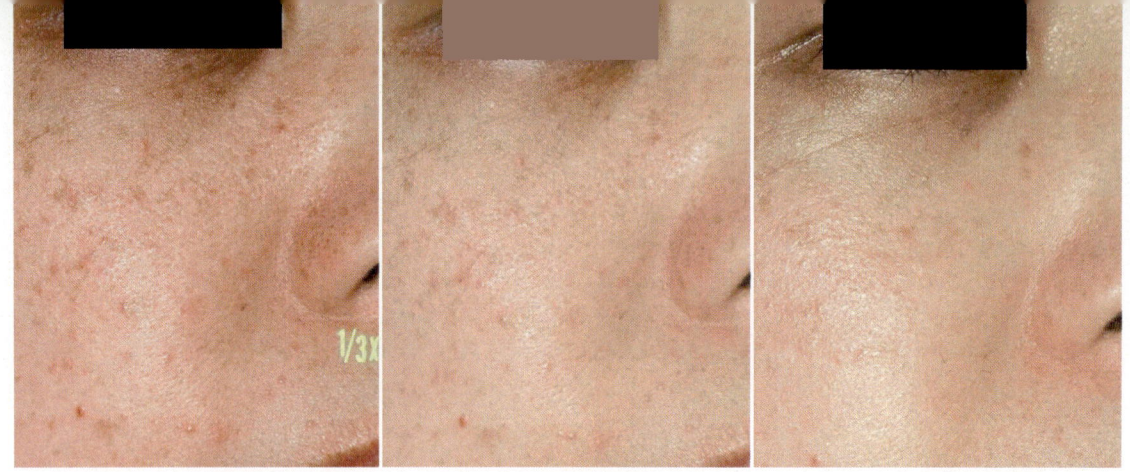

a. ピーリングなし　　　　b. SA-PEG 3回後　　　　c. SA-PEG 20回後

図21　ピーリング20回後には，くすみや色素沈着は改善し，肌は軟らかく毛穴も目立ちにくくなる．

6 サリチル酸マクロゴール(SA-PEG)ピーリング：将来への展望

　SA-PEGピーリングでは毛孔漏斗部までの開大した毛包内の角質は除去して，角質層から基底層までのリモデリングされた美しい表皮を惹起することは可能であり，脂腺から排出される皮脂の流れもスムーズになる．しかし，既に開大してしまっている毛孔の器質的変化を大きく改善することは現状では困難である．

　毛孔開大のあまりない患者さんは，'赤ちゃんの肌'のようにピンク色でポチャポチャした肌で素肌がとても美しくなる（図21）．SA-PEGピーリング施術でこの目的は十分達成できる．

　一方，毛孔開大の顕著な患者さん自身は毛穴が目立たなくなったということで大きな満足感がある．しかし，筆者からみれば，そこには毛孔開大という他覚的皮膚変化が存在する．毛孔開大は'赤ちゃんの肌'にはみられない．小児期にもみられない．10歳ぐらいから思春期にかけて大きな分岐点があると思われる．脂腺導管は重層扁平上皮であり，毛漏斗と毛狭部の間のレベルで毛管腔に開口し，その上皮は外毛根鞘に連続している．'キメの荒い肌'は思春期前に生涯の'毛孔の開大した肌'を獲得してしまう．思春期前ごろから21日ぐらいの脂腺のターンオーバーに合わせてSA-PEGピーリングを繰り返せば，微小面皰でみられるような毛漏斗に角質が固着し，毛漏斗の角質層が肥厚して毛包内に分離せず，固着したままの角質が充満している状況は回避できる．そのように充満して固着した角質を除去することにより，毛漏斗と毛狭部の間のレベルの脂腺導管から排出される終末分化細胞を，毛囊内に蓄積させずにスムーズに皮膚の外部に運び去ることができるのかもしれない．そうして小葉辺縁での脂腺細胞のリモデリングが起こり，異常に増殖しようとしている脂腺細胞の分裂を止め，真皮内へ水平方向さらには垂直方向に大きく増殖する予定の脂腺小葉も小さいままでいられるかもしれない．その結果'肌のキメ'が美しくなると予測している．そのとき，'夏みかん様の肌はなくなり，皆の肌は桃の肌'という時代が到来する予感がする．

7 まとめ

　病的ではないが肌質に悩む人は多い．夢は大きく推論は成り立つ．美容皮膚科医として健常皮膚の真実の美の獲得にチャレンジしてみたい．しかし，皮膚科医として，健常皮膚への施術であるがゆえに皮膚科学的知識に基づく病態把握およびその技法のEBM (evidence based medicine) を理解し，効果と安全性を確保することがいっそう重要と感じている．

〈上田説子〉

共同研究者

古江増隆教授，大日輝記先生(九州大学)，今山修平先生，磯田美登里先生，古賀哲也先生，旭正一名誉教授，二宮真一先生，三次孝一先生，吉田賢二先生(第一化学)，天野聡先生，松永由紀子先生，入山俊介先生，堀井泉先生(資生堂リサーチセンター)，針谷毅先生，平尾哲二先生，矢内基裕先生，高橋元次先生(資生堂リサーチセンター)

○　　○　　○　　文　献　　○　　○　　○

1) 上田説子：老化防止のスキンケア．MB Derma, **50**：59-65, 2001.
2) 今山修平ほか：しわについての基礎知識．皮膚科診療プラクティス11，文光堂，pp146-158, 2001.
3) 増子倫樹：女性における脂腺の年齢による形態変化．日皮会誌，**98**：443-452, 1988.
4) 池田和人：男性における脂腺の年齢による形態変化．日皮会誌，**101**：421-426, 1991.
5) Yamamoto A et al：Effect of aging on sebaceous gland activity and on the fatty acid composition of wax esters. J Invest Dermatol, **89**：507-512, 1987.
6) 伊藤雅章，山本綾子：脂腺の構造と機能．皮膚臨床，**38**：853-862, 1996.
7) Ito M et al：New findings on the proteins of sebaceous glands. J Invest Dermatol, **82**：381-385, 1984.
8) Ito M et al：Sebaceous gland hyperplasia on rabbit pinna induced by teradecane. J Invest Dermatol, **85**：249-254, 1985.
9) Plewig G, Christophers E：Renewal rate of human sebaceous glands. Acta Derm Venereol, **54**：177-182, 1974.
10) Pochi PE, Strauss JS：Endocrinologic control of the development and activity of the human sebaceous gland. J Invest Dermatol, **62**：191-201, 1974.
11) Sulcova J et al：Age and sex related differences in serum levels of unconjugated dehydroepiandrosterone and its sulfate in normal subjects. J Endocrinol, **154**：57-62, 1997.
12) Yamamoto A et al：Sebaceous gland activity and urinary levels in chidren. J Dermatol Sci, **4**：98-104, 1992.
13) Yamamoto A, Ito M：Wax esters secretion rates and plasma dehydroepiandrosterone sulfate levels in children. J Dermatol, **21**：59-60, 1994.
14) Imayama S, Ueda S, Isoda M：Histological changes in the skin of hairless mice following peeling with salicylic acid. Arch Dermatol, **11**：1390-1395, 2000.
15) 上田説子：サリチル酸マクロゴールピーリング．ケミカルピーリングとコラーゲン注入のすべて(宮地良樹編)，文光堂，東京，2001.
16) Dainichi T, Ueda S, Furue M et al：Chemical peeling by SA-PEG remodel photodamaged skin：Suppressing p53 expression and normalizing kerarinocyte differentiation. J Invest Dermatol, **126**：416-421, 2005.
17) Isoda M, Ueda S, Imayama S：New formulation of chemical peeling agent. Histological evaluation in sun-damaged skin model in hairless mice. J Dermatol Sci, **27**(suppl 1)：s60-s67, 2001.
18) Ueda S et al：New formulation of chemical peeling agent：30% salicylic acid in polyethylene glycol：absorption and distribution of 14C- salicylic acid in polyethyleneglycol applied topically to skin of hairless mice. J Dermatol Sci, **28**：211-218, 2002.
19) 上田説子：サリチル酸マクロゴールピーリング．ケミカルピーリング「こつと技」(古川福実ほか編)，南山堂，東京，2003.

KEY WORDS INDEX

和文

あ
亜鉛華軟膏 156
アクロコルドン 115
足白癬 148
圧搾法 120
アナフィラキシーショック 265
アンドロゲン受容体 94

い
イオントフォレーシス 194
一次刺激性皮膚炎 285
イボ 74

う
ウイルス抗原検出法 57
ウオノメ 74
Wood 灯 12
運動誘発試験 210

え
A 型ボツリヌス毒素 243
A 群溶血性連鎖球菌 188
会陰部 57
エキシマーレーザー 249
腋臭症 89
液体窒素治療 268
液体窒素凍結療法 134
エコー 6
塩化アルミニウム液 243
円形脱毛症 99
塩素化酢酸 134

お
黄色爪症候群 99
オープントリートメント 225

か
疥癬 35
疥癬虫 35
疥癬トンネル 35
外用抗真菌薬 148
外用療法 148
ガター法 139
活性型ビタミン D_3 249
痂皮性膿痂疹 188
カポジ水痘様発疹症 53

汗管腫 126
ガングリオン 120
眼瞼黄色腫 134
カンジダ性口唇炎 230
カンジダ性毛瘡 61
患者教育 219
緩衝作用 285
陥入爪 139
肝斑 66,219
汗疱状湿疹 278
顔面毛嚢性紅斑黒皮症 207
寒冷曝露 215

き
吸引水疱蓋移植 249
胸腔鏡下交感神経遮断術 243
局所免疫抑制剤 249
棘融解細胞 48
金属制限食 278
金属接触アレルギー 278

け
鶏眼 74,171
血管拡張性肉芽腫 225
結紮 225
ケロイド 202
減感作 210
原発性 111

こ
5 α還元酵素 94
口囲皮膚炎 237
抗ウイルス剤 178
抗コリン薬 210
紅色陰癬 12
紅色皮膚描記症 41
光線性口唇炎 230
抗ヒスタミン薬 210
コメド圧子 111
混合調製 156

さ
サージトロン 17
細菌感染 148
サリチル酸 171
サリチル酸マクロゴールピーリング 297

し
CO_2 レーザー 111
歯科金属 278
自己汗皮内テスト 210
自己血清皮内テスト 210
自己臭妄想(または恐怖) 89
脂腺 297
指(趾)粘液嚢腫 120
死亡例 265
しみ 66
重層療法 156
17ーケトステロイド 297
14 員環マクロライド 255
手術 115,202,225
止痒効果 255
蒸散 23,126
女性の男性型脱毛症 290
女性のびまん性脱毛症 290
脂漏性角化症 23,105
脂漏性湿疹 237
神経ペプチド 255
尋常性魚鱗癬 207
尋常性白斑 249
尋常性毛瘡 61
尋常性疣贅 268
診断 35
真皮メラノサイト 66
心療内科 89

す
水痘・帯状疱疹ウイルス 194
水道水イオントフォレーシス 243
水疱性膿痂疹 188
スキンタッグ 17
ステロイド軟膏 225
スピール膏 171

せ
性器ヘルペス 57
接触性口唇炎 230
接触皮膚炎 148
接触免疫療法 268
全身型金属アレルギー 278

そ
足底表皮様嚢腫 74

足底疣贅　74
続発性　111

た
ダーマスコピー　74
ダーモスコープ　1
ダーモスコピー　1, 35, 219
帯状疱疹　57, 194
帯状疱疹後神経痛　194
帯状疱疹後痛　194
Darier 徴候　41
炭酸ガスレーザー　23, 105, 126
単純ヘルペスウイルス　53
男性型脱毛症　94

ち
遅発性両側性太田母斑様色素斑　66
超音波検査　6
超音波ジェル　1
治療　17, 255, 290
治療法　225

つ
ツアンク細胞　48
ツアンク試験　48
Tzanck 試験　53
爪扁平苔癬　99

て
適量　163
電気凝固　105
伝染性軟属腫　1, 171, 178
伝染性膿痂疹　53
臀部ヘルペス　57
貼布法　156

と
凍結療法　105, 120
凍傷　215
凍瘡　215
ドクター・ショッピング　273
塗布回数　163
塗布タイミング　163
トラネキサム酸　219

な
ナローバンド UVB　249
軟線維腫　115
軟毛化　94

に
肉芽腫性口唇炎　230
日光角化症　23
日本紅斑熱　261

は
稗粒腫　111

パウチング　285
白色皮膚描記症　41
白癬菌性毛瘡　61
撥水効果　285
バルーニング細胞　48
パルス色素レーザー　178
瘢痕　202
瘢痕拘縮　202

ひ
ピーリング　178
皮下腫瘍　6
非観血的治療　120
肥厚性瘢痕　202
微小面皰　297
ヒトパピローマウイルス　74
皮膚科的腋臭症治療　89
皮膚寄生虫症妄想　273
皮膚腫瘍　6
ピモジド　273
美容　115

ふ
VHO 式爪矯正　139
風疹　80
フソバクテリア　237
プロブコール　134
粉状皮膚保護剤　285

へ
偏光フィルター　1
胼胝腫　171
扁平苔癬　230

ほ
防寒　215
放射線治療　202
保湿剤　163
保存療法　219
母斑細胞性母斑　17
ポルフィリン症　12

ま
巻き爪　139
麻疹　80
マダニ　261
マダニ刺咬症　261
末梢循環不全　215
マラセチア　237
慢性円盤状エリテマトーデス　230
慢性痒疹　255

み
ミノサイクリン　237

む
ムカデ　265
ムカデ咬症　265
無臭腋臭症　89

め
メチレンブルー　48
メラニン　66
免疫療法　178

も
毛孔開大　297
毛孔性苔癬　207
モルスクム小体　1

や
野兎病　261

ゆ
疣贅　74, 171

ら
ライム病　261
落屑性口唇炎　230
ラジオサージャリー　17
ラミニン α1　207

り
隆起性皮膚描記症　41
良性皮膚小腫瘍　126
臨床分類　290

れ
レーザー療法　105, 134

ろ
老人性色素斑　23
老人性疣贅　17

欧文

A
acantholytic cell　48
achrochordon　115
acquired bilateral nevus of Ota-like macule；ABNOM　66
actinic keratosis　23
admixture　156
alopecia areata　99
aluminum hydrochloride　243
anaphylactic shock　265
androgen receptor　94
androgenetic alopecia　94
anti-cholinergic drugs　210
anti-itching effect　255
antihistamins　210
antiviral agents　178

autologous serum-skin test 210
autologous sweat-skin test 210
B
bacterial infection 148
ballooning cell 48
benign dermal tumor 126
botulinum toxin A 243
buffering action 285
bullous impetigo 188
burrow 35
C
calcipotriol 249
callus 171
candidial sycosis 61
carbon dioxide laser 23,111,126
centipede 265
centipede sting 265
chilblain 215
chloasma 66
chloridized acetic acids 134
chronic prurigo 255
cingelatio 215
clavus 74
clinical classification 290
C-MRSA 188
CO_2 laser 105
cold exposure 215
comedo extractor 111
community-associated methicillin resistant Staphylococcus aureus 188
conservative treatment 219
contact dermatitis 148,285
contact immunotherapy 268
corn 171
cosmetics 115
cryosurgery 120
cryo-therapy 105
cryotherapy 268
D
Darier's sign 41
dead case 265
defoused 126
delusion of cutaneous parasitosis 273
delusional osmidorosis 89
dental metal 278
dermal melanocyte 66
dermatological theraphy of osmidorosis 89

dermographism 41
dermoscope 1
dermoscopy 1,35,74,219
desensitization 210
DHT 94
diagnosis 35
digital mucous cyst 120
dihydrotestosterone 94
dilatation of pores 297
doctor shopping 273
double application 156
E
echo gel 1
echogram 6
electrical coagulation 105
endoscopic thoracic sympathectomy 243
eripheral circulatory insufficiency 215
erythrasma 12
erythromelanosis follicularis faciei 207
excimer laser 249
exercise challenge test 210
F
female androgenetic alopecia 290
female pattern hair loss 290
5α-reductase 94
14-membered ring macrolides 255
frequency of application 163
frostbite 215
FTU 163
fusobacteria 237
G
ganglion 120
genital area 57
genital herpes simplex 57
granuloma teleangiectaticum 225
Gutter method 139
H
health care-associated methicillin resistant Staphylococcus aureus 188
herpes simplex of buttock 57
herpes simplex virus 53
herpes zoster 57,194
HLA 194

H-MRSA 188
human leukocyte antigen 194
human papillomavirus 74
hypertrophic scar 202
I
ichthyosis vulgaris 207
immunotherapy 178
impetigo bullosa 188
impetigo contagiosa 53
impetigo crustosa 188
incurvated nail 139
ingrown nail 139
iontophoresis 194
J
Japan spotted fever 261
K
Kaposi varicelliform eruption 53
keloid 202
L
LAMA1 207
laser surgery 105
laser therapy 134
lichen pilaris 207
ligation 225
liquid nitrogen cryotherapy 134
Lyme disease 261
M
malassezia 237
measles 80
melanin 66
melasma 66, 219
metal contact allergy 278
metal elimination diet 278
methylene blue 48
micro comedo 297
Microsporum canis 12
milium 111
minocycline 237
moisturizer 163
molluscum body 1
molluscum contagiosum 1,171,178
N
nail lichen planus 99
narrow band UVB 249
neuropeptide 255
nevus cell nevus 17
nonsurgical therapy 120

O
olfactory hallucination 89
open treatment 225
optimal dosage 163
osmidorosis 89
P
patient education 219
peeling 178
perioral dermatitis 237
pernio 215
pigment spot 66
pimozide 273
plantar epidermoid cyst 74
plantar wart 74
polarizing filter 1
pompholyx 278
porphyria 12
postherpetic neuralgia 194
postherpetic pain 194
pouching 285
primary 111
probucol 134
protection against the cold 215
psychosomatic medicine 89
pulsed dye laser 178
R
radiation therapy 202
radio-surgery 17
red dermographism 41
rubella 80
S
SA-PEG peeling 297
salicylic acid 171
Sarcoptes scabiei 35
scabies 35
scar 202
scar contracture 202
sebaceous gland 297
seborrheic dermatitis 237
seborrheic keratosis 23,105
secondary 111
senile lentigo 23
17-ketosteroid 297
sheet application 156
skin barrier powder 285
skin tug 17
skin tumors 6
soft fibroma 115
speel plaster 171
squeeze technique 120
steroid ointment 225
Streptcoccus pyogenes 188
subcutaneous tumors 6
suction blister roof grafting 249
surgery 115,202,225
Surgitron 17
sycosis trichophytia 61
sycosis vulgaris 61
syringoma 126
systemic metal allergy 278
T
tacrolimus 249
tap water iontophoresis 243
therapy 17,225
tick 261
tick bite 261
timing of application 163
tinea barbae 61
tinea pedis 148
topical antifungal agents 148
topical treatment 148
trachyonychia 99
tranexamic acid 219
treatment 255,290
triple response 41
tularemia 261
twenty-nail dystrophy 99
Tzanck cell 48
Tzanck test 48,53
U
ultrasound sonography 6
V
vaporization 23,126
varicella-zoster virus 194
vellus transformation 94
verruca 171
verruca senilis 17
verruca vulgaris 268
VHO-Osthold-Spange 139
virus antigen detection 57
vitiligo vulgaris 249
W
wart 74
white dermographism 41
Wood's light 12
X
xanthelasma palpebrarum 134
xanthoma palpebrarum 134
Y
yellow-nail syndrome 99
Z
zinc ointment 156

すぐに役立つ日常皮膚診療における私の工夫

2007 年 2 月 15 日	第 1 版第 1 刷発行（検印省略）
2007 年 4 月 5 日	第 2 刷発行
2009 年 6 月 25 日	第 3 刷発行

編　者　宮　地　良　樹
発行者　古　谷　勲
発行所　株式会社　全日本病院出版会
東京都文京区本郷 3 丁目 16 番 4 号
郵便番号 113-0033　電話　（03）5689-5989
　　　　　　　　　　FAX　（03）5689-8030
郵便振替口座　00160-9-58753
印刷・製本　三報社印刷株式会社

ⒸZEN-NIHONBYOIN SHUPPAN KAI, 2007.

本書の内容の一部あるいは全部を無断で複写複製（コピー）することは，法律で認められた場合を除き，著作者および出版者の権利の侵害となりますので，その場合には予め小社あて許諾を求めてください．
定価はカバーに表示してあります．
ISBN　978-4-88117-034-2　C3047